Thieme

Radiologie Trainer

Lernen mit Erfolg

Band Körperstamm, Innere Organe und Gefäße

Band Kopf und Hals

Band Bewegungsapparat

Radiologie Trainer

Körperstamm, Innere Organe und Gefäße

Herausgegeben von

Axel Stäbler
Birgit Ertl-Wagner

574 Abbildungen

Georg Thieme Verlag
Stuttgart · New York

Prof. Dr. med. Axel Stäbler
Radiologische Praxis in der
Orthopädischen Klinik Harlaching
Grünwalder Str. 72
81547 München

Priv.-Doz. Dr. med. Birgit Ertl-Wagner
Klinikum der Universität München
Campus Großhadern
Institut für Klinische Radiologie
Marchioninistr. 15
81377 München

Bibliografische Information
Der Deutschen Bibliothek

Die Deutsche Bibliothek verzeichnet diese Publikation in der Deutschen Nationalbibliografie; detaillierte bibliografische Daten sind im Internet über http://dnb.ddb.de abrufbar.

Wichtiger Hinweis: Wie jede Wissenschaft ist die Medizin ständigen Entwicklungen unterworfen. Forschung und klinische Erfahrung erweitern unsere Erkenntnisse, insbesondere was Behandlung und medikamentöse Therapie anbelangt. Soweit in diesem Werk eine Dosierung oder eine Applikation erwähnt wird, darf der Leser zwar darauf vertrauen, dass Autoren, Herausgeber und Verlag große Sorgfalt darauf verwandt haben, dass diese Angabe **dem Wissensstand bei Fertigstellung des Werkes** entspricht.

Für Angaben über Dosierungsanweisungen und Applikationsformen kann vom Verlag jedoch keine Gewähr übernommen werden. **Jeder Benutzer ist angehalten,** durch sorgfältige Prüfung der Beipackzettel der verwendeten Präparate und gegebenenfalls nach Konsultation eines Spezialisten festzustellen, ob die dort gegebene Empfehlung für Dosierungen oder die Beachtung von Kontraindikationen gegenüber der Angabe in diesem Buch abweicht. Eine solche Prüfung ist besonders wichtig bei selten verwendeten Präparaten oder solchen, die neu auf den Markt gebracht worden sind. **Jede Dosierung oder Applikation erfolgt auf eigene Gefahr des Benutzers.** Autoren und Verlag appellieren an jeden Benutzer, ihm etwa auffallende Ungenauigkeiten dem Verlag mitzuteilen.

Rüdigerstraße 14
D-70469 Stuttgart
Telefon: +49/07 11/89 31-0
Unsere Homepage: http://www.thieme.de

Printed in Germany
Umschlaggestaltung: Thieme Verlagsgruppe
Satz: Druckhaus Götz GmbH, D-71636 Ludwigsburg
Gesetzt auf CCS Textline
Druck: Grafisches Centrum Cuno, D-39240 Calbe

ISBN 3-13-137051-3 1 2 3 4 5 6

Für Susann

Axel Stäbler

Für Sophie, Hannah und Bernd

Birgit Ertl-Wagner

Vorwort

Seit Beginn unserer beruflichen Tätigkeit haben wir beide interessante, ungewöhnliche oder besonders illustrative Fälle gesammelt. Dies geschah zunächst ohne das konkrete Ziel, eine Fallsammlung zu veröffentlichen, sondern eher aus einem „Jagd- und Sammelinstinkt" heraus. Mit der Zeit wuchsen unsere Sammlungen und ergänzten sich auch zunehmend, so dass schließlich der Entschluss reifte, diese Sammlungen didaktisch aufzuarbeiten und einer größeren Leserschaft zugänglich zu machen.

In der Radiologie gibt es verschiedene Wege, sich Wissen anzueignen und dies auch immer wieder aufzufrischen und auf den neuesten Stand zu bringen. Zum einen existieren Lehrbücher und Kompendien, die das Fachwissen in einer strukturierten Form aufbereiten und vermitteln, zum anderen ist gerade in der Radiologie das Lernen am Fall unerlässlich. Dies beinhaltet oft eine weniger geordnete Herangehensweise, simuliert jedoch stärker die klinische Alltagssituation und ein Sammeln von Erfahrungen.

In der Bearbeitungen unserer Sammlungen haben wir eine Art „Portfolio" an Fällen zusammengestellt. Zum einen haben wir häufiger vorkommende, aber illustrative Fälle eingefügt, zum anderen aber auch seltene Diagnosen und den einen oder anderen „Kolibri" beigemischt. Zudem haben wir neben der modernen Schnittbilddiagnostik auch zahlreiche konventionelle Fälle eingebunden. Diese beinhalten auch konventionelle Tomographien und Durchleuchtungsuntersuchungen, die teilweise heute nur noch selten durchgeführt werden. Hier wird der Leser auch Fälle sehen, denen er in der klinischen Alltagssituation heute kaum noch begegnen wird. Wir meinen aber, dass gerade einige dieser Fälle die entsprechenden Pathologien so anschaulich darstellen, dass sie einen Erkenntnis- und Erfahrungsgewinn für den Leser bringen werden.

Wir hoffen, dass die Leser in der Bearbeitung der Fälle so viel Spaß haben werden, wie uns die Erstellung bereitet hat. Es würde uns freuen, wenn dieses Konzept eine breite Leserschaft und viele Freunde findet.

An dieser Stelle möchten wir uns ganz herzlich bei allen unseren Kolleginnen und Kollegen bedanken, die uns über die Jahre hinweg in unserem Berufsleben begleitet haben und mit denen wir gerade in der Diskussion über Fälle gemeinsam gelernt haben. Unser ganz besonderer Dank gilt Prof. Dr. Dr. h.c. Josef Lissner, Prof. Dr. Dr. h.c. Maximilian Reiser, Prof. Dr. Klaus Sartor und Prof. Dr. Hartmuth Brückmann, in deren Abteilungen wir tätig waren oder sind, und die uns immer uneingeschränkt unterstützt haben. Ganz herzlich möchten wir uns auch bei unseren Familien für ihr Verständnis und ihre Unterstützung bedanken. Ihnen sind diese Bände gewidmet.

München, im Oktober 2005

Axel Stäbler
Birgit Ertl Wagner

Zum Gebrauch dieses Buches

Die vorliegenden Bände sind nicht wie ein klassisches Lehrbuch aufgebaut. Es besteht zwar eine Unterteilung in organsystembezogene Kapitel, nicht jedoch ein durchgängiger, didaktischer Text. Das Lernen soll vielmehr anhand von Fällen erfolgen, so dass ein Simulieren klinischer Erfahrung entsteht.

Innerhalb der der Buchmitte zugewandten Spalte finden sich die jeweiligen Abbildungen zu einem Fall, direkt darunter die klinischen Angaben zu dem Patienten. Der Leser kann die äußere Spalte jeder Seite mittels der Umschlagklappe des Buches abdecken, um sich so zunächst ein eigenes Bild von dem Fall und den möglichen Differenzialdiagnosen zu machen.

In der Außenspalte findet sich zunächst als Überschrift die Diagnose des jeweiligen Falls. Darunter folgen eine kurze Beschreibung des Befundes sowie mögliche Differenzialdiagnosen. Unter der Rubrik „Bemerkungen“ wurden zu jedem Fall in knappem Stil relevante Hintergrundinformationen zusammengefasst.

Abkürzungsverzeichnis

A./Aa.	Arteria/Arteriae
a.p.	anterior posterior
AIP	akute interstitielle Pneumonie
AIS	Aortenisthmusstenose
ASD	atrialer Septumdefekt
BWS	Brustwirbelsäule
CT	Computertomographie
DIP	desquamative interstitielle Pneumonie
DSA	digitale Subtraktionsangiographie
ERCP	endoskopisch-retrograde Cholangiopankreatikographie
FLAIR	Fluid attenuated inversion recovery Sequenz
FNH	Fokale noduläre Hyperplasie
Gd	Gadolinium
HCC	Hepatozelluläres Karzinom
HE	Hounsfield Einheiten
HWS	Halswirbelsäule
i.d.R.	in der Regel
IABP	intraaortale Ballonpumpe
KE	Kontrasteinlauf
KM	Kontrastmittel
Lig.	Ligamentum
LWS	Lendenwirbelsäule
MRT	Magnetresonanztomographie
NBKS	Nierenbeckenkelchsystem
p.a.	posterior anterior
seitl.	seitlich
SPIO	Superparamagnetic Iron Oxide
STIR	Short time to inversion inversion recovery Sequenz
T1w	T1-gewichtet, T1-Wichtung
T2w	T2-gewichtet, T2-Wichtung
TI	Time to inversion
TIPSS	transjugulärer intrahepatischer portosystemischer Stent-Shunt
u.a.	unter anderem
UIP	usual interstitial pneumonia, idiopathische Lungenfibrose
V./Vv.	Vena/Venae
v.a.	vor allem
V.a.	Verdacht auf
VSD	Ventrikelseptumdefekt
Z.n.	Zustand nach
ZNS	zentrales Nervensystem
ZVK	zentralvenöser Katheter

Inhalt

1

ge, Pleura, Me

Normalbefund Röntgenaufnahme des Thorax p.a.

- **Befund:** In der Röntgenaufnahme des Thorax im p.a. Strahlengang (Abb. **a**) zeigt sich ein regelrechter, altersentsprechender Befund. Abb. **b** demonstriert die einzelnen, in der Röntgenaufnahme abgrenzbaren Strukturen.
- **Bemerkungen:** Bei einer korrekt eingestellten Röntgenaufnahme des Thorax p.a. sollte sich der Processus spinosus des 3. BWK in die Mitte zwischen die Sternoklavikulargelenke projizieren. Die Innenränder der Scapulae sollten sich außerhalb des knöchernen Thorax abbilden. Beide Sinus phrenicocostales sowie die Lungenspitzen müssen vollständig abgebildet sein. Die Aufnahme muss in tiefer Inspiration erfolgen; d. h. der dorsale Anteil der 9. Rippe sollte sich kranial des Zwerchfells projizieren. Herz, Zwerchfell und die großen Lungengefäße sollten eine scharfe Kontur aufweisen. In den randnahen Lungenanteilen sollten noch Gefäßschatten zu erkennen sein. Die BWS und die Unterlappengefäße links sollten im Herzschatten gerade noch abgrenzbar sein.

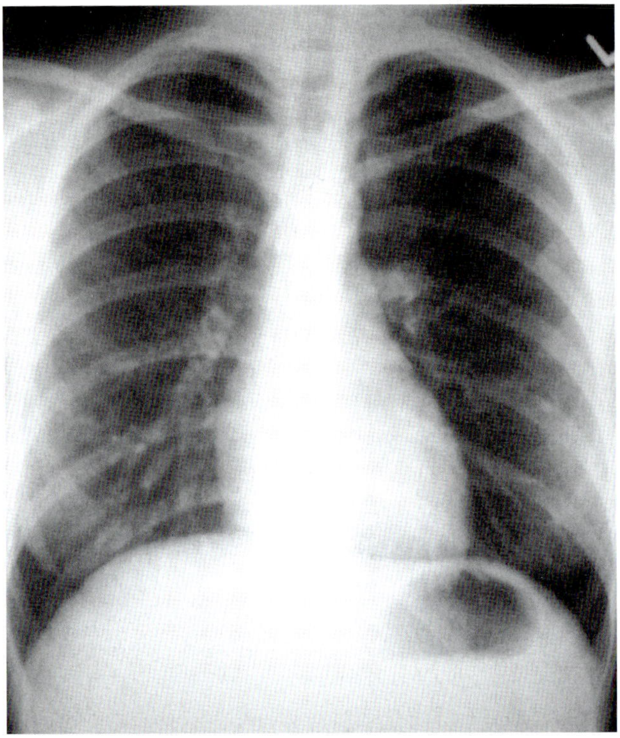
a

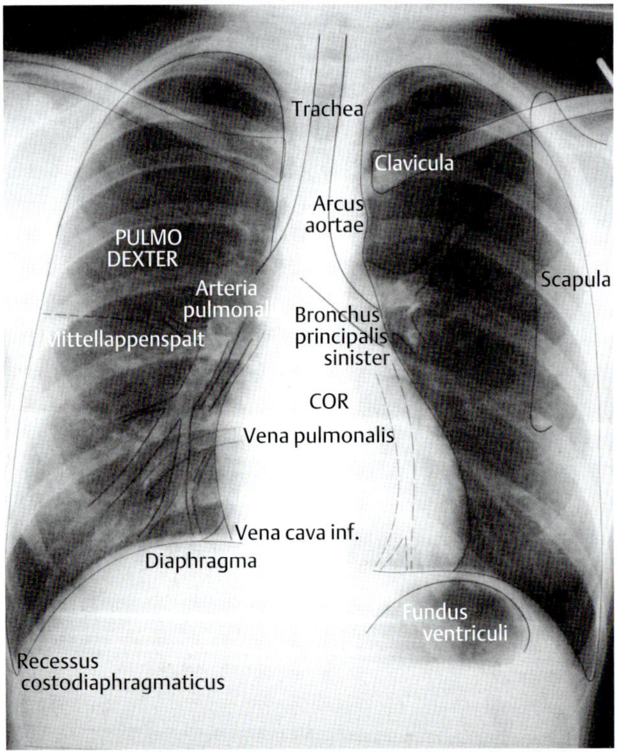

b

22-jährige Patientin; präoperative Röntgenaufnahme des Thorax.

a
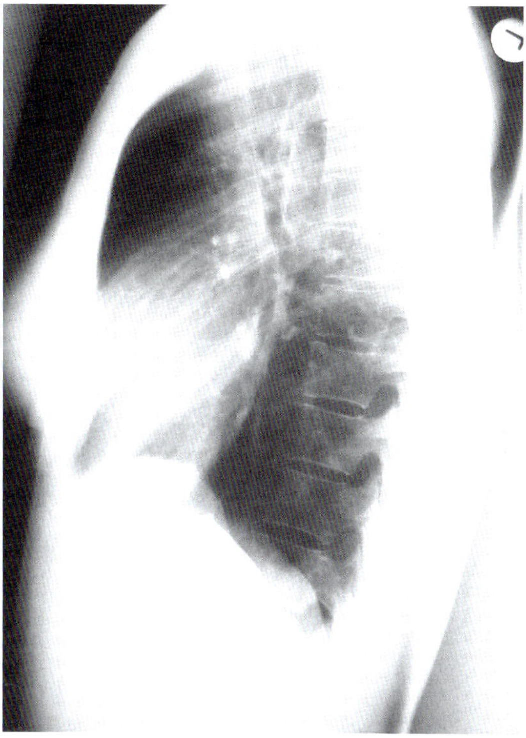

b
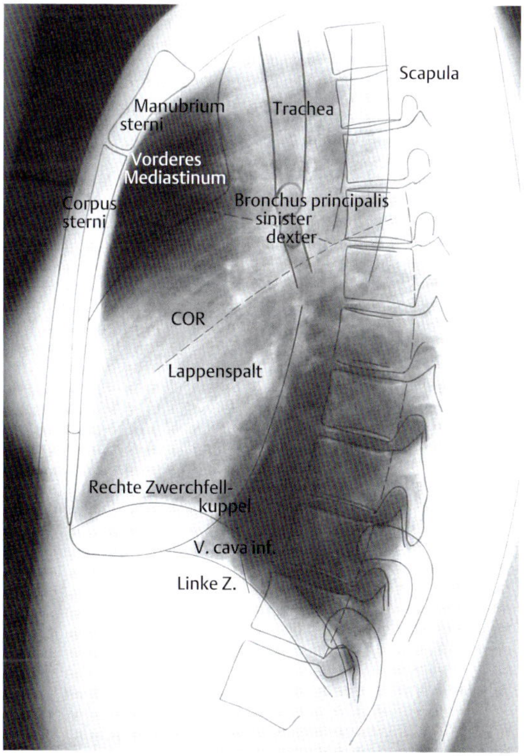

22-jährige Patientin; präoperative Röntgenaufnahme des Thorax.

Normalbefund Röntgenaufnahme des Thorax seitlich

- **Befund:** In der Röntgenaufnahme des Thorax im seitlichen Strahlengang (Abb. **a**) zeigt sich ein regelrechter, altersentsprechender Befund. Abb. **b** demonstriert die einzelnen, in der Röntgenaufnahme abgrenzbaren Strukturen.
- **Bemerkungen:** Bei einer korrekt eingestellten und belichteten Röntgenaufnahme des Thorax im seitlichen Strahlengang sollten alle Lungenabschnitte abgebildet sein. Die dorsalen Grenzen der rechten und linken Rippen sollten sich aufeinander projizieren. Die Arme sollten sich nicht auf dem Lungenparenchym abbilden. Die Lungengefäße sollten auch retrokardial noch gut zu erkennen sein. Die großen Lungengefäße sollten sich auch in Projektion auf den Herzschatten noch abgrenzen lassen.

Lobus venae azygos

- **Befund:** In der Röntgenaufnahme des Thorax p.a. zeigt sich eine schmale Linie im rechten Oberfeld, die in Form eines umgekehrten Kommas auf eine rundliche Verdichtung zuläuft.
- **Bemerkungen:** Ein Lobus venae azygos stellt lediglich eine Normvariante ohne pathologische Bedeutung dar. Der horizontale Anteil der Lunge stülpt sich in der Entwicklung von kranial in die Lunge ein, statt medial von ihr zu verlaufen. Hierdurch kommt es zu einer Pleuraduplikatur – es liegen also 4 Pleurablätter (je 2-mal Pleura visceralis und Pleura parietalis) aneinander. Ein Lobus venae azygos stellt sich typischerweise als lineare Verdichtung im rechten Oberfeld dar, die nach Art eines umgekehrten Kommas auf die Vena azygos zuläuft.

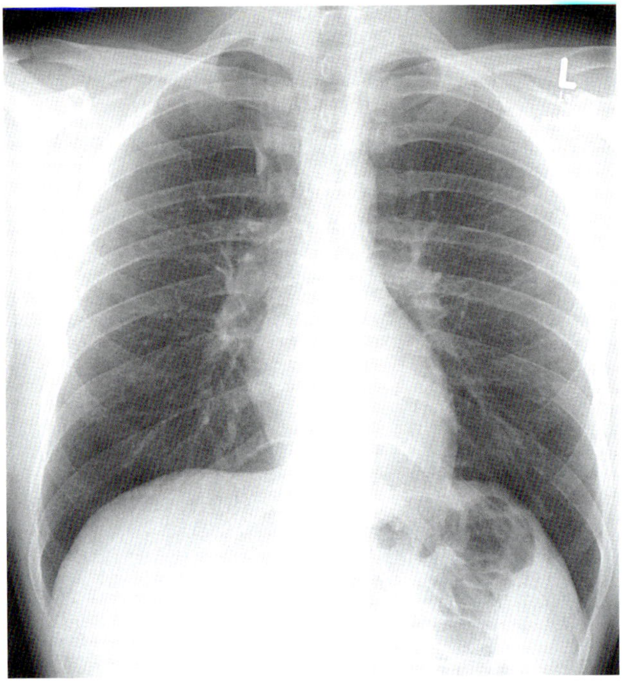

31-jähriger Patient; Röntgenaufnahme des Thorax im Rahmen einer Einstellungsuntersuchung.

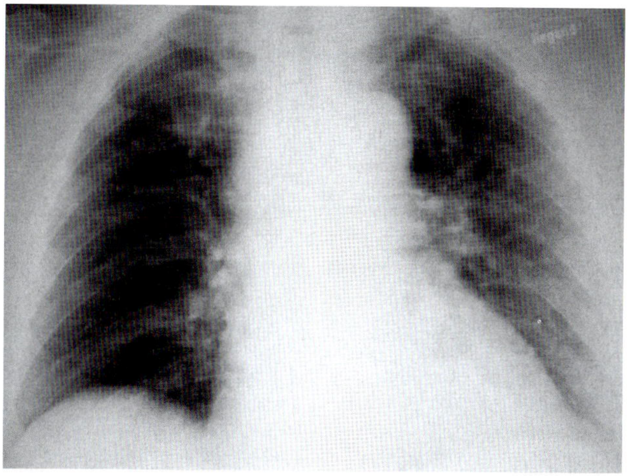
a

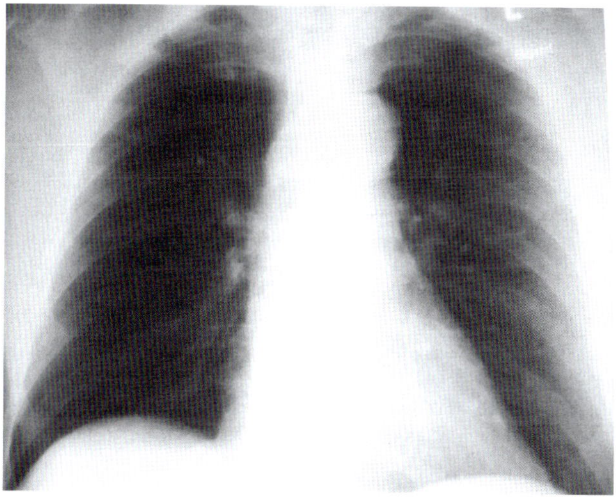
b

65-jähriger Patient; präoperative Thoraxaufnahme bei Schenkelhalsfraktur.

Inspirations- und Exspirationsaufnahme

- **Befund:** In der initialen a.p. Aufnahme (Abb. **a**) zeigen sich eine unscharfe Verdichtung der hilären Gefäße und eine pulmonale Zeichnungsvermehrung. Eine kardiogene Stauung kann nicht ausgeschlossen werden. In der folgenden, korrekten Inspirationsaufnahme desselben Patienten, die ebenfalls a.p. angefertigt wurde, findet sich hingegen ein regelrechter Befund der Lunge ohne Hinweis auf eine kardiale Dekompensation (Abb. **b**).
- **Bemerkungen:** Dieser Fall illustriert, wie wichtig eine tiefe Inspiration für die Qualität einer Röntgenaufnahme des Thorax ist. Bei einer Aufnahme in Exspiration werden die Hilusgefäße gestaucht, so dass fälschlicherweise der Eindruck einer Stauung entsteht. Bei einer p.a. Aufnahme in tiefer Inspiration sollte sich die Zwerchfellkuppe kaudal des dorsalen Anteils der 9. Rippe projizieren.

Dorsale bronchogene Zyste

- **Befund:** In der seitlichen Röntgenaufnahme (Abb. **a**) zeigt sich dorsal eine glatt begrenzte Verdichtung. In der CT (Abb. **b**) liegt diese Raumforderung rechts paravertebral.
- **DD:** Schwannom, Neurofibrom.
- **Bemerkungen:** Bronchogene Zysten liegen meist mediastinal, können aber auch intrapulmonal sein. Diese Zysten entstehen embryonal durch eine Störung in der Teilung des Vorderdarms. Sie können Schleim oder eine Flüssigkeit enthalten und sind immer glatt begrenzt und rundlich oder oval. In der CT können bronchogene Zysten wasserisodens sein oder positive Dichtewerte aufweisen. Mediastinale bronchogene Zysten liegen meist auf der rechten Seite. Sie können im Bereich der Karina, paratracheal, paraösophageal oder retrokardial lokalisiert sein.

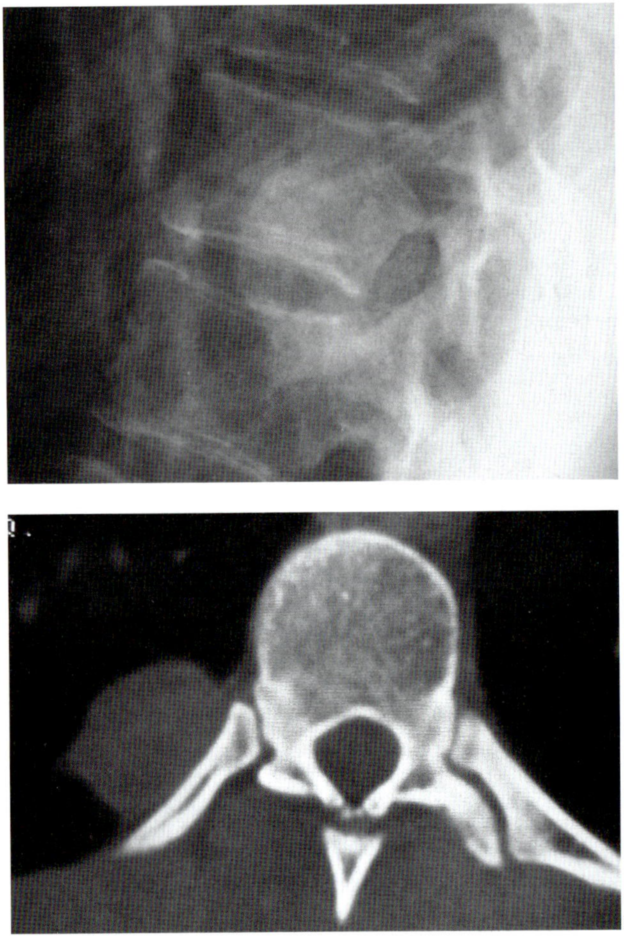

a b

23-jähriger Patient zum präoperativen Thorax vor Tonsillektomie.

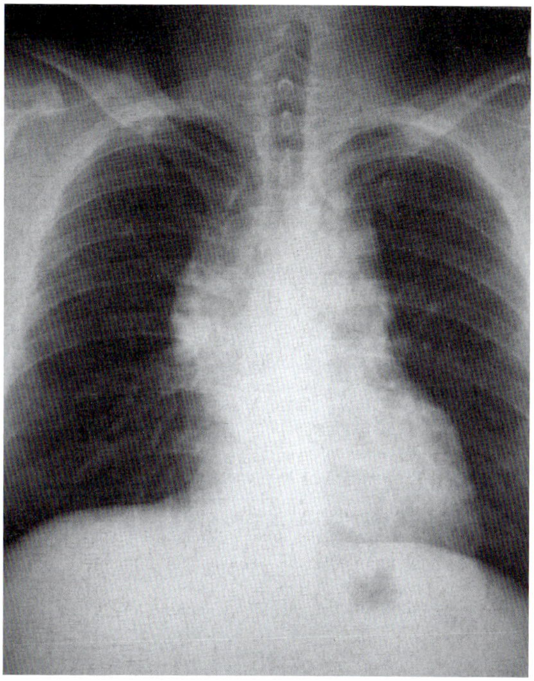

a

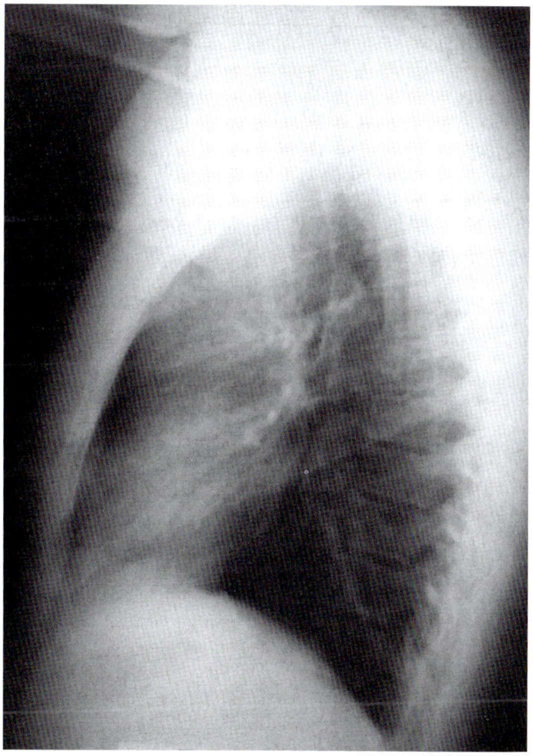

b

33-jähriger Patient mit Nachtschweiß und Gewichtsabnahme.

Hodgkin-Lymphom des Mediastinums

- **Befund:** In der p.a. Röntgenaufnahme (Abb. **a**) zeigt sich eine ausgeprägte Verbreiterung des Mediastinalschattens. In der seitlichen Aufnahme (Abb. **b**) besteht ein Auffüllen des Retrosternalraums im Sinne einer Vergrößerung des anterioren Mediastinums.
- **DD:** Thymom, Teratom, retrosternale Struma, bronchogene Zyste.
- **Bemerkungen:** Bei Tumoren des Mediastinums finden sich i.d.R. eine Aufweitung des Mediastinalschattens in den p.a. Aufnahmen und eine Verschattung des Retrosternalraums in der seitlichen Projektion. Bei Raumforderungen des vorderen Mediastinums gibt es verschiedene Differenzialdiagnosen. Als Merkspruch werden häufig die „4 T" herangezogen, nämlich **T**eratom, **T**hymom, Glandula **t**hyroidea und „**t**errible lymphoma". Es muss also an Teratome oder andere Keimzelltumoren, an Thymustumoren, an Vergrößerungen der Schilddrüse und an vergößerte Lymphknoten, v.a. im Rahmen eines Lymphoms gedacht werden. Aber auch Zysten wie bronchogene Zysten oder Perikardzysten und Abszesse sind zu diskutieren.

Hodgkin-Lymphom mit Beteiligung der Lunge

- **Befund:** In der Röntgenaufnahme (Abb. **a**, Abb. **b**) und in der CT (Abb. **c**) zeigt sich eine ausgeprägte, polyzyklische Verbreiterung der Hilusregion beidseits. Zudem finden sich multiple, große, rundliche Verdichtungen in beiden Lungen.
- **DD:** Metastasen eines anderen Primarius.
- **Bemerkungen:** Eine intrapulmonäre Beteiligung eines Morbus Hodgkin tritt in etwa 10% der Fälle auf. Sie kommt vor allem bei der nodulär-sklerosierenden Unterform vor und ist bei Rezidiven häufiger. I. d. R. tritt zunächst eine ipsilaterale Vergrößerung der Hiluslymphknoten auf. Von hier kann es – wie in unserem Fall – zu großknotigen Veränderungen der Lunge kommen. Es kann jedoch auch eine Lymphangiosis lymphomatosa auftreten mit einem retikulonodulären Ausbreitungsmuster. Auch eine miliare, eine subpleurale und eine pneumonische Form sind möglich.

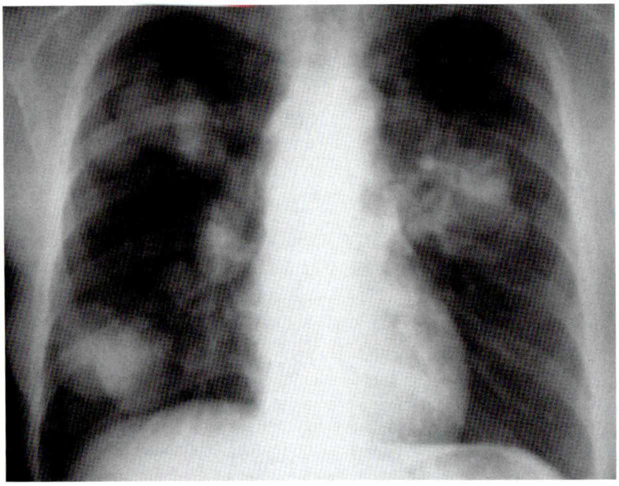

a

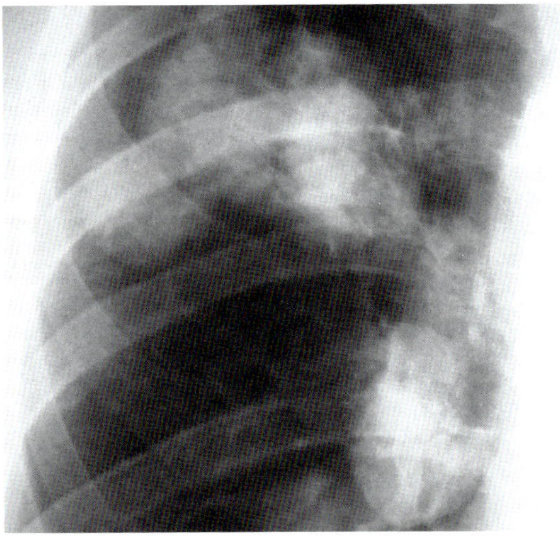

b

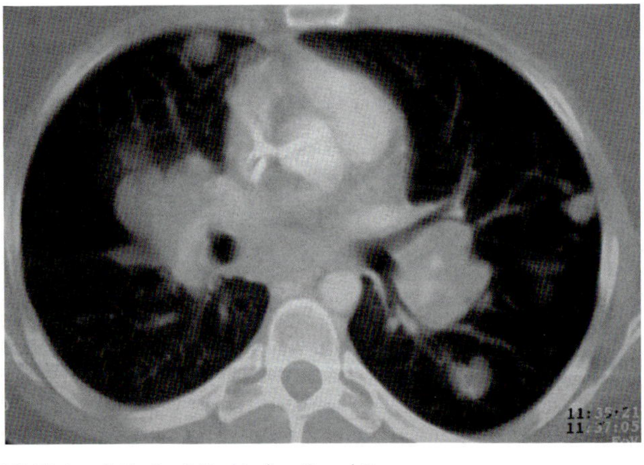

c

72-jähriger Patient mit Nachtschweiß und Dyspnoe.

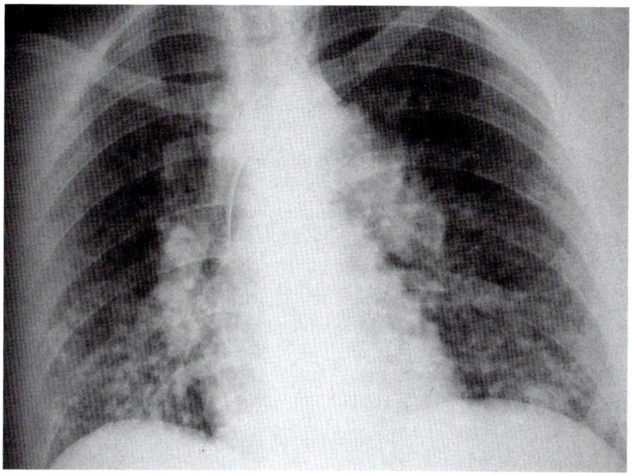

a

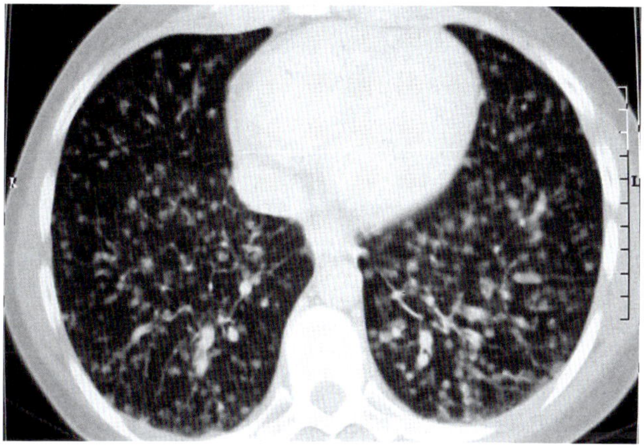

b

78-jähriger Patient mit Dyspnoe.

Hodgkin-Lymphom der Lunge mit kleinnodulär-miliarem Befall

- **Befund:** In der Röntgenaufnahme (Abb. **a**) und in der CT (Abb. **b**) zeigen sich eine ausgeprägte, polyzyklische Verbreiterung der Hilusregion beidseits sowie ausgedehnte, kleinfleckige Infiltrate beider Lungenflügel mit einer Betonung der Unterfelder. Zudem besteht eine interstitiell-retikuläre Zeichnungsvermehrung.
- **DD:** Miliare Tuberkulose, Metastasen eines anderen Primarius, Pneumonie, Strahlenpneumonitis.
- **Bemerkungen:** Im Rahmen eines Hodgkin-Lymphoms kann es – nach einem Befall der Hiluslymphknoten – zu einem miliarnodulären Befall der Lunge kommen. Es stellen sich dann – ähnlich einer Miliar-Tuberkulose – zahllose kleine Knötchen im Lungenparenchym dar. Bei einer Ausbreitung des Lymphoms über die Lymphbahnen kommt es zudem zu einer interstitiell-retikulären Zeichnungsvermehrung.
  Das Hodkin-Lymphom hat eine 2-gipfelige Altersverteilung mit Peaks im jungen Erwachsenenalter und im höheren Lebensalter. Das Staging erfolgt nach der Ann-Arbor-Klassifikation.

Drainierte bronchogene Zyste

- **Befund:** In den p.a. (Abb. **a**) und seitlichen (Abb. **b**) Aufnahmen findet sich eine dünnwandige, verkalkte, glatt begrenzte Struktur im rechten Lungenflügel.
- **Bemerkungen:** Bronchogene Zysten liegen zu etwa $^{1}/_{3}$ intrapulmonal und zu etwa $^{2}/_{3}$ mediastinal. Sie sind Folge einer Störung der Bronchialsprossung in der Entwicklung. Bei den intrapulmonalen Zysten unterscheidet man einen zentralen Typ mit meist einer einzelnen, mit Schleim gefüllten Zyste und einen peripheren Typ mit meist mehrkammrigen Zysten. Der Übergang von Zysten des peripheren Typs zur kongenitalen Wabenlunge ist fließend. Zentrale Zysten stellen sich i. d. R. als homogene, glatt begrenzte Verdichtungen dar. Drainierte Zysten hingegen zeigen sich als dünnwandige Ringschatten mit oder ohne Spiegelbildung. In seltenen Fällen kann die Wand der Zyste verkalken.

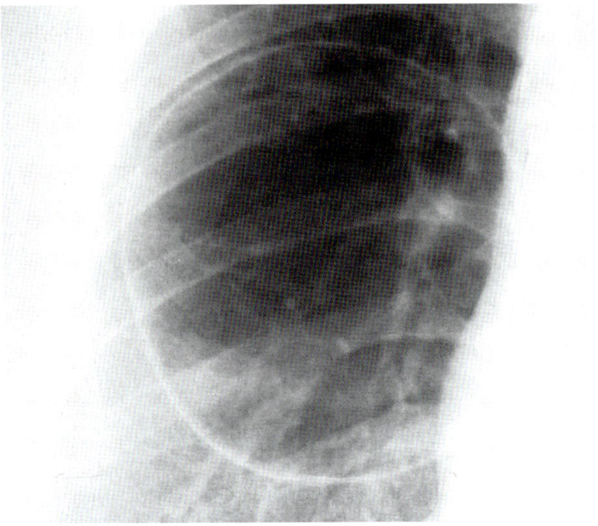

a

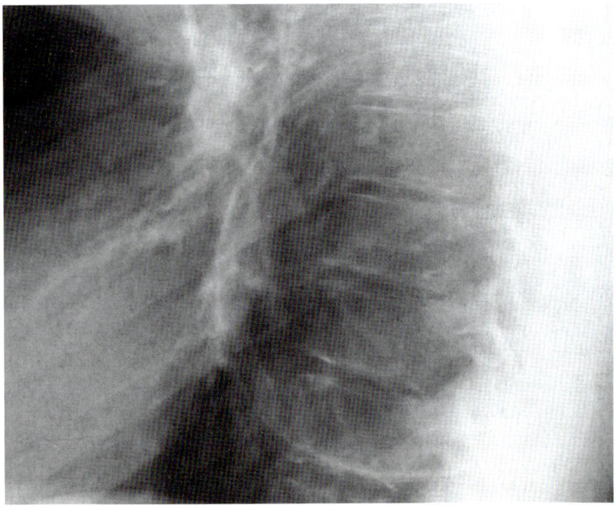

b

53-jähriger Patient; präoperative Röntgenaufnahmen.

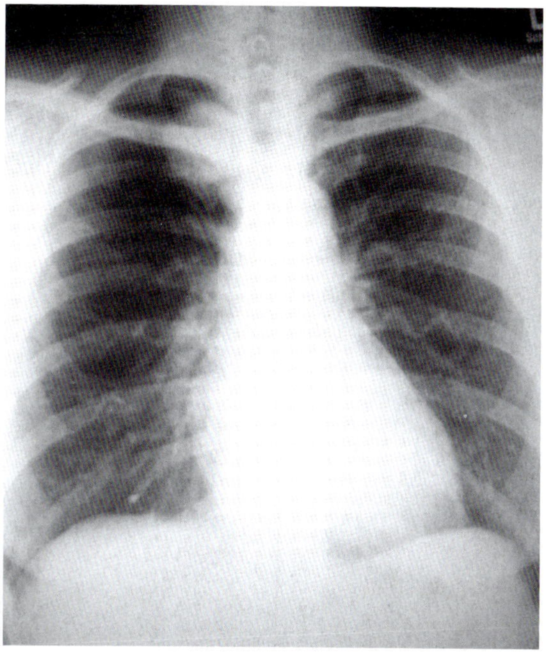

a

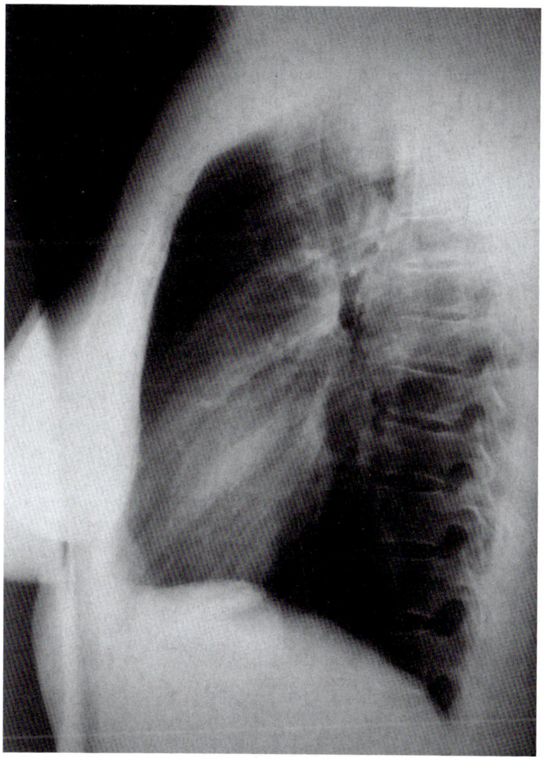

b

40-jährige Patientin; präoperative Röntgenaufnahmen des Thorax.

Schwannom im Röntgen-Thorax

- **Befund:** In der Röntgenaufnahme des Thorax p.a. (Abb. **a**) zeigt sich eine glatt begrenzte, fokale Verdichtung im rechten Oberfeld. Die seitliche Aufnahme (Abb. **b**) belegt die Lage der Raumforderung im hinteren Mediastinum.
- **DD:** Andere Raumforderungen des hinteren Mediastinums (s. u.).
- **Bemerkungen:** Raumforderungen des hinteren Mediastinums sind am häufigsten neurogene Tumoren, wie z. B. Schwannome, Neurofibrome, Ganglioneurome und Neuroblastome. Etwa $^1/_3$ der neurogenen Tumoren ist maligne. Aber auch an Tumoren der Wirbelsäule (z. B. Metastasen, Chrondrosarkome, Lymphome und mesenchymale Tumoren) ist zu denken. Alternativ können auch Entzündungen (z. B. infektiöse Spondylitis, Sarkoidose), vaskuläre Prozesse (z. B. Aortenaneurysma), Hämatome im Rahmen eines Traumas, bronchogene oder neurenterische Zysten, Bochdalek-Hernien, Lipome oder eine extramedulläre Hämatopoiese Raumforderungen des hinteren Mediastinums verursachen.

Ganglioneurom des Grenzstrangs

- **Befund:** In der a.p. Aufnahme (Abb. **a**) zeigt sich eine glatt begrenzte, fokale Verdichtung im rechten Oberfeld. Die CT (Abb. **b**) belegt die Lage der Raumforderung im hinteren Mediastinum. In der MRT (Abb. **c**) zeigt sich ein Kontrastmittelenhancement. Die Raumforderung geht vom Grenzstrang und nicht von der Nervenwurzel aus. In der Histologie zeigte sich ein Ganglioneurom.
- **DD:** Andere Raumforderungen des hinteren Mediastinums.
- **Bemerkungen:** Ganglioneurome sind benigne Raumforderungen der autonomen Ganglien. Histologisch zeigt sich eine Mischung aus reifen Ganglien und Schwann-Zellen. Sie kommen prinzipiell in jedem Lebensalter, gehäuft aber bei Kindern und jungen Erwachsenen vor. Meist sind sie hormonell inaktiv. Ganglioneurome finden sich häufig im Bereich des Grenzstrangs und verursachen so eine Raumforderung des hinteren Mediastinums. Sie sind jedoch auch in der Nebenniere, intestinal, im Becken und in der Halsregion zu finden. I. d. R. sind sie rundlich und glatt begrenzt. Es können Verkalkungen auftreten.

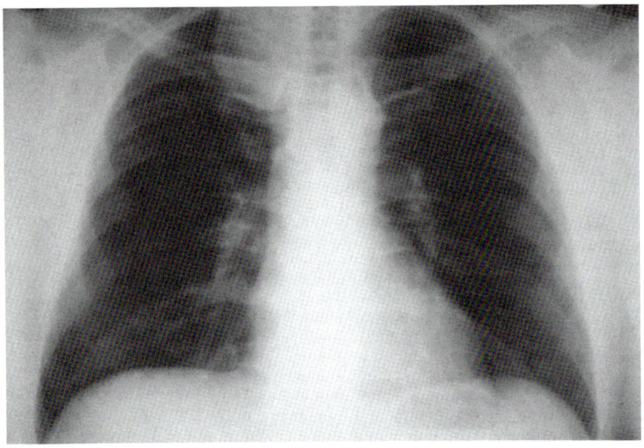

a

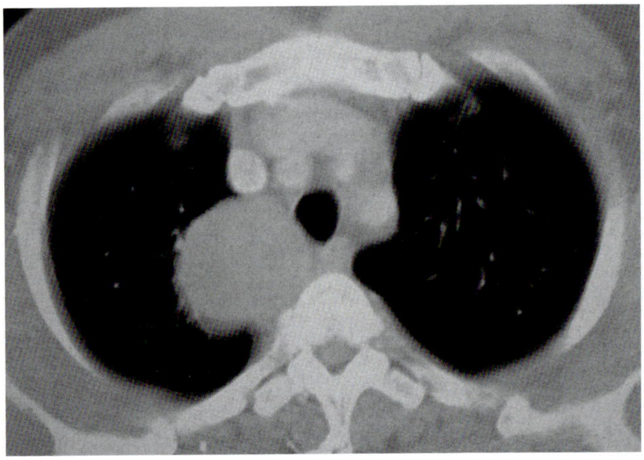

b

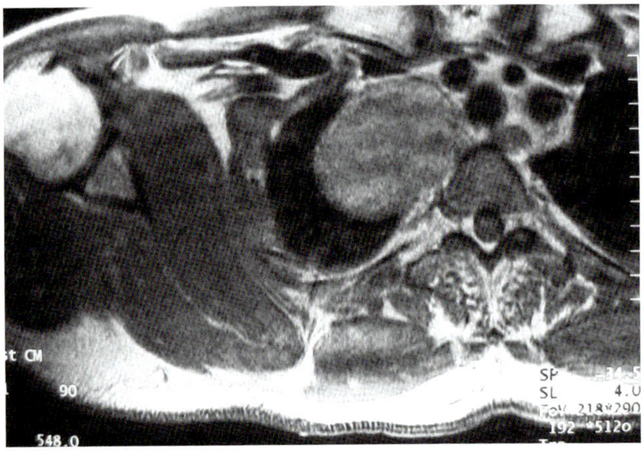

c

51-jähriger Patient; präoperative Röntgenaufnahmen des Thorax.

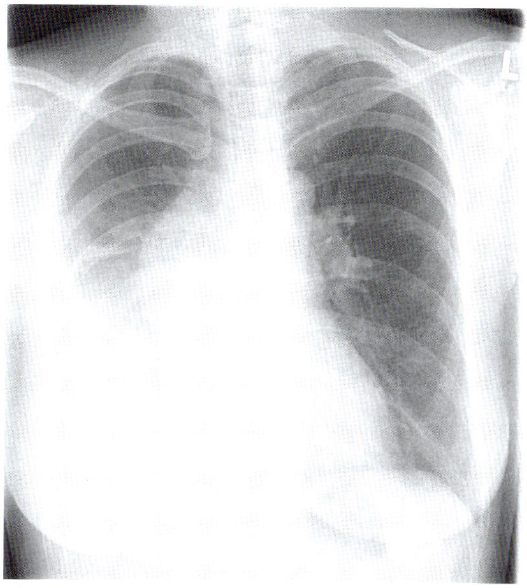

a

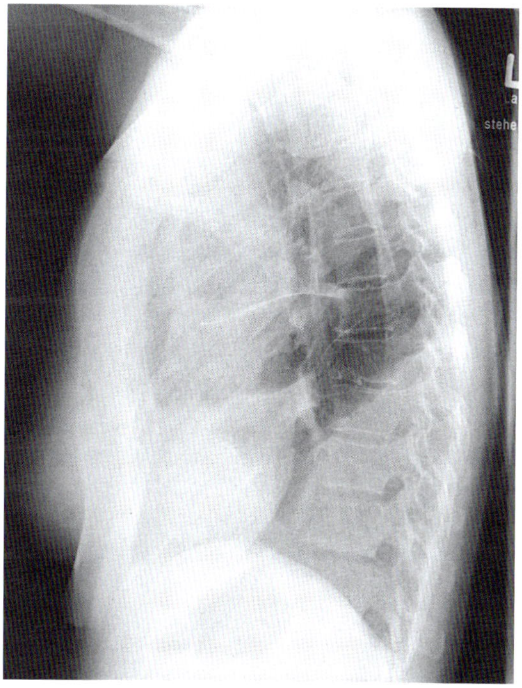

b

30-jährige Patientin mit Pankreatitis; Röntgenaufnahmen des Thorax wegen Dyspnoe und Thoraxschmerzen rechts – V. a. pleuralen Begleiterguss.

Teratom des vorderen Mediastinums

- **Befund:** In der a.p. Aufnahme (Abb. **a**) zeigt sich eine glatt begrenzte, fokale Verdichtung im rechten Mittelfeld. Die seitliche Aufnahme (Abb. **b**) belegt die Lage der Raumforderung im vorderen Mediastinum. Zusätzlich Pleuraerguss rechts als Begleiterguss der akuten Pankreatitis. Die Histologie der Raumforderung zeigte ein Teratom.
- **DD:** Andere Raumforderungen des vorderen Mediastinums (s. u.).
- **Bemerkungen:** Bei Raumforderungen des vorderen Mediastinums muss immer auch an „teratoide" Tumoren gedacht werden, also an Teratome, Teratokarzinome, Embryonalzellkarzinome, Chorionkarzinome und Seminome. Aber auch Raumforderungen der Schilddrüse und der Nebenschilddrüse – hier vor allem Adenome ektoper Epithelkörperchen –, Lymphome, Lymphknotenmetastasen, Thymustumoren, eine Sarkoidose und bronchogene Zysten müssen in Erwägung gezogen werden.

Thymuszyste

- **Befund:** In der Röntgenaufnahme p.a. (Abb. **a**) zeigt sich eine ausgeprägte Verbreiterung des Herzschattens. Die seitliche Aufnahme (Abb. **b**) belegt jedoch, dass es sich nicht um eine Herzvergrößerung, sondern um eine Raumforderung des vorderen Mediastinums handelt. Die CT (Abb. **c**) zeigt eine ausgedehnte, glatt begrenzte Raumforderung des vorderen Mediastinums.
- **DD:** Andere Raumforderungen des vorderen Mediastinums, z. B. Thymom, Lymphom.
- **Bemerkungen:** Kongenitale Thymuszysten sind relativ seltene mediastinale Raumforderungen, die v. a. im Kindes- und jungen Erwachsenenalter auftreten. Die Zyste weist i. d. R. nur eine Kammer auf und hat meist eine nahezu flüssigkeitsisodense Dichte in der CT. Meist sind Thymuszysten asymptomatisch, gelegentlich verursachen sie Kompressionssymptome. Nach viralen Infekten können sie sich gelegentlich vergrößern. Bei einer HIV-Infektion kann es zu einer zystischen Degeneration des Thymus kommen – hier treten jedoch multiple, mehrkammrige Zysten auf.

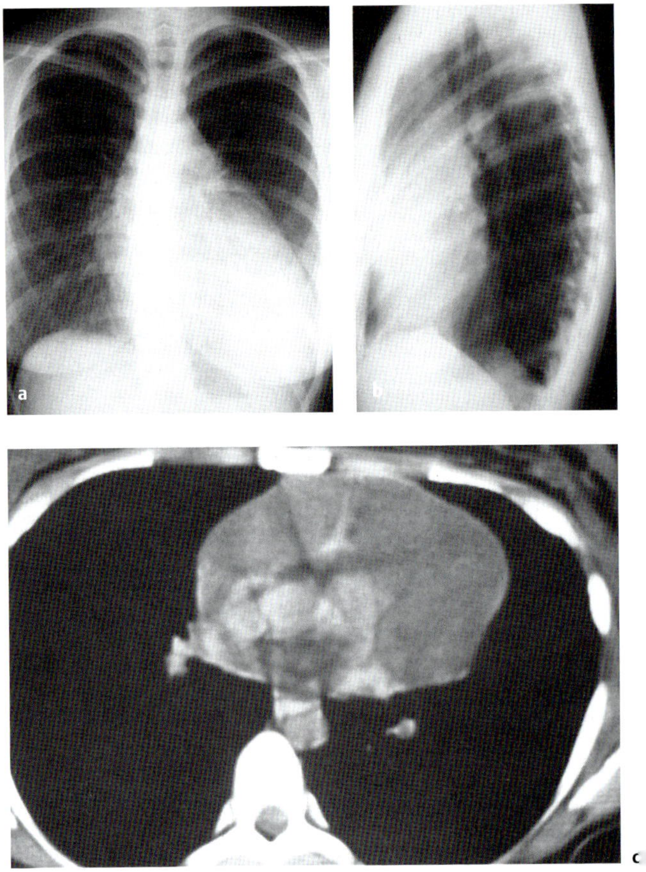

21-jährige Patientin; Einstellungsuntersuchung.

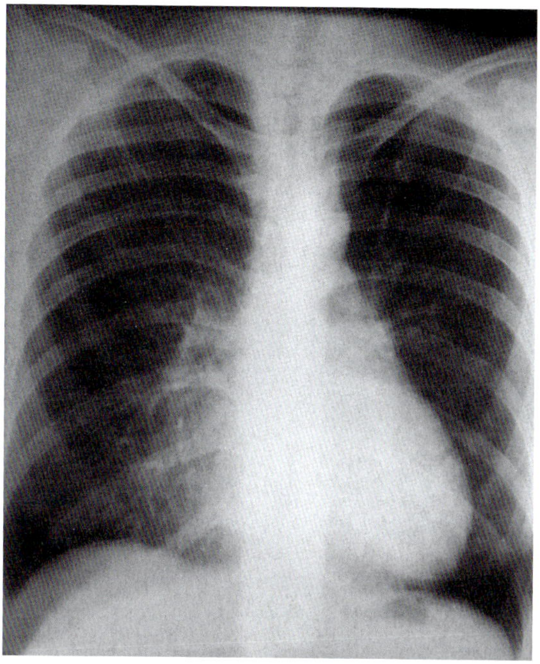

a

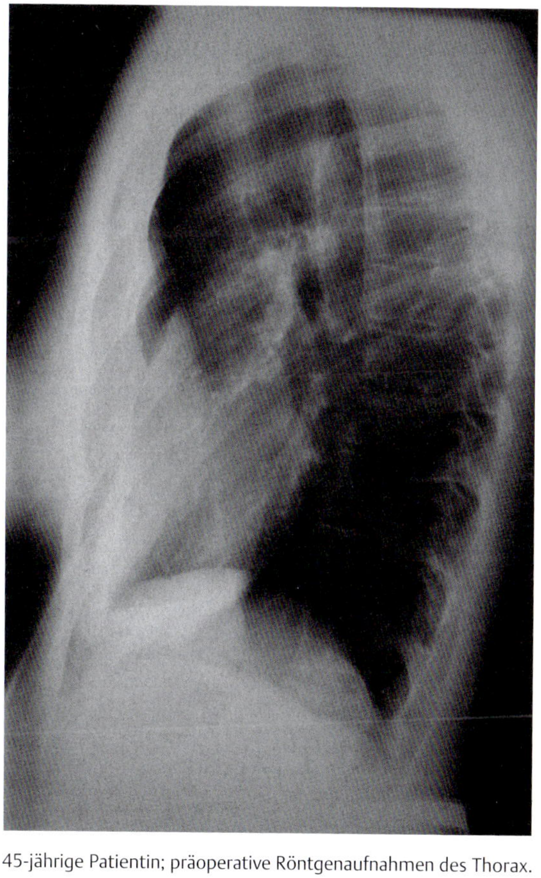

b

45-jährige Patientin; präoperative Röntgenaufnahmen des Thorax.

Trichterbrust (Pectus excavatum)

- **Befund:** In der Röntgenaufnahme des Thorax p.a. (Abb. **a**) erscheint der Herzschatten relativ breit; der rechte Herzrand ist unscharf. Die seitlichen Aufnahmen (Abb. **b**) belegen eine Einziehung des Sternums nach dorsal als Ursache der Veränderung der Herzsilhouette.
- **DD:** Mittellappeninfiltrat; Kardiomegalie.
- **Bemerkungen:** Eine Trichterbrust (Pectus excavatum) ist eine i. d. R. angeborene sternokostale Dysplasie, die zu einer bogenförmigen Einziehung des kaudalen Anteils des Sternums führt. Meist ist die Veränderung ohne Krankheitswert. In den Röntgenaufnahmen des Thorax kann jedoch der Herzschatten verbreitert zur Darstellung kommen. Zudem ist der rechte Herzrand oft unscharf begrenzt, was ein Infiltrat des Mittellappens vortäuschen kann. Eine „Hühnerbrust" (Pectus carinatum) ist das Gegenstück zur Trichterbrust, mit einer ventralen Vorwölbung des Sternums.

Lungensequester mit Superinfektion – Röntgen

- **Befund:** In den p.a. (Abb. **a**, Detail Abb. **c**) und seitlichen (Abb. **b**) Röntgenaufnahmen des Thorax zeigt sich eine Verdichtung im rechten posterioren Unterlappen.
- **DD:** Basale Pneumonie, Tuberkulose, Bronchialkarzinom.
- **Bemerkungen:** Lungensequestrationen sind akzessorische Lungenanteile, die keine oder nur eine rudimentäre Verbindung zum Bronchialsystem aufweisen. Meist sind sie zystisch und schleimgefüllt. Im Verlauf perforieren sie jedoch häufig in das Bronchialsystem, so dass es zu einer Drainage des Inhalts und ggf. auch – wie in unserem Fall – zu einer Superinfektion kommt. Meist finden sich Lungensequester im linken oder rechten posterioren Unterlappensegment. Sie werden i. d. R. erst bei einer Perforation und Superinfektion klinisch apparent.

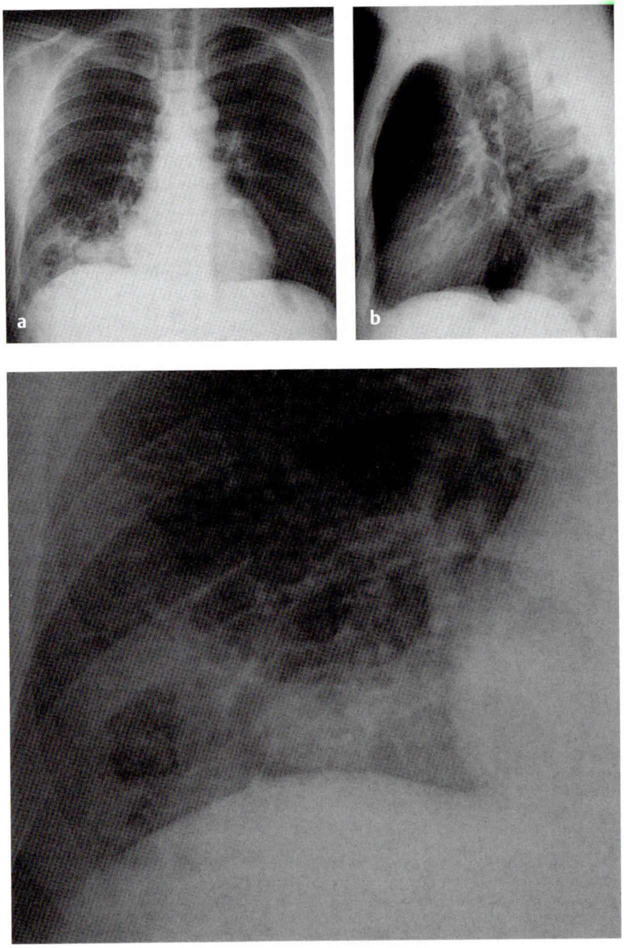

c

33-jähriger Patient mit Husten, Fieber und Auswurf.

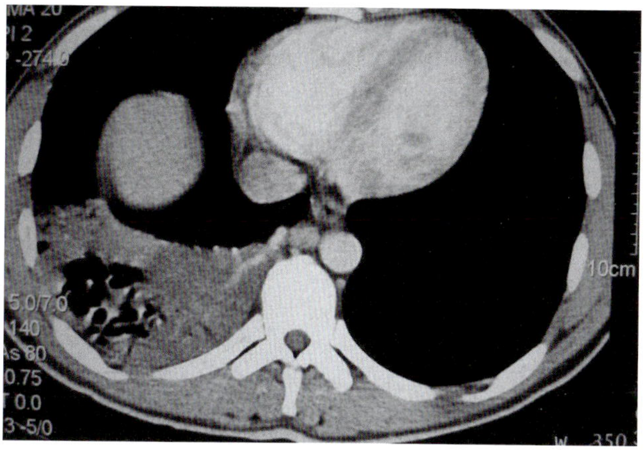

a

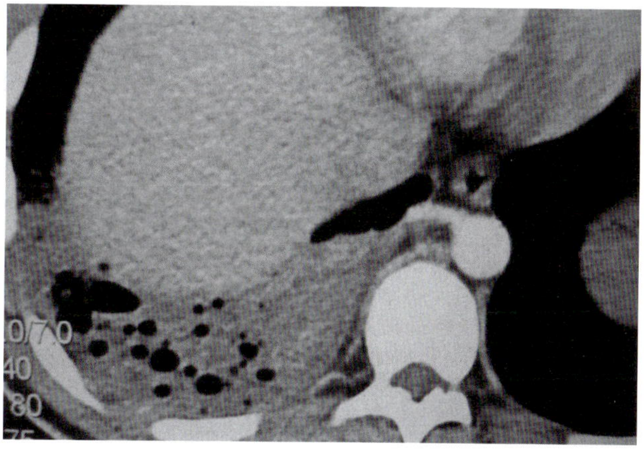

b

27-jähriger Patient mit Husten, Fieber und Auswurf.

Lungensequester mit Superinfektion – CT

- **Befund:** In der CT zeigt sich eine fokal begrenzte Verdichtung im rechten posterioren Unterlappensegment mit Lufteinschlüssen. Die Blutversorgung der Läsion erfolgt direkt aus einem Ast der Aorta.
- **Bemerkungen:** Man unterscheidet eine intralobäre von einer extralobären Sequestration, wobei die intralobäre Sequestration mit etwa 80% der Fälle deutlich häufiger ist. Bei der intralobären Sequestration wird der Sequester gemeinsam mit dem benachbarten Lungengewebe von der Pleura des Lungenlappens umgeben. Die Versorgung erfolgt i. d. R. direkt aus aortalen Ästen, die Drainage über die Lungenvenen. Bei einer extralobären Sequestration besitzt der Sequester eine eigene Pleura, die ihn gegenüber dem übrigen Lungengewebe abgrenzt. Die Versorgung erfolgt ebenfalls über aortale Äste, die Drainage über die Azygosvenen und die V. cava. Von einer Nebenlunge spricht man, wenn eine eigene Pleura und ein eigener, rudimentärer Bronchus vorhanden sind.

Partielle Zwerchfellagenesie und Perikardagenesie

- **Befund:** In den Röntgenaufnahmen zeigt sich eine Verlagerung von Anteilen des Gastrointestinaltrakts nach intrathorakal. Auf dem p.a. Bild (Abb. **a**) muss differenzialdiagnostisch auch an einen Zwerchfellhochstand gedacht werden. Auf der seitlichen Aufnahme (Abb. **b**) sind die intrathorakalen, luftgefüllten Hohlorgane jedoch nur im dorsalen Bereich abzugrenzen. Die CT (Abb. **c**) belegt eine partielle Agenesie des Zwerchfells und des Perikards.
- **DD:** Zwerchfellhochstand.
- **Bemerkungen:** Bei einer Zwerchfellagenesie verlagern sich Anteile des Darms und der Abdominalorgane nach intrathorakal. Bei einem größeren Defekt kommt es bereits intrauterin zu einer Entwicklungsstörung der ipsilateralen Lunge mit einer Lungenhypoplasie. Betroffene Kinder werden i. d. R. früh durch Atemstörungen und Verdauungsbeschwerden klinisch auffällig. Meist wird eine solche Störung bereits im pränatalen Ultraschall erkannt. In unserem Fall liegt jedoch nur eine relativ kleine Defektbildung vor, die relativ lange unerkannt bleiben kann.

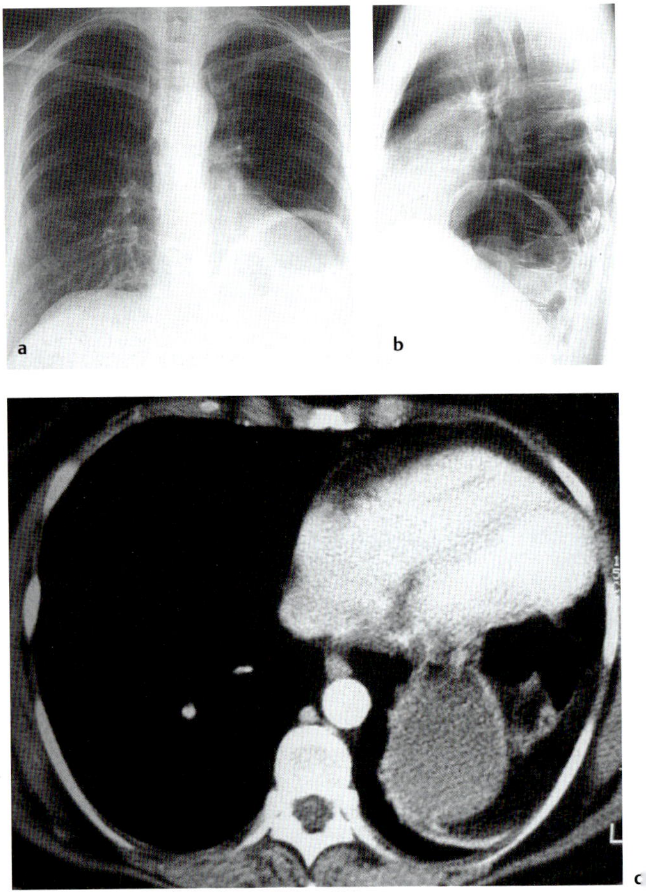

38-jährige Patientin mit rezidivierenden Thoraxschmerzen.

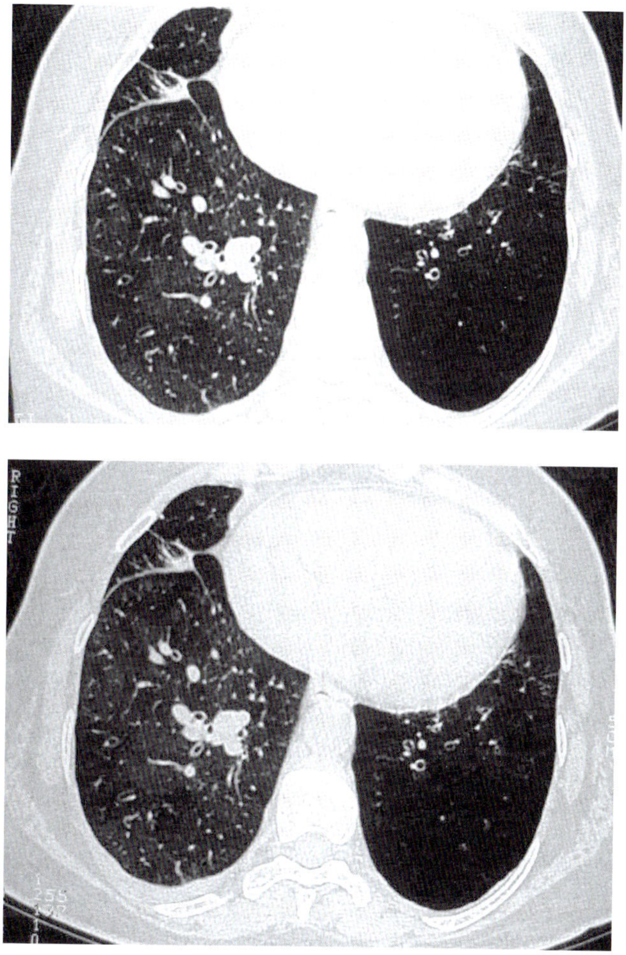

52-jährige Patientin mit Dyspnoe bei Belastung.

Swyer-James-Syndrom

- **Befund:** In der CT zeigt sich eine deutliche Verminderung der Lungenzeichnung auf der linken Seite; die linke Lunge erscheint vermehrt transparent. Zudem bestehen Zeichen geringgradiger Bronchiektasien („Siegelringe").
- **DD:** Atresie der Pulmonalarterie, bronchiale Obstruktion.
- **Bemerkungen:** Ein Swyer-James-Syndrom ist eine Komplikation einer, in der frühen Kindheit durchgemachten, viralen Bronchiolitis, durch die die normale Lungenentwicklung gestört wurde. Die Diagnose wird oft erst viel später gestellt; nicht selten ist die Störung asymptomatisch. Meist findet sich bei einem Swyer-James-Syndrom (das auch MacLeod-Syndrom genannt wird) eine vermehrte Transparenz eines Lungenflügels. Anzahl und Größe der Lungengefäße sind vermindert. Hierbei ist – im Gegensatz zum Emphysem – das Lungenvolumen normal oder vermindert. Zusätzlich zeigen sich Bronchiektasien in relativ geringgradiger Ausprägung.

Bronchialkarzinom mit Lymphknotenmetastasen

- **Befund:** In den Röntgenaufnahmen p.a. und seitlich zeigt sich linksseitig eine hilusnahe Raumforderung. Der linke Hilus ist polyzyklisch vergrößert.
- **Bemerkungen:** Bronchialkarzinome sind die häufigste Ursache für krebsassoziierte Todesfälle. Es existieren verschiedene histologische Subtypen mit unterschiedlichen radiologischen Manifestationen. Das Adenokarzinom ist die häufigste Tumorform bei Nichtrauchern und Frauen. Es entsteht fast immer in der Peripherie und entwickelt sich oft in vorbestehenden Narben. Das Alveolarzellkarzinom ist ein Untertyp des Adenokarzinoms. Das Plattenepithelkarzinom ist hingegen mit Zigarettenrauchen assoziiert. Meist ist das Plattenepithelkarzinom zentral gelegen, es kann jedoch auch peripher sein. Plattenepithelkarzinome bilden relativ häufig Kavernen. Das kleinzellige Karzinom ist ebenfalls mit Rauchen assoziiert. Es wächst rasch und liegt meist zentral. Großzellige Karzinome bilden hingegen meist große, peripher gelegene Raumforderungen.

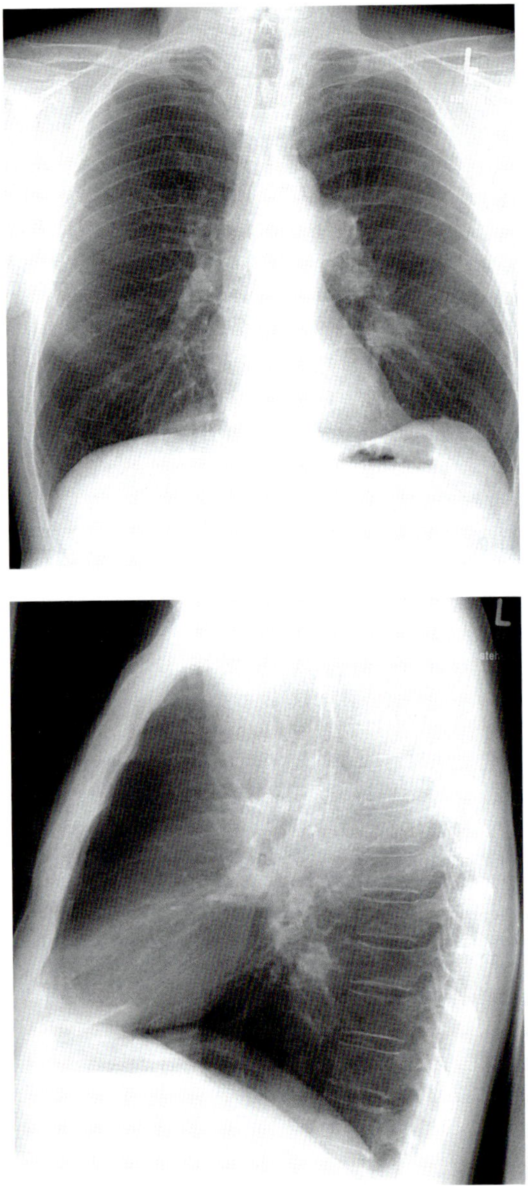

a

b

56-jähriger Patient; präoperativer Thorax vor Hernienoperation.

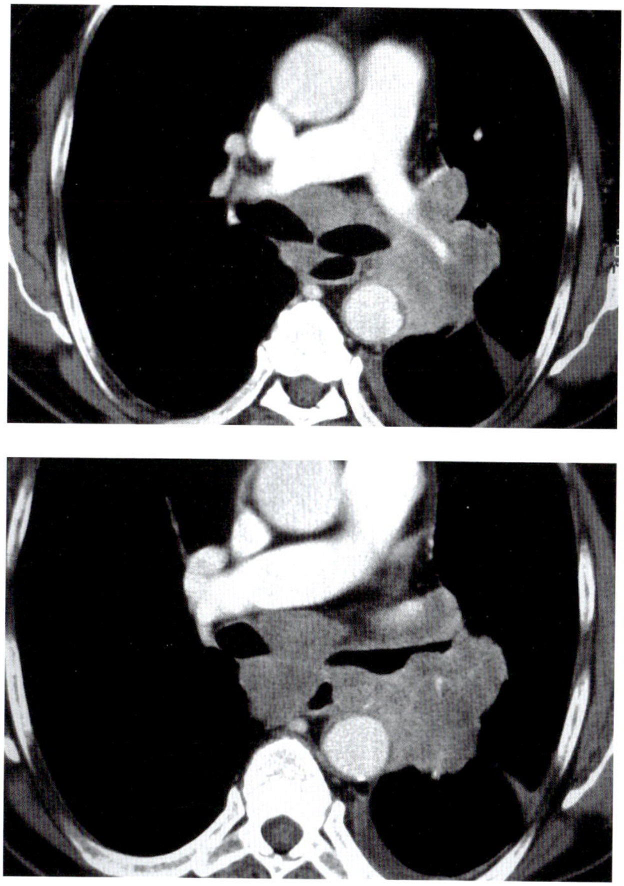

63-jähriger Raucher mit massiven Hämoptysen.

Kleinzelliges Bronchialkarzinom mit Einwachsen in die Arteria pulmonalis

- **Befund:** In der kontrastverstärkten CT zeigt sich eine ausgedehnte zentrale Raumforderung links und eine polyzyklische Vergrößerung der hilären und mediastinalen Lymphknoten. Die A. pulmonalis ist ummauert und infiltriert.
- **Bemerkungen:** Kleinzellige Bronchialkarzinome wachsen meist rasch und metastasieren früh. Die Prognose ist außerordentlich schlecht. Es kommt bei diesen Karzinomen häufig zu einer ektopen Hormonproduktion und dadurch z. B. zu einem Cushing-Syndrom oder zu einer inadäquaten ADH-Produktion. Durch die meist zentrale Lage und durch ausgedehnte hiläre und mediastinale Lymphknotenmetastasen kommt es häufig zu einer Kompression der V. cava superior. Auch eine Invasion der zentralen Gefäße kommt vor und führt – wie in unserem Fall – zu massiven Hämoptysen.

Alveolarzellkarzinom

- **Befund:** In der Röntgenaufnahme des Thorax zeigen sich in beiden Lungenflügeln multiple, unscharf begrenzte, fleckförmige Verdichtungen. Ein Pleuraerguss besteht nicht.
- **DD:** Pneumonie, beginnendes ARDS, metastatische Erkrankung.
- **Bemerkungen:** Der Begriff des bronchioalveolären Karzinoms wird synonym zu dem Begriff des Alveolarzellkarzinoms verwendet. Es stellt einen Untertyp des Adenokarzinoms der Lunge dar. Etwa 80% sezernieren Schleim; es kann dann vor allem im Spätstadium zu einer massiven Bronchorrhoe mit konsekutiver Hypovolämie kommen. Weist ein Alveolarzellkarzinom ein diffuses Verteilungsmuster auf, so kann es schwierig sein, es von einer Pneumonie zu unterscheiden.

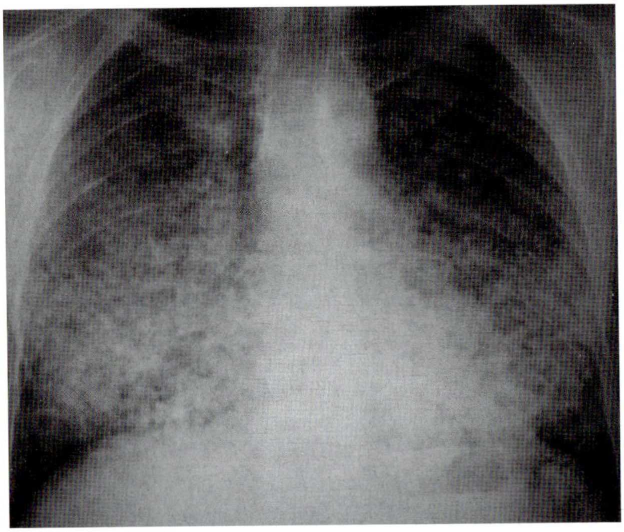

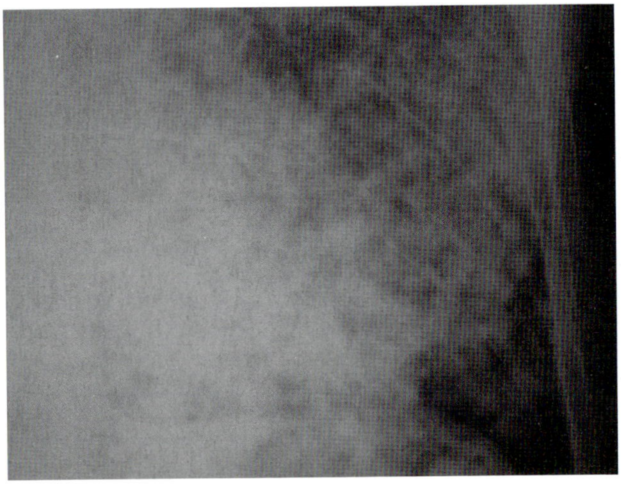

50-jähriger Patient mit Husten und Auswurf.

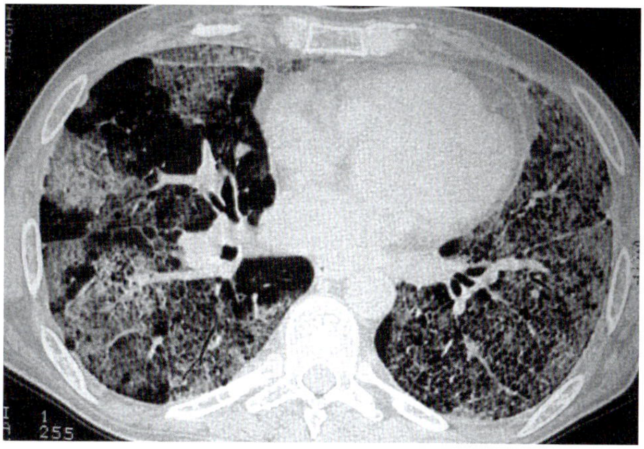

a

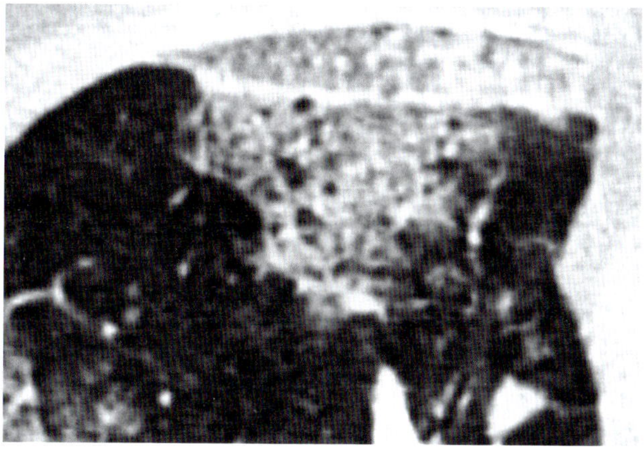

b

70-jähriger Patient mit Dyspnoe und Auswurf.

Alveolarzellkarzinom mit diffusem Ausbreitungsmuster

- **Befund:** In der hochauflösenden CT zeigen sich diffuse, azinäre Verdichtungen beider Lungenflügel mit positiven Bronchogrammen. Teilweise finden sich kleine Kavernen innerhalb der konsolidierten Zonen.
- **DD:** Multifokale Pneumonie, ARDS, zystische Fibrose, Alveolarproteinose.
- **Bemerkungen:** Bei einem Alveolarzellkarzinom (auch bronchoalveoläres Karzinom genannt) gibt es verschiedene Ausbreitungsmuster. Bei der lokalen Form ist die Prognose deutlich besser. Im Frühstadium findet sich lediglich eine fokale, milchglasartige Verschattung, später zeigt sich eine einzelne, oft gut umschriebene Raumforderung, die meist peripher bzw. subpleural liegt.
  Die Prognose der diffusen Form ist hingegen deutlich schlechter. Hier hat eine tracheobronchiale Dissemination stattgefunden. In ihrem Erscheinungsbild simuliert sie eine Pneumonie. Es gibt einen diffusen, einen lobären und einen multinodulären Untertyp. Bei der diffusen Ausbreitung besteht eine azinäre Konsolidierung mit positiven Air-Bronchogrammen und häufig auch mit der Bildung kleiner Kavernen.

Zentrales Karzinoid

- **Befund:** In der Röntgenaufnahme zeigt sich eine feinfleckige Verdichtung im rechten Lungenunterfeld mit positiven Air-Bronchogrammen. Der rechte Hilus wirkt paradox schlanker als der linke.
- **DD:** Zentrales Bronchialkarzinom.
- **Bemerkungen:** Ein Karzinoid der Lunge hat meist eine zentrale Lage, eine periphere Lage ist jedoch möglich. Der Tumor entsteht – wie das kleinzellige Bronchialkarzinom auch – aus den neurosekretorischen Zellen des Bronchialepithels, die ein Teil des APUD-Systems sind. Er ragt i. d. R. in das Bronchuslumen hinein, wodurch eine Belüftungsstörung in den nachgeschalteten Segmenten entsteht. Es kommt hierdurch zu einer Atelektase oder zu einer obstruktiven Pneumonie. Auch Hämoptysen treten gehäuft auf.

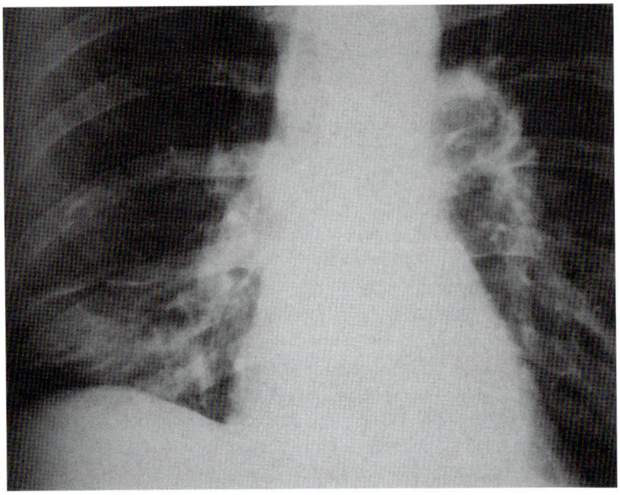

a

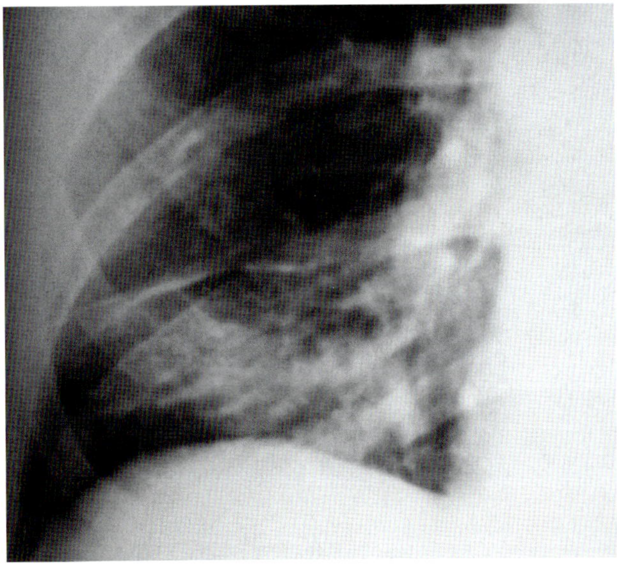

b

53-jähriger Patient mit Fieber und Husten.

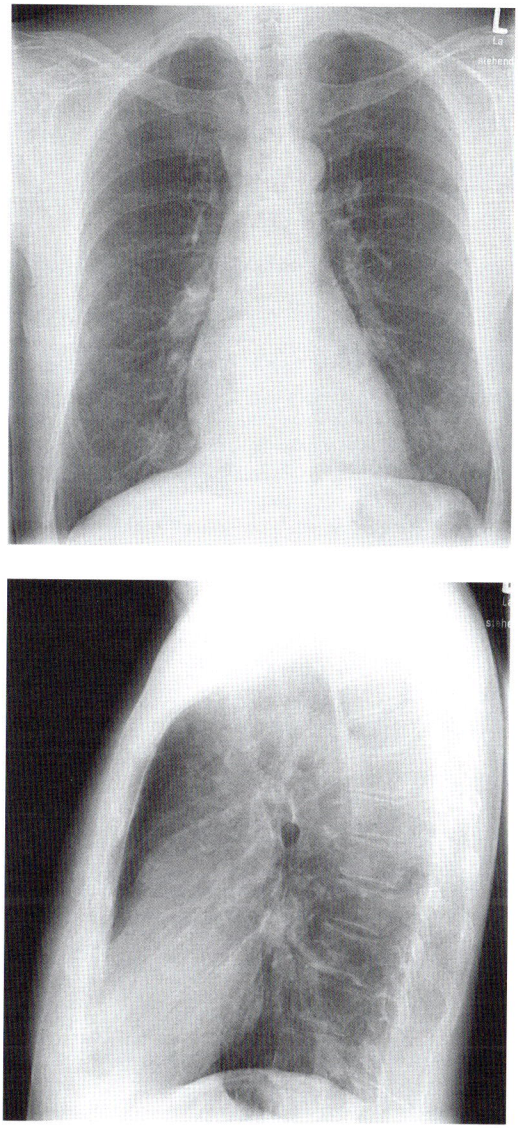

a

b

39-jährige Patientin mit Z. n. Ablatio bds. bei Mammakarzinom.

Lungenmetastasen bei Mammakarzinom

- **Befund:** In der p.a. und seitlichen Röntgenaufnahme zeigen sich multiple, noduläre Verdichtungen unterschiedlicher Größe in beiden Lungenflügeln. Z. n. Ablatio mammae beidseits.
- **Bemerkungen:** Ein Mammakarzinom ist mit über 20% die häufigste Ursache für Lungenmetastasen, gefolgt von Nierenzellkarzinomen mit 11% und HNO-Tumoren mit 10%. Ebenfalls relativ häufig sind kolorektale Tumoren (9%), Malignome des Uterus (6%), Pankreaskarzinome (5%) und Ovarialkarzinome (5%) die Ursache für Lungenmetastasen. Bei Lungenmetastasen zeigen sich typischerweise multiple noduläre Verdichtungen, die eine unterschiedliche Größe aufweisen. Am häufigsten finden sie sich subpleural. Versorgt werden sie meist durch Äste der Pulmonalarterien.

Lungenmetastasen bei Nierenzellkarzinom

- **Befund:** In den p.a. und seitlichen Röntgenaufnahmen zeigen sich multiple, noduläre Verdichtungen unterschiedlicher Größe in beiden Lungenflügeln. Nebenbefundlich Portsystem mit Portnadel in situ.
- **Bemerkungen:** Bei Vorliegen eines Primärtumors ist das Risiko einer pulmonalen Metastasierung mit jeweils 75% am höchsten für Nierenzellkarzinome, Osteosarkome und Chorionkarzinome. Aber auch bei Schilddrüsenkarzinomen (65%), Melanomen (60%), Mammakarzinomen (55%), Prostatakarzinomen (40%), HNO-Malignomen (30%) und Ösophaguskarzinomen (20%) ist das Risiko einer Lungenmetastasierung hoch. Multiple noduläre Verdichtungen weisen auf eine Metastasierung hin. Bei einer einzelnen pulmonalen Raumforderung hingegen ist die Wahrscheinlichkeit, dass es sich um einen Primärtumor der Lunge handelt, deutlich höher, selbst wenn der Patient eine Tumoranamnese hat.

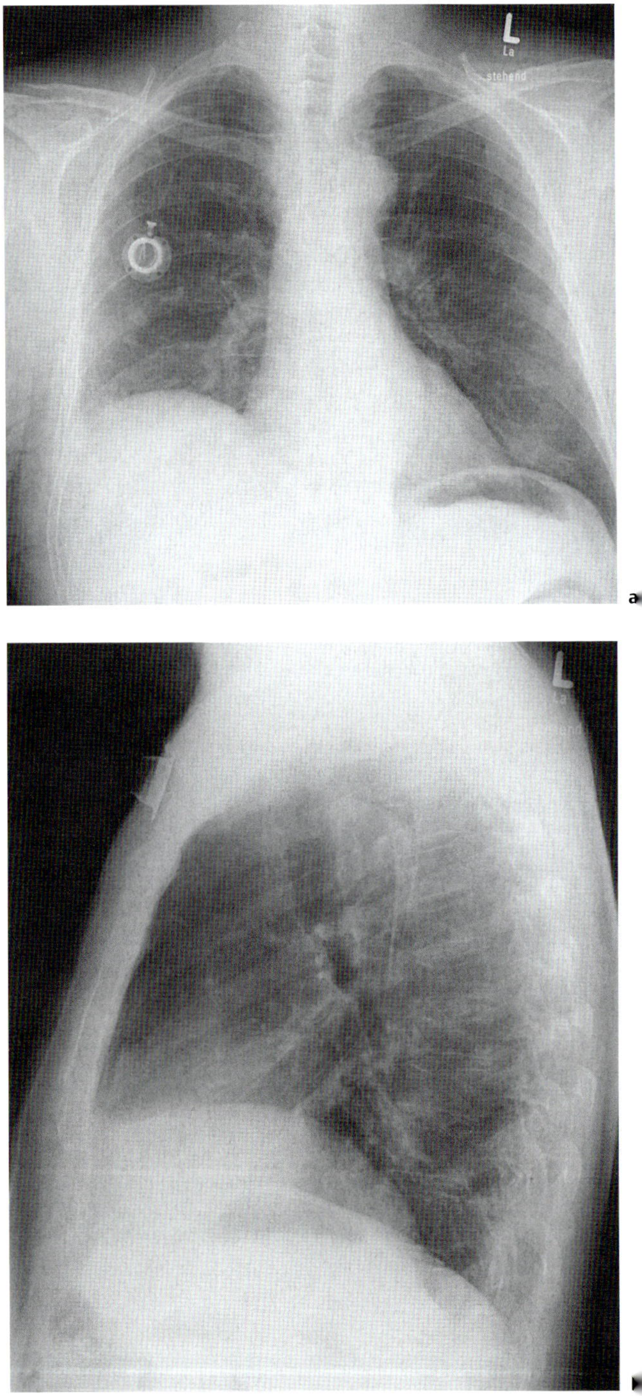

49-jähriger Patient mit Z. n. Nephrektomie bei Nierenzellkarzinom.

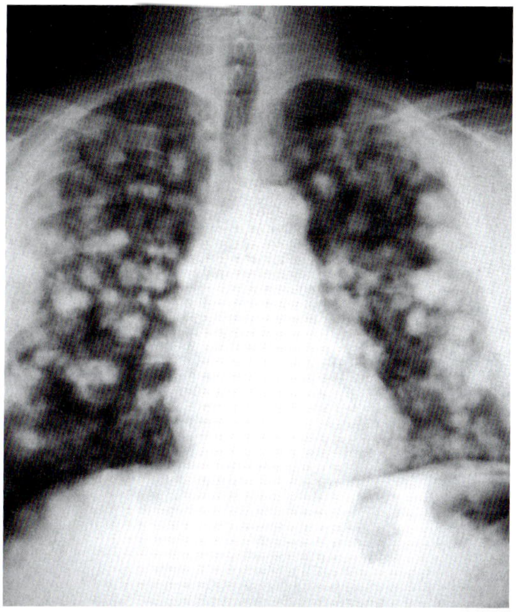

a

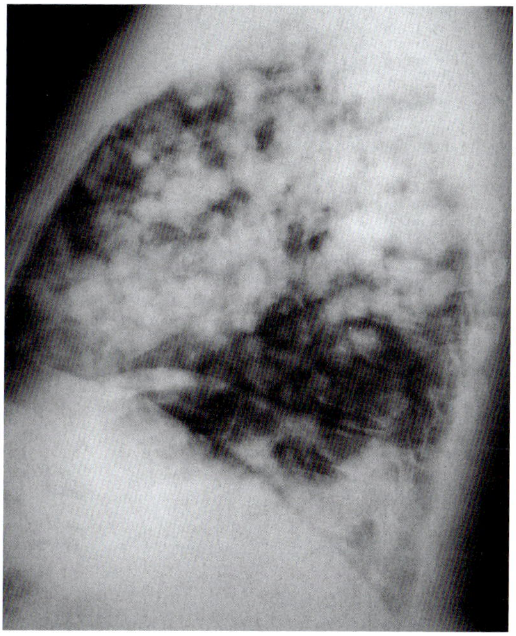

b

69-jähriger Patient mit Z. n. Entfernung eines Schilddrüsenkarzinoms.

Lungenmetastasen bei Schilddrüsenkarzinom

- **Befund:** In den p.a. und seitlichen Röntgenaufnahmen zeigen sich multiple, noduläre Verdichtungen unterschiedlicher Größe in beiden Lungenflügeln. Die Raumforderungen sind relativ dicht und weisen z. T. einen milchglasartigen Randsaum und eine unscharfe Begrenzung auf.
- **Bemerkungen:** Metastasen von Malignomen der Schilddrüse weisen relativ häufig Einblutungen auf. Andere Primärtumoren, bei denen gehäuft hämorrhagische Metastasen auftreten, sind Nierenzellkarzinome, Melanome, Chorionkarzinome und Angiosarkome. In den Röntgenaufnahmen und vor allem auch in der CT stellen sich diese Metastasen unscharf begrenzt dar. Umgebend findet sich typischerweise eine Art „Halo“ aufgrund von milchglasartigen Verdichtungen um die Läsion herum.

Metastasen eines Chondrosarkoms

- **Befund:** In den Detailaufnahmen des Thorax zeigt sich eine nahezu ringförmige, intrapulmonale Verkalkung (Abb. **a**; die Läsion lag auch in der 2. Ebene innerhalb des Lungenparenchyms) sowie eine weitere Verkalkung im periklavikulären Weichteilgewebe (Abb. **b**).
- **Bemerkungen:** Chrondrosarkome verkalken oft nach einem „chondroiden" Muster, also vorwiegend ring- oder bogenförmig. Die Metastasen eines Chrondrosarkoms können analoge Verkalkungen aufweisen. Andere Primärtumoren, deren Metastasen oft verkalkt sind, sind Osteosarkome, Mammakarzinome, papilläre Schilddrüsenkarzinome, Hodentumoren, Ovarialkarzinome, muzinöse Adenokarzinome und Synovialissarkome. Auch verkalken Metastasen häufig nach einer Bestrahlung oder einer Chemotherapie.

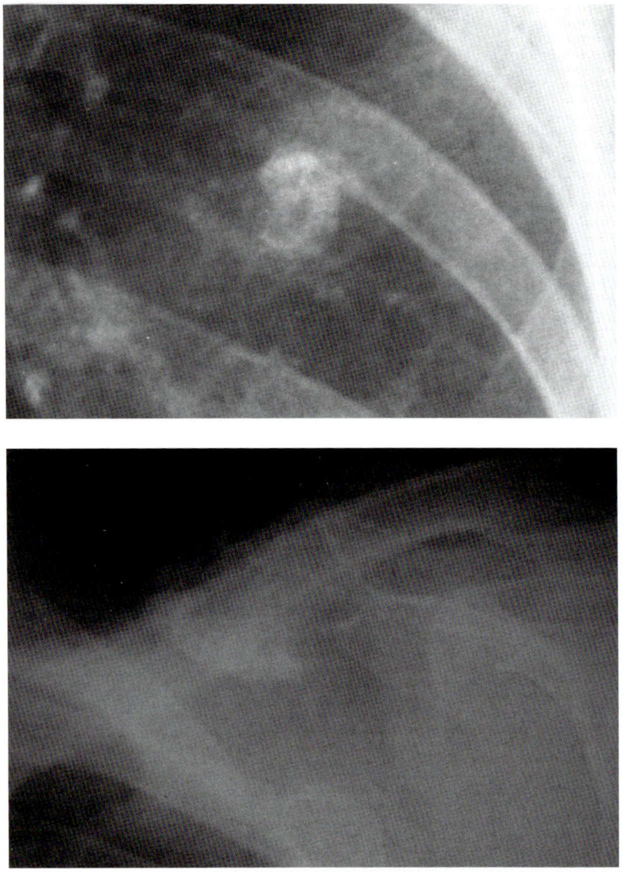

a

b

52-jähriger Patient mit Chondrosarkom des Schenkelhalses.

Pleurakarzinose bei Mammakarzinom

- **Befund:** In der CT zeigt sich eine ausgeprägte Verdichtung der Pleura links mit diffusem Enhancement. Das Lungenvolumen links ist durch die ausgedehnte pleurale Raumforderung reduziert. Zusätzlich interstitielle Zeichnungsvermehrung links, verdächtig auf Lymphangiosis carcinomatosa. Z. n. Ablatio mammae links. Pleuraerguss rechts.
- **DD:** Pleuramesotheliom.
- **Bemerkungen:** Ein Mammakarzinom kann einerseits zu einem malignen Pleuraerguss, andererseits aber auch zu einer soliden Metastasierung in die Pleura führen. Eine solide Metastasierung erscheint oft knotig. Sie kann jedoch – wie in unserem Fall – die Lunge auch diffus umschließen. Häufig liegt zugleich eine Lymphangiosis carcinomatosa vor. Die Prognose ist sehr schlecht.

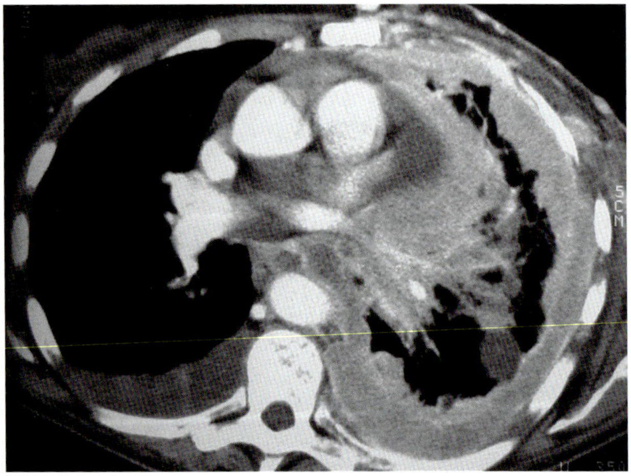

51-jährige Patientin mit Z. n. Mammakarzinom. Jetzt zunehmend Thoraxschmerzen und Dyspnoe.

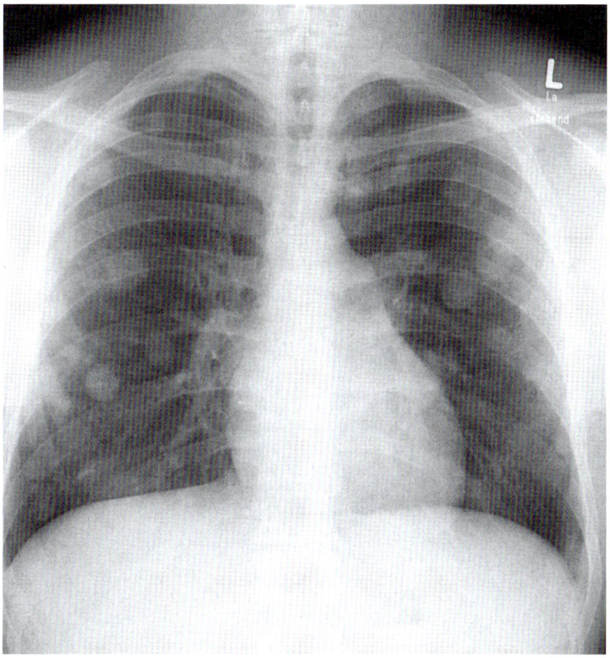

a

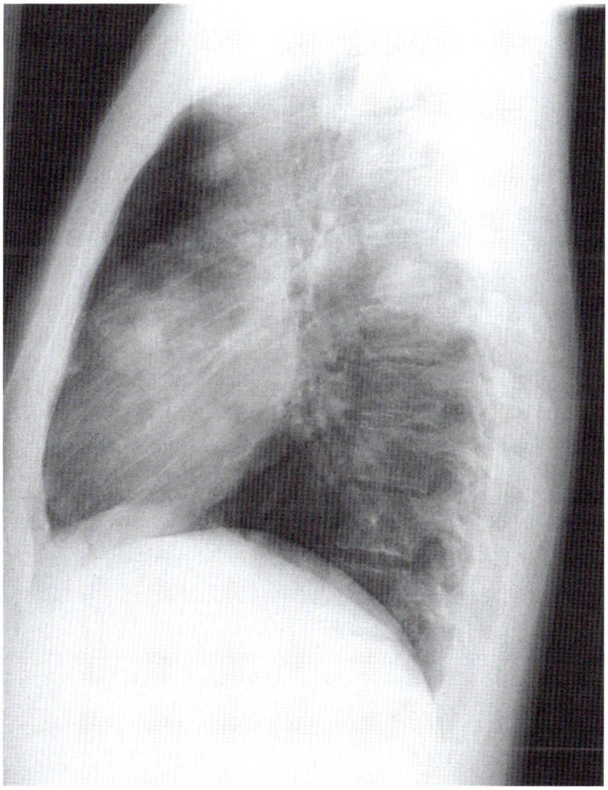

b

31-jähriger Patient; Staginguntersuchung.

Lungenmetastasen eines Seminoms

- **Befund:** In den p.a. und seitlichen Röntgenaufnahmen zeigen sich multiple, große, „golfballartige" Raumforderungen in beiden Lungenflügeln.
- **Bemerkungen:** Bei einem Seminom kommt es häufig zu multiplen, großen, runden Metastasen der Lunge – man nennt dies auch den „Golfballtyp" der Metastasierung. Andere Primärtumoren, die häufig „golfballartige" Metastasen in der Lunge verursachen, sind Nierenzellkarzinome und Sarkome. Bei einer grobknotigen, aber nicht „golfballartigen" Metastasierung ist dagegen eher an Primärtumoren im Bereich der Schilddrüse, des Magens, des Oropharynx und der weiblichen Genitalien zu denken. Zu miliaren Metastasen kommt es eher bei Mammakarzinomen und Bronchialkarzinomen, aber auch wiederum bei Schilddrüsenkarzinomen.

Lymphangitis carcinomatosa

- **Befund:** In den p.a. und seitlichen Röntgenaufnahmen besteht eine diffuse, interstitiell-retikuläre Zeichnungsvermehrung beidseits mit einer Betonung der Lungenunterfelder. Die Hiluslymphknoten sind vergrößert. Z. n. Ablatio mammae links. Pleuraerguss rechts.
- **Bemerkungen:** Eine Lymphangiosis carcinomatosa ist eine lymphatische Ausbreitung von Tumorgewebe innerhalb des Lungengerüsts. Besonders häufig kommt sie vor bei Mammakarzinomen, Bronchialkarzinomen und Magenkarzinomen, aber auch bei Karzinomen der Schilddrüse, des Pankreas, des Larynx, des Kolon und der Zervix ist sie zu beobachten. Breitet sich ein Lymphom auf diesem Weg aus, so spricht man von einer Lymphangiosis blastomatosa. Radiographisch zeigen sich oft eine interstitielle Zeichnungsvermehrung und eine hiläre Adenopathie. Ein unauffälliger Befund schließt jedoch das Vorliegen einer Lymphangiosis carcinomatosa nicht aus. In der CT zeigt sich i. d. R. ein polygonal-retikuläres Muster durch eine Verdickung der interlobulären Septen.

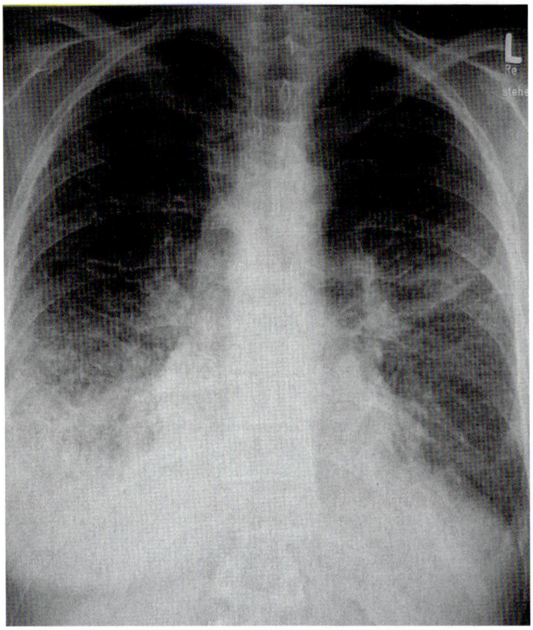
a

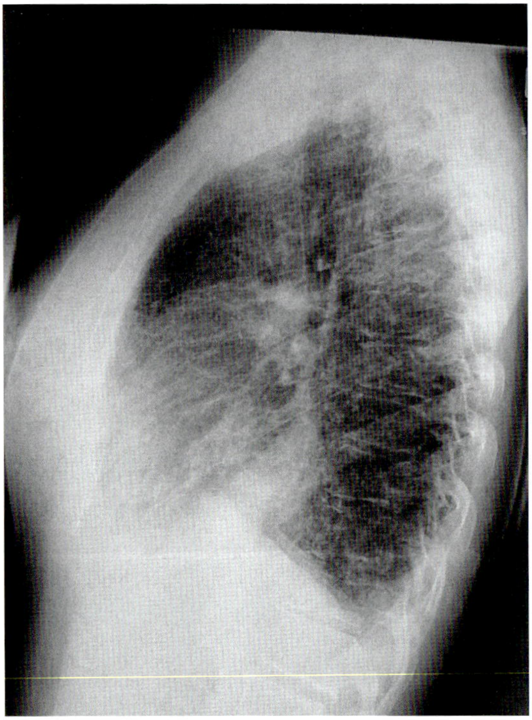
b

38-jährige Patientin mit Z. n. Mammakarzinom; jetzt Dyspnoe.

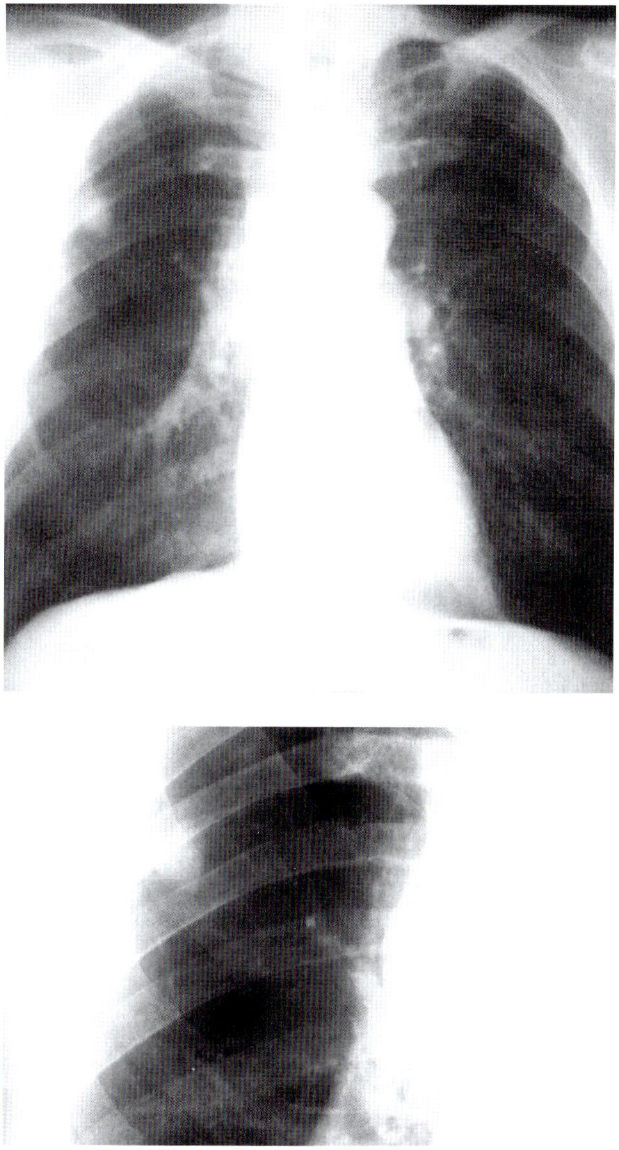

58-jähriger Patient mit Husten, Auswurf und Gewichtsabnahme.

Zentrales Bronchialkarzinom mit Belüftungsstörung und Metastase

- **Befund:** In der Röntgenaufnahme des Thorax p.a. zeigt sich eine deutliche Verbreiterung der Hilusregion rechts. Im rechten Unterfeld kommt ein alveoläres Infiltrat zur Darstellung. Darüber hinaus zeigt sich ein Rundherd rechts, der auch in der zweiten Ebene intrapulmonal gelegen war.
- **DD:** Peripheres Bronchialkarzinom mit hilären Lymphknotenmetastasen.
- **Bemerkungen:** Ein zentrales Bronchialkarzinom führt oft zu einer Belüftungsstörung in den nachgeschalteten Segmenten durch eine Kompression eines zentralen Bronchus. Im Verlauf entsteht durch die Minderbelüftung häufig ein pneumonisches Infiltrat. Nicht selten wird das Bronchialkarzinom erst durch die Pneumonie klinisch auffällig. Bei dem peripheren Rundherd kann es sich um eine Metastase des zentralen Bronchialkarzinoms handeln. Umgekehrt kann auch der periphere Herd der Primarius mit hilären Lymphknotenmetastasen sein oder es kann sich um 2 synchrone Primärtumoren handeln.

Alter Primärkomplex (Ranke-Komplex) bei Tuberkulose

- **Befund:** In den p.a. und seitlichen Röntgenaufnahmen des Thorax zeigen sich eine verkalkte pulmonale Raumforderung im Mittelfeld rechts sowie ipsilateral verkalkte Hiluslymphknoten. Darüber hinaus bestehen narbige Ausziehungen der Hili nach apikal, Pleurakuppenschwielen und weitere narbige Läsionen apikal.
- **DD:** Histoplasmose, verkalkte Metastasen.
- **Bemerkungen:** Ein Primärkomplex entsteht im Rahmen einer primären Tuberkulose der Lunge. Er besteht aus einem intrapulmonalen Infektionsherd sowie ipsilateral geschwollenen Hiluslymphknoten. Meist findet er sich auf der rechten Seite. Ein Ghon-Herd ist ein abgeheilter, tuberkulotischer, verkalkter Lungenherd bzw. eine Parenchymnarbe nach einer primären Tuberkulose. Von einem Ranke-Komplex spricht man, wenn ein Ghon-Herd und gleichzeitig ein verkalkter, ipsilateraler Hiluslymphknoten vorliegen. Er entspricht also einem abgeheilten Primärkomplex. Ein Simon-Spitzenherd ist eine Primärinfektion im Apex der Lunge.

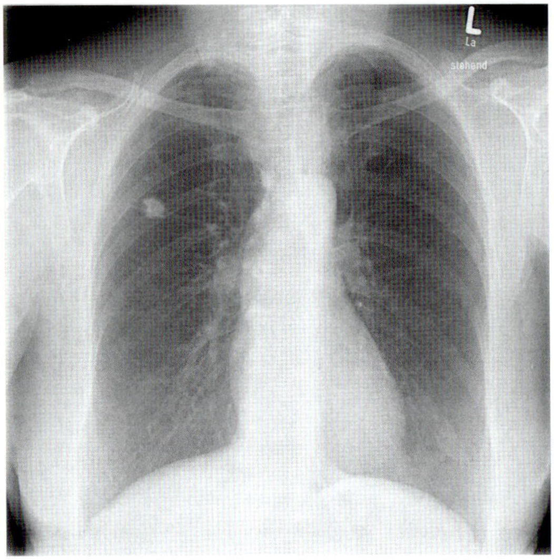

a

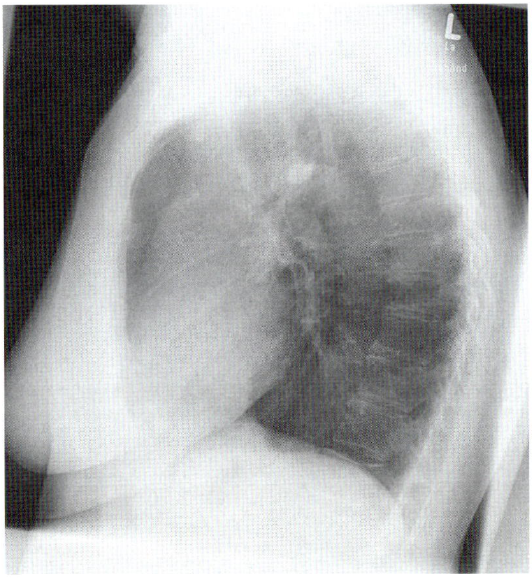

b

59-jährige Patientin; präoperative Röntgenaufnahmen des Thorax.

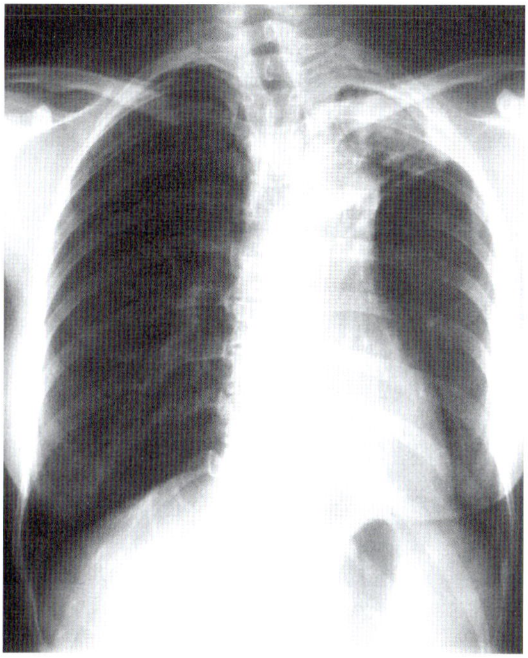

a

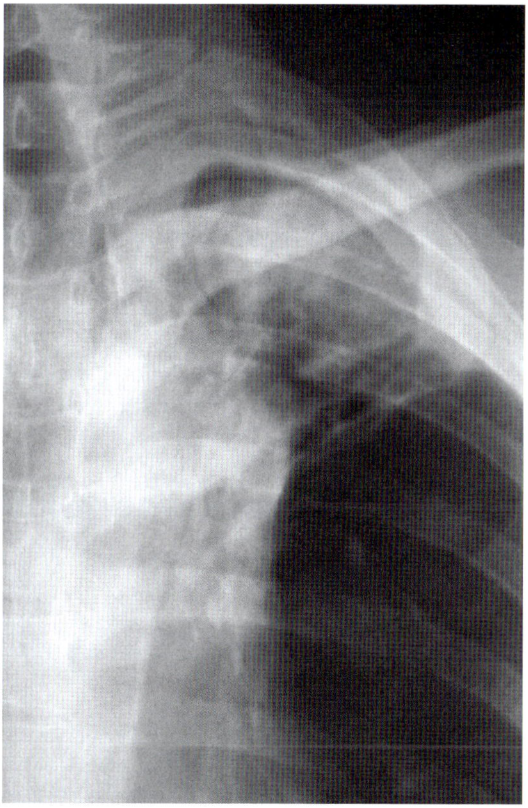

b

30-jährige Patientin mit Husten, Nachtschweiß und Gewichtsverlust.

Postprimäre, fibroproduktive Lungentuberkulose

- **Befund:** In der p.a. Röntgenaufnahmen des Thorax zeigt sich eine ausgedehnte Verdichtung der linken Lungenspitze. Das Mediastinum ist nach links verzogen. Um die Verdichtung findet sich eine schmale Luftsichel i. S. einer beginnenden Kavernenbildung. Rechts hilusnah narbige Veränderungen i. S. eines abgeheilten Primärkomplexes.
- **DD:** Pancoast-Tumor, Histoplasmose.
- **Bemerkungen:** Eine postprimäre Tuberkulose entspricht einer Reaktivierung der Primärinfektion. Sie tritt vor allem auf, wenn die zelluläre Immunantwort beeinträchtigt ist. Eine postprimäre Tuberkulose findet sich am häufigsten in den Lungenspitzen. Die Infektion kann lokal-exsudativ oder lokal-fibroproduktiv sein. Bei der exsudativen Form kommt es zu konfluierenden azinären Infiltraten und zu dünnwandigen Kavernen. Bei der fibroproduktiven Form kommt es zu unregelmäßigen fibrotischen Läsionen, zu dickwandigen Kavernen und zu narbigen Atelektasen.

Kavernöse Lungentuberkulose

- **Befund:** In den p.a. Röntgenaufnahmen des Thorax zeigt sich eine dickwandige, unregelmäßig begrenzte Kavernenbildung im rechten Mittelfeld (Detailaufnahme, Abb. **b**). Die Hiluslymphknoten sind vergrößert. Zusätzlich kommen weitere, kleinere Parenchymläsionen und -narben zur Darstellung.
- **DD:** Lungenabszess, Histoplasmose.
- **Bemerkungen:** Eine Kavernenbildung ist ein klassischer Befund bei einer postprimären, reaktivierten Tuberkulose. Durch lytische Reaktionen wird das käsige, infektiöse Material in die Kaverne abgestoßen. Die Kaverne hat Anschluss an die Atemwege, so dass eine offene, infektiöse Tuberkulose vorliegt. Eine Kaverne ist innen meist glatt begrenzt mit einer relativ dicken Wand. Die Tuberkulose kann sich von der Kaverne aus über die Atemwege auch in andere Bronchien ausbreiten, so dass es zu vielen kleinen Fleckschatten in einiger Entfernung von der Kaverne kommen kann. Im Verlauf kann eine Kaverne mit Aspergillen besiedelt werden – es bildet sich dann ein Aspergillom.

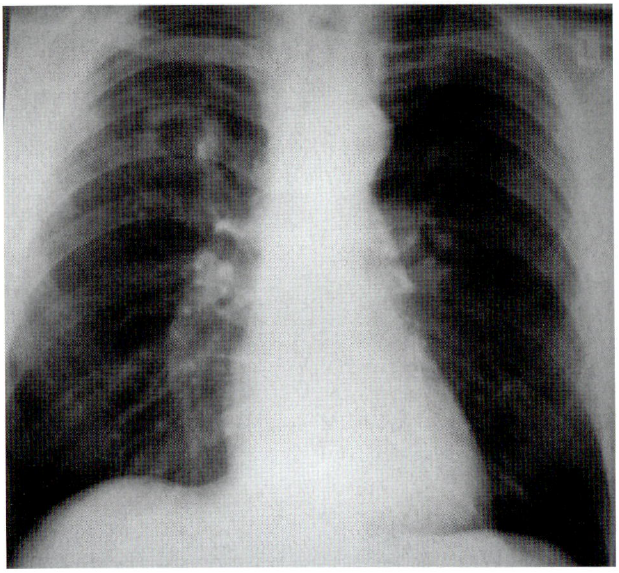

a

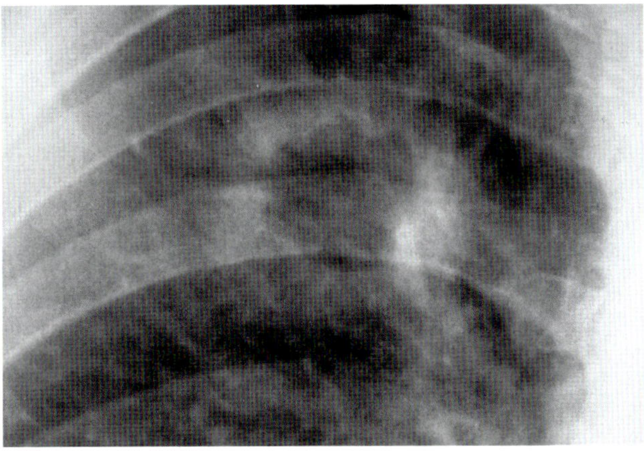

b

47-jähriger Patient mit produktivem Husten und Gewichtsverlust.

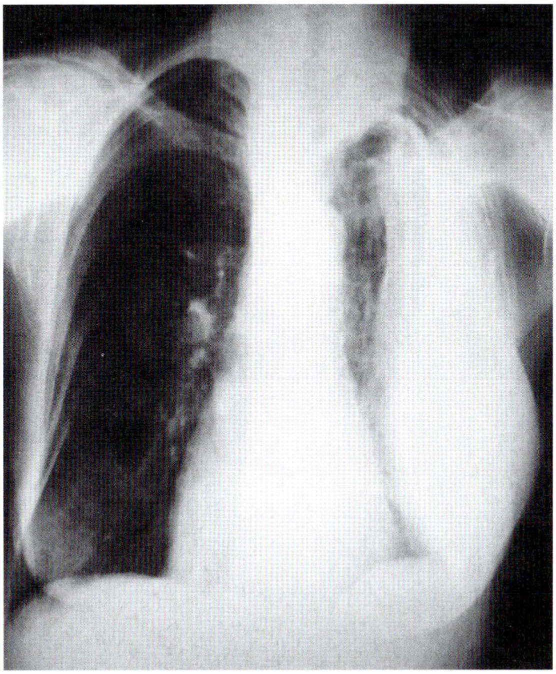
a

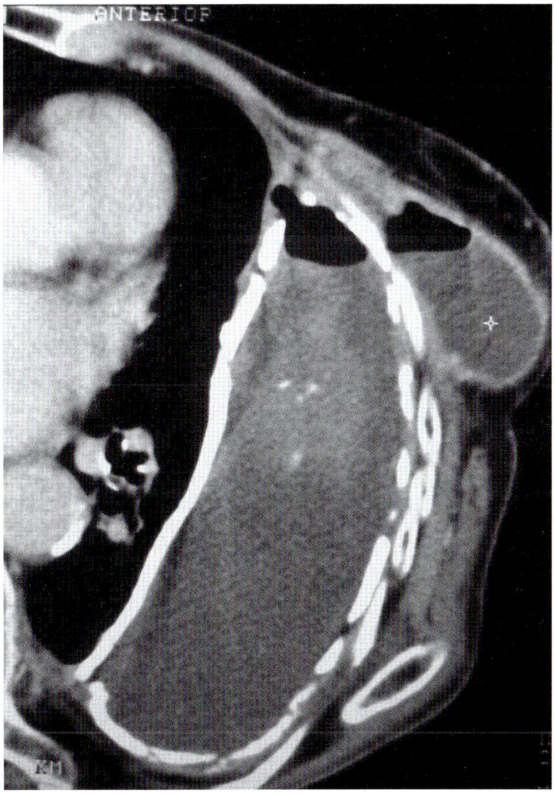

b

70-jährige Patientin mit erhöhter Temperatur und Schmerzen der Thoraxwand.

Tuberkulöses Pleuraempyem mit bronchopleuraler Fistel

- **Befund:** In den p.a. Röntgenaufnahmen des Thorax (Abb. **a**) zeigt sich eine ausgeprägte Deformierung der linken Thoraxwand. Das Volumen der linken Lunge ist reduziert. Innerhalb eines dichten randständig verkalkten Pleuraprozesses finden sich Luftanteile. In der CT (Abb. **b**) zeigt sich ebenfalls eine randständig verkalkte, pleurale, relativ dichte Flüssigkeitsansammlung mit einem Luft-Flüssigkeits-Spiegel. Es stellen sich eine bronchopleurale Fistel und eine Fistelbildung in die linke Mamma dar.
- **DD:** Aktinomykose, Pleuraempyem anderer Ursache.
- **Bemerkungen:** Im Verlauf einer postprimären, fibroproduktiven Tuberkulose kann es zu einer pleuralen Beteiligung kommen. Diese kann zu ausgedehnten Deformierungen des Thoraxskeletts führen. Das Empyem weist meist randständige Verkalkungen oder ein randständiges KM-Enhancement auf. Besteht ein Luft-Flüssigkeits-Spiegel innerhalb des Empyems, so ist von einer bronchopleuralen Fistel auszugehen. Auch eine Fistelbildung zur Haut ist möglich.

Miliartuberkulose

- **Befund:** In den p.a. Röntgenaufnahmen des Thorax (Abb. **a** und Detail Abb. **b**) zeigen sich zahllose kleine und kleinste noduläre Verdichtungen in beiden Lungen. Die Hiluslymphknoten sind vergrößert. Eine Voraufnahme von 4,5 Monaten zuvor (Abb. **c**) hatte keinen pathologischen Befund ergeben.
- **DD:** Bronchopneumonie, miliare Metastasen.
- **Bemerkungen:** Eine Miliartuberkulose entsteht durch eine massive, hämatogene Disseminierung des Erregers. Sie kann während der Primärinfektion auftreten – man spricht dann von einer progressiven Primärtuberkulose – oder während des Postprimärstadiums entstehen. Ihre Entstehung setzt immer eine beeinträchtigte Immunantwort des Patienten voraus. In den Röntgenaufnahmen der Lunge zeigen sich zahllose kleine, granulomatöse, interstitielle Verdichtungen, die bis zu etwa 3 mm durchmessen können. Die Verteilung ist diffus. Durch die hämatogene Disseminierung kommt es auch zu einer Beteiligung anderer Organe.

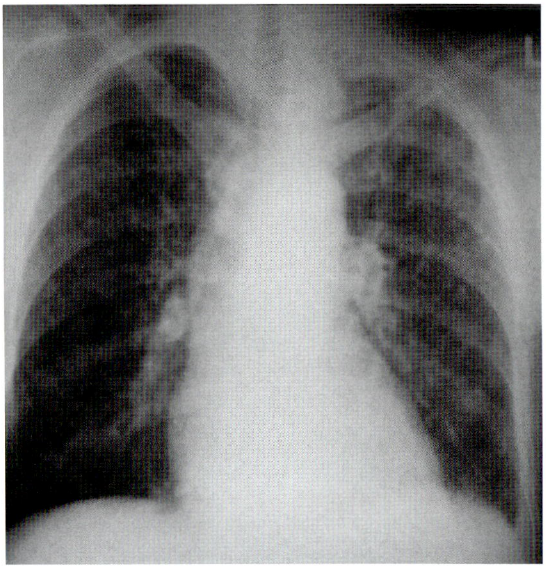
a

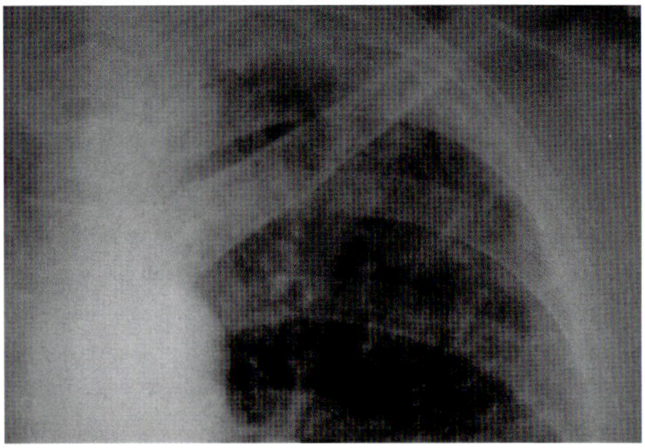
b

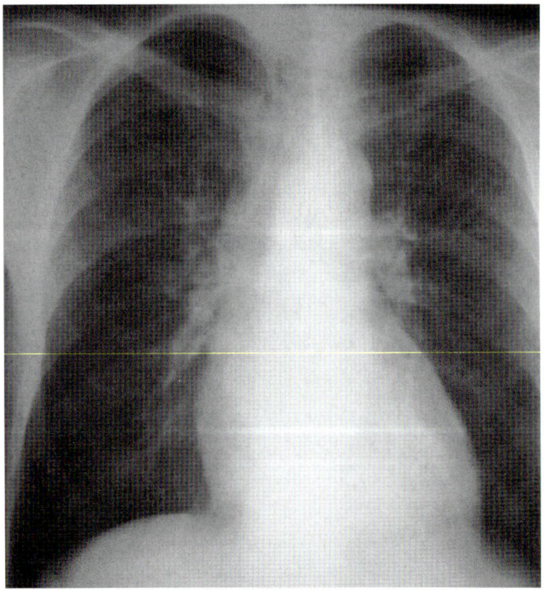
c

35-jähriger Patient mit Nachtschweiß und Gewichtsverlust; Voraufnahme vor 4,5 Monaten (Abb. **c**).

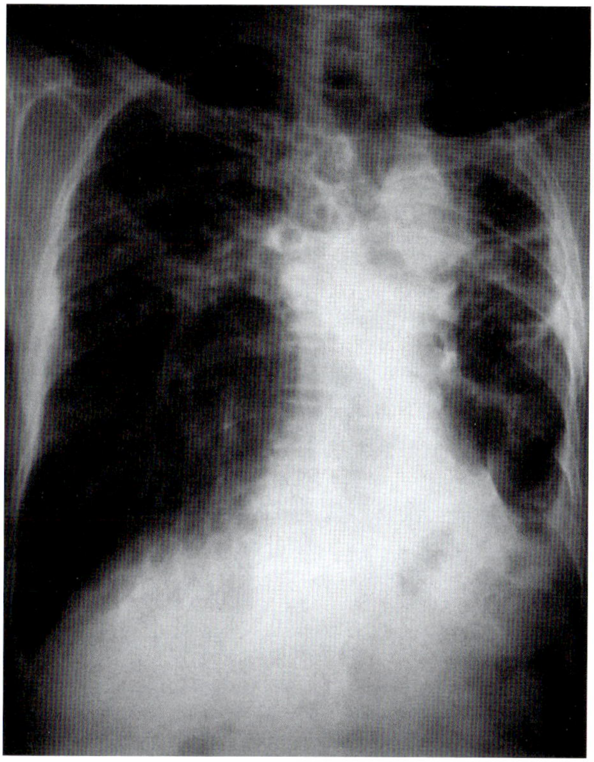

a

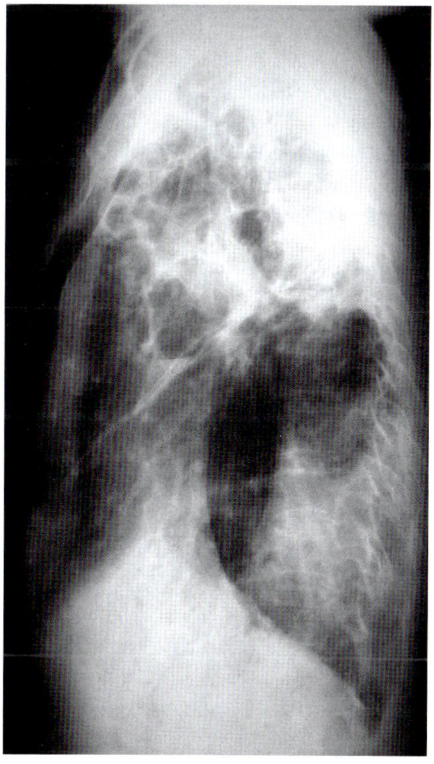

b

66-jähriger Patient mit Z. n. Tuberkulose vor Jahren.

Lungendestruktion nach Tuberkulose

- **Befund:** In den Röntgenaufnahmen p.a. und seitlich zeigt sich eine ausgeprägte Volumenminderung des linken Lungenflügels mit narbigen Veränderungen. Das Mediastinum ist narbig nach links verzogen. Das Lungenparenchym ist narbig-bullös umgewandelt. Auch im rechten Lungenflügel zeigen sich postspezifische Veränderungen.
- **Bemerkungen:** Eine Tuberkulose der Lunge kann zu ausgedehnten destruktiven Veränderungen des Thorax führen. Meist kommt es im Rahmen der schweren, destruktiven, postspezifischen Veränderungen zu einer narbigen Volumenverminderung der Lunge. Das Mediastinum und die Hili sind narbig verzogen. Die Infektion kann auch auf den knöchernen Thorax übergreifen und zu schweren Destruktionen der Rippen führen.

Bronchopneumonie

- **Befund:** In der Röntgenaufnahme a.p. zeigt sich eine diffuse, kleinfleckige Verschattung beider Lungenflügel. Deep Sulcus Sign links.
- **DD:** Alveolarzellkarzinom, ARDS.
- **Bemerkungen:** Eine Bronchopneumonie stellt sich i. d. R. mit kleinfleckigen Verschattungen dar. Es kommen eine Vielzahl an Erregern differenzialdiagnostisch infrage. Bei immunkompetenten Patienten muss vor allem an Mykoplasmen, Viren, Streptokokken, Pneumokokken und Staphylokokken gedacht werden. Bei immunsupprimierten Patienten müssen hingegen vor allem auch gramnegative Keime, aber auch Legionellen, Aspergillen, Nocardia und Staphylokokken in Erwägung gezogen werden. Nosokomial treten besonders gramnegative Keime, Pseudomonas, Klebsiellen und wiederum Staphylokokken auf.

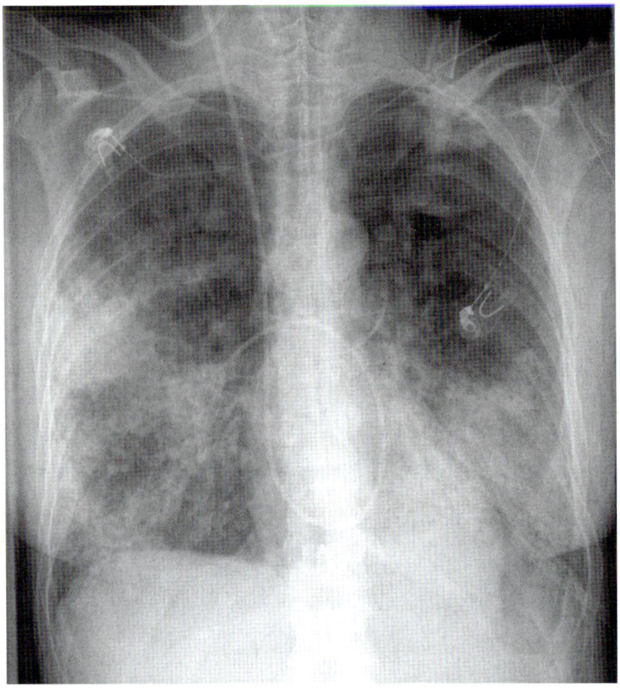

58-jährige beatmungspflichtige Patientin mit Fieber.

Echinokokkose der Lunge

- **Befund:** In der Röntgenaufnahme zeigen sich multiple, größtenteils sehr dichte, rundliche Verschattungen in beiden Lungenflügeln.
- **DD:** Lungenmetastasen.
- **Bemerkungen:** Die Lunge ist nach der Leber der zweithäufigste Ort einer Absiedelung von Echinokokkuszysten. Die Infektion erfolgt durch eine hämatogene Ausbreitung aus der Leber. Die Patienten sind oft asymptomatisch, es kann jedoch auch zu Husten, Hämoptysen, Fieber und Thoraxschmerzen kommen. Meist sind vorrangig die unteren Lappen betroffen. Der Durchmesser der Läsionen kann variieren. I. d. R. stellen sich die Zysten rund bis oval dar; die Wand verkalkt relativ selten. Findet eine Zyste Anschluss an das Bronchialsystem, so kommt es zu typischen – allerdings meist recht seltenen – Zeichen, wie dem Meniskuszeichen, dem Halbmondzeichen oder dem Wasserlilienzeichen – dies sind jeweils Beschreibungen der Darstellungen des Zysteninhalts mit Endozyste und Perizyste mit dem Kontrast der Luft.

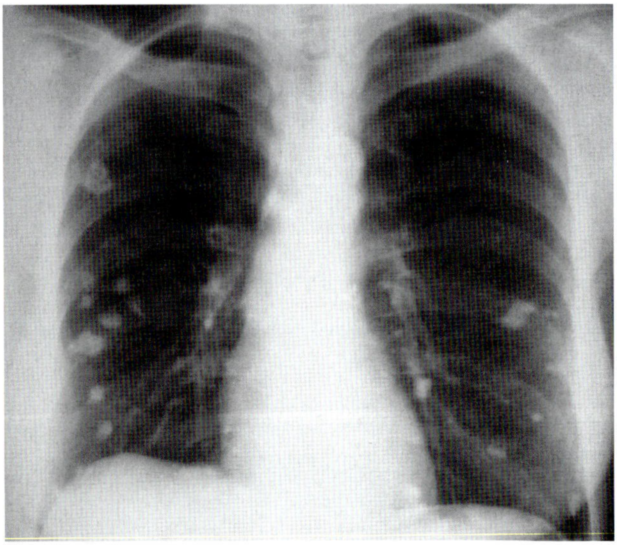

35-jähriger Patient mit Husten und rezidivierenden Thoraxschmerzen.

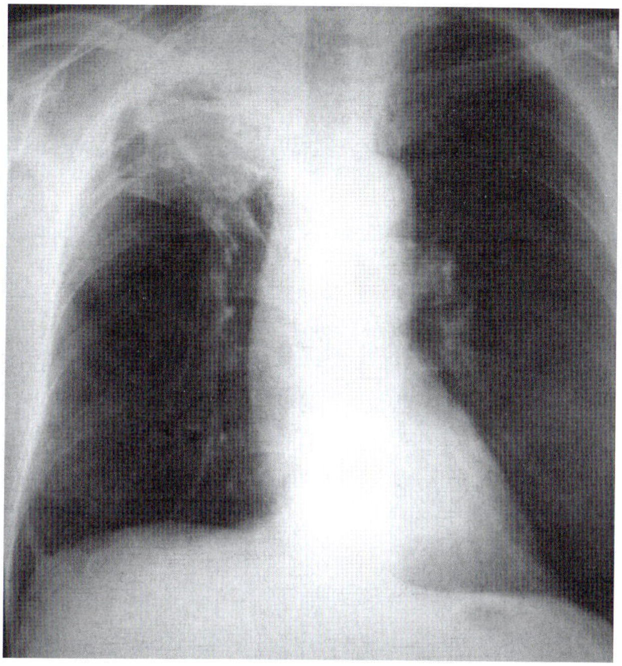
a

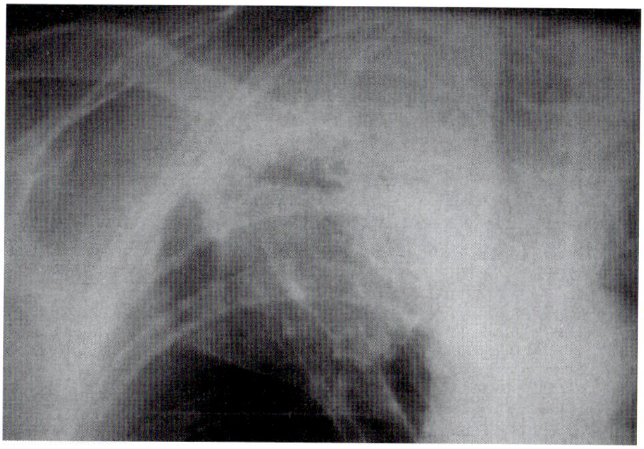

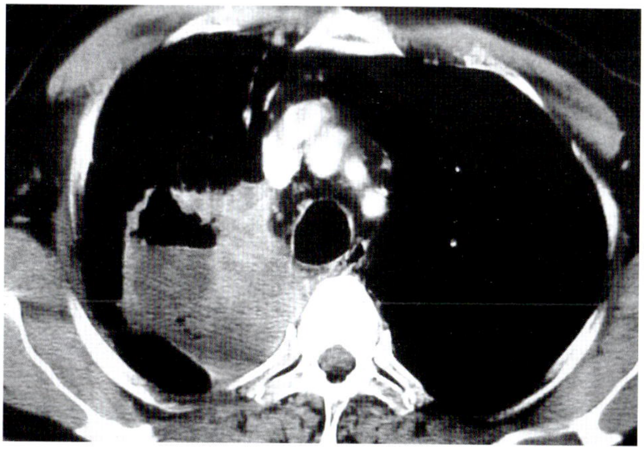

Lungenabszess mit Spiegelbildung

- **Befund:** In der Röntgenaufnahme des Thorax p.a. (Abb. **a**, Detail Abb. **b**) und in der CT (Abb. **c**) zeigt sich eine ausgedehnte Verdichtung im rechten Oberfeld. Innerhalb dieser Verdichtung lässt sich ein Luft-Flüssigkeitsspiegel abgrenzen.
- **DD:** Postprimäre Tuberkulose mit Kavernenbildung, nekrotisierender Pancoast-Tumor.
- **Bemerkungen:** Lungenabszesse entstehen meist aus Infiltraten im Rahmen einer Pneumonie. Es kommt zu einer eitrigen Einschmelzung. Wenn der Abszess Anschluss an das Bronchialsystem gefunden hat, entwickelt sich – wie in unserem Fall – ein charakteristischer Luft-Flüssigkeits-Spiegel. Erreger sind häufig Staphylokokken und Klebsiellen. Die Mortalität ist trotz antibiotischer Therapie relativ hoch. Abgeheilte Abszesshöhlen können mit Aspergillen besiedelt werden, so dass ein Aspergillom entsteht. Differenzialdiagnostisch muss bei einem Lungenabszess immer auch an tuberkulöse Kavernen und an ein einschmelzendes Bronchialkarzinom gedacht werden.

63-jähriger Patient mit Husten, Fieber und Auswurf.

Lobärpneumonie

- **Befund:** In der Röntgenaufnahme des Thorax p.a. und seitlich zeigt sich ein alveoläres Infiltrat im posterioren Segment des linken Unterlappens. Nebenbefundlich mehrere Deck- und Bodenplatteneinbrüche mit Hyperkyphosierung der BWS.
- **Bemerkungen:** Eine Lobärpneumonie stellt eine alveoläre Pneumonie dar. Das bedeutet, dass die Erreger die Alveolen erreichen und dort ein Exsudat in die Alveolen verursachen. Die Erreger können sich über die Kohn'schen Poren in angrenzende Lobuli und Segmente ausbreiten. Die Art des Infiltrates ist alveolär mit positiven Air-Bronchogrammen. Der betroffene Lungenlappen erscheint vergrößert. Häufige Erreger sind Streptococcus pneumoniae und Klebsiella pneumoniae. Bei Kindern kann prinzipiell jeder Erreger eine Lobärpneumonie verursachen.

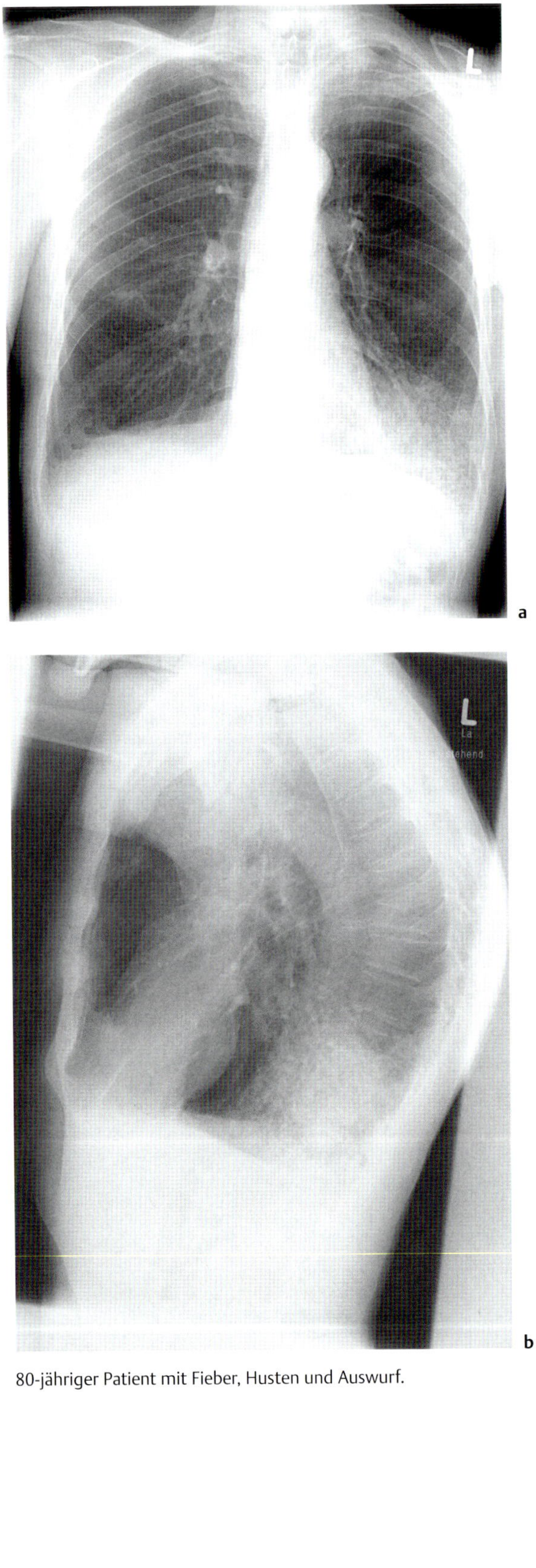

80-jähriger Patient mit Fieber, Husten und Auswurf.

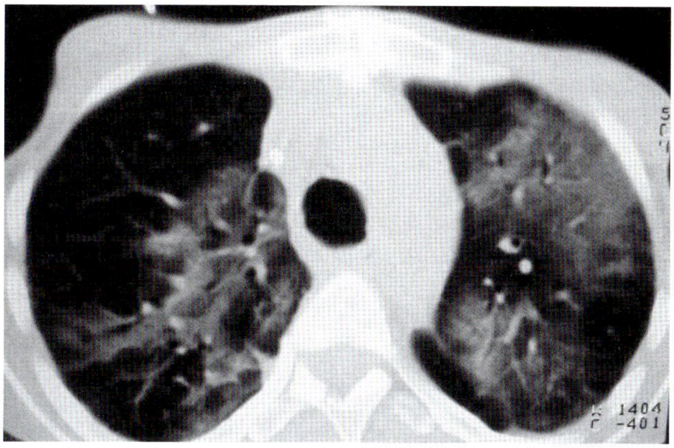

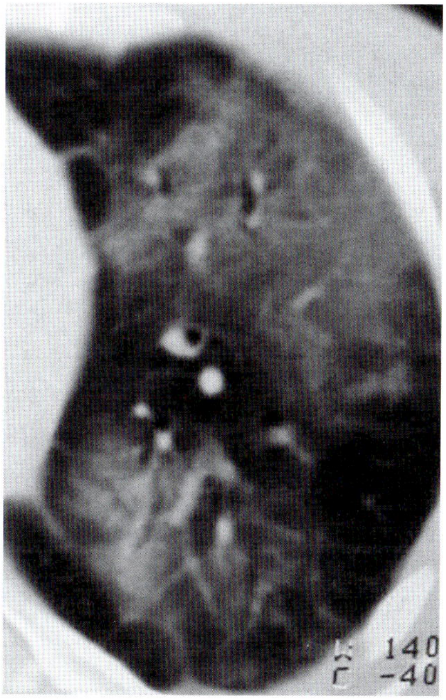

b

22-jährige Patientin nach Herz-Lungen-Transplantation; jetzt Fieber und Dyspnoe.

Pseudomonaspneumonie

- **Befund:** In der CT zeigen sich fleckig-flächige Infiltrate in beiden Lungenflügeln mit milchglasartigen Veränderungen.
- **DD:** Pneumonien anderer Erreger.
- **Bemerkungen:** Eine Infektion mit dem gramnegativen Erreger Pseudomonas aeruginosa ist aufgrund der ausgeprägten Resistenzen gegen Antibiotika gefürchtet. Sie tritt v. a. nosokomial bei Patienten mit einem beeinträchtigten Immunsystem auf. In den Röntgenaufnahmen und in der CT des Thorax zeigen sich meist fleckig-flächige, bronchopneumonische Infiltrate mit einer Bevorzugung der Unterlappen. Im Verlauf kann es zu ausgedehnten Konsolidierungen beider Lungenflügel kommen. Zudem kann auch ein „schwammartiges" Bild entstehen – dies tritt auf, wenn sich multiple, größere Noduli mit zentralen Einschmelzungen gebildet haben. Ein begleitender Pleuraerguss ist, wenn vorhanden, meist nur geringgradig ausgeprägt.

Ölpneumonie (Lipoidpneumonie)

- **Befund:** In der CT des Thorax zeigen sich ausgedehnte Konsolidierungen in beiden Lungenflügeln, die eine relativ niedrige Dichte aufweisen (Attenuation – 40 bis – 80 HE).
- **DD:** Z. n. bronchoalveolärer Lavage.
- **Bemerkungen:** Bei einer Lipoidpneumonie kommt es zur Aspiration fetthaltiger Substanzen. Dies geschieht v. a. durch paraffinhaltige Nasentropfen, lipidhaltige Laxanzien, Petroleum beim Feuerspucken oder Lebertran. Es bilden sich Ölansammlungen innerhalb der Lunge, die von einer Fremdkörperreaktion umgeben werden. Im Frühstadium kommt es zu milchglasartigen Verdichtungen. Schließlich entstehen eine Konsolidierung und fibrotische Veränderungen. Die Dichte innerhalb der Konsolidierung ist hierbei relativ niedrig – sie liegt meist im negativen Bereich der Hounsfield-Skala. Meist sind die Konsolidierungen segmental-multifokal, wie in unserem Fall. Es kann aber auch zu solitären „Paraffinomen“ kommen.

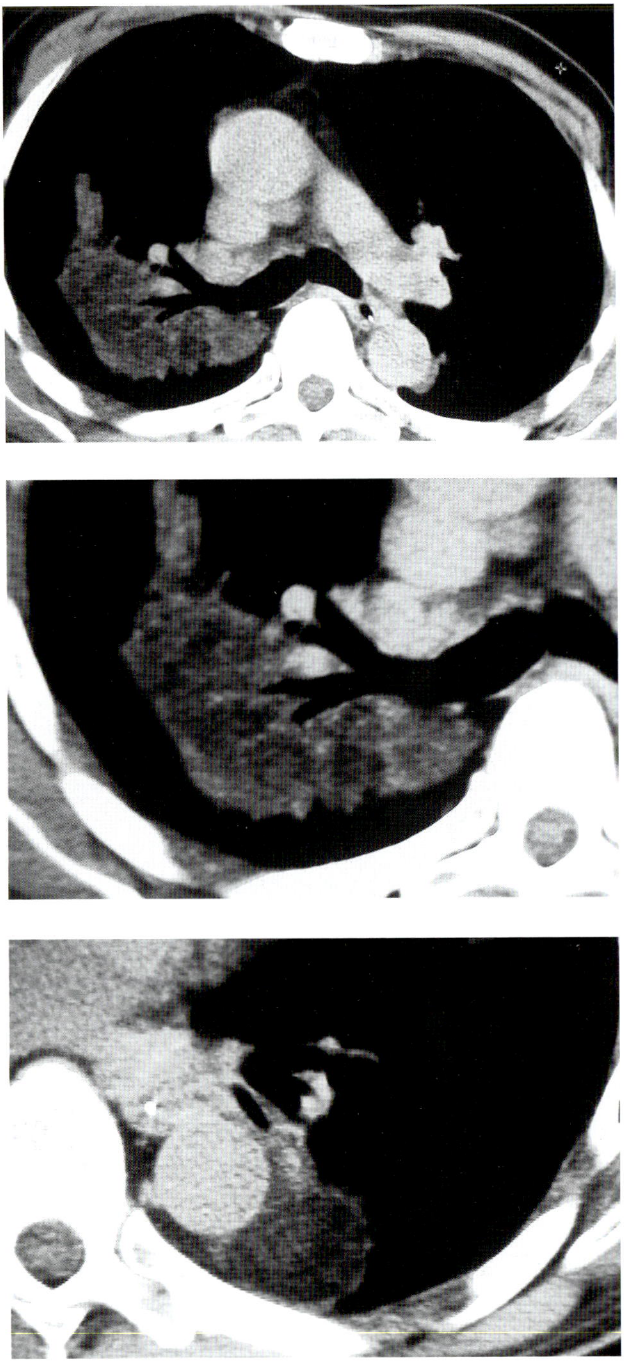

23-jähriger Feuerspucker mit Z.n. Aspiration.

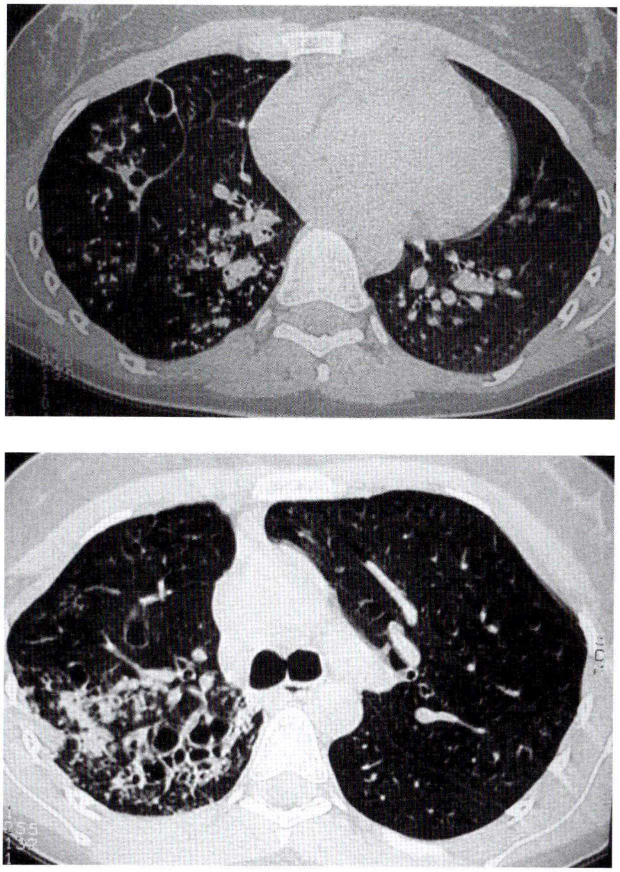

28-jährige Patientin mit chronischem Asthma, zunehmender Dyspnoe und grippeartigen Symptomen.

Allergische bronchopulmonale Aspergillose (ABPA)

- **Befund:** In der CT finden sich flächige Infiltrate in beiden Lungenflügeln. Zudem zeigen sich zentrale Bronchiektasien mit Ringverschattungen.
- **DD:** Tuberkulose, Lipoidpneumonie, Löffler-Syndrom.
- **Bemerkungen:** Eine ABPA tritt bei Patienten mit einem vorbestehenden Asthma und gehäuft auch bei einer zystischen Fibrose auf. Sie entspricht einer Überempfindlichkeit auf Aspergillen. Es zeigen sich typischerweise passagere, alveoläre Infiltrate, vor allem in den Oberlappen. Zudem kommt es zu Bronchiektasien mit „schienenartigen" Bronchialwänden und mit Ringschatten. Oft sammelt sich Schleim in den Bronchiektasien, was zu v- oder y-förmigen Verdichtungen führt. Es kann auch zu einer lobären Konsolidierung, zu einer Atelektase oder zu einer Kavernenbildung kommen. Typischerweise sind die peripheren Bronchien von dem Prozess relativ ausgespart.

Invasive Aspergillose der Lunge

- **Befund:** In der CT zeigen sich mehrere, keilförmig konfigurierte subpleurale Konsolidierungen sowie weitere Infiltrate des Lungenparenchyms. Das Lungenparenchym ist teilweise bullös-kavernös umgewandelt. Es bestehen Bronchiektasien.
- **Bemerkungen:** Die invasive Aspergillose tritt nur bei schwer immunsupprimierten Patienten auf. Es kommt zu Dyspnoe und Husten, die nicht auf eine Breitspektrumantibiose ansprechen. Die Prognose ist sehr schlecht. Im Frühstadium finden sich multiple, unscharf begrenzte, periphere Verdichtungen. In der CT zeigt sich oft ein milchglasartiger Halo durch ein hämorrhagisches Ödem. Im Verlauf konfluieren diese Verdichtungen zu ausgedehnten bilateralen Infiltraten. Diese sind oft keilförmig subpleural gelegen. Bei einer Verbesserung der Immunantwort kann es zu einer Kavernenbildung kommen – hier zeigt sich dann bisweilen ein „Air-Crescent"-Zeichen, also eine halbmondförmige Luftansammlung zwischen Pilzinfiltrat und Kavernenwand.

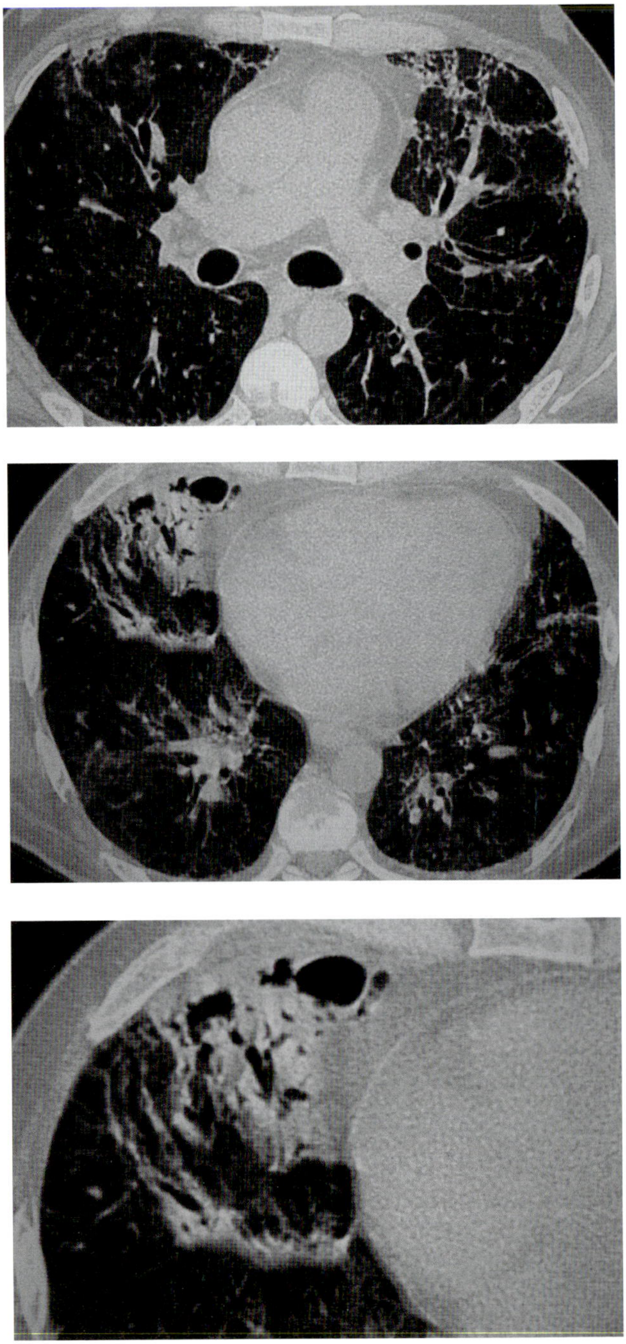

45-jährige Patientin mit einem Z. n. Knochenmarktransplantation.

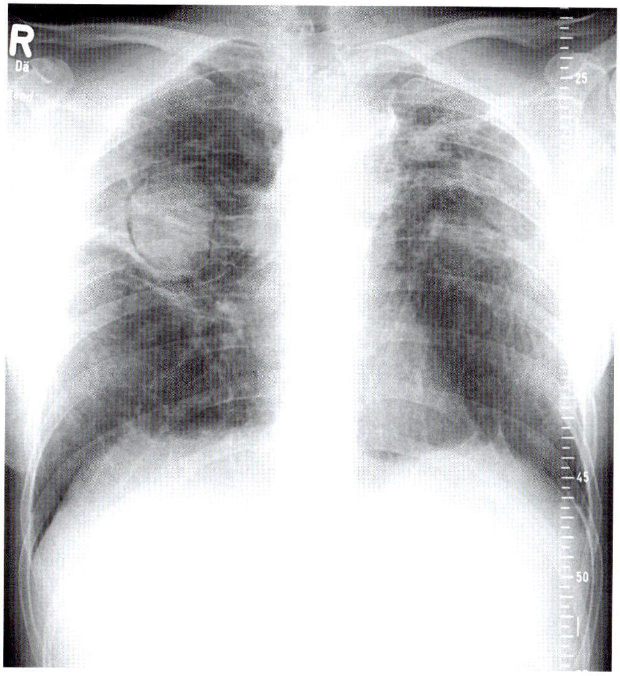

40-jährige Patientin mit bekannter Sarkoidose und Hämoptyse.

Aspergillome bei Sarkoidose

- **Befund:** In der Röntgenaufnahme a.p. zeigen sich ausgedehnte Veränderungen des Lungenparenchyms bilateral im Rahmen der bekannten Sarkoidose. In beiden Lungenflügeln (rechts ausgedehnter als links) kommen rundliche, glatt begrenzte Verdichtungen zur Darstellung. Diese Konsolidierungen sind von einem vermehrt strahlentransparenten Randsaum umgeben. Zudem besteht ein Deep Sulcus Sign rechts.
- **DD:** Pilzmyzele anderer Erreger, z. B. Candida, Nocardia, Actinomyces.
- **Bemerkungen:** Aspergillome bilden sich auf dem Boden vorbestehender Kavernen bei Patienten mit einer regelrechten Immunabwehr. Eine der häufigsten Ursachen heutzutage ist eine Sarkoidose. Aber auch eine Tuberkulose, eine zystische Fibrose, Bronchiektasien, ein Emphysem, Karzinome oder ein Z. n. Operation oder Trauma sind mögliche Ursachen. Meist manifestiert sich ein Aspergillom durch ein blutiges Sputum. Gelegentlich kann die Hämoptyse so stark sein, dass eine Intervention, z. B. durch Coiling von Bronchialarterien, notwendig wird.

Aspergillom der Lunge – Detail

- **Befund:** In der Röntgenaufnahme des Thorax (Detail; Abb. **a**) zeigt sich eine glatt begrenzte Konsolidierung, die von einem vermehrt strahlentransparenten Randsaum umgeben ist. In der CT (Detail; Abb. **b**) bestätigt sich dieser Eindruck. Eine glatt begrenzte dichte Struktur liegt innerhalb einer präformierten Höhle.
- **DD:** Pilzmyzele anderer Erreger, z. B. Candida, Nocardia, Actinomyces.
- **Bemerkungen:** Aspergillome entstehen auf dem Boden präformierter Kavernen. Das Pilzmyzel, das mit Fibrin, Schleim und zellulären Abbauprodukten zu einer soliden Raumforderung vermischt ist, stellt sich typischerweise sehr dicht und rund dar. Das Aspergillom liegt frei innerhalb der Kaverne, es ist also von der Kavernenwand getrennt. Daher zeigt sich eine halbmondförmige Luftsichel zwischen Aspergillom und Kavernenwand. Das Aspergillom orientiert sich schwerkraftabhängig innerhalb der Kaverne, so dass sich die Luftsichel immer an der der Schwerkraft abgewandten Seite zeigt.

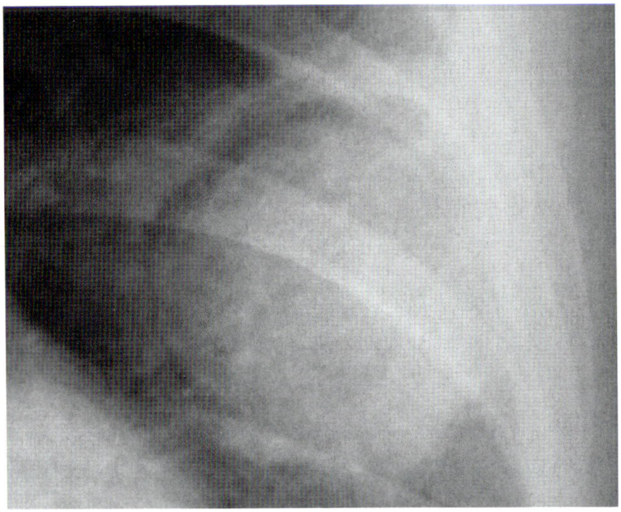

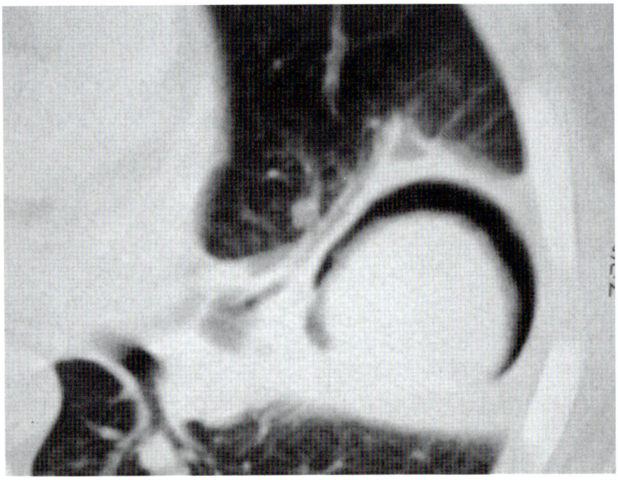

27-jährige Patientin mit bekannter Sarkoidose und Hämoptyse.

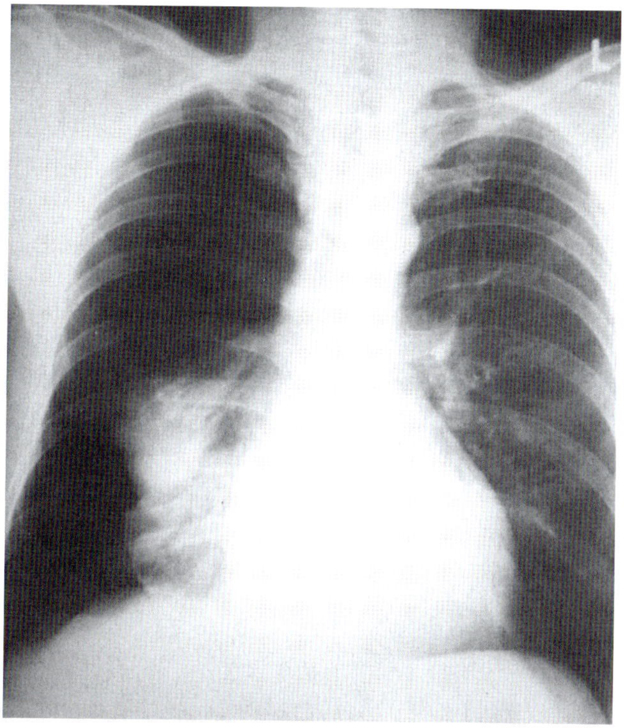

49-jähriger Patient mit akuter Dyspnoe und Thoraxschmerzen.

Spontanpneumothorax

- **Befund:** Die rechte Lunge ist nahezu vollständig kollabiert. Der rechte Pleuraraum ist mit Luft ausgefüllt.
- **Bemerkungen:** Ein Spontanpneumothorax entsteht zu etwa 80% idiopathisch – es kommt hierbei zur Ruptur kleiner, meist apikaler „Blebs", also kleiner „Ausziehungen" der Lunge. Das Risiko ist v.a. bei großen, schlanken Menschen und bei Rauchern erhöht. In etwa 20% findet sich ein sog. „sekundärer" Spontanpneumothorax. Ursachen hierfür sind z.B. Architekturstörungen der Lunge, wie ein Emphysem oder Bronchiektasien, Lungeninfektionen, granulomatöse Erkrankungen, wie eine Sarkoidose oder eine Tuberkulose, maligne Erkrankungen, v.a. Metastasen von Osteosarkomen, rheumatische Erkrankungen, wie eine Sklerodermie, sowie Lungeninfarkte und Lungenfibrosen. Eine Sonderform des Pneumothorax ist der sog. katameniale Pneumothorax, im Rahmen dessen ein Pneumothorax rezidivierend zum Zeitpunkt der Menstruation auftritt. Ursache hierfür ist meist eine Endometriose des Zwerchfells.

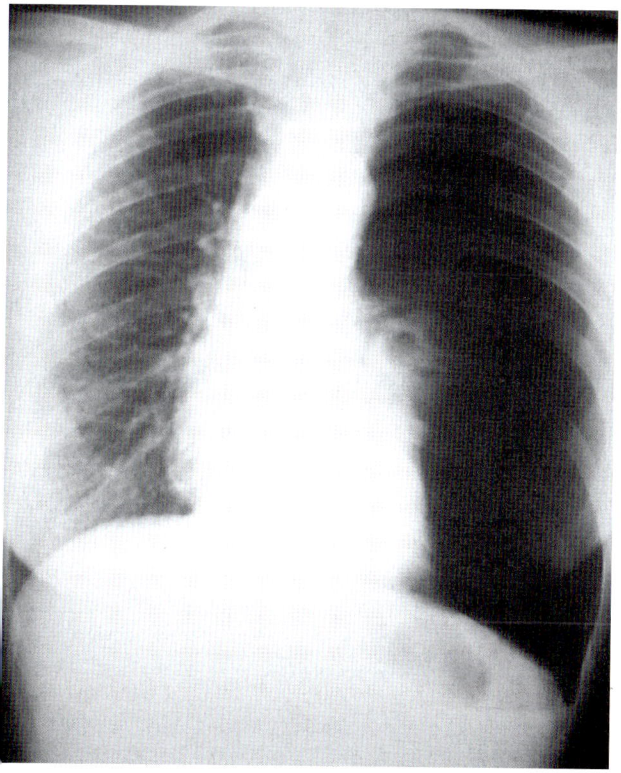

Spannungspneumothorax

- **Befund:** Die linke Lunge ist vollständig kollabiert, der Pleuraraum ist mit Luft ausgefüllt. Mediastinum und Herzschatten sind nach rechts verlagert. Das Zwerchfell steht linksseitig tief und ist abgeflacht.
- **Bemerkungen:** Ein Spannungspneumothorax ist ein akut lebensbedrohlicher Notfall. Idealerweise sollte eine sofortige Therapie auch ohne das Vorliegen eines Röntgenbildes veranlasst werden. Liegt ein Röntgenbild vor, auf dem sich eine Spannungskomponente eines Pneumothorax zeigt, so muss unverzüglich eine Therapie in die Wege geleitet werden. Bei einem Spannungspneumothorax kommt es zu einem Ventilmechanismus – es strömt Luft in den Pleuraraum, die nur begrenzt wieder entweichen kann. In den Röntgenaufnahmen zeigt sich eine Verlagerung von Mediastinum und Herzschatten nach kontralateral. Das Zwerchfell erscheint auf der betroffenen Seite abgeflacht, der Recessus phrenicocostalis ist tief.

42-jährige Patientin mit akuter, massiver Dyspnoe und Thoraxschmerzen.

Pneumothorax nach ZVK-Anlage

- **Befund:** Es zeigt sich ein über die rechte V. subclavia eingebrachter ZVK. Rechtsseitig lässt sich die Lungenzeichnung nicht bis in die Peripherie abgrenzen; es besteht ein scharf begrenzter Abbruch.
- **Bemerkungen:** Als Pneumothorax bezeichnet man jede Ansammlung von Luft im Pleuraraum. Ein Pneumothorax kann traumatisch oder spontan entstehen. Eine häufige, iatrogen-traumatische Ursache ist die Anlage eines ZVK oder eines Portsystems, v. a. wenn ein Zugang über die V. subclavia gewählt wird. Andere traumatische Ursachen sind penetrierende Traumen, wie z. B. ein Messerstich, Rippenfrakturen, Lungenlazerationen oder Bronchusabrisse. Bei einem Bronchusabriss findet sich typischerweise das „fallen lung sign" – der Hilus liegt unterhalb der erwarteten Höhe; die Lunge kollabiert nicht wie sonst nach zentral, sondern „fällt" in Richtung der Schwerkraft. Bei einem Bronchusabriss persistiert der Pneumothorax auch bei einer korrekt positionierten Thoraxdrainage.

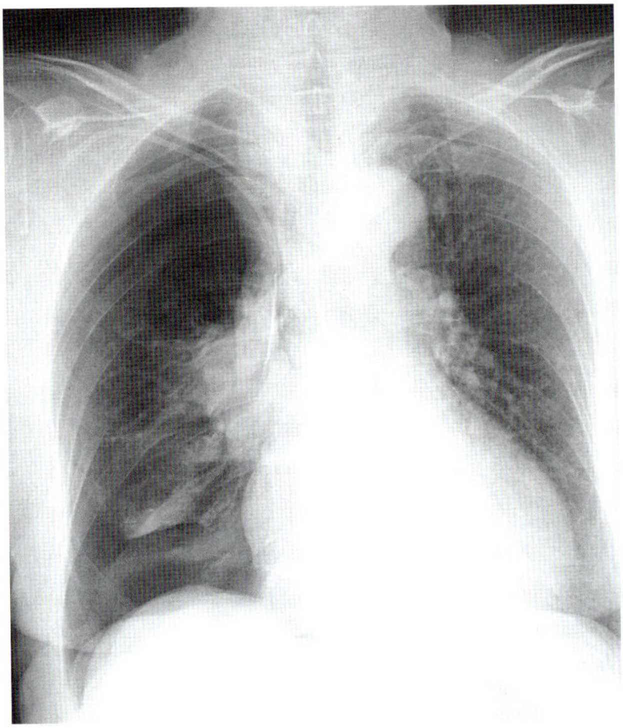

53-jährige Patientin; Z. n. Anlage eines ZVK, jetzt Dyspnoe.

Pneumothorax auf der Intensivstation

- **Befund:** Rechtsseitig besteht ein Abbruch der Lungenzeichnung nach peripher. Die viszerale Pleura lässt sich als schmale, lineare Verdichtung abgrenzen. Im Pleuraraum besteht eine ausgedehnte Luftansammlung. Herzschrittmacher mit 2 Sonden in situ.
- **Bemerkungen:** Bei einer intensivmedizinischen Behandlung ist das Risiko, einen Pneumothorax zu entwickeln, deutlich erhöht. Zum einen begünstigt eine Beatmung mit PEEP (positive end-exspiratory pressure) die Entstehung eines Pneumothorax durch eine Erhöhung des end-exspiratorischen Drucks. Zum anderen werden natürlich Eingriffe wie ZVK-Anlagen oder Einbringungen von Drainagen an Intensivpatienten häufiger durchgeführt. Es sollte daher bei intensivpflichtigen Patienten immer genau auf das mögliche Vorhandensein eines Pneumothorax geachtet werden – die Lungenzeichnung sollte sich immer bis zur Thoraxwand abgrenzen lassen und der Recessus phrenicocostalis sollte beidseits symmetrisch und nicht zu tief sein (Cave: ventraler Pneumothorax).

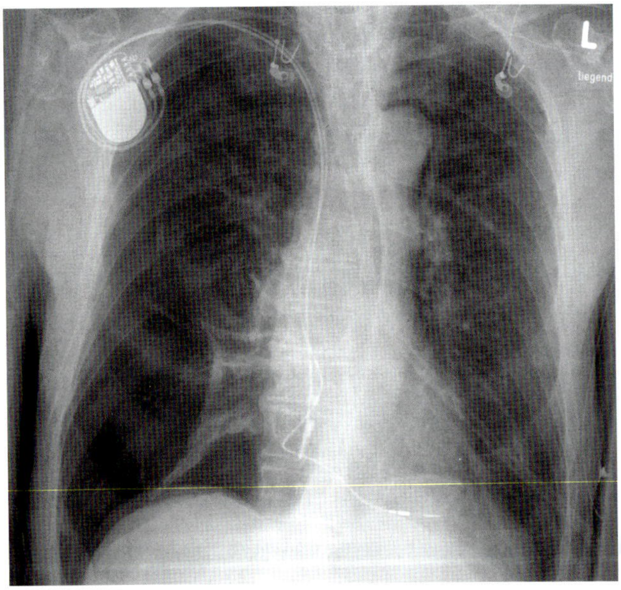

71-jähriger, intensivpflichtiger Patient.

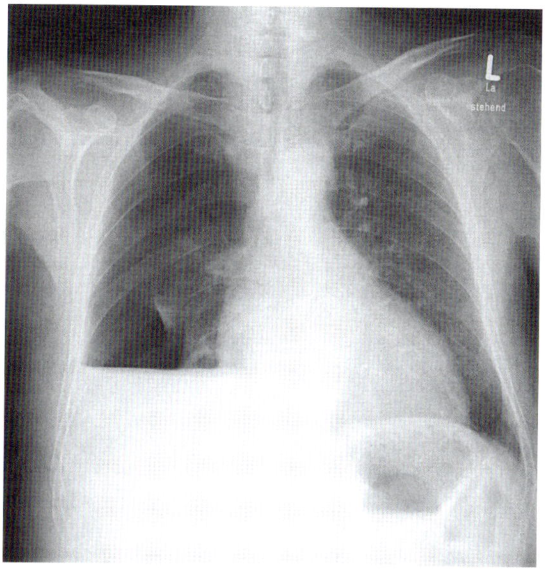

a

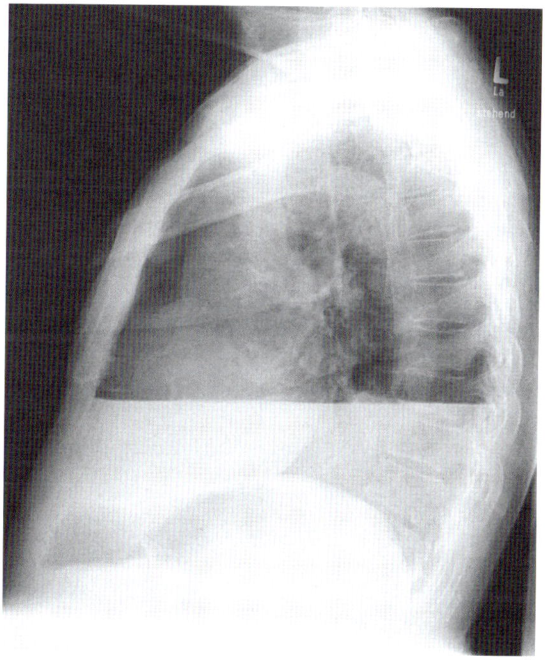

b

62-jähriger Patient mit Pankreaskarzinom und Atemnot.

Seropneumothorax

- **Befund:** Die rechte Lunge ist nahezu vollständig kollabiert, die Pleura visceralis grenzt sich als schmale, dichte Linie ab. Innerhalb des rechten Pleuraraums besteht ein Luft-Flüssigkeits-Spiegel.
- **Bemerkungen:** Bei einem Seropneumothorax liegen sowohl eine Flüssigkeits- als auch eine Luftansammlung im Pleuraraum vor. Es besteht also eine Kombination aus einem Pneumothorax und einem Pleuraerguss. Sofern keine pleuralen Adhäsionen bestehen, ordnet sich die Flüssigkeit gemäß der Schwerkraft an. Im Stehen oder in Seitlage lässt sich in den Röntgenaufnahmen dann ein Luft-Flüssigkeits-Spiegel abgrenzen. In a. p. Aufnahmen verteilt sich die Flüssigkeit parallel zur Bildebene – hier muss vor allem auf eine homogene Veränderung der Transparenz geachtet werden.

Deep Sulcus Sign bei ventralem Pneumothorax

- **Befund:** In der Röntgenaufnahme a.p. zeigen sich eine Thoraxdrainage links, ein Tubus und ein ZVK in regelrechter Lage. Der linke Recessus phrenicocostalis kommt tiefer zur Darstellung als auf der Gegenseite, der linke obere Abdominalquadrant erscheint direkt infradiaphragmal im Vergleich zur Gegenseite vermehrt strahlentransparent.
- **Bemerkungen:** Bei einem liegenden Patienten kann sich ein Pneumothorax vor allem ventral verteilen. Auf a.p. Aufnahmen ist er dann bisweilen nicht mehr als typischer Lufteinschluss zwischen Lungengewebe und Thoraxwand abzugrenzen. Ein indirekter Hinweis auf einen ventralen Pneumothorax ist das Deep Sulcus Sign. Hier kommt der Recessus phrenicocostalis auf der betroffenen Seite tiefer zur Darstellung als auf der Gegenseite. Auch kann die direkt infradiaphragmal gelegene Region vermehrt strahlentransparent sein als auf der Gegenseite.

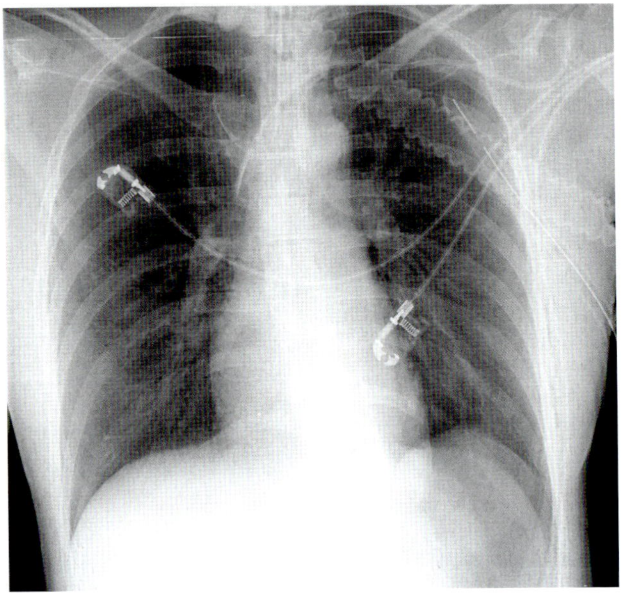

32-jähriger beatmungspflichtiger Patient mit Z. n. Dyspnoe und Legen einer Thoraxdrainage.

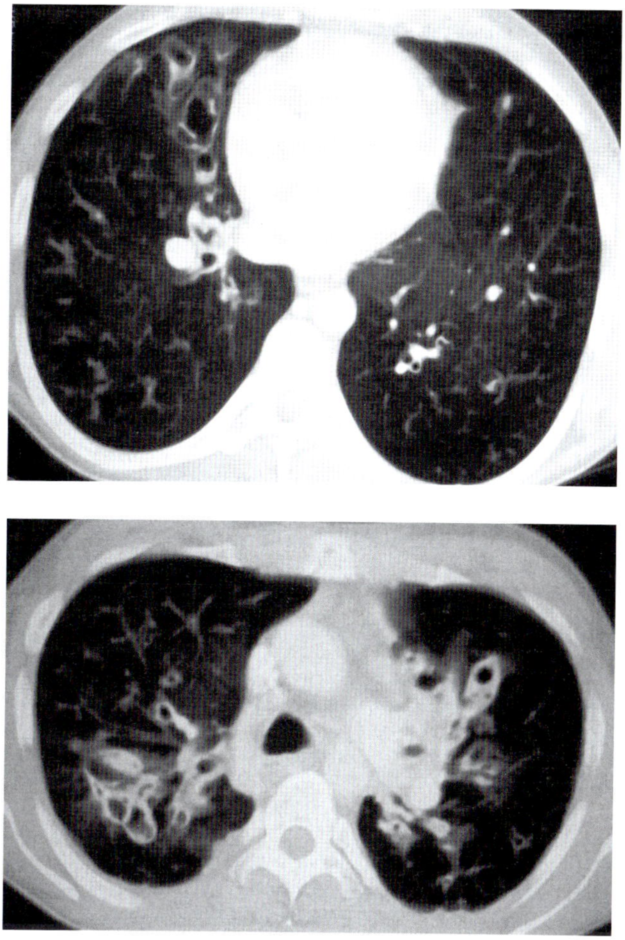

18-jähriger Patient mit Husten, Auswurf und rezidivierenden Infekten seit früher Kindheit.

Zystische Fibrose

- **Befund:** In der CT des Thorax zeigen sich multiple, zystische Bronchiektasien, die vor allem die Oberlappen betreffen. Das peribronchiale Gewebe ist verdickt.
- **DD:** Kartagener-Syndrom, Turpin-Syndrom.
- **Bemerkungen:** Die zystische Fibrose (auch Mukoviszidose genannt) wird autosomal rezessiv auf dem langen Arm des Chromosoms 7 vererbt; sie ist eine der häufigsten angeborenen Stoffwechselkrankheiten im europäischen Raum. Es kommt zu einem gestörten epithelialen Transport des Chloridions. Im Schweißtest zeigen sich erhöhte Natriumchloridkonzentrationen. Im Vordergrund der Erkrankung steht meist die Lungenbeteiligung, die die häufigste Ursache für die Mortalität ist. Aber auch Pankreas, Leber, Niere und Magen-Darm-Trakt sind betroffen. Pulmonal sind anfänglich meist vor allem die apikalen und posterioren Segmente der Oberlappen betroffen.

Zystische Fibrose – Bronchiektasien

- **Befund:** In der CT des Thorax zeigen sich zahllose dickwandige Bronchiektasien, und zwar sowohl zylindriforme als auch zystische und variköse.
- **Bemerkungen:** Bei radiologischen Untersuchungen der Lunge stehen bei der zystischen Fibrose (Mukoviszidose) Bronchiektasien im Vordergrund. Es kann zu zystischen, varikösen und zylindriformen Bronchiektasien kommen. Bei zylindriformen Bronchiektasien sind die Bronchien v. a. in der 6. – 10. Teilungsgeneration aufgeweitet, das eigentliche Aufzweigungsmuster bleibt erhalten. In der CT stellen sie sich als schienenstrangartige Doppellinie oder als dickwandige Ringstrukturen mit einem „Siegelringzeichen" dar. Bei varikösen Bronchiektasien ist hingegen das Teilungsmuster der Bronchien pathologisch – nur die ersten 3 – 11 Teilungsgenerationen sind offen. Variköse und zystische Bronchiektasien zeigen sich als perlenschnurartige Aufweitungen der Bronchiallumina („string of pearls"); sie können sich auch weintraubenartig („cluster of grapes") darstellen.

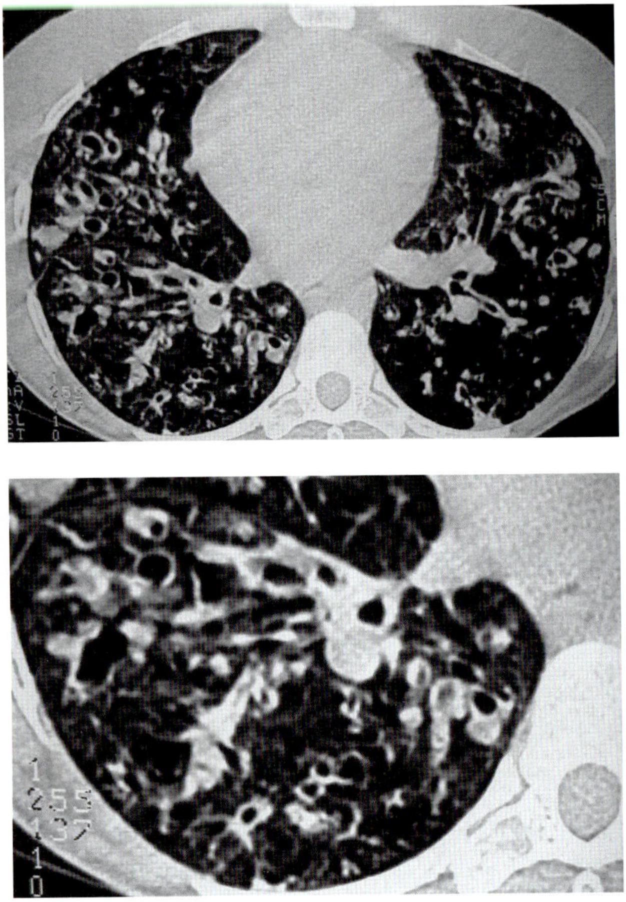

24-jährige dyspnoische Patientin; Evaluation vor Lungentransplantation.

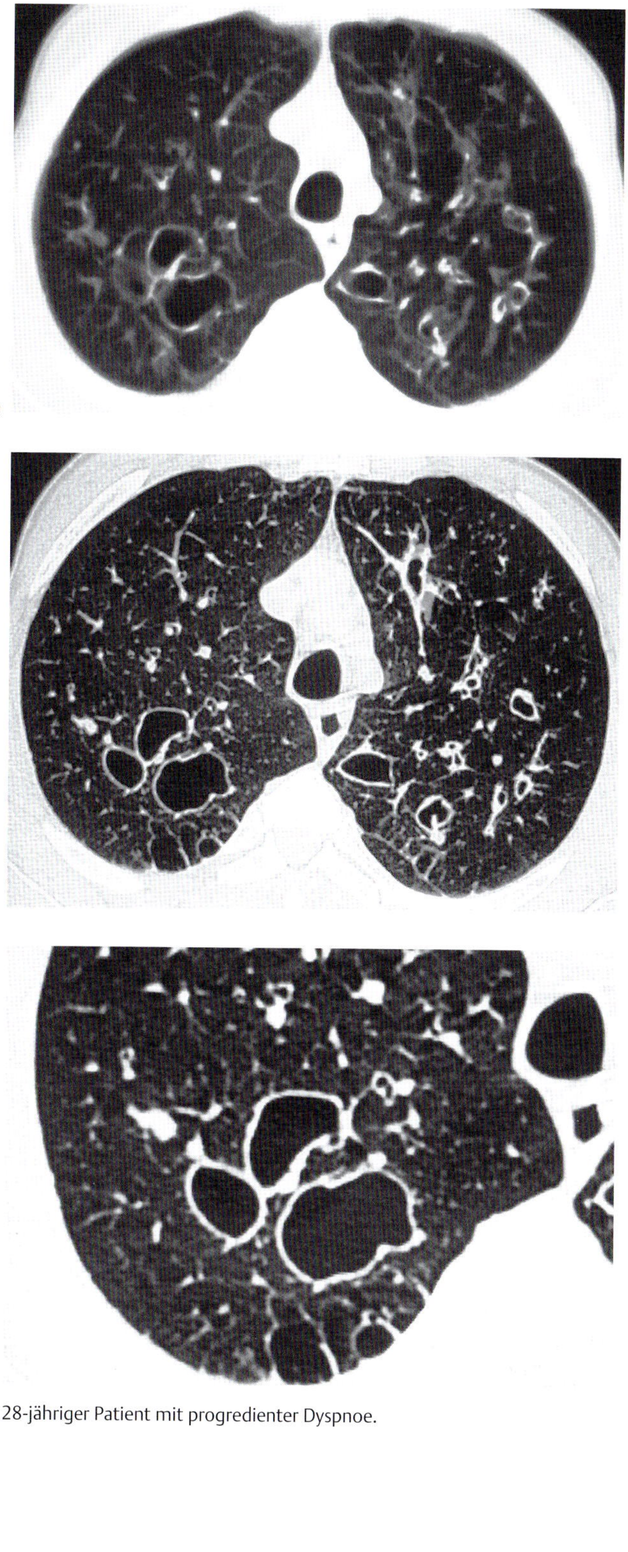

28-jähriger Patient mit progredienter Dyspnoe.

Zystische Fibrose mit emphysematösen Anteilen

- **Befund:** In der CT des Thorax (Abb. **a**) und HRCT (Abb. **b**, Abb. **c**) zeigen sich Bronchiektasien mit verdickten Wänden. Zudem besteht ein interstitiell-emphysematöser Umbau der Lungenarchitektur.
- **DD:** α_1-Antitrypsin-Mangel.
- **Bemerkungen:** Generell stehen bei der zystischen Fibrose Bronchiektasien im Vordergrund. Es kann jedoch auch zu emphysematösen Umbauvorgängen kommen. Hierbei entstehen Emphysembullae vor allem in einer direkt subpleuralen Lage. Sie sitzen der Pleura breitbasig auf und kommunizieren nicht mit einem Bronchus. Auch ein periseptales Emphysem und interstitielle Zysten können vorkommen. Im Rahmen der subpleuralen emphysematösen Veränderungen kommt es gehäuft zum Auftreten eines Pneumothorax. Patienten mit einer zystischen Fibrose sind vermehrt für Atemwegsinfekte anfällig, insbesondere mit Staphylococcus aureus und Pseudomonas aeruginosa. Die mediane Überlebenszeit liegt derzeit bei 28 Jahren. Die häufigste Todesursache ist eine Verlegung der Atemwege durch die massive, zähe Schleimproduktion.

Akute interstitielle Pneumonie (Hamman-Rich-Syndrom)

- **Befund:** In der CT fällt eine massive, diffuse, milchglasartige Konsolidierung der Lunge auf. Die Dichte der Konsolidierung nimmt hierbei von anterior nach posterior zu.
- **Bemerkungen:** Die Ursache einer akuten interstitiellen Pneumonie (AIP) ist unbekannt; ein Erreger lässt sich nicht nachweisen. Sie verläuft fulminant – bis zu 90% der Patienten sterben. Histologisch kommt es zunächst zu einem alveolären und interstitiellen Ödem; im weiteren Verlauf bilden sich hyaline Membranen und schließlich Firbroblasten. In der Röntgenaufnahme zeigen sich massive, bilaterale, relativ homogene Verdichtungen, die symmetrisch und basal betont sind. In der CT zeigt sich ebenfalls eine ausgeprägte Verdichtung, wobei die Dichte von anterior nach posterior und von kranial nach kaudal zunimmt. Es bestehen fleckige oder diffuse, milchglasartige Verschattungen. Schließlich entstehen zunehmend fibrotische Veränderungen und eine Bienenwabenlunge.

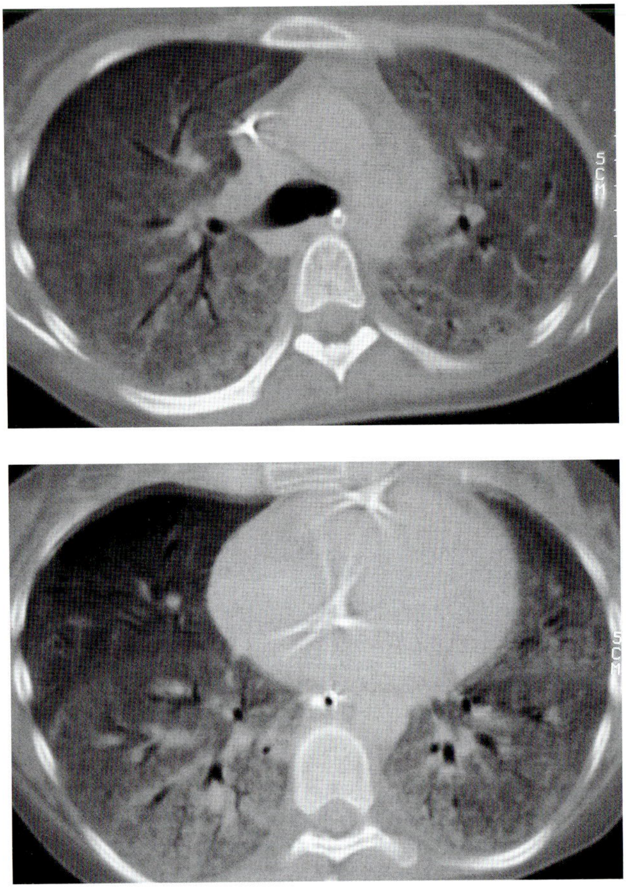

28-jährige Patientin mit rasch progressiver Atemnot; beatmungspflichtig.

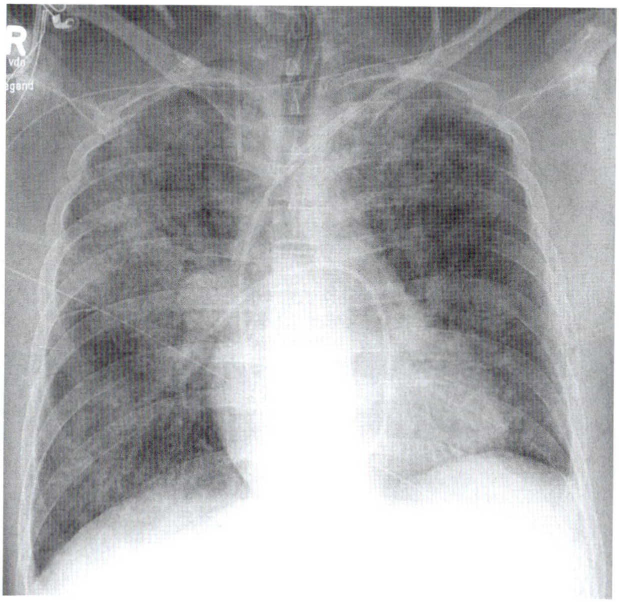

48-jähriger, beatmungspflichtiger Patient mit Z. n. Pankreatitis.

Adult Respiratory Distress Syndrome (ARDS)

- **Befund:** In der Röntgenaufnahme a. p. zeigen sich diffuse, fleckig-inhomogene Verschattungen beider Lungenflügel.
- **DD:** Multifokale Pneumonie, Lungenödem.
- **Bemerkungen:** Ein ARDS entsteht oft auf dem Boden einer schweren, extrapulmonalen Erkrankung, wie z. B. einer Sepsis, eines Traumas, eines Schocks oder einer Aspiration oder auch nach Inhalation von Toxinen wie Phosgen oder NO_2. Im Verlauf eines ARDS zeigen sich mehrere, röntgenologisch abgrenzbare Stadien. In den ersten 12 Stunden nach Beginn der Atemnot lassen sich röntgenologisch keine Veränderungen abgrenzen. Nach 12 – 24 Stunden zeigen sich fleckige, unscharf begrenzte Verdichtungen in der ganzen Lunge, die sich zwischen 24 und 48 Stunden massiv und diffus verdichten („white lung"). Nach 5 – 7 Tagen löst sich diese diffuse Konsolidierung allmählich, es entstehen inhomogene, fleckige Verdichtungen. Nach 7 Tagen entwickelt sich ein retikuläres Muster – der Prozess einer fibrotischen Umwandlung der Lunge beginnt.

Bronchiolitis obliterans

- **Befund:** In der CT zeigen sich eine deutliche Verdickung der Bronchialwände und Bronchiektasien. Teilweise finden sich schleimgefüllte, v- oder y-förmig konfigurierte Strukturen.
- **DD:** Pneumonie, chronische eosinophile Pneumonie, UIP.
- **Bemerkungen:** Eine Bronchiolitis obliterans (BO) kann idiopathisch oder auch postinfektiös, nach Noxen oder Medikamenten, bei einer Abstoßungsreaktion oder bei einer Graft-versus-Host-Erkrankung entstehen. Meist kommt es zu einer progredienten, obstruktiven Dyspnoe durch die konstriktive Bronchiolitis.
  In der CT lassen sich meist eine Verdickung der Bronchialwände und Bronchiektasien nachweisen. Häufig kommt es zudem zu einer Mosaikperfusion der Lunge. Typisch, aber nicht immer vorhanden, ist eine „Tree-in-Bud"-Darstellung der Bronchiolen. Durch eine Verdickung des Gewebes um die Bronchiolen und noduläre Verdichtungen entsteht das Erscheinungsbild eines Baums mit Knospen.

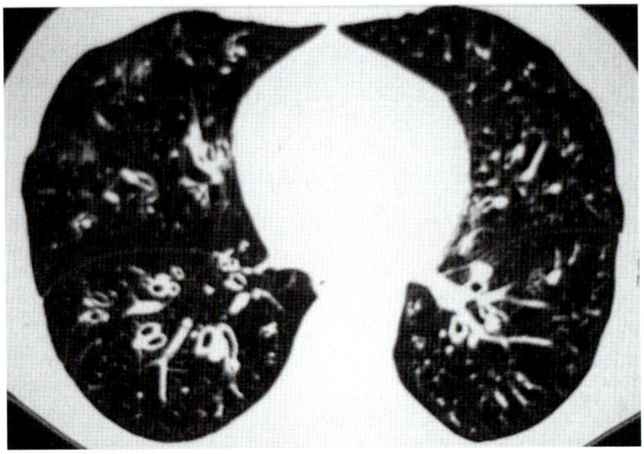

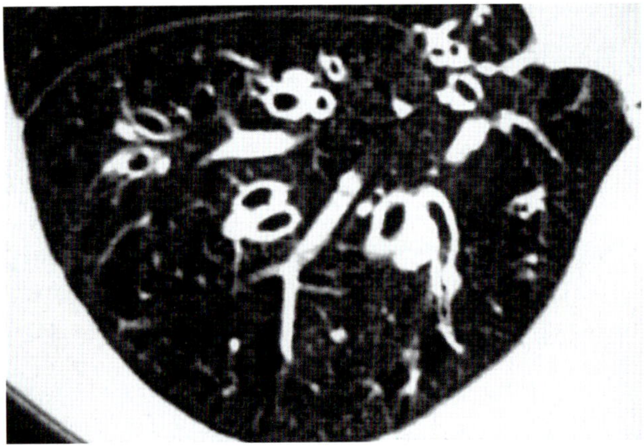

52-jähriger Patient mit progredienter, obstruktiver Lungenfunktionsstörung.

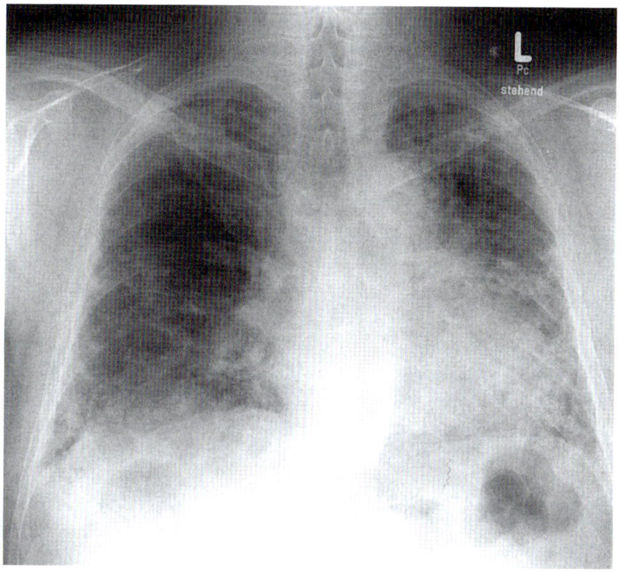

a

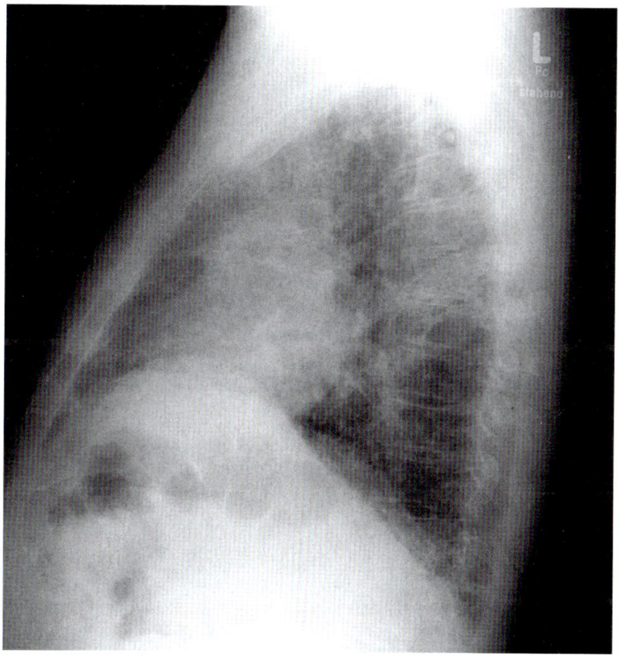

b

52-jähriger Patient mit progredienter Dyspnoe.

Usual Interstitial Pneumonia (UIP)

- **Befund:** In der Röntgenaufnahme zeigt sich eine diffuse, interstitiell-retikuläre Zeichnungsvermehrung beider Lungenflügel mit einer Betonung der Unterfelder.
- **DD:** Desquamative interstitielle Pneumonie (DIP).
- **Bemerkungen:** In letzter Zeit wird für die idiopathische Lungenfibrose (idiopathic pulmonary fibrosis; IPF) zunehmend der Begriff Usual Interstitial Pneumonia (UIP) verwendet, im Gegensatz zu der selteneren und beniger verlaufenden desquamativen interstitiellen Pneumonie (DIP), die vorwiegend bei Rauchern auftritt und besser auf eine Behandlung anspricht. Eine UIP kann aber auch das Endstadium einer DIP darstellen. Bei der UIP zeigt sich eine progrediente retikulär-interstitielle Zeichnungsvermehrung, die bilateral ist und bevorzugt zunächst die Unterfelder betrifft. Der Herzrand kommt durch die fibrotischen Veränderungen oft „ausgefranst“ zur Darstellung. In der CT zeigt sich typischerweise ein Nebeneinander von normalem Parenchym, Alveolitis sowie frühen und späten fibrotischen Veränderungen.

Usual Interstitial Pneumonia (UIP), Z. n. Single-Lung-Transplantation

- **Befund:** In der HRCT zeigt sich ein wabenartiger Umbau des Lungenparenchyms rechts. Es bestehen subpleurale lineare Verdichtungen und Bronchiektasien. Das Lungenvolumen rechts ist reduziert.
- **DD:** Desquamative interstitielle Pneumonie (DIP).
- **Bemerkungen:** In der CT zeigen sich die Veränderungen bei der UIP anfangs vorwiegend basal, später greifen sie auf die gesamte Lunge über. Ohne eine Transplantation ist die Prognose sehr schlecht. Bei einer aktiven UIP zeigen sich typischerweise zugleich Veränderungen im Sinne einer Alveolitis sowie frühe und späte fibrotische Veränderungen. Meist bestehen irreguläre lineare Verdichtungen intralobär. Die interlobulären Septen sind oft verdickt. Vor allem subpleural kommt es zu wabenartigen, zystischen Veränderungen („honeycombing") mit dicken Wänden sowie zu linearen subpleuralen Verdichtungen. Häufig treten auch Bronchiektasien auf sowie in aktiven Arealen milchglasartige Veränderungen.

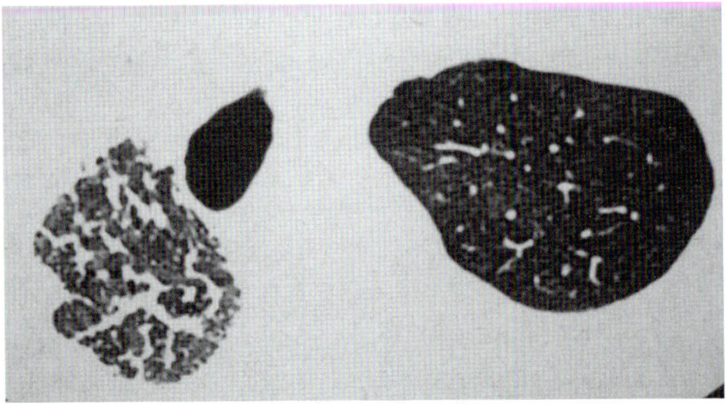
a

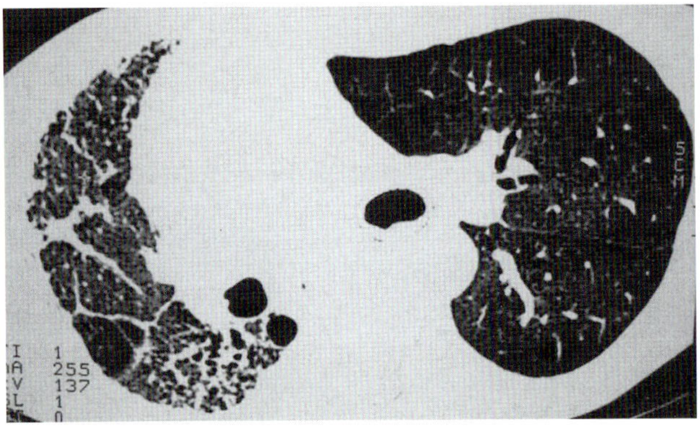

b

41-jährige Patientin mit Z. n. Single-Lung-Transplantation (SLTX) links.

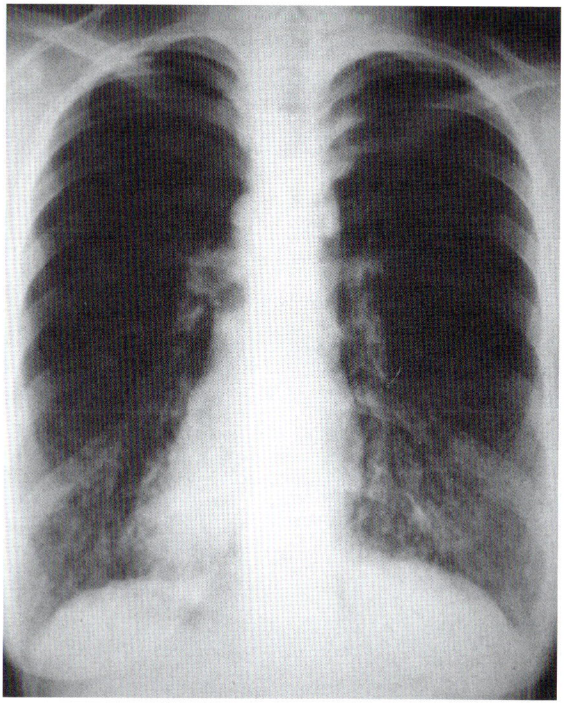

a

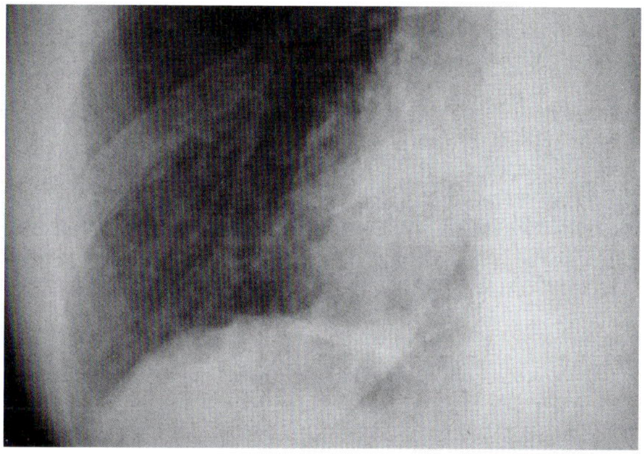

b

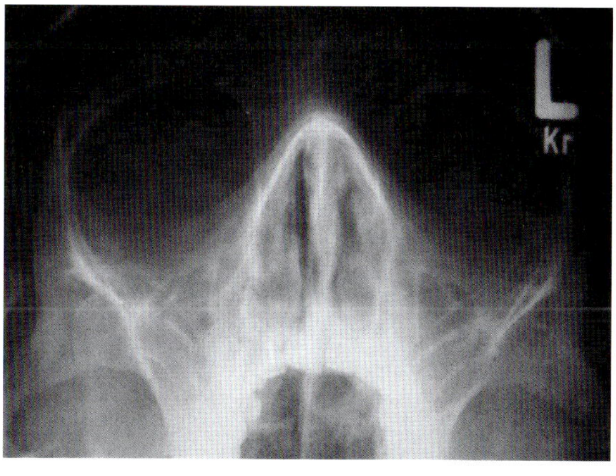

c

Kartagener-Syndrom

- **Befund:** Die Röntgenaufnahme des Thorax zeigt einen Situs inversus (Abb. **a**, **b**). Vor allem in den Unterfeldern kommen Bronchiektasien zur Darstellung. In der o.m. Aufnahme der Nasennebenhöhlen (Abb. **c**) zeigen sich Polster in beiden Sinus maxillares.
- **Bemerkungen:** Ein Kartagener-Syndrom wird durch eine Immobilität der Zilien verursacht. Hierdurch kommt es gehäuft zu einer Polyposis nasi mit chronischen Sinusitiden und zu Bronchiektasien. Zudem besteht i. d. R. eine Schwerhörigkeit bzw. Taubheit sowie bei Männern eine Unfruchtbarkeit durch eine Immobilität der Spermien. Bei einem Kartagener-Syndrom liegt – wie in unserem Fall – gehäuft ein Situs inversus vor. Bronchiektasien stellen sich in Röntgenaufnahmen als erweiterte Bronchien mit einer Verdickung der Bronchialwände dar. Oft besteht eine Zeichnungsvermehrung. In fortgeschrittenen Fällen kommt es zu einer zystischen Umwandlung bis hin zum „Honeycombing".

20-jährige Patientin mit Dyspnoe und rezidivierenden Sinusitiden.

Kartagener-Syndrom – Bronchiektasien in der CT

- **Befund:** In der CT kommen ausgedehnte Bronchiektasien zur Darstellung. Die Bronchuswände sind deutlich verdickt. An mehreren Stellen lässt sich das „Siegelringzeichen" abgrenzen. Teilweise sind die erweiterten Bronchien schleimgefüllt mit y- oder v-förmigen Aufzweigungen. Zudem bestehen ausgedehnte zystische Umwandlungen.
- **Bemerkungen:** Durch die gestörte Zilienfunktion beim Kartagener-Syndrom kommt es zu einer Retention von Schleim und im Verlauf zu Bronchiektasien. In der CT ist das sensitivste Zeichen für Bronchiektasien ein gleichbleibender Durchmesser der Bronchien zur Peripherie hin. Es besteht oft eine Verdickung der Bronchialwände. Von einem Siegelringzeichen spricht man, wenn eine Pulmonalarterie im Durchmesser deutlich kleiner ist (= „Stein") als der benachbarte, dilatierte und wandverdickte Bronchus (= „Ring"). Oft lassen sich bronchiale Strukturen bis fast an die Pleura hin abgrenzen. Bei schleimgefüllten Bronchien zeigen sich y- oder v-förmige Aufzweigungen.

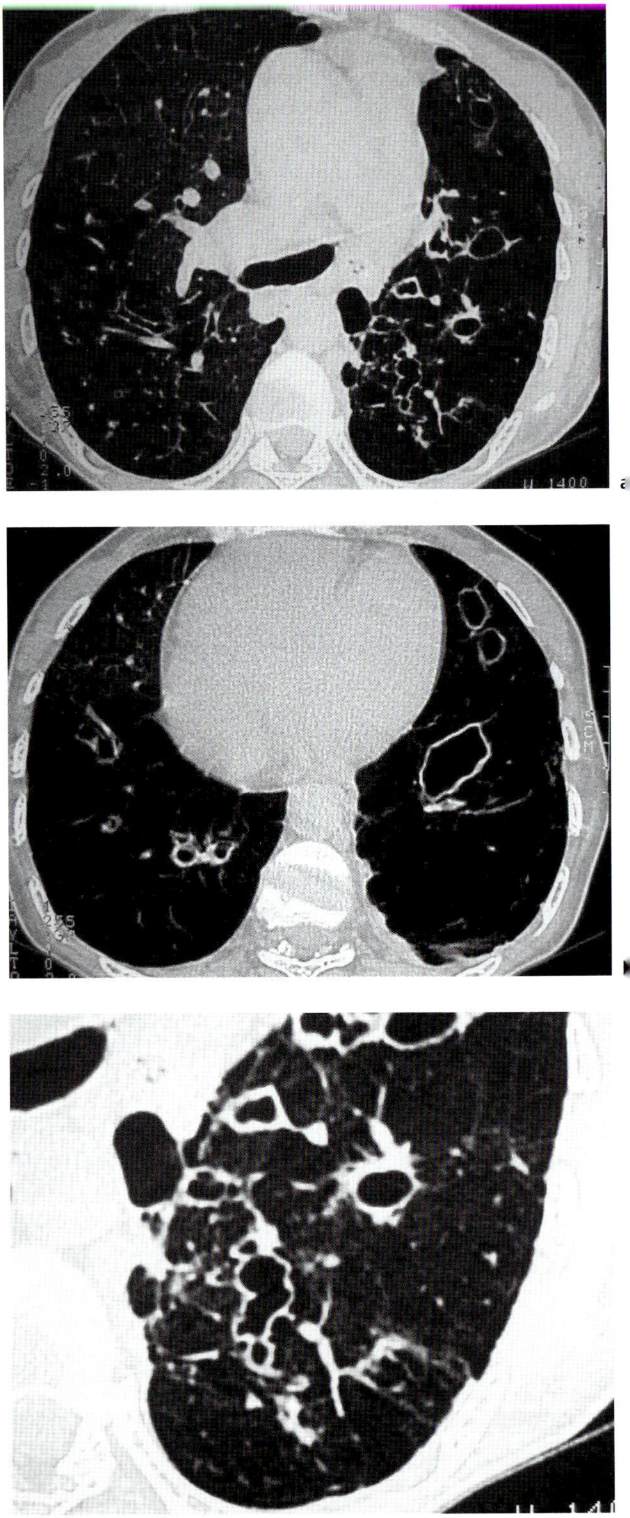

39-jährige Patientin mit Taubheit und Dyspnoe.

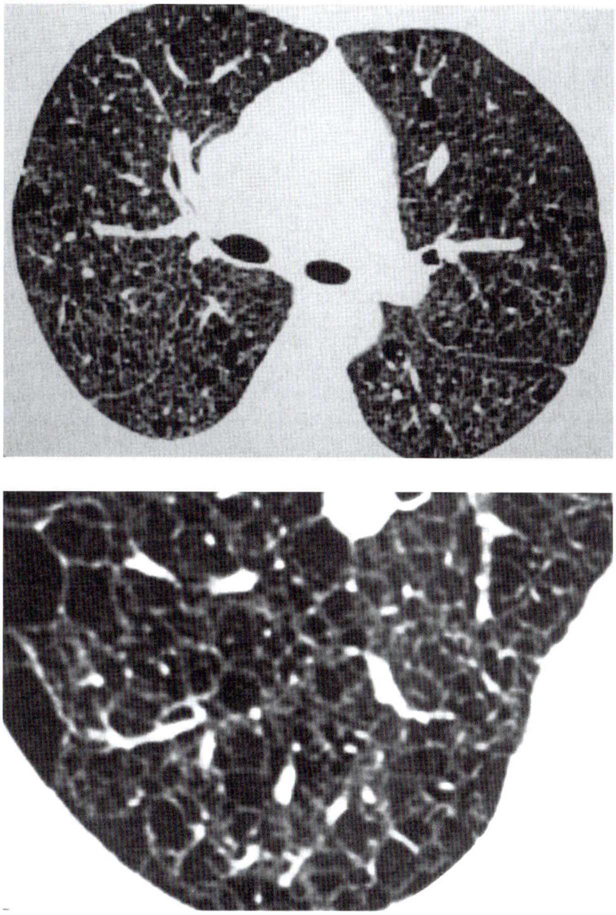

a

b

28-jährige Patientin mit Dyspnoe bei bekannter tuberöser Sklerose.

Lymphangioleiomyomatose (LAM) bei tuberöser Sklerose

- **Befund:** In der CT zeigen sich ausgedehnte interstitielle, fibrotische Veränderungen in beiden Lungenflügeln. Es bestehen zahllose kleine Zysten des Lungenparenchyms, so dass sich das Bild einer Wabenlunge bietet.
- **DD:** Usual Interstitial Pneumonia (UIP).
- **Bemerkungen:** Eine LAM der Lunge tritt bei Patienten mit einer tuberösen Sklerose (Morbus Bourneville-Pringle) gehäuft auf. Es kommt zu einer Proliferation glatter Muskelzellen um die Blutgefäße herum. In der CT zeigen sich anfangs miliar-noduläre Veränderungen und eine vorwiegend in den Unterfeldern lokalisierte interstitielle Fibrose. Schließlich entsteht eine diffuse Lungenfibrose mit zahllosen kleinen Zysten. Es kommt gehäuft zu einem Spontanpneumothorax. Ein Chylothorax ist eine charakteristische Veränderung bei der LAM. Im Verlauf kommt es aufgrund der massiven pulmonalen Veränderungen zu einem Cor pulmonale.

Lymphangioleiomyomatose (LAM) der Lunge

- **Befund:** In der CT zeigen sich zahllose kleine Zysten in beiden Lungenflügeln mit einer ausgeprägten interstitiellen Zeichnungsvermehrung.
- **DD:** Usual Interstitial Pneumonia (UIP), LAM bei tuberöser Sklerose, desquamative interstitielle Pneumonie (DIP).
- **Bemerkungen:** Eine LAM der Lunge kann auch ohne das Vorhandensein einer tuberösen Sklerose auftreten. Sie ist dann eine relativ seltene, nichtfamiliäre Erkrankung, die ausschließlich bei Frauen im gebärfähigen Alter vorkommt. In ihrer Darstellung ist sie von der LAM bei einer tuberösen Sklerose nicht zu unterscheiden. Es kommt ebenfalls initial zu einem vorwiegenden Befall der Lungenunterfelder mit teils zystischen, teils miliaren Veränderungen. Eine diffuse Wabenlunge ist das Endstadium der Erkrankung. Wie bei der LAM bei einer tuberösen Sklerose sind auch hier chylöse Pleuraergüsse und rezidivierende Spontanpneumothoraces charakteristisch. Ultima ratio ist die Lungentransplantation.

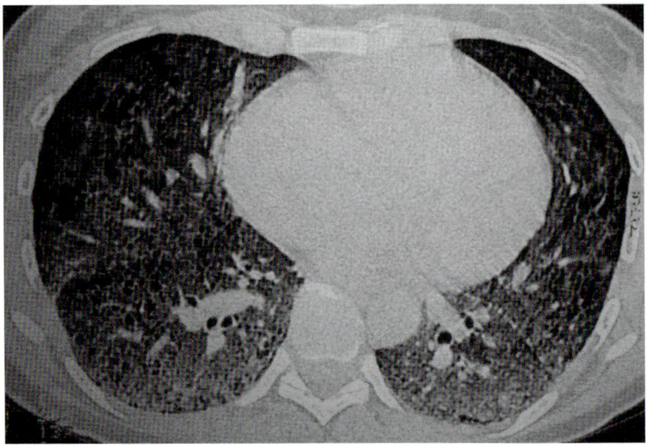
a

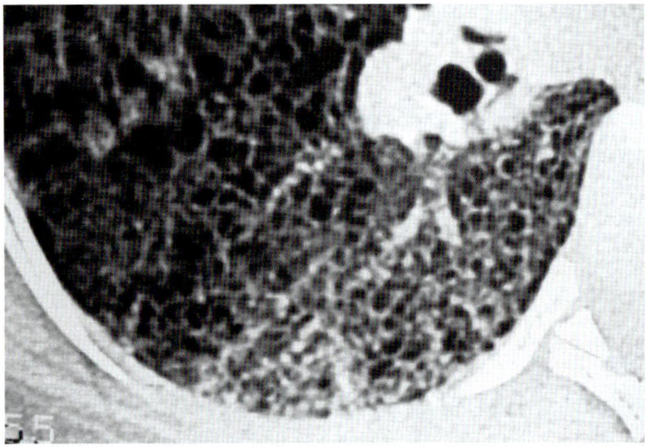
b

31-jährige Patientin mit progredienter Dyspnoe. Keine Grunderkrankung bekannt.

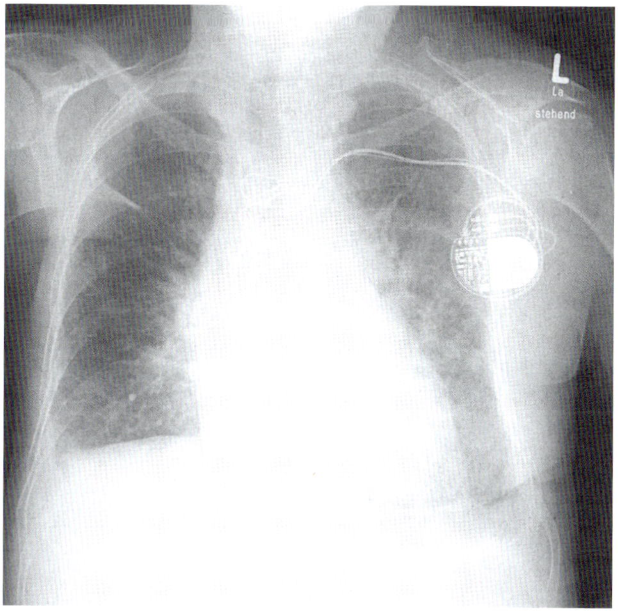

a

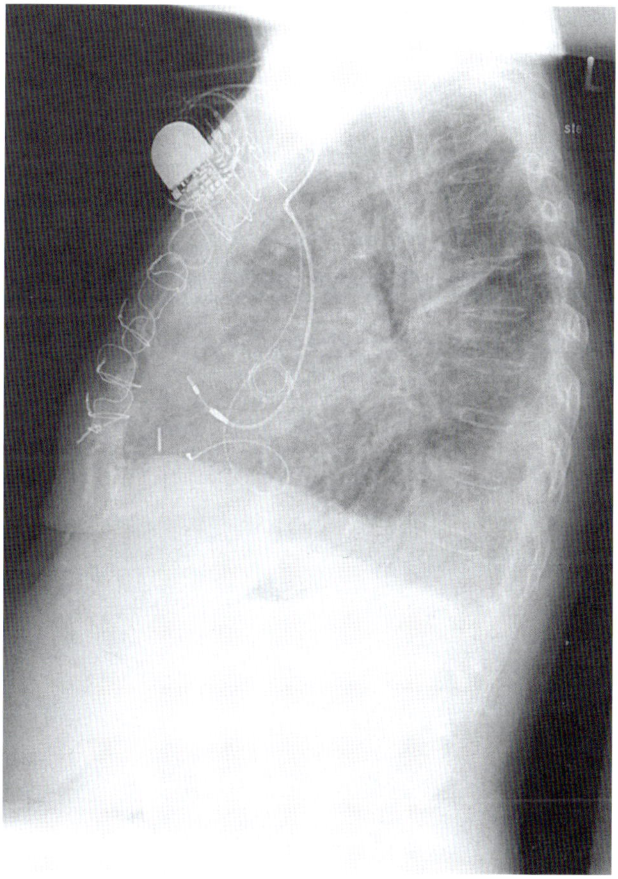

28-jährige Patientin mit Z. n. Herztransplantation nach Myokarditis. Jetzt vermindert belastbar, Dyspnoe.

Kardiale Dekompensation mit interstitiellem Lungenödem

- **Befund:** In den p.a. und seitlichen Röntgenaufnahmen zeigen sich ein Z. n. Sternotomie mit Reverdrahtung, ein Herzschrittmacher mit einer atrialen und einer ventrikulären Sonde in korrekter Lage und 2 Markierungsclips der Herzspitze. Der Herzschatten ist verbreitert, die Hiluszeichnung unscharf. Es besteht eine interstitielle Zeichnungsvermehrung mit Kerley-Linien und ein Pleuraerguss beidseits.
- **Bemerkungen:** Die häufigste Ursache für ein Lungenödem ist eine kardiale Dekompensation, die zu einer Erhöhung des pulmonalvenösen Drucks führt. Bei einer chronischen Erhöhung des Wedge-Drucks (PCWP) auf 12 – 17 mm Hg kommt es zu einer Umverteilung der Lungendurchblutung mit einer vermehrten Lungenzeichnung in den Oberfeldern. Bei einer Erhöhung des PCWP auf 17 – 20 mm Hg entstehen ein interstitielles Ödem mit Kerley-Linien und Pleuraergüsse, bei einem Anstieg auf Werte über 25 mm Hg schließlich ein alveoläres Ödem.

Kerley-Linien bei kardiogenem Lungenödem

- **Befund:** In der Detailaufnahme der perihilären Region (Abb. **a**) zeigen sich Kerley-A-Linien, in der Detailaufnahme der Lungenbasis (Abb. **b**) Kerley-B-Linien. Die seitliche Röntgenaufnahme (Abb. **c**) demonstriert Kerley-C-Linien. Zudem zeigen sich beginnende alveoläre Verdichtungen.
- **Bemerkungen:** Kerley-Linien sind charakteristische lineare Verdichtungen, die bei interstitiellen Lungenerkrankungen im Röntgen-Thorax zu sehen sind. Kerley-A-Linien sind relativ lange, feine Linien, die von der Hilusregion ausgehen oder in den Lungenoberfeldern zu finden sind. Kerley-B-Linien sind kurze, horizontal angeordnete Linien in der Lungenperipherie. Sie zeigen sich vor allem im Bereich des Recessus phrenicocostalis und retrosternal. Kerley-C-Linien sind feine, polygonale Verdichtungen, die sich ebenfalls vor allem in der Lungenperipherie finden und die wie „Spinnweben" aussehen können. In unserem Fall zeigt sich zudem ein beginnendes alveoläres Lungenödem.

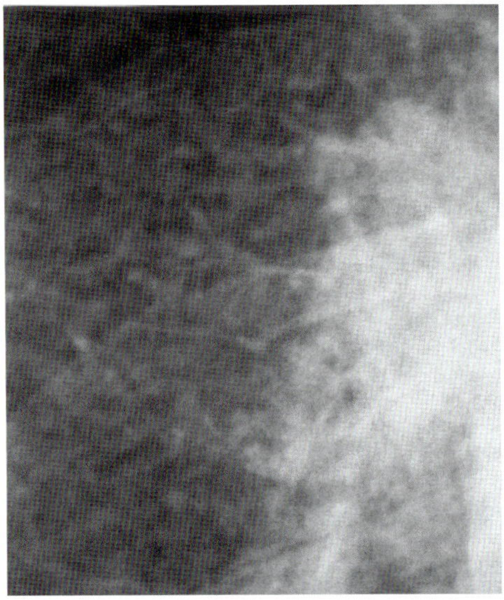
a

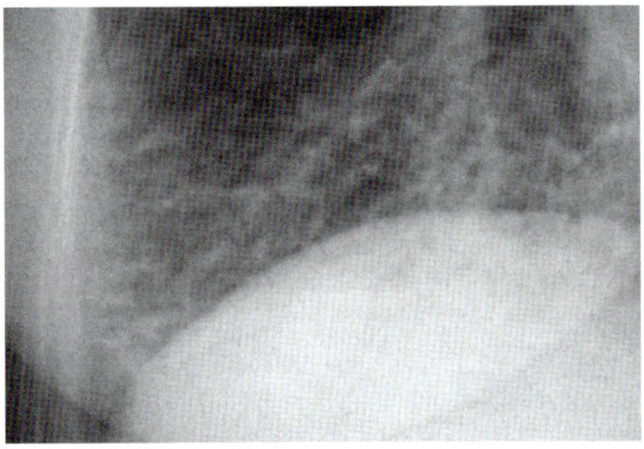
b

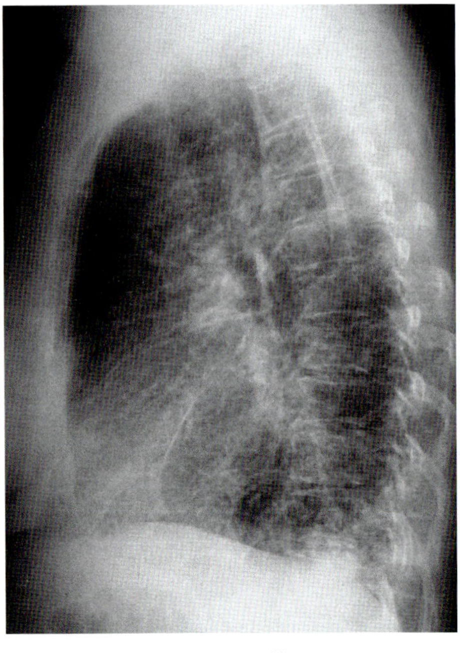
c

63-jährige Patientin mit Herzinsuffizienz.

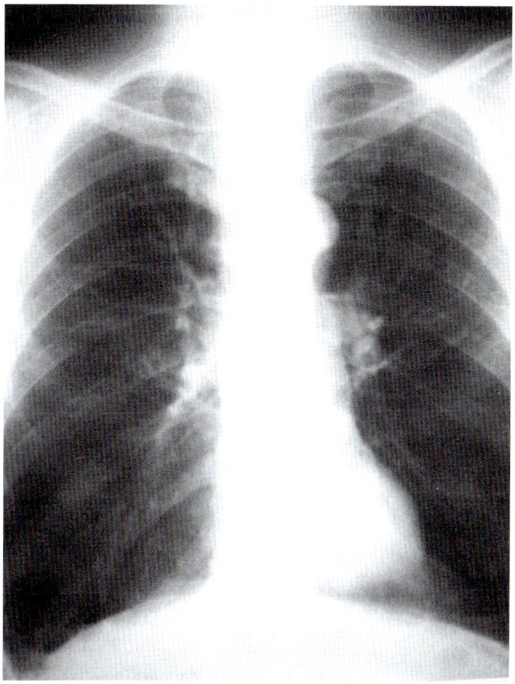

a

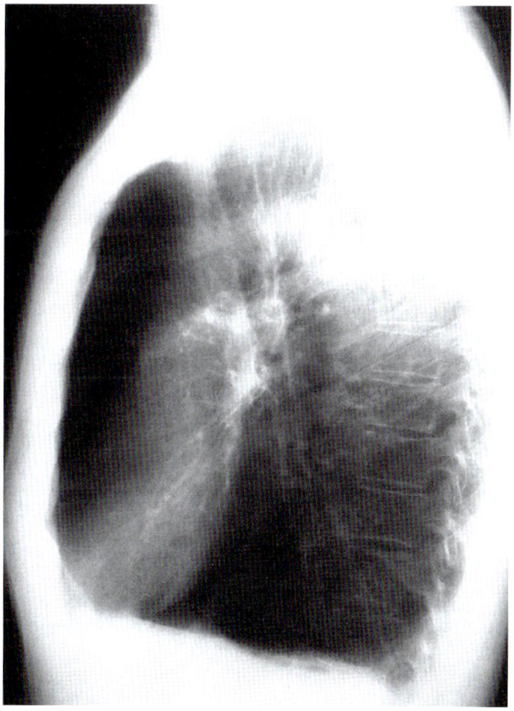

b

38-jährige Patientin mit chronischer Dyspnoe und Auswurf.

Emphysem bei α_1-Antitrypsin-Mangel

- **Befund:** In der Röntgenaufnahme fällt – v.a. im seitlichen Strahlengang – eine deutliche Abflachung und ein Tiefertreten des Zwerchfells auf. Der Retrosternalraum ist deutlich erweitert. Der a.p. Durchmesser des Thorax ist verbreitert („Fassthorax"). Die Lungenzeichnung ist vor allem in den unteren Anteilen vermindert.
- **DD:** Emphysem anderer Ursachen.
- **Bemerkungen:** Ein α_1-Antitrypsin-(α_1-AT-) Mangel wird autosomal rezessiv vererbt. Bei bakteriellen Infekten der Atemwege kann die Elastase der neutrophilen Zellen nicht neutralisiert werden, wodurch die Basalmembranen zerstört werden. Es kommt in den meisten Fällen schon in jungen Jahren zu einem Emphysem, und bei homozygoten Genträgern auch zu einer Leberzirrhose. Die Patienten leiden an einer progressiven Dyspnoe und meist auch an einem chronischen Auswurf. In der Röntgenaufnahme zeigen sich die typischen Zeichen eines Emphysems. Der Blutfluss wird i.d.R. in die oberen Lappen umverteilt, die Lunge ist überbläht.

Emphysem bei α_1-Antitrypsin-Mangel – CT

- **Befund:** In der HRCT zeigt sich ein zystischer Umbau des Lungenparenchyms im Sinne eines panazinären Emphysems. Es kommen Bronchiektasien zur Darstellung, z. T. mit Siegelringzeichen.
- **DD:** Emphysem anderer Ursachen.
- **Bemerkungen:** Bei einem α_1-Antitrypsin-(α_1-AT-)Mangel kommt es im Verlauf zu einem panazinären Emphysem mit einer Betonung der Unterfelder. Oft lassen sich zudem multilobäre zystische Bronchiektasien nachweisen. Rauchen verstärkt den Effekt eines α_1-Antitrypsin-Mangels. Die Lebenserwartung ist bei Rauchern gegenüber Nichtrauchern um 15 – 20 Jahre vermindert.

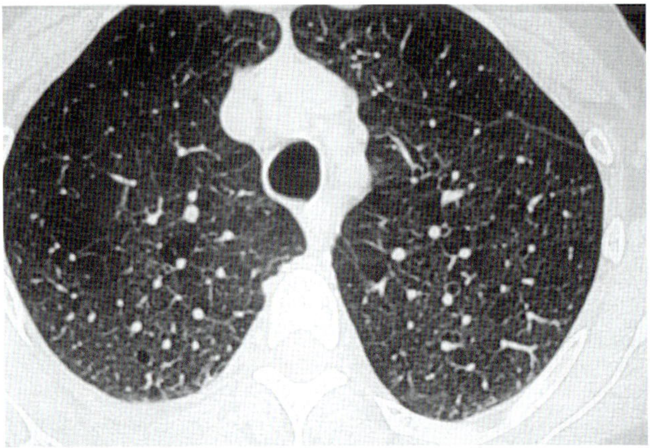

a

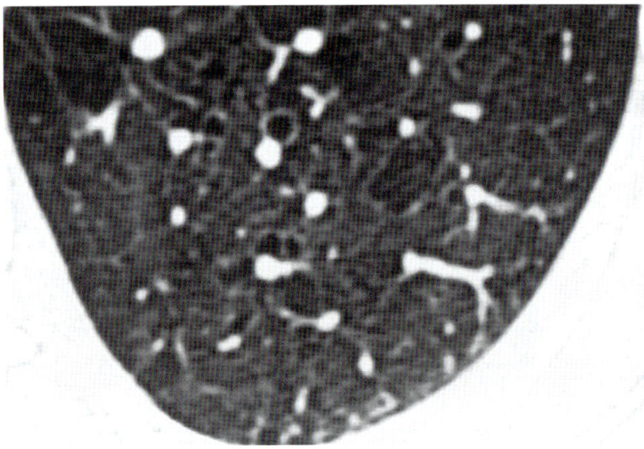

b

52-jährige Patientin mit progredienter Dyspnoe.

Churg-Strauss-Syndrom

- **Befund:** Die CT zeigt eine diffuse, nichtsegmentale Verdichtung der gesamten Lunge. Die Bronchuswände sind verdickt.
- **DD:** ARDS, Hamman-Rich-Syndrom.
- **Bemerkungen:** Ein Churg-Strauss-Syndrom entwickelt sich i. d. R. in 3 Stadien. Nach einer Phase mit allergischer Rhinitis oder Asthma kommt es zu einer Eosinophilie mit einem Löffler-Syndrom und schließlich – in einem Zeitrahmen von etwa 3 Jahren – zu einer systemischen, granulomatösen Vaskulitis der kleinen Gefäße. In der Lunge kommt es zu intraalveolären Hämorrhagien. Es entstehen nicht-segmentale, diffuse Verdichtungen der Lunge mit einem milchglasartigen Charakter. Zudem kann es auch zu miliaren Knötchen kommen, die zu größeren Noduli konfluieren können. Meist sind die interlobären Septen und die Wände der Bronchien verdickt. Es können eosinophile Pleuraergüsse entstehen.

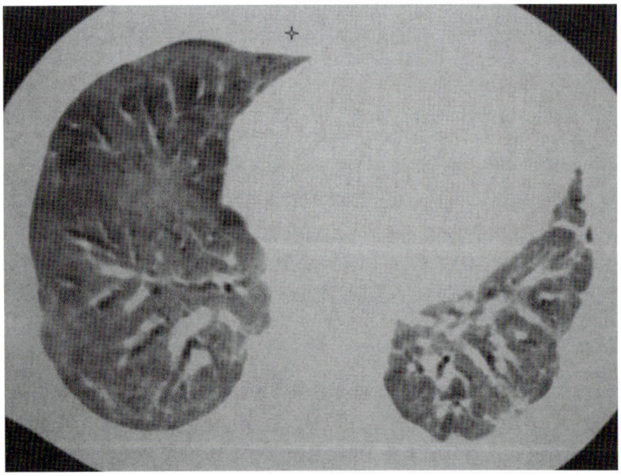

35-jähriger Patient mit bekanntem Asthma, Fieber und Eosinophilie.

a
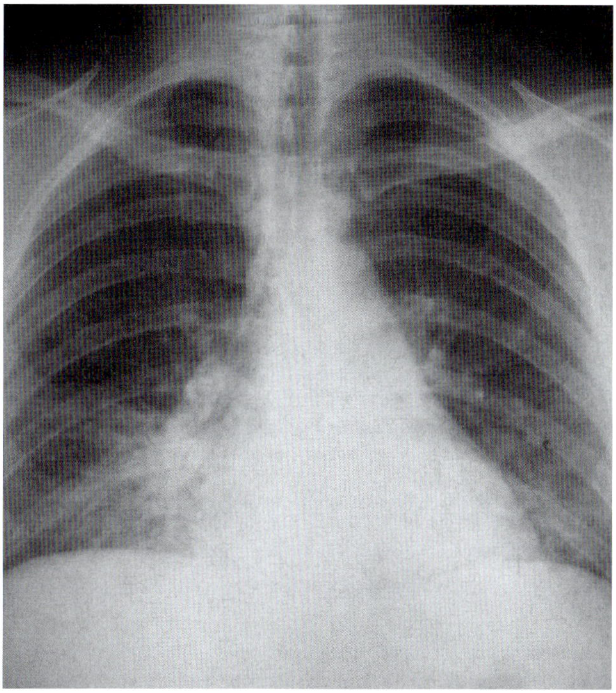

b
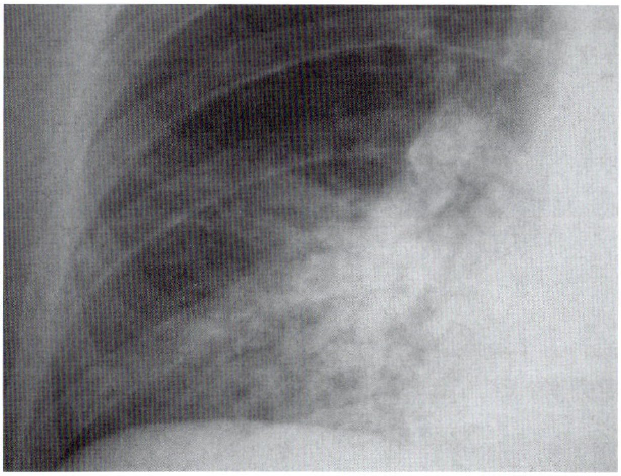

32-jähriger Patient mit rezidivierendem Fieber und Husten nach Provokationstest.

Exogen-allergische Alveolitis nach Provokation

- **Befund:** In der Röntgenaufnahme zeigen sich in den Lungenunterfeldern beidseits kleinfleckige Infiltrate.
- **DD:** Pneumonie, Alveolarzellkarzinom.
- **Bemerkungen:** Der Begriff der exogen-allergischen Alveolitis (EAE) ist ein Überbegriff für Überempfindlichkeitspneumonitiden. Je nach auslösendem Antigen spricht man z. B. auch von der Vogelzüchterlunge oder der Farmerlunge. Bei einer Farmerlunge wirken thermophile Aktinomyzeten als Antigen. Eine EAE kann akut, subakut oder chronisch verlaufen. Bei der akuten EAE kommt es mehrere Stunden nach Antigenexposition zu Fieber, Kopfschmerzen, Husten und Dyspnoe. Es entstehen fleckige Infiltrate durch ein Ödem und ein Exsudat, das sich in den Alveolen ablagert. Selten einmal kann auch eine Lymphknotenschwellung auftreten. Im Intervall sind die Röntgenaufnahmen des Thorax oft ohne pathologischen Befund.

Subakute exogen-allergische Alveolitis

- **Befund:** In der HRCT (Detail) zeigen sich multiple kleine Mikronoduli in zentrilobulärer Lage. Die Bronchialwände sind verdickt, es bestehen beginnende bronchiektatische Veränderungen.
- **Bemerkungen:** Bei einer kontinuierlichen, aber weniger intensiven Exposition gegenüber dem Antigen kann es zu subakuten Verläufen einer EAE kommen. In der CT zeigen sich dabei typischerweise zentrilobuläre Mikronoduli, die einer Bronchiolitis und kleinen Granulomen entsprechen. Es kann auch zu milchglasartigen Veränderungen oder zu einer Mosaikperfusion kommen. Bestehen solche Veränderungen weniger als 1 Jahr, so können sie noch vollständig reversibel sein. In unserem Fall liegt jedoch bereits ein Übergang zu einer chronischen EAE vor – es zeigen sich bereits beginnend bronchiektatische und fibrotische Umbauprozesse.

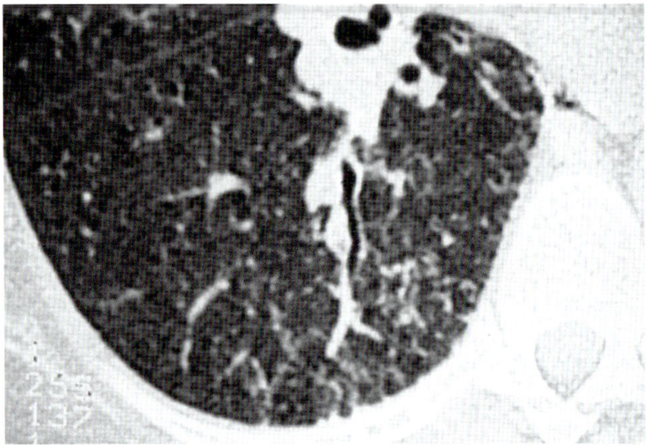

62-jähriger Vogelzüchter mit Dyspnoe, Husten und Gewichtsverlust.

Chronische exogen-allergische Alveolitis

- **Befund:** In der HRCT zeigen sich fibrotische Veränderungen mit einer interstitiellen und septalen Zeichnungsvermehrung sowie einer bienenwabenartigen Konfiguration der Lunge. Zudem bestehen emphysematöse Veränderungen und Bronchiektasien.
- **DD:** Idiopathische Lungenfibrose.
- **Bemerkungen:** Eine chronische EAE lässt sich oft nur schwer von einer idiopathischen Lungenfibrose unterscheiden. Es kommt zu fibrotischen Veränderungen mit einer interstitiellen Zeichnungsvermehrung und einer Verdickung der Septen. Gleichzeitig bestehen auch emphysematöse Veränderungen und Traktionsbronchiektasien. Schließlich kommt es zu dem Bild einer fibrotischen „Wabenlunge" („honeycombing"). Da oft eine fortgesetzte Antigenexposition besteht, zeigen sich häufig neben den chronischen auch subakute Veränderungen mit zentrilobulären Knötchen und milchglasartigen Verdichtungen.

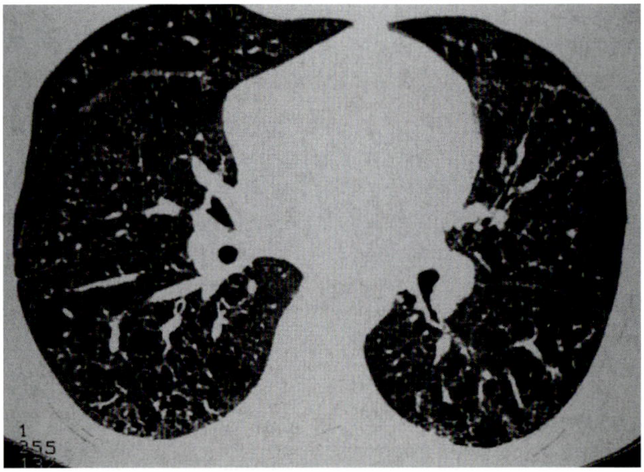

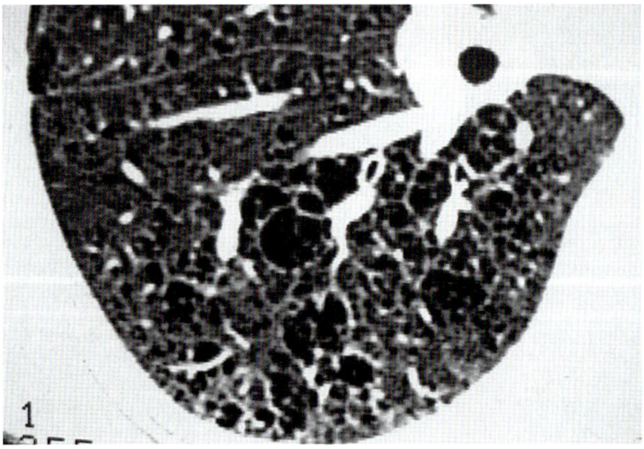

38-jähriger Bäuerin mit progredienter Dyspnoe.

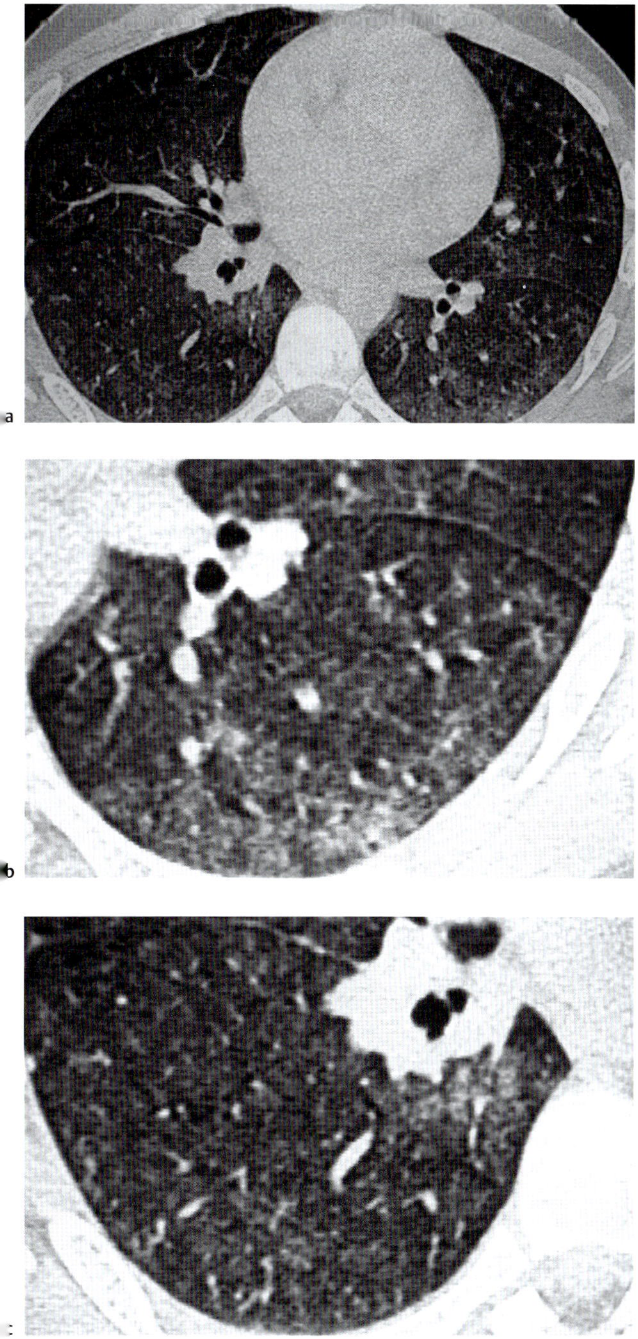

25-jähriger Patient mit Dyspnoe und Hämoptysen.

Goodpasture-Syndrom

- **Befund:** In der CT zeigt sich ein gemischtes Bild mit interstitiell-retikulären Veränderungen mit Verdichtung der interlobulären Septen sowie teilweise alveolären Verschattungen mit positiven Air-Bronchogrammen. Die Hiluslymphknoten sind deutlich vergrößert.
- **DD:** Idiopathische Hämosiderose der Lunge.
- **Bemerkungen:** Ein Goodpasture-Syndrom entsteht durch Antikörper, die gegen Basalmembranen gerichtet sind. Meist sind junge Erwachsene betroffen, wobei Männer überwiegen. Es kommt zu einer Glomerulonephritis und zu einer Lungenbeteiligung, die der Nierenerkrankung i. d. R. vorausgeht. Meist sind die Symptome der Lungenerkrankung zunächst relativ mild mit geringem Bluthusten und einer leichten Dyspnoe. Im Röntgen und in der CT kommt es zu ausgeprägten, symmetrischen, alveolären Konsolidierungen beider Lungenflügel mit einer Aussparung der Lungenspitzen. Nach 2 – 3 Tagen findet eine Organisation dieser Hämorrhagien statt – es kommt zur interstitiellen Lungenveränderung. In der Akutphase sind die Hiluslymphknoten meist geschwollen.

Langerhans-Zell-Histiozytose (Histiocytosis X)

- **Befund:** In der Röntgenaufnahme des Thorax (Abb. **a**, Abb. **b**, Abb. **c**) zeigen sich diffuse, kleinfleckig-noduläre Infiltrate. Zudem bestehen beginnende retikulär-interstitielle Veränderungen. In den Röntgenaufnahmen des Schädels (Abb. **d**, Abb. **e**), die zur Optimierung von Dosis und Belichtung mit einem „Indianer" angefertigt wurden, stellen sich multiple, z. T. konfluierende osteolytische Läsionen dar („Landkartenschädel").
- **Bemerkungen:** Der Begriff der Langerhans-Zell-Histiozytose (LZH) ist ein neuerer Begriff für das Krankheitsbild der Histiocytosis X. Die Ätiologie dieser Erkrankungsgruppe ist noch wenig verstanden. Es kommt zu einer Proliferation der Langerhans-Zellen. Unter dem Überbegriff der LZH werden das eosinophile Granulom, die Hand-Schüller-Christian-Erkrankung und die Abt-Letterer-Siwe-Erkrankung zusammengefasst.

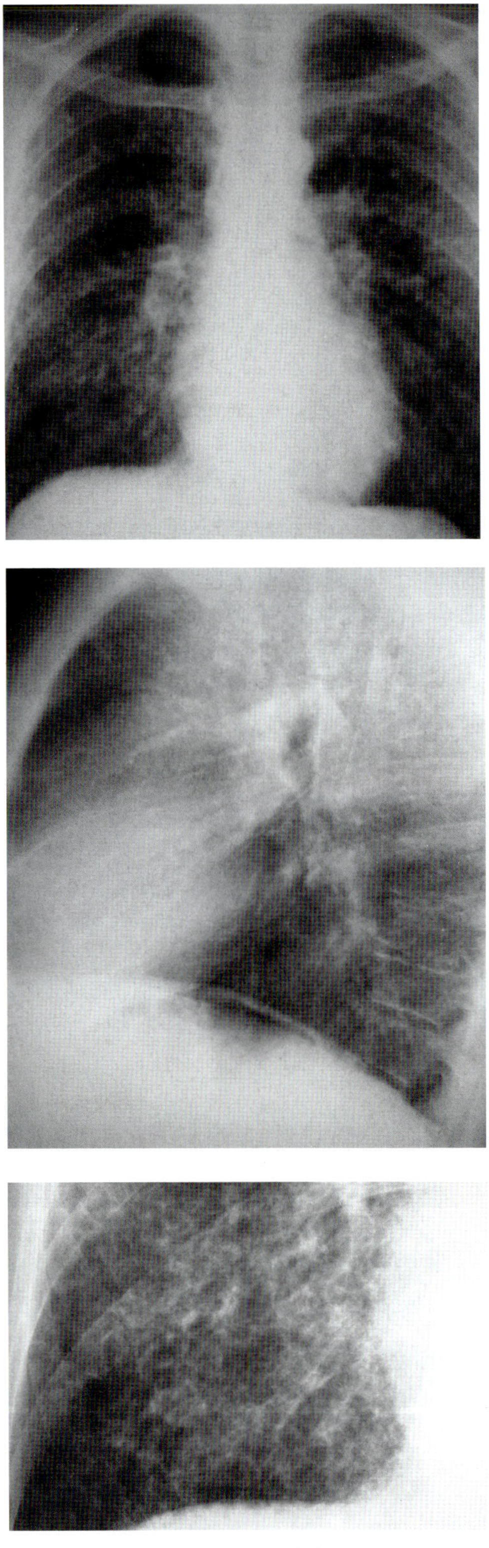

a b c

73-jähriger Patient mit Dyspnoe und ekzematigen Hautläsionen.

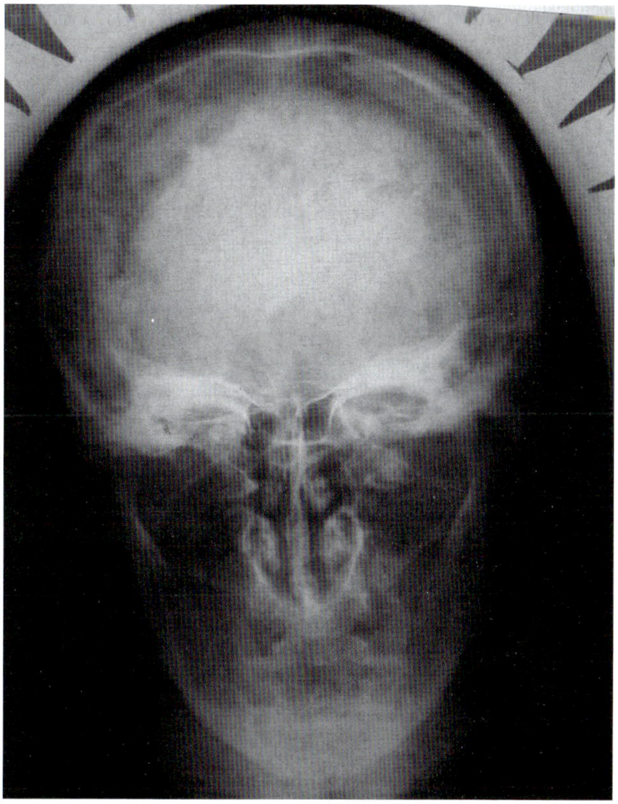

d

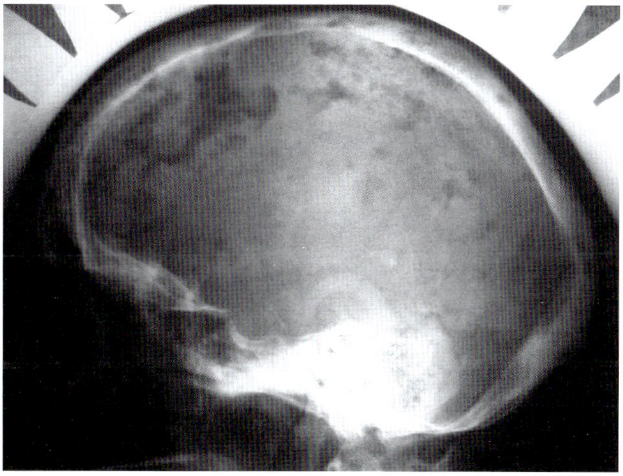

e

Die Hand-Schüller-Christian-Erkrankung ist die chronischdisseminierte Form der LZH. Meist bestehen ausgedehnte „geographische“ Osteolysen des Schädels, weswegen man von einem „Landkartenschädel“ spricht. Bei lytischen Läsionen des Sphenoids kommt es häufig zu einem Diabetes insipidus; aber auch andere Störungen der hypophysären Hormone können auftreten. Zudem tritt gehäuft ein Exophtalmus auf. Im Bereich der Haut zeigen sich oft ekzematöse Läsionen; zudem kann es zu Ulzera der Schleimhäute kommen.
In der Lunge finden sich meist kleinfleckige, noduläre Infiltrate. Im Verlauf der Erkrankung kommt es zu einer interstitiellen Erkrankung mit den Zeichen einer Lungenfibrose. Gehäuft entstehen auch Bullae und Zysten, die durch eine Ruptur zu einem spontanen Pneumothorax führen können.
In unserem Fall liegt eine Hand-Schüller-Christian-Erkrankung mit Beteiligung der Lunge und des Schädels vor.
Die Abt-Letterer-Siwe-Erkrankung ist die akute, disseminierte Form der LZH, die bei Säuglingen und Kleinkindern auftritt und fulminant verläuft. Sie hat eine sehr hohe Mortalitätsrate.
Das eosinophile Granulom ist hingegen die gutartigste Variante einer LZH mit einer exzellenten Prognose.

Morbus Wegener

- **Befund:** In der CT des Thorax zeigen sich multiple noduläre Verdichtungen unterschiedlicher Größe. Das peribronchiale Gewebe ist verdickt.
- **DD:** Churg-Strauss-Syndrom, Tuberkulose, Sarkoidose.
- **Bemerkungen:** Der Morbus Wegener ist eine schwere, nekrotisierende Granulomatose. Meist besteht neben der pulmonalen Symptomatik auch eine Beteiligung der oberen Atemwege sowie eine nekrotisierende Glomerulonephritis. In den Röntgenaufnahmen des Thorax zeigen sich anfänglich v. a. bilaterale, retikulonoduläre Verdichtungen, die sich schließlich zu ausgedehnten nodulären Verschattungen unterschiedlicher Größe (5 mm bis 10 cm) entwickeln. Hierbei zeigt sich bei Noduli > 2 cm häufig eine Einschmelzung. Die Noduli liegen peribronchial/angiozentrisch. Die Lungenunterfelder sind stärker betroffen, die Apices meist ausgespart. Zusätzlich finden sich oft bilaterale fleckige Infiltrate durch Pneumonien oder alveoläre Blutungen. Es kann zudem zu keilförmigen, subpleuralen Infarkten kommen.

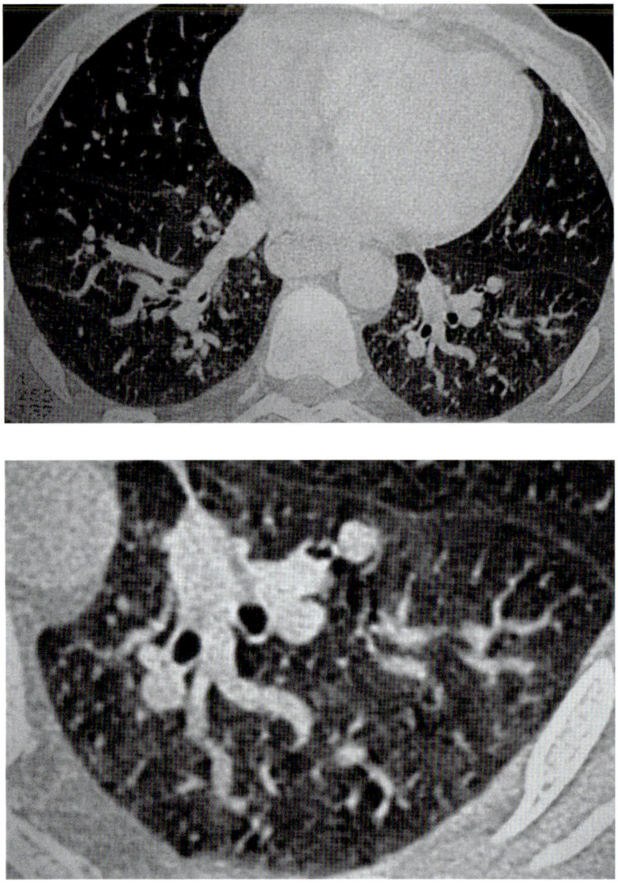
a

b

50-jähriger Patient mit chronischer, nekrotisierender Rhinitis und zunehmender Dyspnoe.

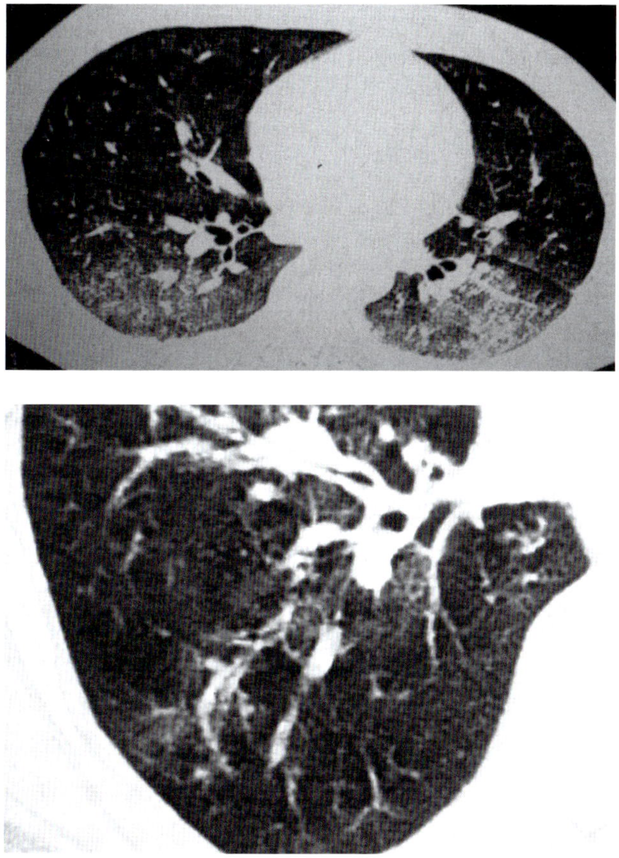

28-jähriger Patient mit Rhinitis, Glomerulonephritis und Dyspnoe.

Morbus Wegener

- **Befund:** In der CT des Thorax (Abb. **a**) zeigen sich bilateral retikulonoduläre Verdichtungen. Zusätzlich findet sich peri- und endobronchial eine deutliche Gewebevermehrung (Detail; Abb. **b**); hierdurch ist es zu einer Einengung der bronchialen Lumina gekommen.
- **DD:** Churg-Strauss-Syndrom, Sarkoidose.
- **Bemerkungen:** Bei einer Wegener-Granulomatose kommt es im Rahmen der schweren destruierenden Angiitis zu segmentalen Stenosen der Atemwege – Trachea und Bronchialsystem können betroffen sein. In der CT findet sich eine Verdichtung und Gewebevermehrung sowohl intra- als auch extraluminal. Die Bronchien sind daher fokal oder segmental stenotisch. Hierdurch kann es zu Atelektasen und zu akuten Pneumonien kommen. Interstitielle, retikulonoduläre Verdichtungen stellen relativ frühe Veränderungen eines Morbus Wegener dar. Im Verlauf entstehen irreguläre, knotige Verdichtungen unterschiedlicher Größe mit einem Durchmesser bis 10 cm. Exsudative Pleuraergüsse können vorkommen; eine hiläre Lymphadenopathie ist sehr selten.

Progressive systemische Sklerose (Sklerodermie)

- **Befund:** In der HRCT zeigt sich eine interstitielle Zeichnungsvermehrung, v. a. in den dorsalen Anteilen. Zudem finden sich einzelne, relativ unscharf begrenzte Noduli, die vorwiegend subpleural gelegen sind sowie beginnende Traktionsbronchiektasien.
- **DD:** UIP, DIP, andere Kollagenosen, z. B. Dermatomyositis.
- **Bemerkungen:** Die progressive systemische Sklerose gehört zum Formenkreis der Kollagenosen. Es kommt zu einer Vaskulitis und zu einer submukösen Fibrose. Eine Beteiligung der Lunge ist sehr häufig. Hierbei verdickt sich die Basalmembran der Alveoli. Es entsteht das Bild einer interstitiellen Fibrose. Zudem liegen fast immer Motilitätsstörungen des Ösophagus vor, wodurch gehäuft Aspirationspneumonien auftreten. Oft stellt sich der erweiterte Ösophagus in den Röntgenaufnahmen oder in der CT des Thorax erweitert und luftgefüllt dar.

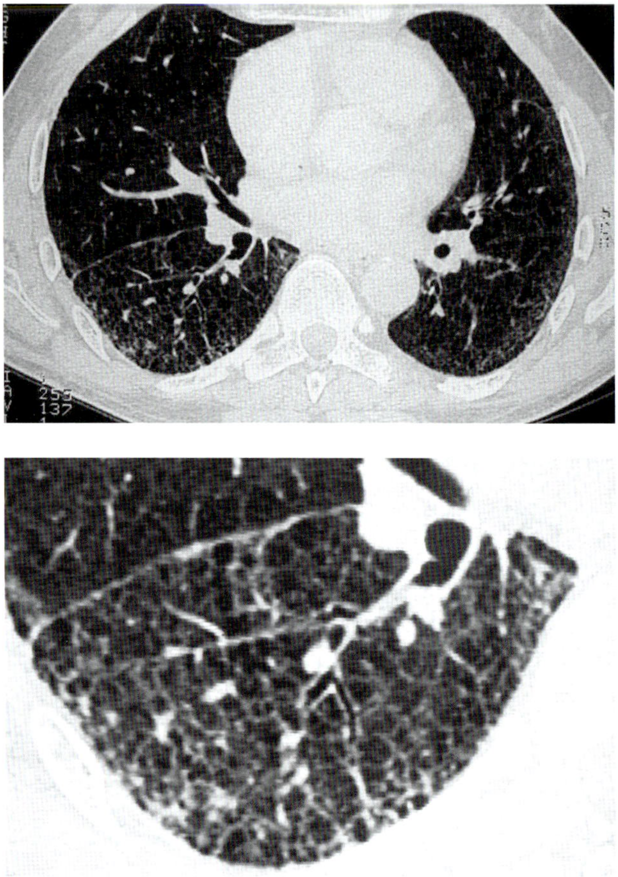

51-jähriger Patient mit bekannter Sklerodermie.

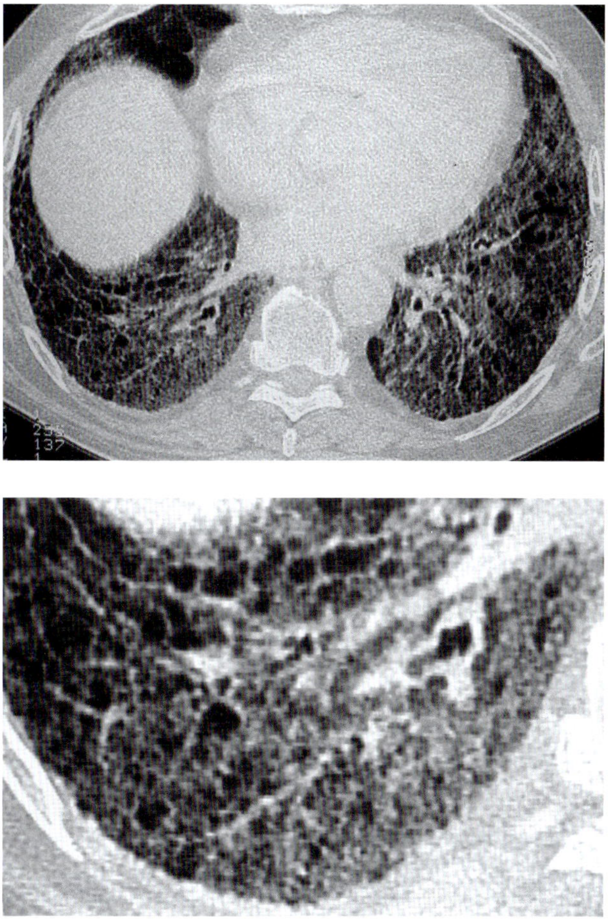

42-jährige Patientin mit Sklerodermie und progredienter Dyspnoe.

Sklerodermie; fortgeschrittene Lungenbeteiligung

- **Befund:** In der HRCT zeigt sich eine interstitielle Zeichnungsvermehrung i. S. einer fortgeschrittenen Lungenfibrose. V. a. in der Lungenperipherie finden sich zudem kleinknotige und teils milchglasartige Veränderungen. Die Bronchialwände sind verdickt, es bestehen Bronchiektasien.
- **DD:** UIP, DIP, andere Kollagenosen.
- **Bemerkungen:** Patienten mit einer Lungenbeteiligung einer Sklerodermie leiden meist an einer progredienten Dyspnoe. Anfänglich sind die Röntgenaufnahmen bei bereits deutlich eingeschränkter Lungenfunktion oft noch normal. Im Verlauf kommt es zu einer progredienten Lungenfibrose mit interstitieller Zeichnungsvermehrung. I.d.R sind zunächst v. a. die Lungenunterfelder betroffen. In der HRCT finden sich neben interstitiell-retikulären Verdichtungen, die schließlich zur Wabenlunge führen, oft kleinknotige und milchglasartige Veränderungen. Im Verlauf entstehen Traktionsbronchiektasien. Die eingeschränkte Ösophagusmotilität kann rezidivierende Aspirationspneumonien verursachen.

Dermatomyositis mit Lungenbeteiligung

- **Befund:** In der HRCT zeigen sich Infiltrate in beiden Lungenflügeln. Zudem bestehen eine interstitielle Zeichnungsvermehrung, milchglasartige Veränderungen und Bronchiektasien.
- **DD:** Lungenbeteiligung bei Sklerodermie.
- **Bemerkungen:** Eine Dermatomyositis hat eine 2-gipflige Altersverteilung mit einem gehäuften Auftreten im Kindesalter und zwischen 50 und 60 Jahren. Es kommt zu einer fettigen Muskelatrophie mit häufig charakteristischen Verkalkungen im Röntgenbild. Die Lunge ist – ähnlich wie bei der Sklerodermie – oft mitbeteiligt. Es finden sich Infiltrate und eine interstitielle Fibrose mit einer Bevorzugung der Lungenunterlappen. Das Lungenvolumen ist relativ reduziert. In der HRCT zeigen sich v. a. interstitiell-fibrotische und milchglasartige Veränderungen. Konsolidierungen treten vorwiegend in den basalen Lungenabschnitten und in einer subpleuralen Lage auf. Als Komplikation kann es durch die Muskelschwäche zu rezidivierenden Aspirationspneumonien kommen.

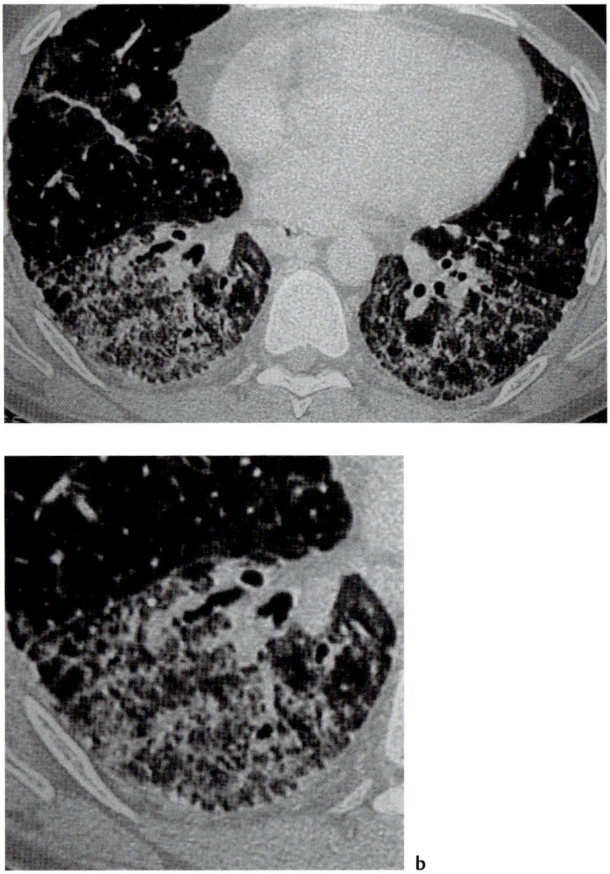

b

53-jähriger Patient mit Muskelschwäche und Dyspnoe.

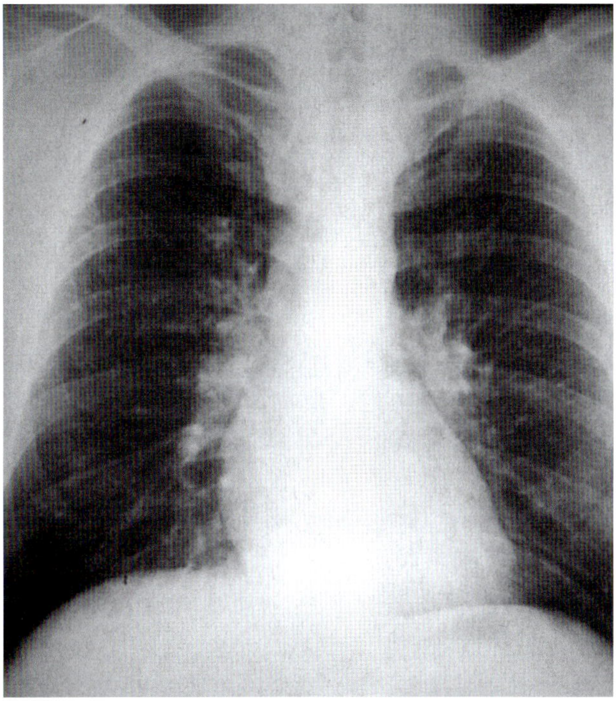

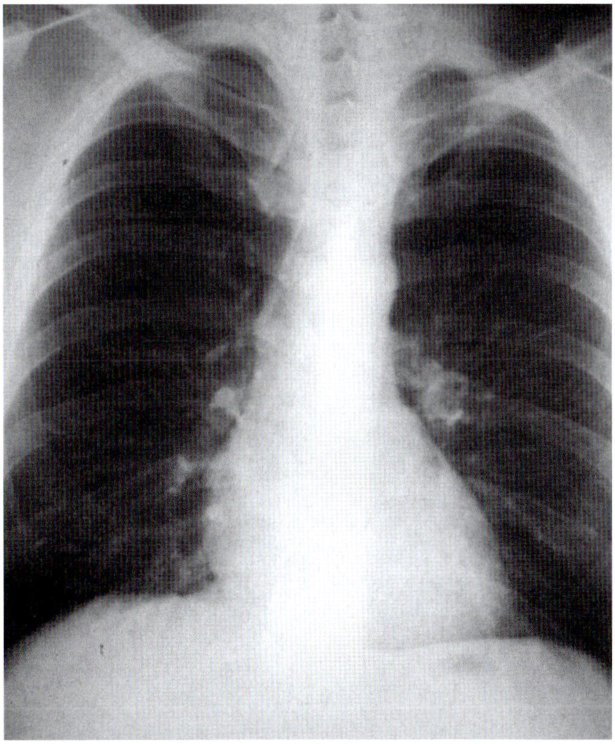

30-jähriger Patient mit geringgradiger Dyspnoe. Abb. **b** zeigt Voraufnahmen desselben Patienten.

Sarkoidose Stadium I

- **Befund:** In den Röntgenaufnahmen des Thorax (Abb. **a**) zeigt sich eine ausgeprägte hiläre Lymphadenopathie, die bilateral symmetrisch ist. In den Voraufnahmen (Abb. **b**) besteht die Lymphadenopathie noch nicht.
- **DD:** Lymphom, Lymphknotenmetastasen, Tuberkulose.
- **Bemerkungen:** Bei einer Sarkoidose (Morbus Boeck) ist der Thorax in über 90% der Fälle mitbeteiligt. Oft sind die Symptome auch bei ausgeprägten Veränderungen auf dem Röntgenbild relativ gering. Man teilt die Sarkoidose radiologisch in verschiedene Stadien ein. Bei einem Stadium 0 sind die Röntgenaufnahmen des Thorax normal (5%). Bei einem Stadium I besteht lediglich eine hiläre und mediastinale Lymphadenopathie (50%). Bei einem Stadium II lassen sich eine Lymphadenopathie und eine Beteiligung des Lungenparenchyms nachweisen. Bei einem Stadium III besteht lediglich eine diffuse Lungenparenchymbeteiligung und bei einem Stadium IV zeigt sich eine Lungenfibrose.

Sarkoidose mit eierschalenartigen hilären Verkalkungen

- **Befund:** In den Röntgenaufnahmen des Thorax zeigen sich eierschalenartige Verkalkungen der Hiluslymphknoten.
- **DD:** Silikose, Tuberkulose, Histoplasmose, Lymphom nach Radiatio.
- **Bemerkungen:** Eine Lymphadenopathie der hilären und mediastinalen Lymphknoten ist bei der Sarkoidose gerade in frühen Stadien häufig. Oft geht sie im Zuge einer Zunahme der Parenchymbeteiligung zurück. Im Verlauf kann es zu typischen, eierschalenartigen Verkalkungen der vergrößerten Lymphknoten kommen – nach 10 Jahren treten sie in etwa 20% der Fälle auf. Die häufigsten Differenzialdiagnosen sind Silikosen und andere Pneumokoniosen. Bei Berylliosen, Talkosen und Asbestosen treten sie jedoch nicht auf.

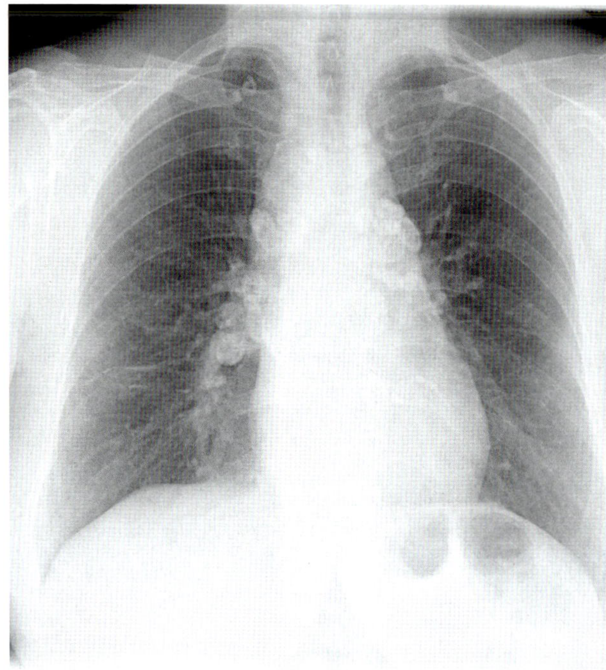

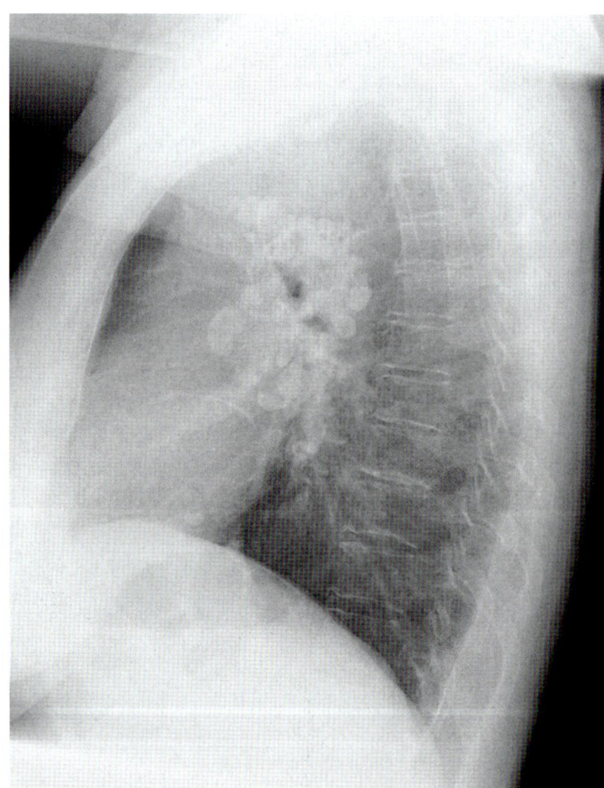

49-jährige Patientin mit einer seit längerem bekannten Sarkoidose.

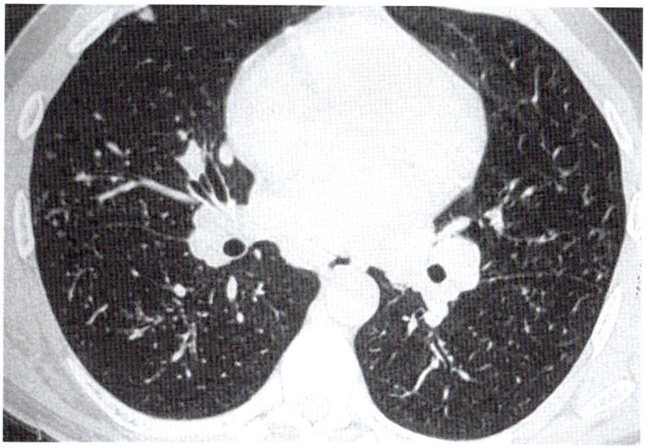

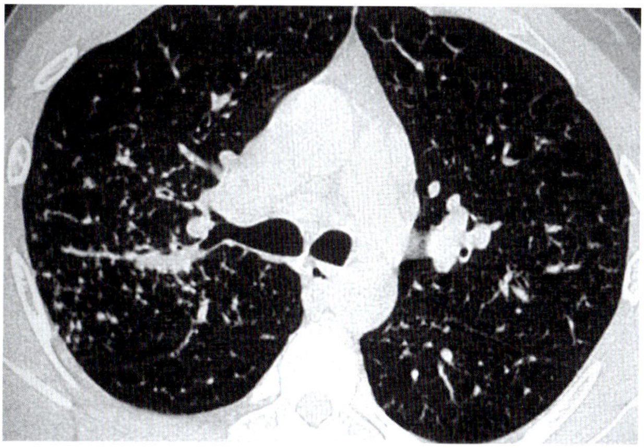

30-jähriger Patient mit Dyspnoe.

Sarkoidose Stadium II

- **Befund:** In der CT des Thorax zeigt sich eine Vergrößerung der Hiluslymphknoten. Zudem finden sich geringgradige, retikulonoduläre Verdichtungen innerhalb des Lungenparenchyms und beginnende Bronchiektasien.
- **DD:** Tuberkulose, Histoplasmose, Lymphom.
- **Bemerkungen:** Im Stadium II einer Sarkoidose finden sich sowohl eine hiläre bzw. mediastinale Lymphadenopathie als auch eine Beteiligung des Lungenparenchyms. Meist zeigt sich ein retikulonoduläres Verdichtungsmuster. Die knötchenförmigen Verdichtungen finden sich vorwiegend entlang der Lymphbahnen. Im Verlauf entstehen meist Traktionsbronchiektasien und eine unregelmäßige Verdickung der Bronchialwände.

Sarkoidose Stadium III; alveolär-azinäres Befallsmuster

- **Befund:** In der CT des Thorax zeigen sich multiple noduläre Verdichtungen unterschiedlicher Größe mit meist unscharfer Randbegrenzung.
- **DD:** Tuberkulose, Histoplasmose.
- **Bemerkungen:** Bei einer Lungenparenchymbeteiligung einer Sarkoidose kommt es meist zu einem retikulonodulären Befallsmuster. In bis zu 10% der Fälle tritt jedoch auch eine „aveolär-azinäre Sarkoidose" auf. Hier kommt es zur Ausbildung multipler Noduli unterschiedlicher Größe, die bis zu 5 cm durchmessen können. Sie entstehen durch ein Konfluieren multipler interstitieller Granulome. Diese rundlichen Verdichtungen weisen meist eine Randunschärfe auf. Es kann zu Einschmelzungen mit Kavernenbildung kommen. Im Stadium IV zeigt sich schließlich eine irreversible Fibrose der Lunge, die in ihrem Erscheinungsbild einer idiopathischen Lungenfibrose gleicht.

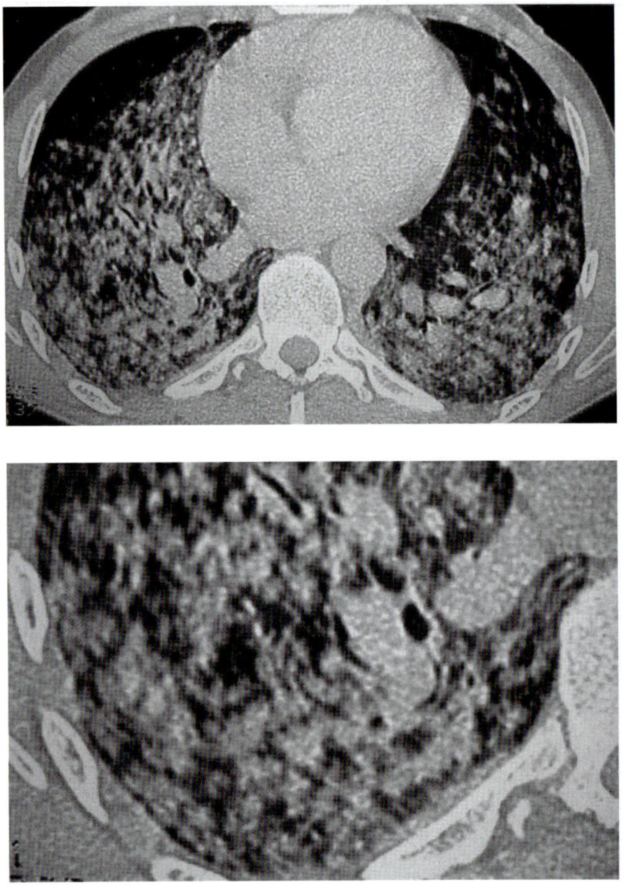

43-jähriger Patient mit progredienter Dyspnoe.

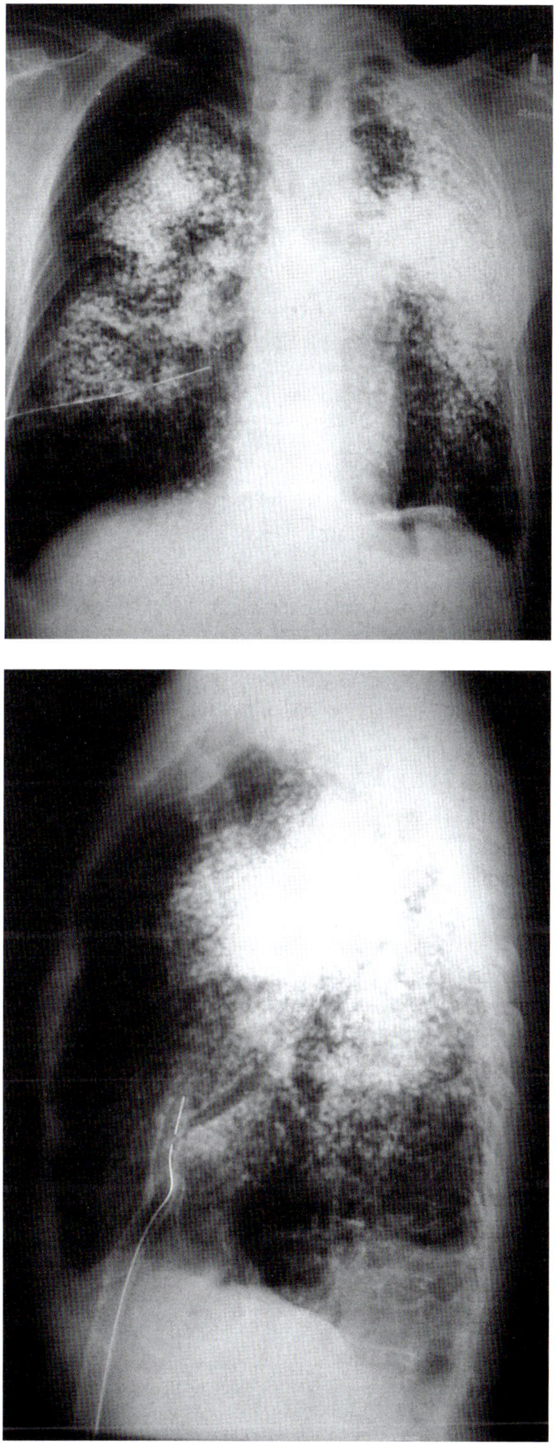

a

b

50-jähriger Sandstrahler mit akuter Verschlechterung einer progredienten Dyspnoe.

Kleinknotige Silikose mit Pneumothorax

- **Befund:** In der Röntgenaufnahme zeigen sich multiple, dichte, kleine Fleckschatten in beiden Lungenflügeln, die links zu einer plaqueartigen Verdichtung konfluieren. Pneumothorax rechts. Thoraxdrainage rechts in situ.
- **Bemerkungen:** Die Silikose gehört zu den Pneumokoniosen. Sie entsteht bei einer langjährigen Exposition mit Quarzstaub (SiO_2); meist handelt es sich jedoch um Mischstaubsilikosen. Im Verlauf kann es zu verschiedenen Veränderungen der Lunge kommen. Hierbei zeigt sich häufig eine nodöse Fibrose mit meist kleinknotigen Noduli, die zentral verkalken können und die ein „schneegestöberartiges" Bild in der Röntgenaufnahme vermitteln. Sie können zu größeren Läsionen konfluieren und so ein „pseudoplaqueartiges" Bild vermitteln. Es können aber auch eine diffuse retikuläre Fibrose oder eierschalenartige Lymphknotenverkalkungen auftreten. Die Einteilung der Pneumokoniosen erfolgt mithilfe der ILO- (International-Labor-Office-) Klassifikation anhand von Referenzfilmen.

Progressive massive Fibrose (PMF) bei Silikose

- **Befund:** In der Röntgenaufnahme zeigen sich ausgedehnte, großflächige Verschattungen mit strahlenartigen Ausläufern, v. a. in den Ober- und Mittelfeldern.
- **DD:** Tuberkulose, Sarkoidose, Bronchialkarzinom.
- **Bemerkungen:** Die progressive massive Fibrose (PMF) ist eine komplizierte Verlaufsform der Silikose. Es kommt zur Ausbildung von ausgedehnten Konglomeraten mit einer unscharfen Randbegrenzung (Pseudopodien). Diese Konglomerate bilden sich zunächst vorwiegend im Bereich der Peripherie und ziehen sich dann durch narbige Schrumpfung immer weiter an den Hilus heran. Hierdurch entsteht in den peripher gelegenen Regionen ein Emphysem. Die Konglomerate können verkalken, aber auch zerfallen und Kavernen bilden. Bei einer Kavernenbildung muss immer auch an das simultane Vorliegen einer Tuberkulose gedacht werden.

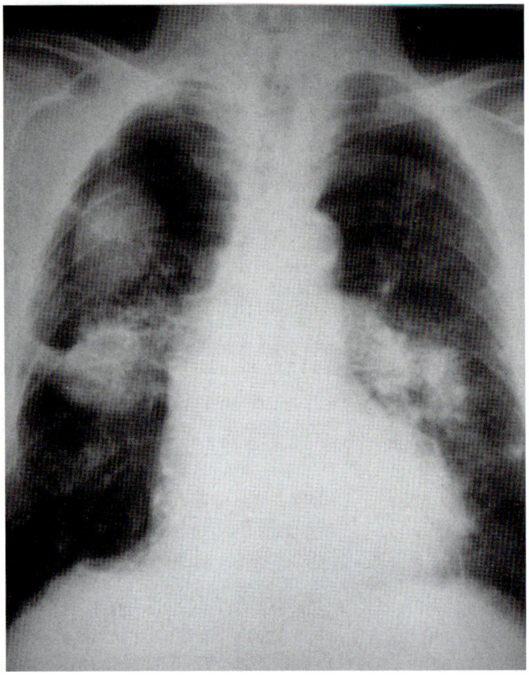
a

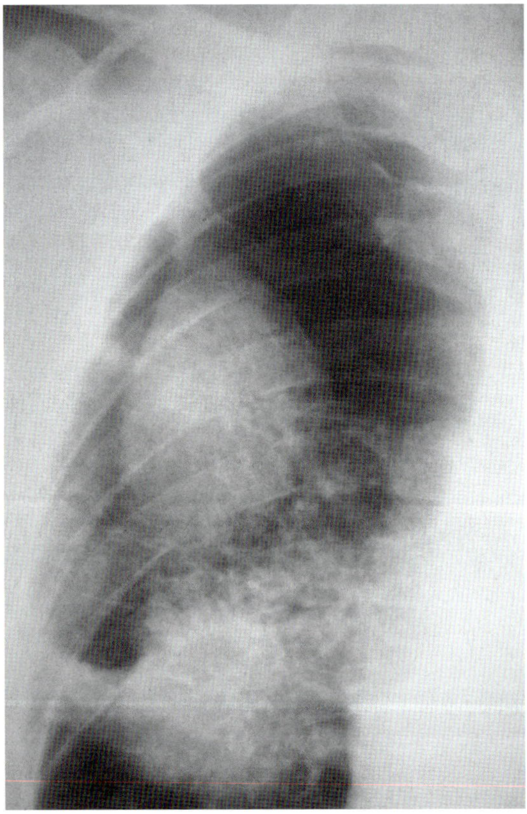
b

64-jähriger ehemaliger Minenarbeiter mit progredienter Dyspnoe.

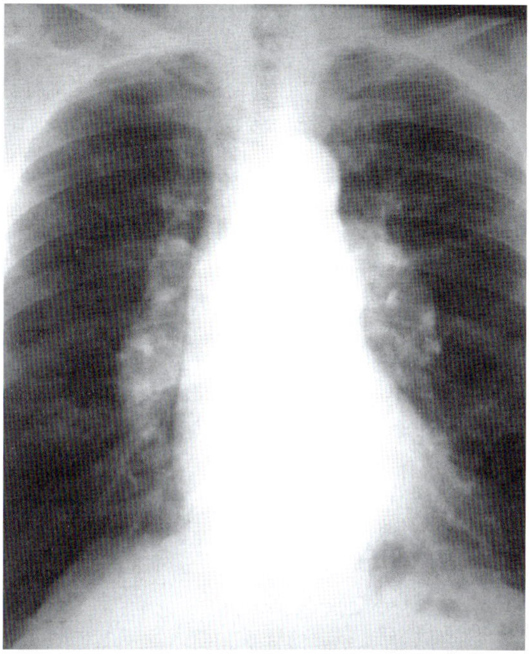
a

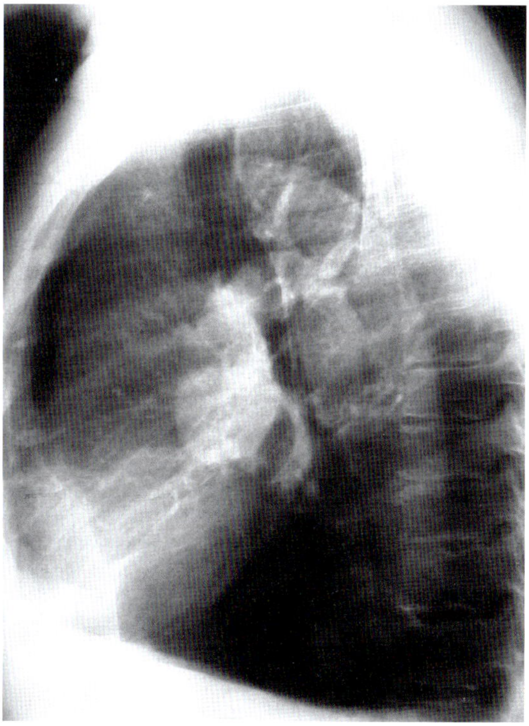
b

79-jähriger Patient mit progredienter Dyspnoe.

Pulmonale Hypertonie bei Emphysem

- **Befund:** In den Röntgenaufnahmen des Thorax zeigt sich eine massive Überblähung der Lunge i. S. eines fortgeschrittenen Emphysems. Die Pulmonalarterien sind im zentralen Abschnitt deutlich erweitert mit einem Kalibersprung in Richtung Peripherie.
- **Bemerkungen:** Eine pulmonale Hypertonie kann zahlreiche Ursachen haben oder idiopathisch auftreten. Als Ursache kommt zum einen ein erhöhter pulmonaler Blutfluss, wie z. B. bei Links-rechts-Shunts oder einer Thyreotoxikose infrage. Zum anderen muss an eine Erhöhung des Gefäßwiderstands gedacht werden, die im Rahmen von pulmonalen Erkrankungen, wie z. B. bei Emphysem, COPD oder Bronchiektasien, von Thoraxdeformitäten oder von vaskulären Erkrankungen, wie z. B. bei Lungenembolien oder Vaskulitiden, auftreten kann. In den Röntgenaufnahmen bzw. in der CT findet sich eine Erweiterung des Pulmonalishauptstamms auf über 29 mm. Zur Peripherie hin besteht ein Kalibersprung. Im Verlauf kann es zu einem Cor pulmonale und zu pathognomonischen Verkalkungen der zentralen Pulmonalarterien kommen.

Mittellappenatelektase

- **Befund:** In der p.a. Aufnahme (Abb. **a**) zeigen sich allenfalls eine leichte Randunschärfe des rechten Herzrandes und eine geringe Volumenreduktion der rechten Lunge. In der seitlichen Aufnahme (Abb. **b**) hingegen stellt sich eine Mittellappenatelektase in typischer Lage und Konfiguration dar.
- **Bemerkungen:** Eine Mittellappenatelektase lässt sich auf den p.a. Aufnahmen oft nur schwer abgrenzen. Sie liegt parakardial rechts und kann zu einer Auslöschung der rechten Herzkontur führen. In den seitlichen Aufnahmen findet sich hingegen als charakteristische Veränderung eine keilförmige Verschattung, die sich vom Hilus bis zur vorderen Thoraxwand erstreckt. Bei einem Mittellappeninfiltrat kommt es zu einer Verdichtung des Mittellappens. Hier zeigt sich in den p.a. Aufnahmen i. d. R. eine partielle Auslöschung der rechten Herzkontur. Der kardiodiaphragmale Winkel lässt sich jedoch meist noch abgrenzen. In den seitlichen Aufnahmen zeigt sich ein typisches, keilförmiges Infiltrat.

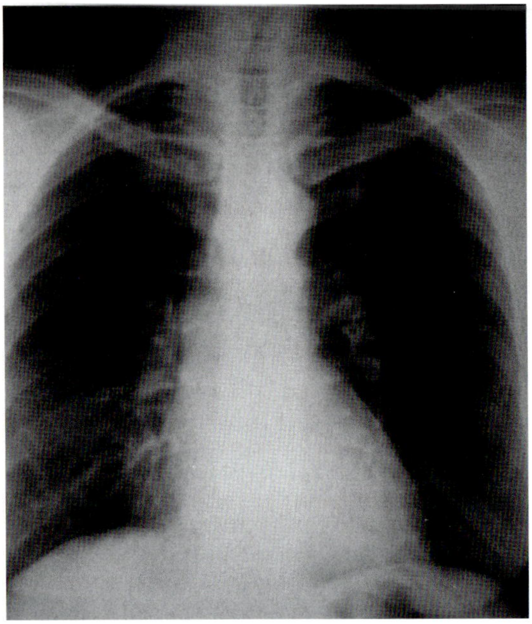
a

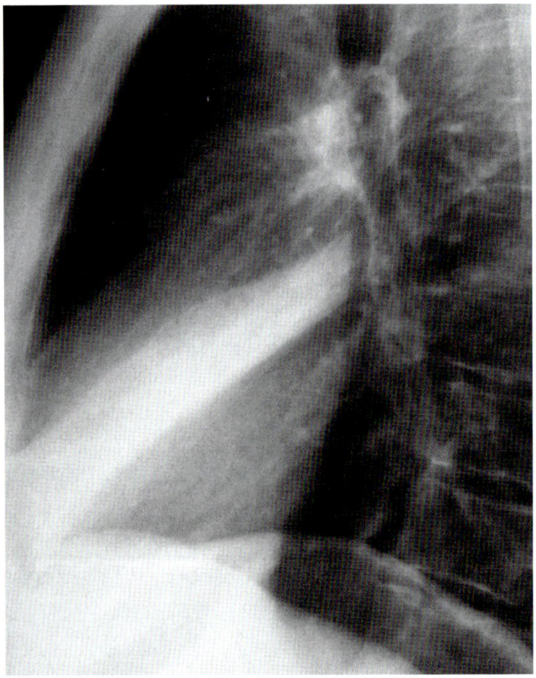
b

50-jähriger Patient mit Dyspnoe und Husten.

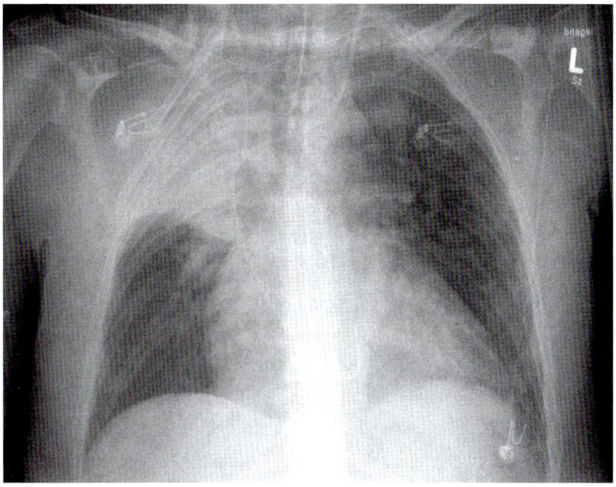

71-jähriger intensivpflichtiger Patient mit Verschlechterung der Beatmungsparameter.

Oberlappenatelektase

- **Befund:** In der a.p. Aufnahme des Thorax zeigt sich eine Verdichtung und Volumenreduktion des rechten Oberlappens. Innerhalb der Verdichtung lassen sich keine Bronchialstrukturen mehr abgrenzen. Tubus, ZVK und PK in situ. Verbreiterter Herzschatten. Bronchopneumonie.
- **Bemerkungen:** Im Rahmen einer intensivmedizinischen Behandlung kommt es häufig zu Atelektasen durch eine Verlegung der Atemwege mit einem Schleimpfropf. Auch bei Infektionen wie z. B. einer Bronchopneumonie oder einer Tuberkulose tritt gehäuft eine Atelektase auf. Bei jeder Atelektase – v. a. beim nicht intensivmedizinisch betreuten Patienten – muss differenzialdiagnostisch auch immer an Tumoren gedacht werden, die zu einer Verlegung der Atemwege geführt haben, z. B. Bronchialkarzinome, bronchiale Karzinoide, Lymphome oder endobronchiale Metastasen. Auch eine Fremdkörperaspiration, eine Broncholithiasis, eine Sarkoidose, eine Amyloidose oder eine Wegener-Granulomatose kommen infrage.

Lungeninfarkt nach peripartaler Lungenembolie

- **Befund:** In der Röntgenaufnahme (Abb. **a**) und in der CT (Abb. **b**) zeigt sich eine keilförmige Verdichtung in der Lungenperipherie rechts. Der Herzschatten ist etwas nach rechts verzogen.
- **DD:** Segmentale Pneumonie.
- **Bemerkungen:** Ein Lungeninfarkt tritt bei einer Lungenembolie verhältnismäßig selten auf, da die Lunge einen Kollateralkreislauf über die Bronchialgefäße aufweist. Oft besteht zugleich eine Erkrankung, bei der der pulmonalvenöse Rückfluss gestört ist. Von einem „Hampton Hump" spricht man, wenn sich bei einer Lungenembolie eine keilförmige Verdichtung in der Röntgenaufnahme des Thorax abgrenzen lässt, deren Basis pleural gelegen ist.
  Peripartal ist das Risiko einer Lungenembolie erhöht. Es kann einerseits zu einem Lösen einer Thrombose der tiefen Beinvenen kommen. Andererseits kann auch eine Fruchtwasserembolie stattfinden, die jedoch auch aufgrund einer anaphylaktoiden Reaktion mit einer disseminierten intravasalen Koagulation meist fulminant verläuft und oft tödlich endet.

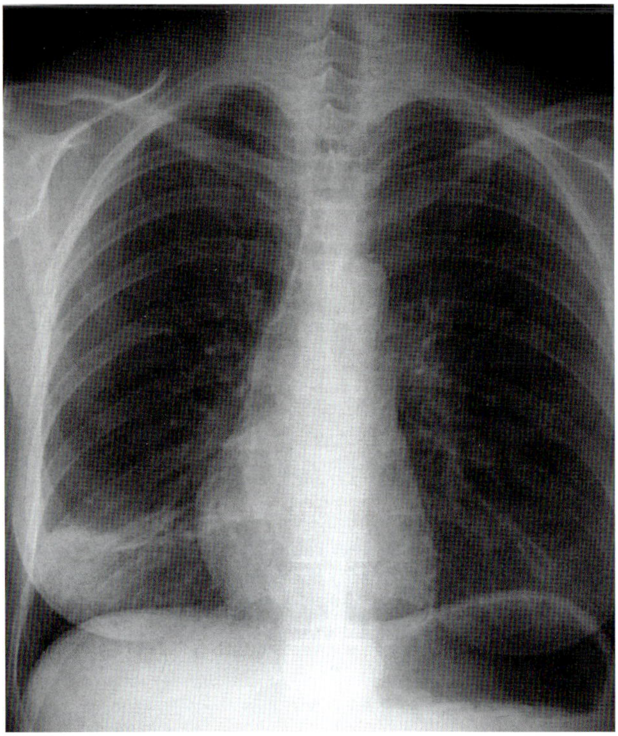

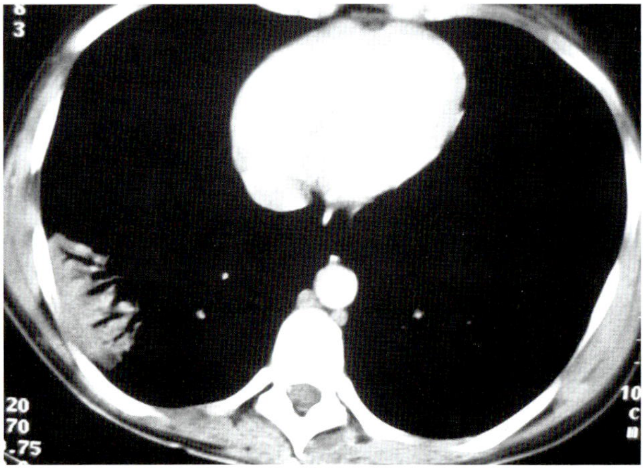

32-jährige Patientin mit Dyspnoe nach vaginaler Entbindung.

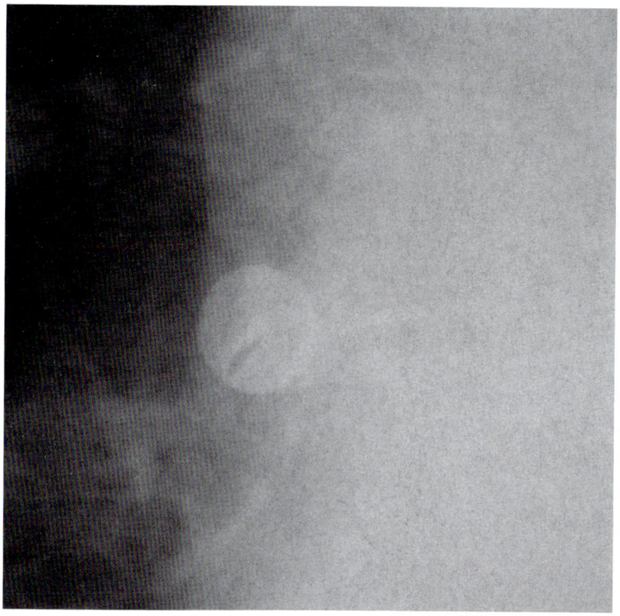

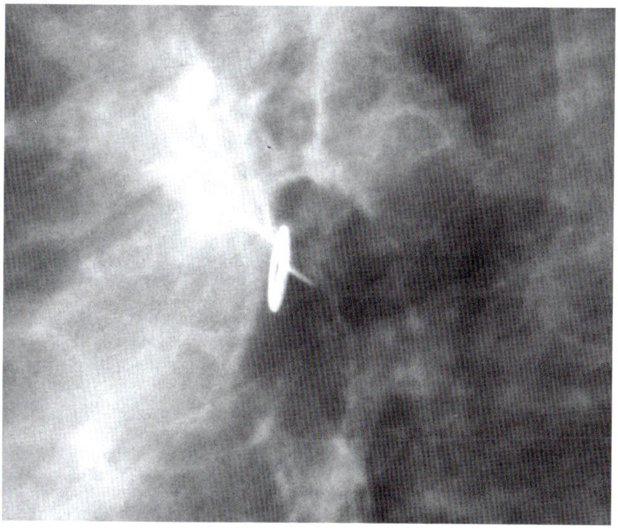

43-jährige Patientin mit Aspiration einer Reißzwecke beim Aufhängen eines Posters.

Aspiration einer Reißzwecke

- **Befund:** In der seitlichen und p.a. Röntgenaufnahme (Detail) zeigt sich die aspirierte Reißzwecke innerhalb eines rechten Lappenbronchus.
- **Bemerkungen:** Aspirationen von Fremdkörpern sind bei Erwachsenen selten. Sie können klinisch stumm verlaufen oder aber zu massiven Hämoptysen führen. Bei einer Aspiration eines soliden Fremdkörpers kommt es zur Atelektase der abhängigen Lungenabschnitte. Wird die Diagnose nicht sofort gestellt, können sich rezidivierende Pneumonien entwickeln. Durch eine chronische, inflammatorische Reaktion um den aspirierten Fremdkörper kann es im Verlauf zu einem Fremdkörpergranulom und hierdurch zu dem Bild einer bronchialen Raumforderung kommen.

Bullöses, panlobuläres Emphysem

- **Befund:** In der CT zeigt sich eine Verminderung der Lungenarchitektur. Es bestehen zahllose Bullae, wobei mehrere große Bullae das angrenzende Lungengewebe komprimieren.
- **Bemerkungen:** Das panlobuläre Emphysem wird auch panazinäres Emphysem oder generalisiertes Emphysem genannt. Meist ist es idiopathisch, es kann jedoch auch ein α_1-Antitrypsin-Mangel zugrunde liegen. Rauchen begünstigt die Entstehung eines Emphysems. Es kommt zu einer emphysematösen Umwandlung des gesamten Azinus durch eine Destruktion des Lungenparenchyms distal der terminalen Bronchioli. Meist sind die Veränderungen im Bereich der Lungenbasis am stärksten ausgeprägt. In der CT stellen sich eine reduzierte Lungenarchitektur und eine Verminderung der Gefäßstrukturen dar. Große Bullae können zu einer Kompression des Nachbargewebes führen.

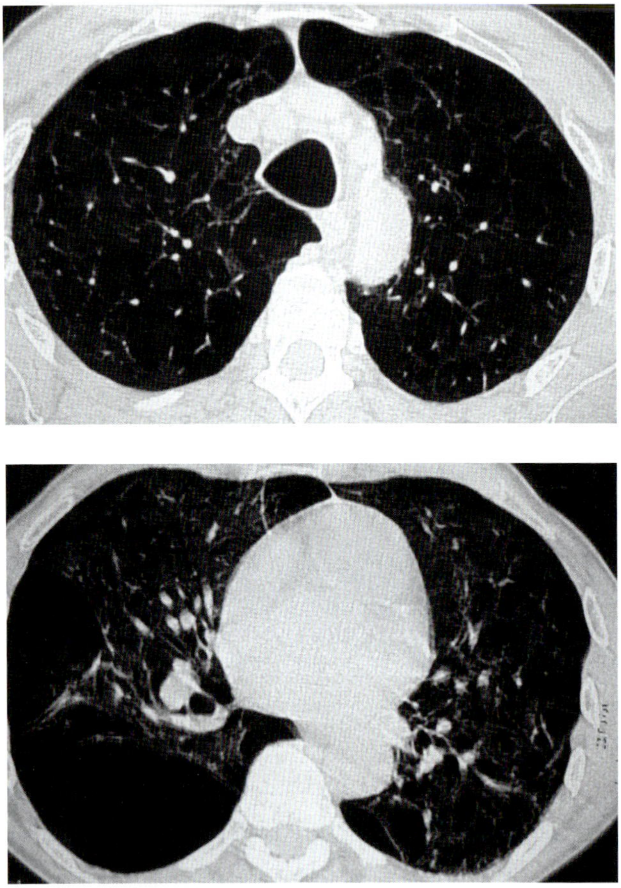

59-jähriger Patient mit Dyspnoe.

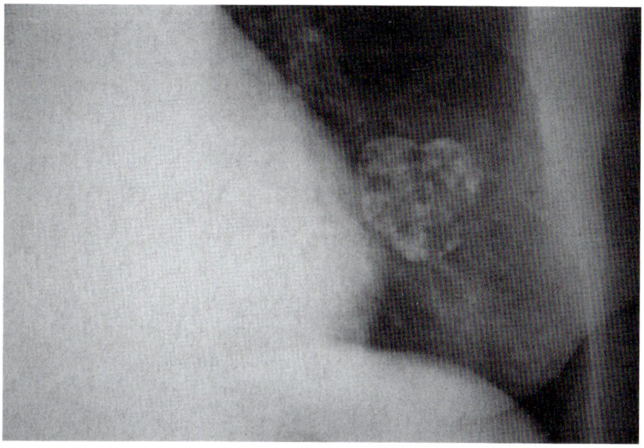

a

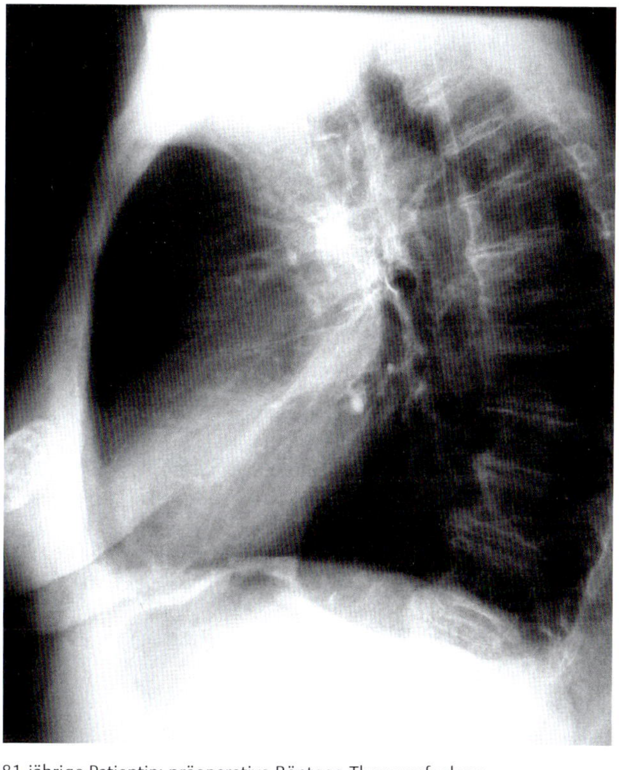

81-jährige Patientin; präoperative Röntgen-Thoraxaufnahme.

Fibroadenom der Mamma im Röntgen-Thorax

- **Befund:** In der Thoraxaufnahme p.a. (Detail, Abb. **a**) zeigt sich eine rundliche, verkalkte Verdichtung in Projektion auf das linke Lungenunterfeld. Die seitliche Aufnahme (Abb. **b**) belegt, dass sich diese Raumforderung innerhalb der linken Mamma befindet.
- **Bemerkungen:** In der Projektionsradiographie projizieren sich nicht selten extrathorakale pathologische Veränderungen oder auch Fremdkörper auf das Lungenparenchym. Zur Differenzierung von pathologischen intrathorakalen Veränderungen sind hier meist Aufnahmen in einer zweiten Ebene unabdingbar. Auch eine Durchleuchtung mit Drehung des Patienten kann in der Differenzierung weiterhelfen. Fibroadenome der Mamma sind meist oval oder rundlich konfiguriert. Sie sind oft lobuliert und können randständig oder auch „popcornartig" verkalken.

Exulzeriertes Mammakarzinom in der CT des Thorax

- **Befund:** In der CT-Untersuchung des Thorax zeigt sich eine ausgedehnte, exulzerierte Raumforderung der linken Mamma, die bis an die Thoraxwand heranreicht.
- **Bemerkungen:** Ausgedehnte Mammakarzinome können sich auch in der CT darstellen. Sie sollten dann in der Befundung beschrieben werden; es sollte zudem auf Metastasen in Lunge und Knochen und auf vergrößerte Lymphknoten geachtet werden. Selbstverständlich ist die CT nicht die Methode der Wahl zur Diagnose eines Mammakarzinoms. I. d. R. werden Patientinnen untersucht, bei denen die Diagnose mammographisch gestellt wurde und bei denen die CT als Staginguntersuchung durchgeführt wird. Sehr selten einmal fällt ein großes – von der Patientin dann meist verdrängtes – Mammakarzinom in einer aus anderen Gründen durchgeführten CT-Untersuchung auf.

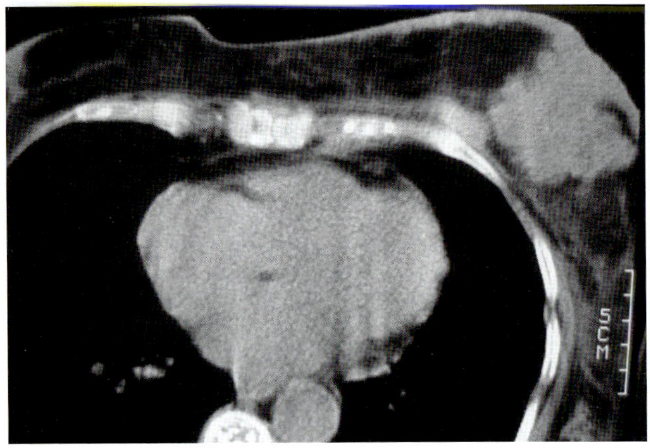

61-jährige Patientin; Staginguntersuchung.

Mammakarzinom mit malignem Pleuraerguss

- **Befund:** In der CT des Thorax zeigt sich eine ausgedehnte, diffus infiltrierende Raumforderung der rechten Brust. Zugleich besteht rechtsseitig ein Pleuraerguss.
- **Bemerkungen:** Im Rahmen eines Mammakarzinoms kommt es sehr häufig zu einem malignen Pleuraerguss. Auch eine solide Metastasierung in die Pleura ist möglich. Andere Primärtumoren, bei denen eine pleurale Beteiligung häufig ist, sind vor allem Bronchialkarzinome, Ovarialkarzinome, Lymphome und Magenkarzinome.

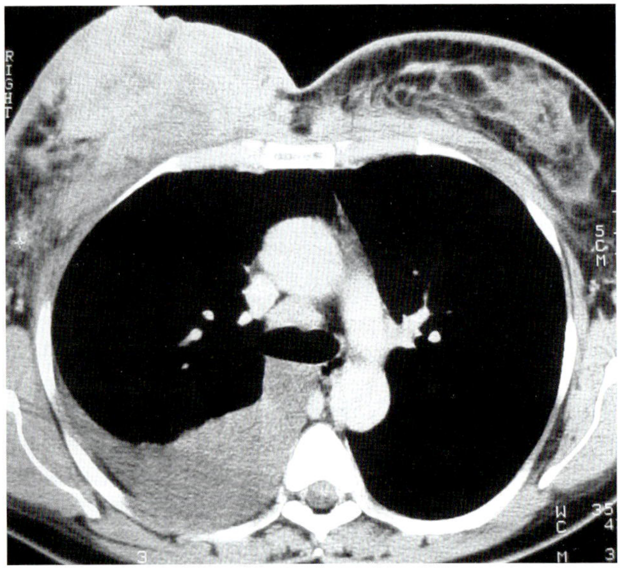

52-jährige Patientin; Staginguntersuchung des Thorax.

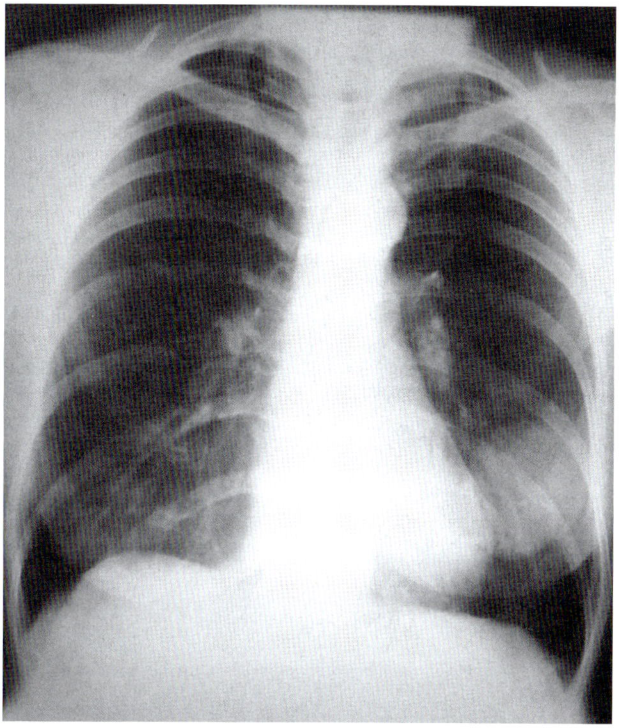

48-jährige Patientin mit Z. n. Mammakarzinom beidseits Staginguntersuchung.

Brustimplantat im Röntgen-Thorax

- **Befund:** In der Röntgenaufnahme p. a. zeigt sich eine glatt begrenzte Verdichtung in Projektion auf das linke Lungenunterfeld. Eine seitliche Aufnahme bestätigte die extrathorakale Lage innerhalb der linken Brust. Z. n. Ablatio rechts.
- **Bemerkungen:** Im Rahmen einer Wiederaufbauplastik oder einer Brustaugmentation werden häufig Implantate in die Brust eingebracht. Hierbei gibt es zahlreiche verschiedene Typen von Silikonimplantaten, die einlumig, doppellumig oder auch tripellumig sein können. Für einen Wiederaufbau existieren auch Implantate, bei denen über ein Portsystem Kochsalzlösung eingebracht werden kann, so dass es zu einer graduellen Augmentation kommt. Auch wird ein Wiederaufbau häufig mit autologem Gewebe durchgeführt, z. B. mithilfe eines TRAM- (Transverse-Rectus-Abdominis-Muscle-) Flaps. Ein Brustimplantat stellt sich in der Röntgen-Thoraxaufnahme als runde, homogene Verdichtung dar.

Fibröse Dysplasien der Rippen im Röntgen-Thorax

- **Befund:** In der Thoraxaufnahme p.a. zeigt sich eine fusiforme Aufweitung der 4. und 5. Rippe rechts. Hierbei lässt sich keine trabekuläre Struktur mehr abgrenzen. Ein kortikaler Rand ist jedoch größtenteils erhalten.
- **DD:** Knochenmetastasen, Neurofibromatose, Morbus Paget.
- **Bemerkungen:** Bei einer fibrösen Dysplasie der Rippen kommt es typischerweise zu einer fusiformen Aufweitung der Rippe. Eine trabekuläre Struktur lässt sich nicht mehr abgrenzen. Oft bleibt jedoch ein schmaler kortikaler Randsaum erhalten. Eine fibröse Dysplasie ist die häufigste benigne Raumforderung der Rippen. Zugleich sind die Rippen der häufigste Ort einer monoostotischen fibrösen Dysplasie. Fibröse Dysplasien werden nicht selten als Zufallsbefund bei einer Röntgenaufnahme des Thorax gefunden.

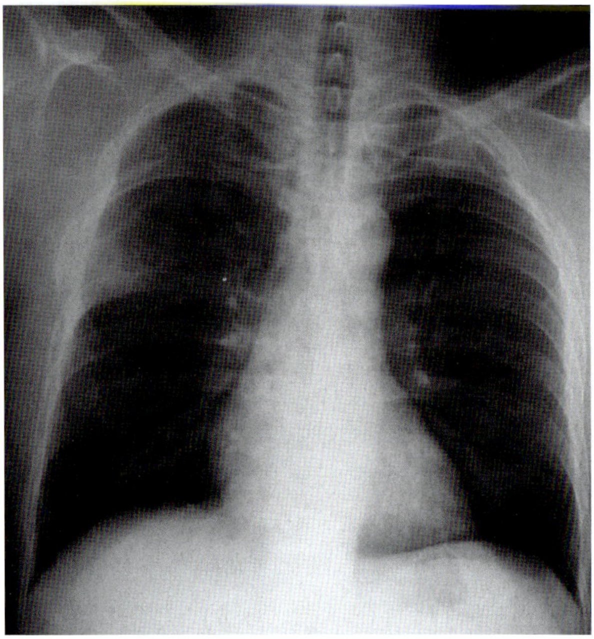

a

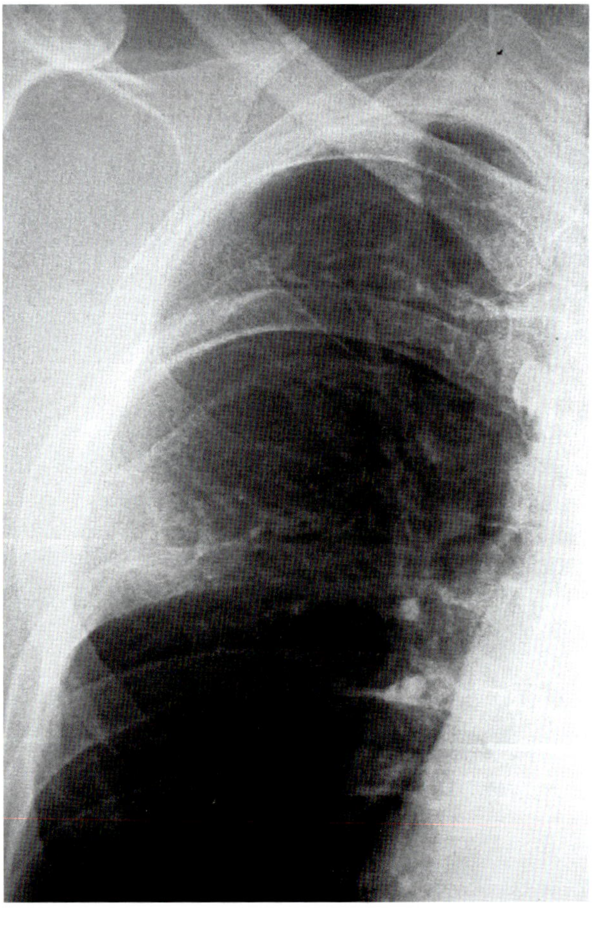

b

48-jähriger Patient; präoperative Röntgen-Thoraxaufnahme.

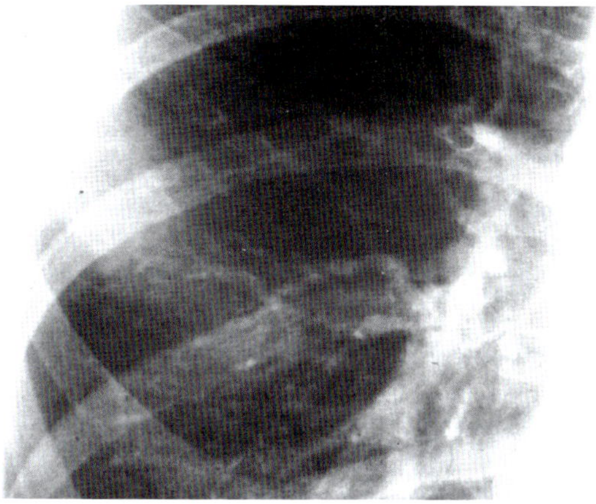

a

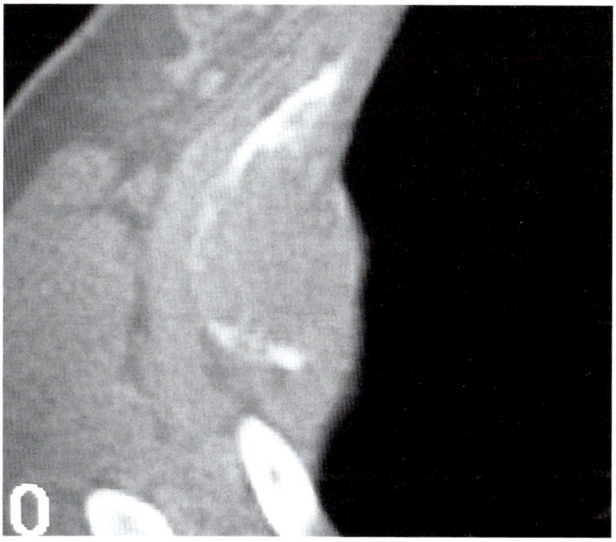

b

30-jährige Patientin; Z. n. Pubertas praecox; multiple Café-au-lait-Flecken.

McCune-Albright-Syndrom mit fibröser Dysplasie der Rippe

- **Befund:** In der Thoraxaufnahme p. a. (Detail, Abb. **a**) zeigt sich eine fusiforme Aufweitung der 4. Rippe rechts. Die CT (Detail; Abb. **b**) bestätigt diese fusiforme Aufweitung. Eine trabekuläre Struktur des Knochens ist nicht mehr nachweisbar, ein kortikaler Randsaum ist z. T. erhalten.
- **Bemerkungen:** Bei einem McCune-Albright-Syndrom kommt es zu polyostotischen fibrösen Dysplasien. Zugleich zeigen sich typischerweise Café-au-lait-Flecken und eine endokrine Dysfunktion. V. a. bei Mädchen kommt es gehäuft zu einer Pubertas praecox mit einer sehr frühen Menarche. Auch eine Hypothyreose kann auftreten. Die Café-au-lait-Flecken haben – im Gegensatz zur Neurofibromatose-1 – eine gezackte, „zerklüftete" Randbegrenzung – aufgrund ihrer Ähnlichkeit mit der Küste des US-Bundesstaates Maine werden sie auch „Coast-of-Maine"-Flecken genannt, während die ebenmäßig begrenzteren Café-au-lait-Flecken bei der Neurofibromatose als „Coast-of-California"-Flecken bezeichnet werden.

Fluorose

- **Befund:** In den Röntgenaufnahmen des Thorax zeigt sich eine diffuse Dichteerhöhung des Skeletts einschließlich der Rippen und der Wirbelkörper.
- **DD:** Oxalose, Osteopetrose, Osteomyelofibrose.
- **Bemerkungen:** Eine Fluorose entsteht bei einer exzessiven Aufnahme von Fluoriden. Es kommt zunächst zu einer Vergröberung der Trabekelzeichnung. Schließlich entsteht eine diffuse, gleichmäßige Sklerose der Knochen. Zusätzlich kann es zu typischen Verkalkungen der Ligamente kommen, v. a. im Sakrumbereich. Klinisch zeigt sich meist ein gesprenkelter Zahnschmelz.

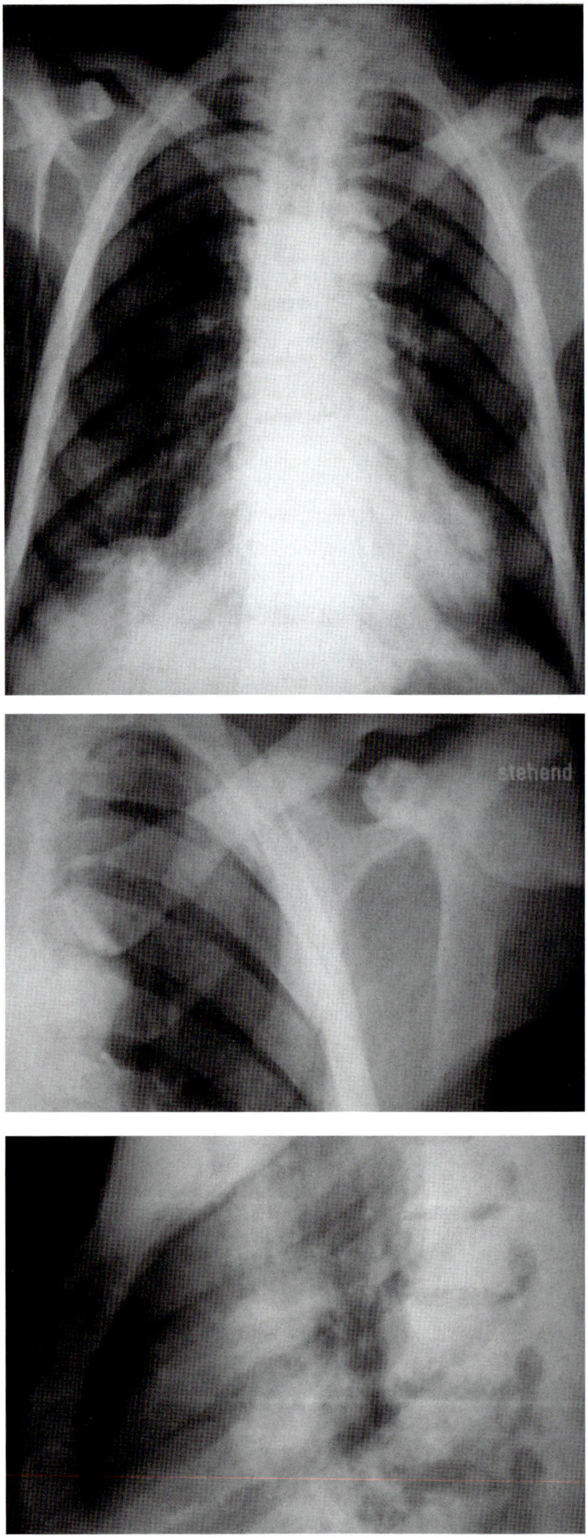

a
b
c

58-jähriger Patient mit Fluorose.

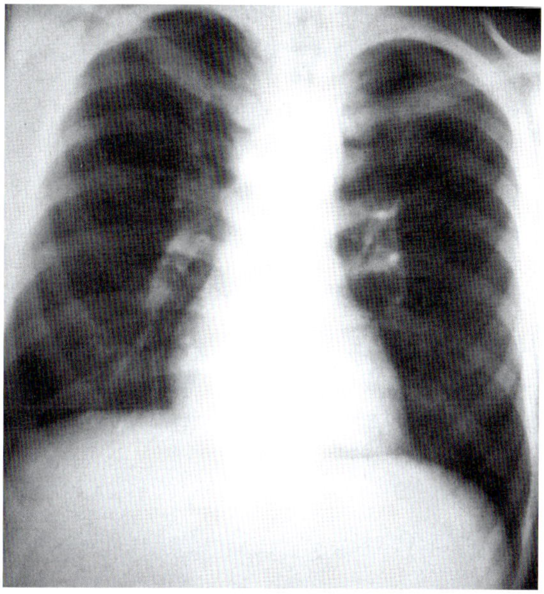
a

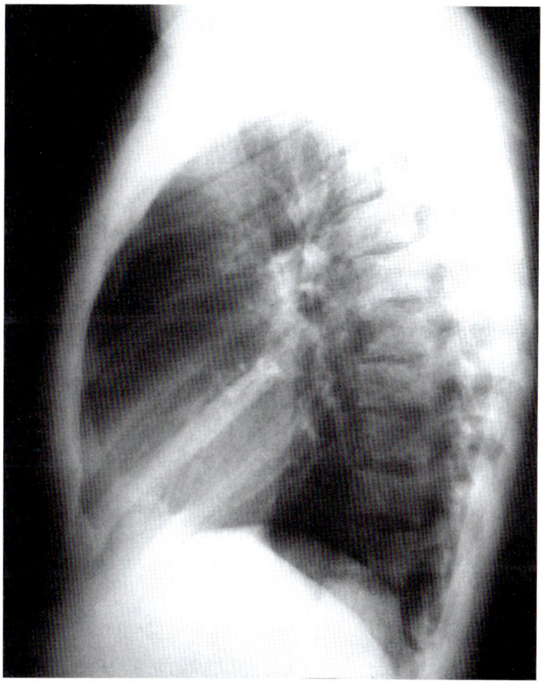
b

29-jähriger Patient mit Nierenversagen und Z. n. mehreren Frakturen. Im Urin Hyperoxalurie.

Oxalose

- **Befund:** In den Röntgenaufnahmen des Thorax zeigt sich eine diffuse Dichteerhöhung der Rippen. Auch die Wirbelkörper sind teilweise vermehrt röntgendicht.
- **DD:** Fluorose, Osteopetrose.
- **Bemerkungen:** Eine Oxalose ist eine seltene Stoffwechselstörung, bei der es zu einer vermehrten Ablagerung von Oxalsäure und Calcium im Körper kommt. Es besteht eine Hyperoxalurie. In den Röhrenknochen entstehen v. a. metaphysär zystische Läsionen mit sklerotischen Randsäumen und teilweise auch Erosionen. Die Wirbelkörper sind in ihrer Dichte erhöht; es kann zu einem „Bone-Within-Bone"-Bild kommen. Zudem besteht meist eine generelle Osteosklerose. Darüber hinaus kommt es zu einer Nephrokalzinose und evtl. auch zu Verkalkungen in den Weichteilgeweben.

Pneumoperitoneum im Röntgen-Thorax

- **Befund:** In den p.a. und seitlichen Thoraxaufnahmen zeigt sich eine ausgedehnte Luftsichel unter dem Zwerchfell. Das Zwerchfell lässt sich auf beiden Seiten als schmale Verdichtung abgrenzen.
- **Bemerkungen:** Für ein Pneumoperitoneum gibt es zahlreiche Ursachen. In den ersten etwa 3 Tagen nach einer Operation – und insbesondere nach einer Laparoskopie – sind intraperitoneale Luftansammlungen physiologisch. Liegt kein Z. n. einer frischen abdominellen Operation vor, so muss immer an die Ruptur eines Hohlorgans gedacht werden. Hier kommen beispielsweise ein perforiertes Ulkus des Magens oder des Duodenums, eine Divertikulitis, ein Ileus mit Ruptur oder eine rupturierte Pneumatosis cystoides intestinalis infrage. Aber auch iatrogene Ursachen kommen vor, wie beispielsweise die Verletzung eines Hohlorgans im Rahmen einer Operation oder Endoskopie, oder die Fehlanlage einer Thoraxdrainage.

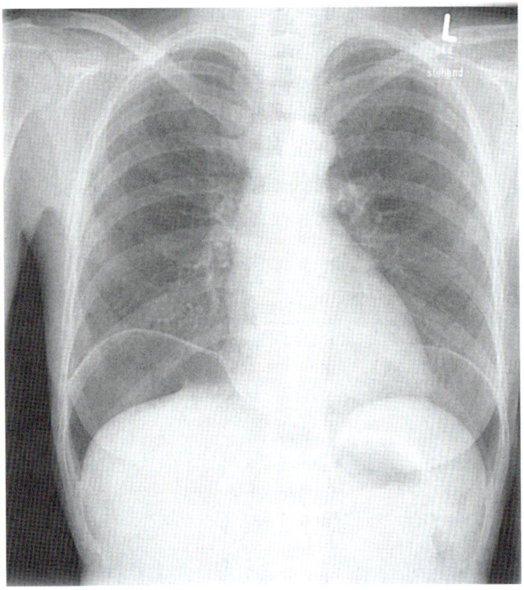

a

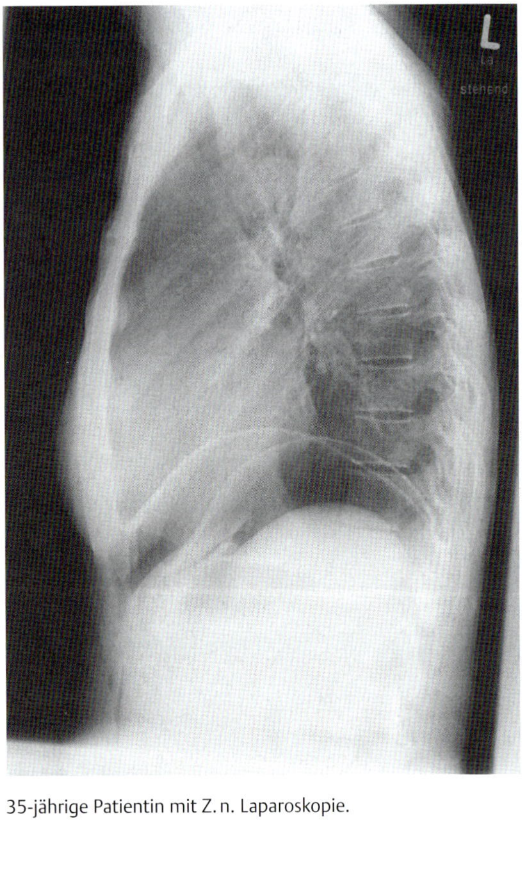

b

35-jährige Patientin mit Z. n. Laparoskopie.

2

Aortenklappenstenose, frühes Stadium

- **Befund:** In den Röntgenaufnahmen des Thorax p.a. und seitlich zeigt sich eine Dilatation der Aorta ascendens.
- **DD:** Atherosklerotische Aortenektasie, Aortenaneurysma.
- **Bemerkungen:** Bei einer Aortenklappenstenose kommt es zu einer mangelnden Öffnung der Aortenklappe während der Systole. Oft ist die Ursache eine rheumatische Endokarditis oder atherosklerotische Veränderungen. Im Stadium der Kompensation lässt sich eine Aortenklappenstenose noch nicht in der Röntgenübersichtsaufnahme erfassen. Als erstes röntgenologisch fassbares Zeichen bietet sich – wie in unserem Fall – die poststenotische Dilatation der Aorta ascendens. Im Gegensatz zu einer atherosklerotischen Aortenektasie oder einem Aneurysma involviert sie nur die Pars ascendens der Aorta. Im Verlauf kommt es dann zur typischen „aortalen“ Konfiguation des Herzens mit einer Erweiterung des linken Ventrikels, einer abgerundeten Herzspitze und einer tiefen Herzbucht – das Herz gleicht dann einem „Holzschuh“.

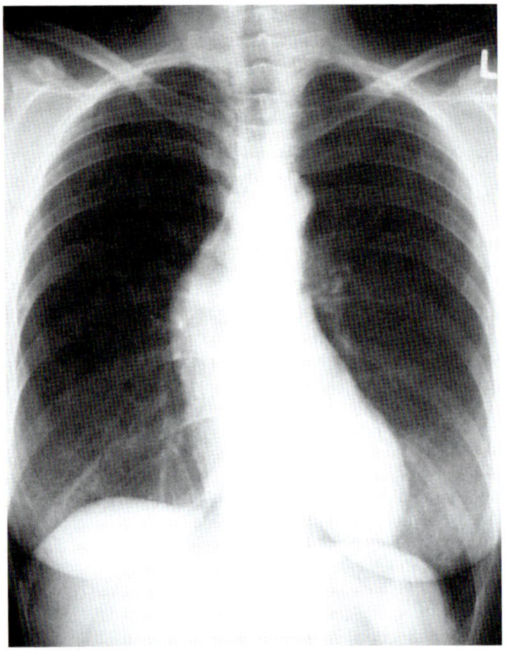
a

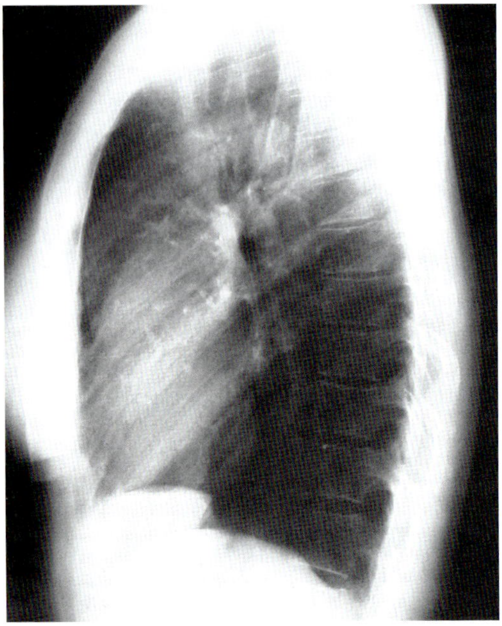
b

52-jährige Patientin mit verminderter Belastbarkeit und einem fortgeleiteten Systolikum.

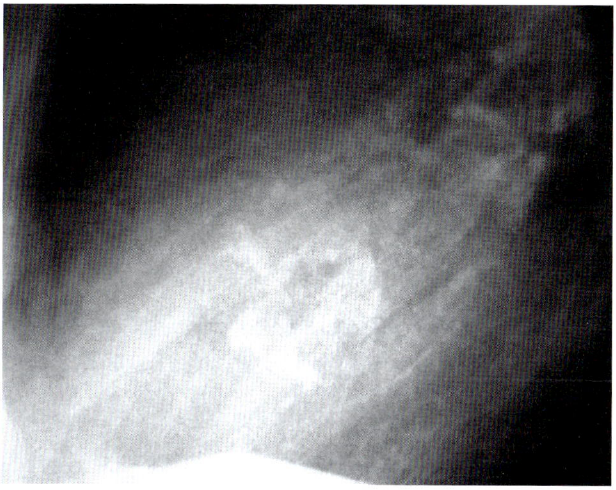

47-jähriger Patient mit verminderter Belastbarkeit.

Aorten- und Mitralklappenkalk

- **Befund:** In den Röntgenaufnahmen des Thorax seitlich (Detail) zeigen sich Verdichtungen in Projektion auf die Aortenklappe und auf die Mitralklappe.
- **Bemerkungen:** Stenosen und Insuffizienzen der Aorten- und Mitralklappen entstehen oft auf dem Boden einer rheumatischen Endokarditis oder atherosklerotischer Veränderungen. Nicht selten finden sich Verkalkungen in Projektion auf die geschädigten Klappen. Die Binnenstruktur des Herzschattens sollte in der Bildanalyse daher immer genau betrachtet werden.

Aortenklappeninsuffizienz, fortgeschrittenes Stadium

- **Befund:** In den Röntgenaufnahmen des Thorax zeigt sich eine Verbreiterung des linken Ventrikels und des linken Vorhofs. Es besteht eine pulmonalvenöse Stauung.
- **DD:** Mitralinsuffizienz.
- **Bemerkungen:** Im Frühstadium einer Aortenklappeninsuffizienz findet sich eine Vergrößerung des linken Ventrikels und eine Verbreiterung der Aorta als Zeichen einer adaptiven Dilatation. Im Gegensatz zur frühen Aortenklappenstenose ist die Aorta bis über den Bogen hinaus dilatiert. Tritt – wie in unserem Fall – eine Dekompensation auf, so kommt es schließlich zu einer Dilatation des linken Vorhofs und zu einer pulmonalvenösen Stauung.

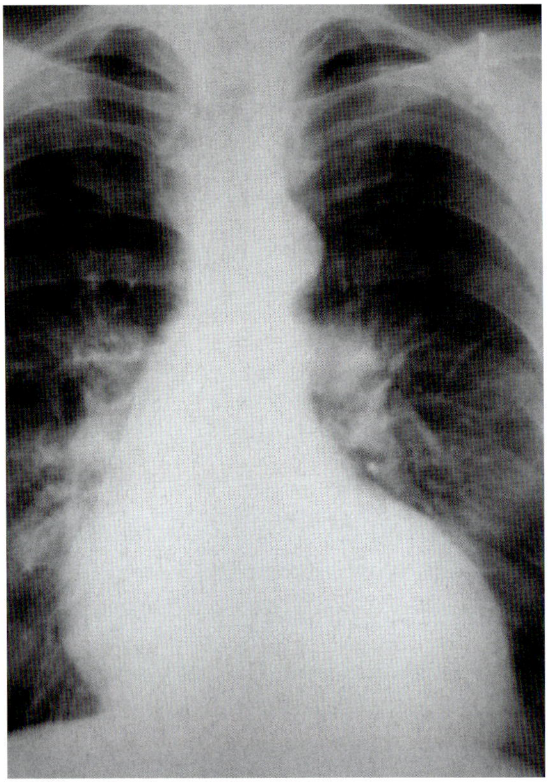
a

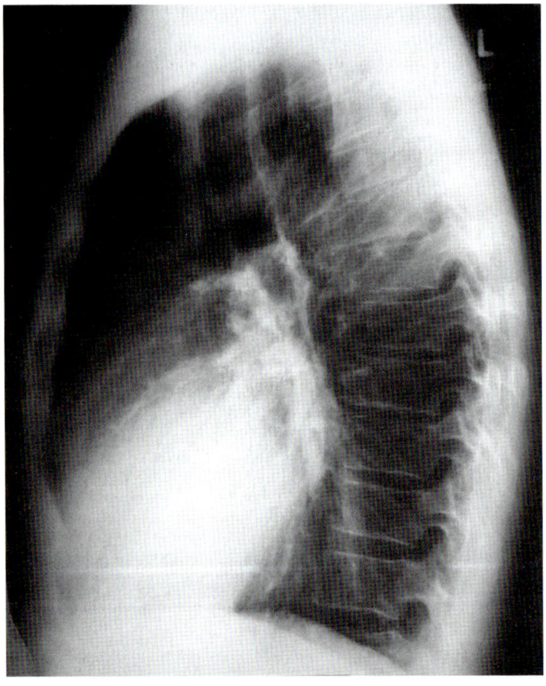

b

42-jähriger Patient mit verminderter Belastbarkeit, Dyspnoe und einem Systolikum und Decrescendo-Diastolikum.

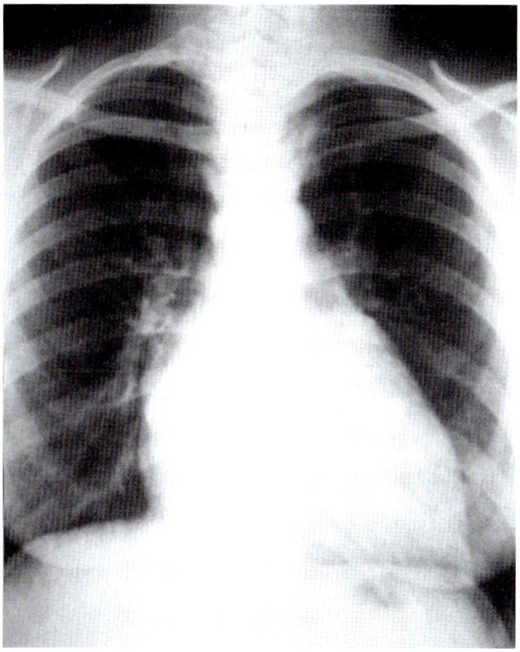

a

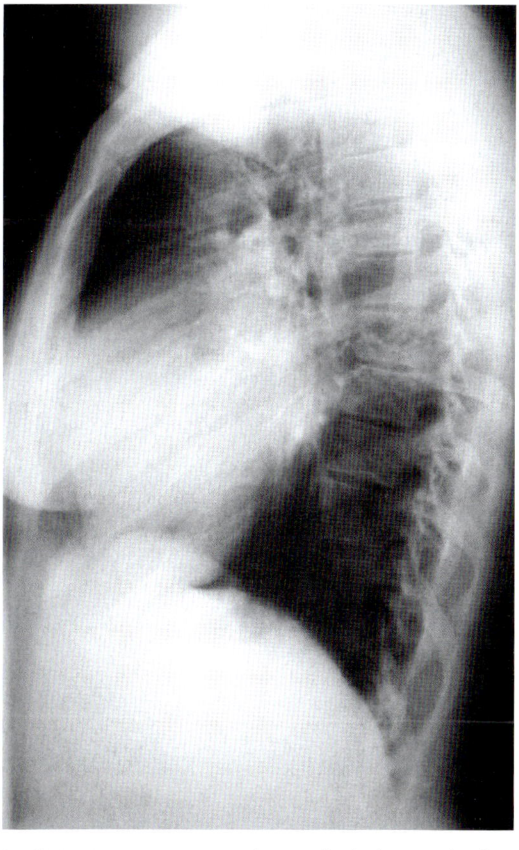

b

27-jährige Patientin mit verminderter Belastbarkeit, paukendem 1. Herzton und Decrescendo-Diastolikum.

Mitralstenose

- **Befund:** In den Röntgenaufnahmen des Thorax zeigt sich eine Vergrößerung des linken Vorhofs bei schlankem linken Ventrikel. Zudem besteht eine ausgeprägte Rechtsherzhypertrophie.
- **DD:** Mitralinsuffizienz.
- **Bemerkungen:** Eine Mitralstenose entsteht am häufigsten auf dem Boden einer rheumatischen Endokarditis. Die Mitralsegel sind verdickt mit einer Verkleinerung der Mitralöffnungsfläche. In den Röntgenaufnahmen des Thorax lässt sich schon früh eine linksatriale Vergrößerung abgrenzen mit einer Einengung des Retrokardialraums auf Höhe des linken Vorhofs, einem Verstreichen der Herztaille und meist einem Vorhofkernschatten. Im Zuge eines Rückstaus kommt es zu pulmonalvenösen Stauungszeichen und zu einer Rechtsherzhypertrophie mit verlängerter sternaler Kontaktfläche des Herzschattens im Seitbild.

Mitralinsuffizienz

- **Befund:** In den Röntgenaufnahmen des Thorax zeigt sich eine Vergrößerung des linken Vorhofs und des linken Ventrikels. Beginnende pulmonalvenöse Stauung.
- **DD:** Mitralstenose.
- **Bemerkungen:** Eine Mitralinsuffizienz kann degenerativ, aber auch nach Infarkten oder Endokarditiden entstehen. Es kommt zu einem Pendelvolumen, das den linken Vorhof und den linken Ventrikel überlastet. Es entsteht also – im Gegensatz zur Mitralstenose – eine Vergrößerung sowohl des linken Vorhofs als auch des linken Ventrikels. Im Vergleich zur Mitralstenose kommt es erst relativ spät zu einer pulmonalvenösen Stauung und zu einer Rechtsherzhypertrophie. Die Aorta ist i. d. R. schmal – ist die Aorta ascendens prominent, so muss der Verdacht auf ein gleichzeitig bestehendes Aortenklappenvitium geäußert werden.

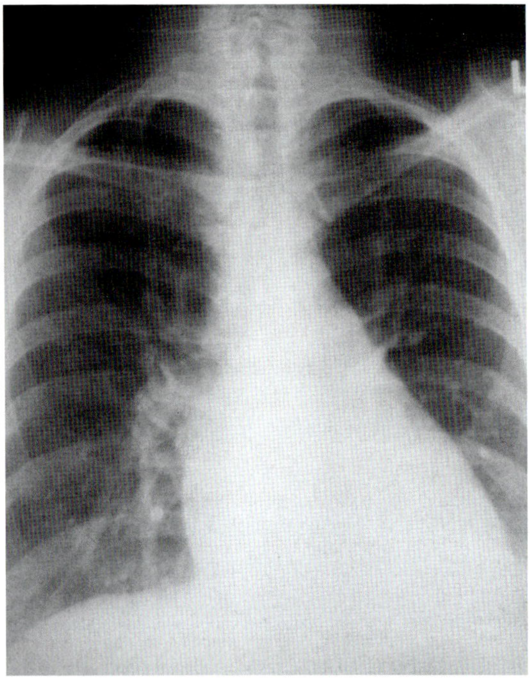
a

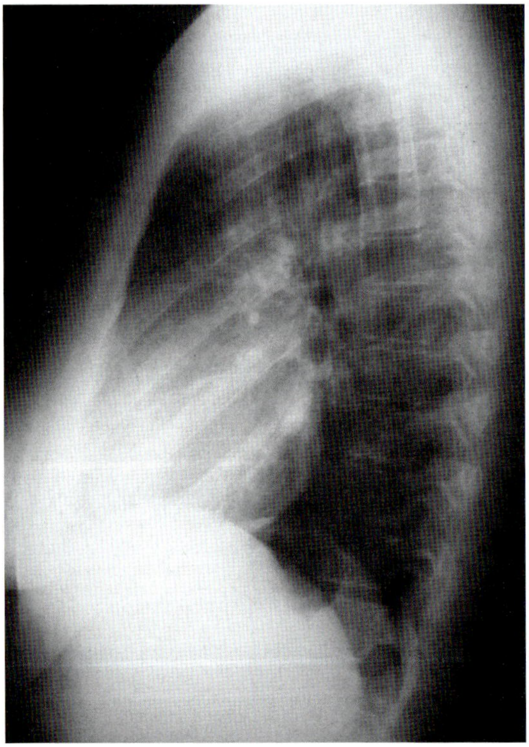
b

34-jährige Patientin mit verminderter Belastbarkeit und einem Holosystolikum mit 3. Herzton.

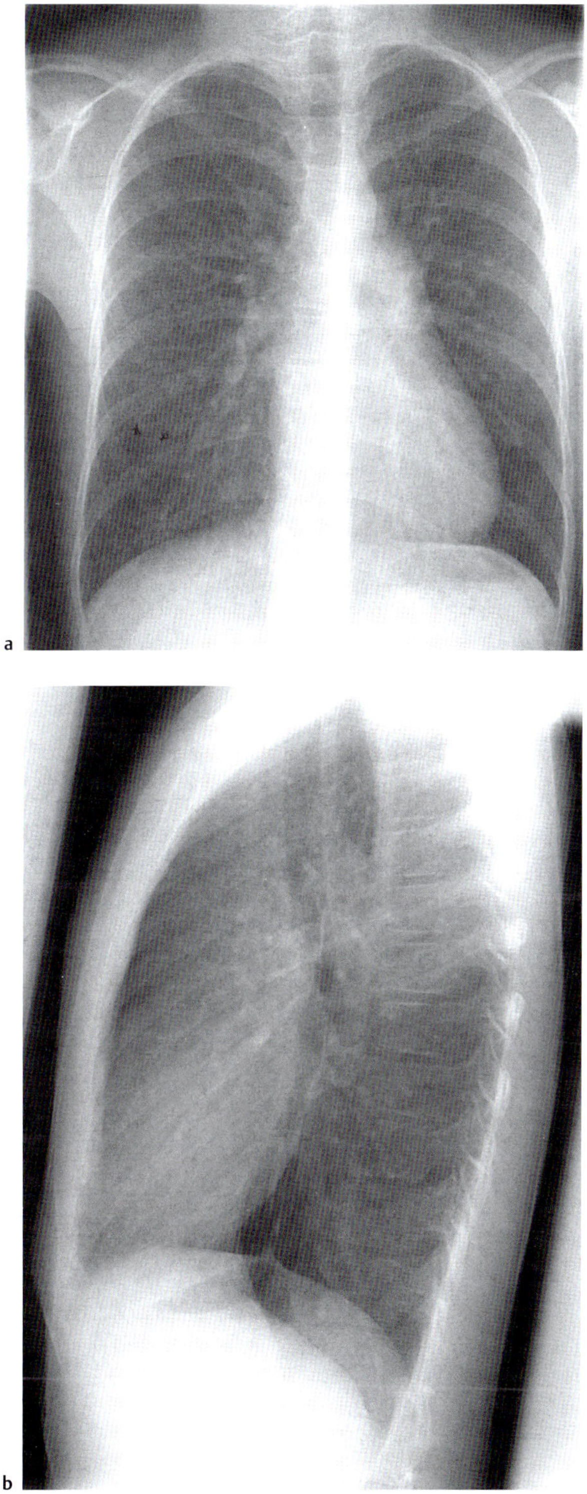

21-jähriger Patient mit Dyspnoe und rascher Ermüdbarkeit.

Vorhofseptumdefekt (ASD)

- **Befund:** Die Röntgenaufnahmen des Thorax zeigen eine Hyperämie der Lunge. Die retrosternale Kontaktfläche des Herzschattens ist erhöht; der rechte Ventrikel und beide Vorhöfe sind vergrößert.
- **Bemerkungen:** Ein Vorhofseptumdefekt (ASD) ist der häufigste kongenitale Herzfehler im Erwachsenenalter. Es existieren verschiedene Unterformen. Bei einem Septum-secundum-Defekt liegt der Defekt im mittleren Anteil des Septum interatriale; die geringste Ausprägung ist ein offenes Foramen ovale. Der Septum-primum-Defekt liegt im basalen Anteil und ist häufiger mit Störungen der Klappen oder mit einem zusätzlichen VSD (kompletter Canalis atrioventricularis) verbunden. Ein Sinus-venosus-Defekt befindet sich direkt unterhalb der Mündungsstelle der V. cava superior, die auf dem freien Rand des Septums „reitet". In den Röntgenaufnahmen zeigt sich bei einem symptomatischen ASD eine Vergrößerung des rechten Ventrikels und beider Vorhöfe. Die Lungengefäßzeichnung ist vermehrt. In der Durchleuchtung finden sich „tanzende Hili".

ASD-Okkluder

- **Befund:** Die Röntgenaufnahmen des Thorax a.p. zeigen ein rundliches Fremdmaterial in Projektion auf den Herzschatten. Die Vorhöfe sind relativ prominent, die Lungengefäßzeichnung ist noch geringgradig erhöht.
- **Bemerkungen:** Ein Vorhofseptumdefekt (ASD) kann inzwischen auch interventionell, über angiographische Katheter verschlossen werden. Man verwendet hierzu sog. ASD-Okkluder, die sich über den Defekt legen. Sie stellen sich in der Röntgenübersichtaufnahme als rundliches Fremdmaterial dar. Die korrekte Lage moderner ASD-Okkluder kann auch mit Hilfe einer kardialen MRT nachgewiesen werden.

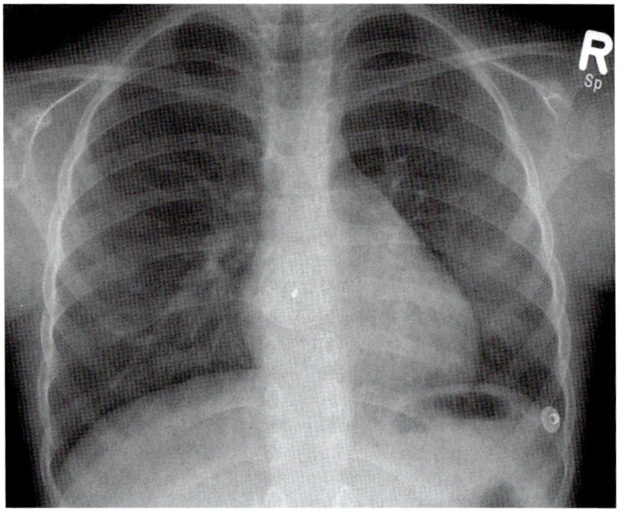

5-jähriger Junge mit Z. n. einem interventionellen Eingriff am Herzen.

Ebstein-Anomalie

- **Befund:** Die T1wMRT zeigt eine massive Vergrößerung des rechten Vorhofs. Die Trikuspidalklappe ist weit in den rechten Ventrikel verlagert. Es besteht ein ASD.
- **Bemerkungen:** Bei einer Ebstein-Anomalie kommt es zu einer Kaudalverlagerung der Trikuspidalklappe in den rechten Ventrikel hinein. Der obere Abschnitt des rechten Ventrikels wird hierdurch „atrialisiert", das Volumen des Restventrikels ist deutlich vermindert. Die Trikuspidalklappe ist insuffizient. Meist besteht zugleich ein ASD. In den Übersichtaufnahmen fällt eine Vergrößerung des Herzschattens mit einer Betonung des extrem vergrößerten rechten Vorhofs auf. Die Lungengefäßzeichung ist vermindert, die Aorta ist schmal.

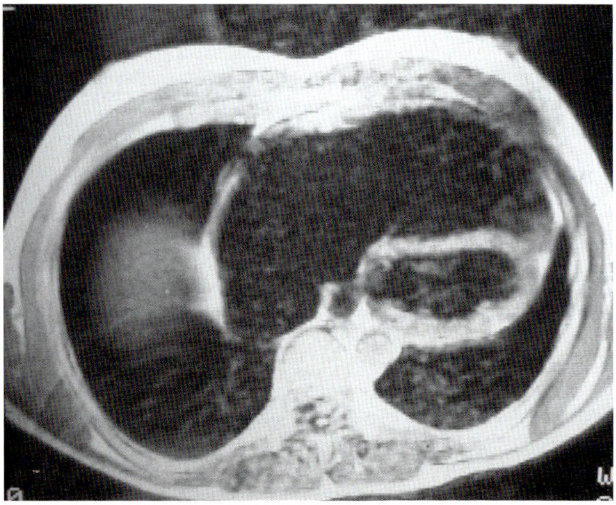
35-jähriger Patient mit verminderter Belastbarkeit.

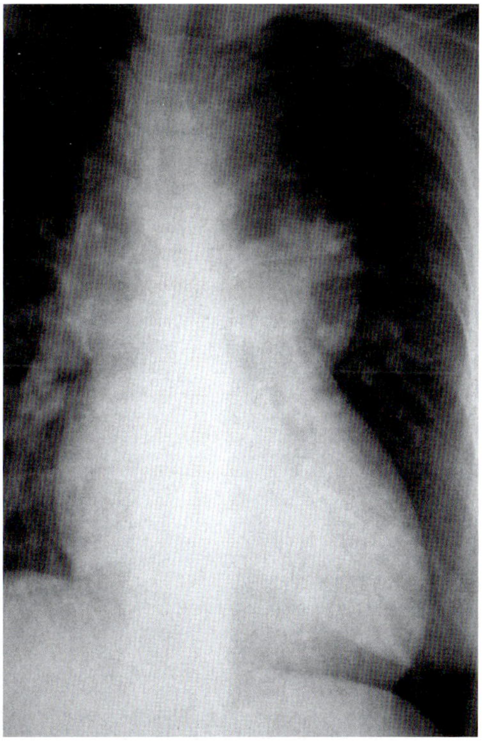

a

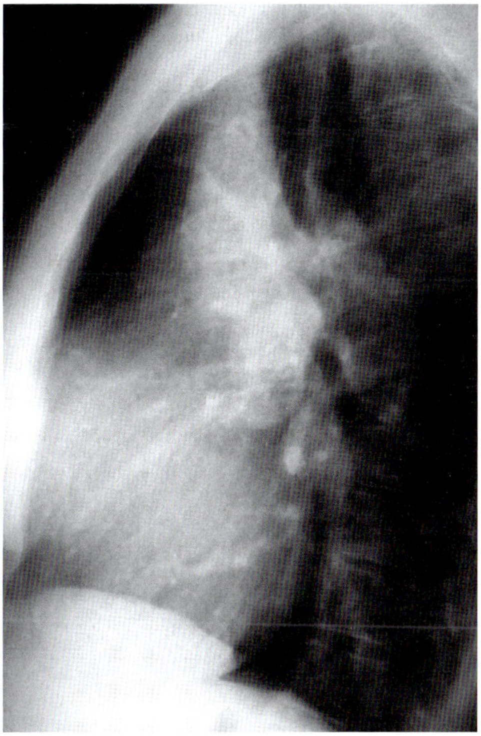

b

16-jähriger Patient mit verminderter Belastbarkeit und Zyanose.

Lungenvenenfehlmündung, supradiaphragmaler Typ

- **Befund:** In den Röntgenaufnahmen des Thorax zeigt sich eine nahezu normale Herzgröße mit einem etwas vergrößerten rechten Ventrikel. Das obere Mediastinum ist durch eine Verbreiterung der Venen (u. a. V. cava superior) verbreitert, so dass ein „schneemannartiges" Bild entsteht. Im Seitbild zeigt sich eine prätracheale Verdichtung.
- **Bemerkungen:** Eine Lungenvenenfehlmündung kann vollständig (total anomalous pulmonary venous return – TAPVR) oder partiell sein. Es besteht eine pathologische Verbindung zwischen Lungenvenen und systemischen Venen. Man unterscheidet eine supradiaphragmale von einer sub- bzw. infradiaphragmalen Form. Bei der supradiaphragmalen Fehlmündung kommt es zu einer deutlichen Erweiterung der V. cava superior und der linken V. anonyma. Hierdurch entsteht ein schneemannartiges Bild, da der Herzschatten selbst kaum verbreitert ist. Es besteht i. d. R. lediglich eine Vergrößerung des rechten Ventrikels. Die Lungengefäßzeichnung ist vermehrt.

Situs inversus totalis

- **Befund:** In der Röntgenaufnahme des Thorax p.a. zeigt sich eine nach rechts gerichtete, aber ansonsten physiologisch konfigurierte Herzsilhouette. Die Magenblase lässt sich ebenfalls rechts abgrenzen.
- **Bemerkungen:** Eine normale Anordnung der Organe im menschlichen Körper bezeichnet man als Situs solitus. Von einem Situs inversus spricht man, wenn die Organe zum Situs solitus spiegelbildlich angeordnet sind. Ein Situs ambiguus (Heterotaxie) liegt vor, wenn die Organe und die Atria des Herzens malpositioniert, aber nicht klar spiegelbildlich zum Situs solitus angeordnet sind; hierzu gehören auch Asplenie- und Polyspleniesyndrome. Ein Situs inversus kann ohne Krankheitswert sein. Es besteht jedoch eine Assoziation mit dem Kartagener-Syndrom, bei dem es zu einer gestörten Motilität der Zilien kommt. Auch sind kongenitale Vitien bei einem Situs inversus etwas häufiger.

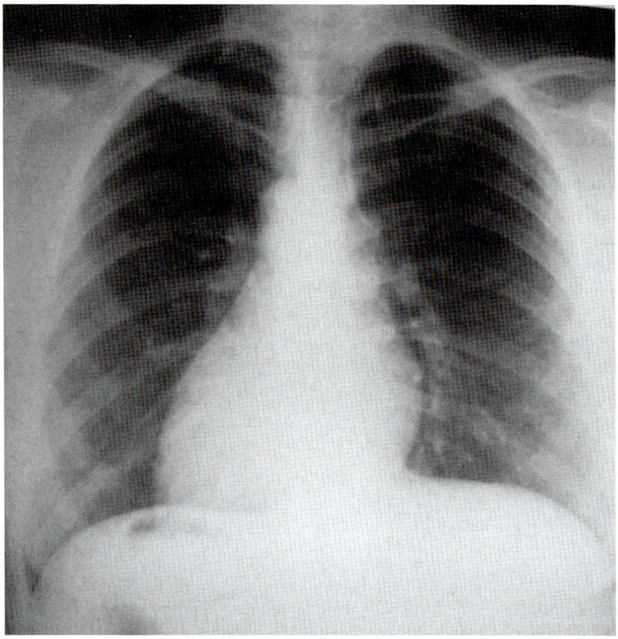

43-jährige Patientin; Einstellungsuntersuchung.

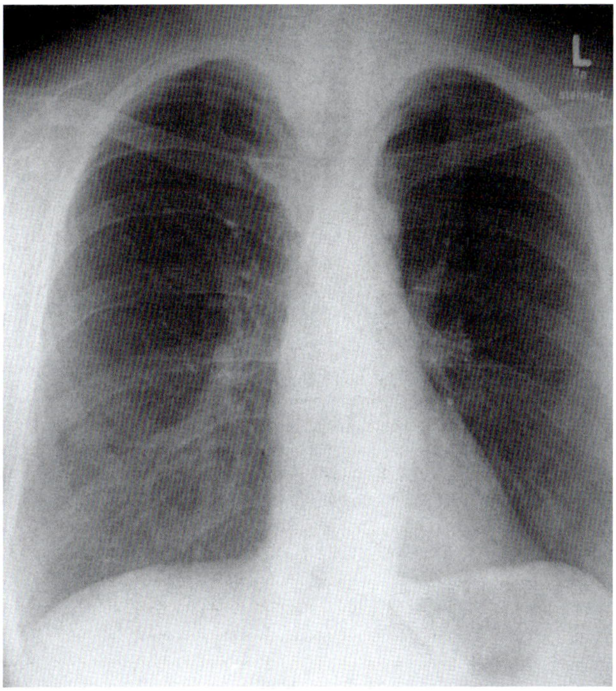

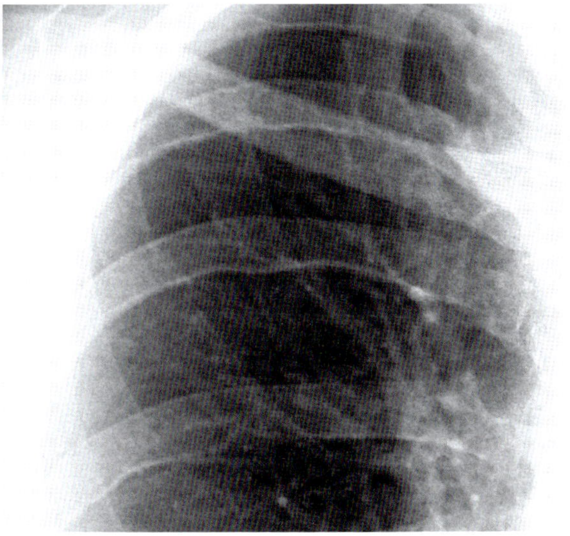

28-jährige Patientin mit Hypertonus und Claudicatio intermittens der unteren Körperhälfte.

Aortenisthmusstenose mit Rippenusuren

- **Befund:** In den Röntgenaufnahmen des Thorax zeigt sich eine Taillierung der Aorta distal des Aortenbogens. Bei genauer Betrachtung fallen Usuren der Rippenunterränder auf.
- **Bemerkungen:** Man unterscheidet zwischen einer präduktalen (infantilen) und einer postduktalen (adulten) Aortenisthmusstenose (AIS). Bei der präduktalen AIS liegt die Einengung vor dem Ductus Botalli; dieser bleibt offen, ein Rechts-links-Shunt entsteht mit zyanotischen Symptomen der unteren Körperhälfte. Bei der postduktalen AIS liegt die Einengung distal des Ligamentum Botalli. Die untere Körperhälfte wird über Kollateralkreisläufe aus Interkostalarterien, A. thoracica und A. subclavia versorgt. Hieraus resultieren die charakteristischen Rippenusuren, die Aushöhlungen der Rippen durch die erweiterten Interkostalarterien darstellen. Sie finden sich am Unterrand der 3.–9. Rippe, wobei sie an der 3. und 4. Rippe i. d. R. am deutlichsten ausgeprägt sind.

Aortenisthmusstenose nach Stenting

- **Befund:** In den Röntgenaufnahmen des Thorax zeigt sich ein Stent in Projektion auf die Aorta descendens direkt distal des Lig. arteriosum. Der Stent ist gut entfaltet und regelrecht konfiguriert.
- **Bemerkungen:** Eine Aortenisthmusstenose kann operativ oder durch Einbringung eines Stents therapiert werden. Indikationen sind eine Minderversorgung der unteren Körperhälfte bzw. ein Bluthochdruck der oberen Körperhälfte. Symptomatisch werden Aortenisthmusstenosen vom adulten (postduktalen) Typ oft durch chronische Kopfschmerzen und/oder Symptome einer Claudicatio der unteren Körperhälfte.

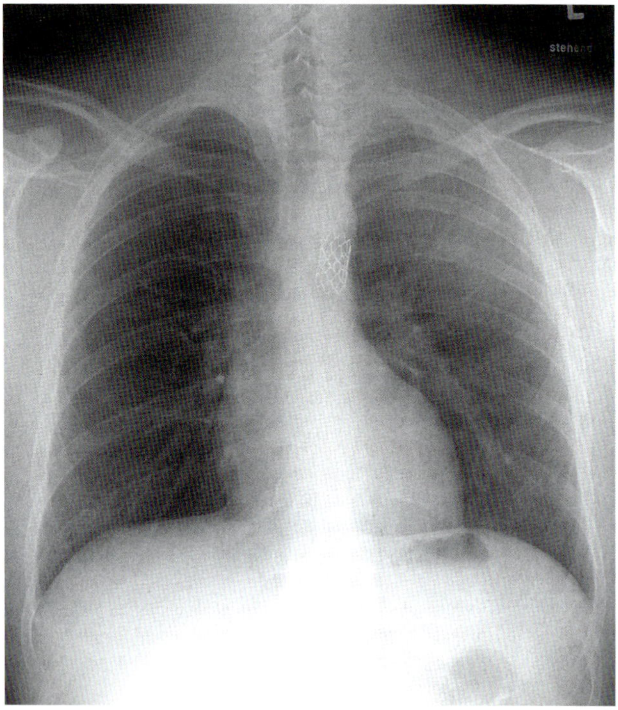

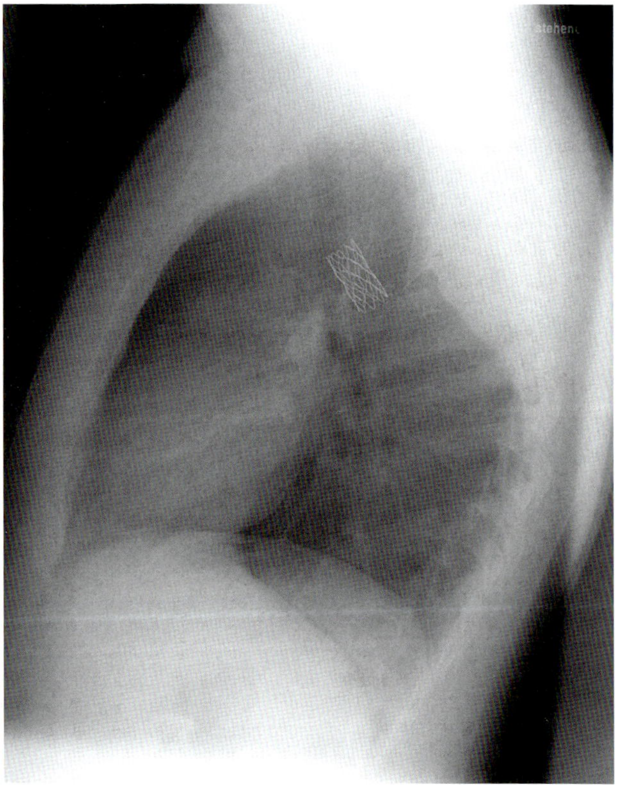

32-jähriger Patient mit Z. n. interventionellem Eingriff. Kontrolluntersuchung.

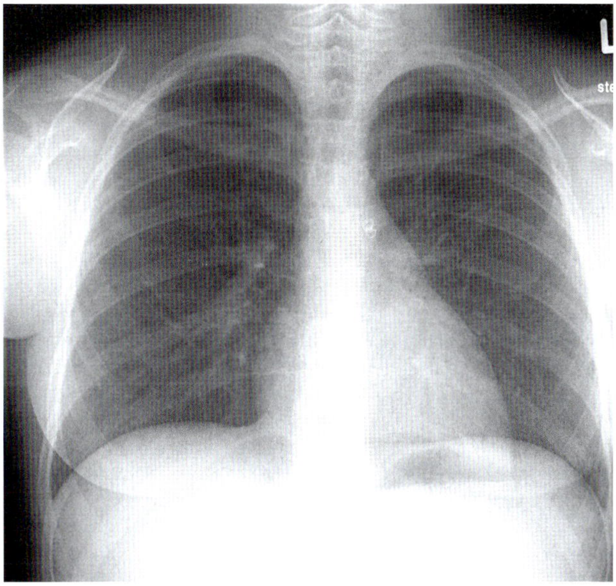

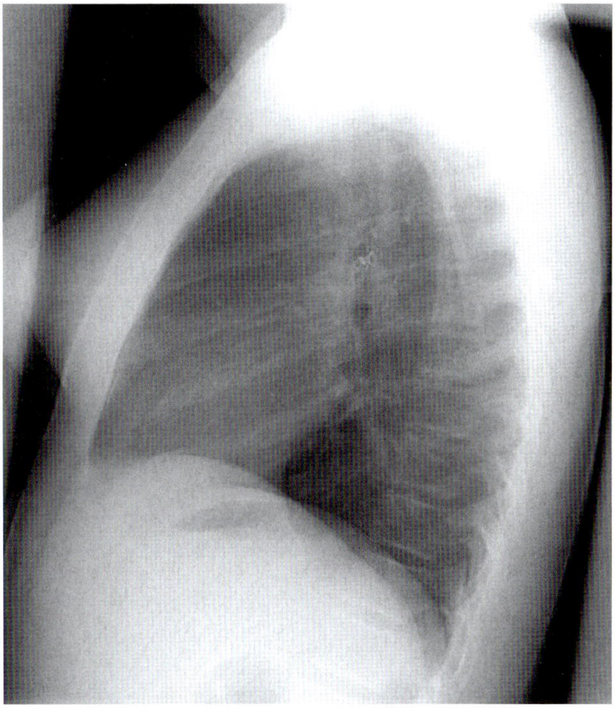

16-jähriges Mädchen mit Z. n. interventionellem Eingriff.

Offener Ductus Botalli – Z. n. Coiling

- **Befund:** Die Röntgenaufnahmen zeigen Coils in Projektion auf den Ductus Botalli. Der rechte Ventrikel ist vergrößert mit verlängerter retrosternaler Kontaktfläche des Herzschattens.
- **Bemerkungen:** Der während der Fetalzeit physiologisch offene Ductus Botalli, der die linke Pulmonalarterie mit der Aorta descendens verbindet, verschließt sich i. d. R. postnatal und obliteriert zum Lig. arteriosum. Bleibt er offen, kommt es zur Rezirkulation von arteriellem Blut. Durch die Volumenbelastung vergrößern sich initial allein der linke Ventrikel und ggf. der linke Vorhof. Im Verlauf kommt es zu einer pulmonalen Widerstandserhöhung und hierdurch zu einer Druckbelastung des rechten Herzens mit entsprechender Hypertrophie. Ein offener Ductus Botalli kann – wie in unserem Fall – auch interventionell mit Coils verschlossen werden. Es ist jedoch zu beachten, dass es kombinierte Herzvitien gibt, bei denen ein offener Ductus Botalli überlebensnotwendig ist und daher auf keinen Fall verschlossen werden darf.

Dilatative Kardiomyopathie

- **Befund:** Die Röntgenaufnahmen des Thorax zeigen eine massive, globale Vergrößerung des Herzschattens.
- **Bemerkungen:** Man unterteilt die Kardiomyopathien (KMP) in dilatative, hypertrophe und konstriktive KMP. Bei der hypertrophen Form ist die Muskelwand verdickt, es kommt erst in einem späten Stadium zu einer Verbreiterung des Herzschattens. Bei der seltenen, konstriktiven KMP ist der Herzschatten normal groß, bei evtl. erweitertem rechten Vorhof; die Lungengefäße sind schmal. Die dilatative KMP ist bei weitem die häufigste Form. Es kommt zu einer ausgeprägten, globalen Vergrößerung des Herzschattens; im Dekompensationsstadium treten Pleuraergüsse und eine pulmonalvenöse Stauung hinzu. Eine dilatative KMP ist häufig idiopathisch. Sie kann aber auch nach Myokarditiden, bei rheumatischen oder neuromuskulären Erkrankungen und bei Noxen wie Alkohol auftreten.

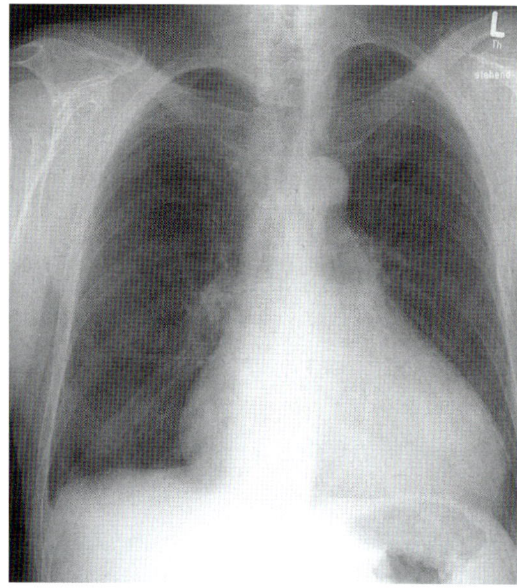

a

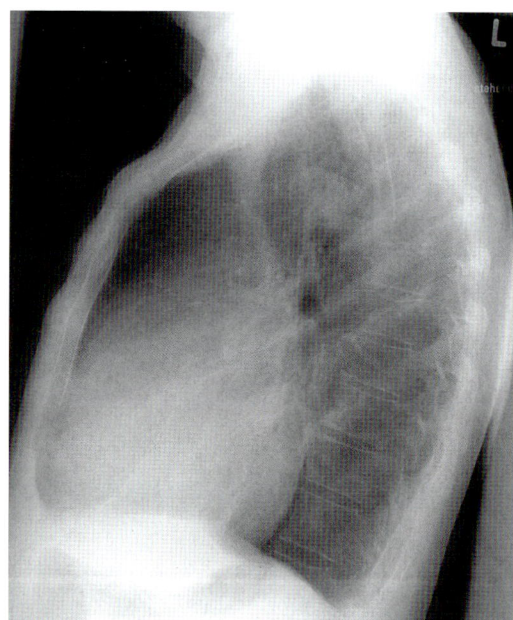

b

38-jähriger Patient mit verminderter Belastbarkeit. Z. n. Myokarditis.

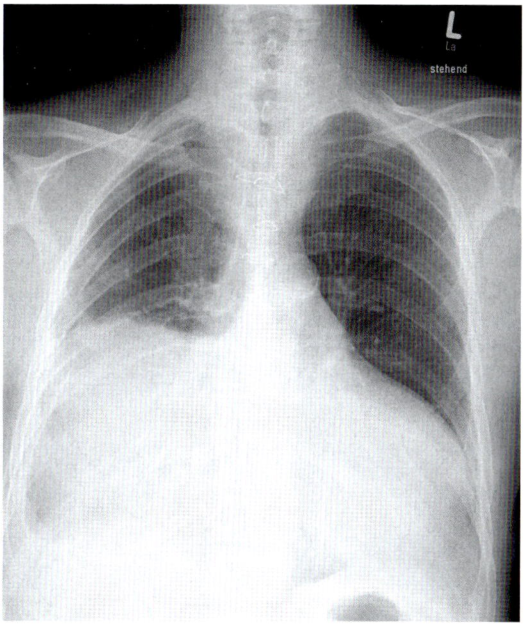

a

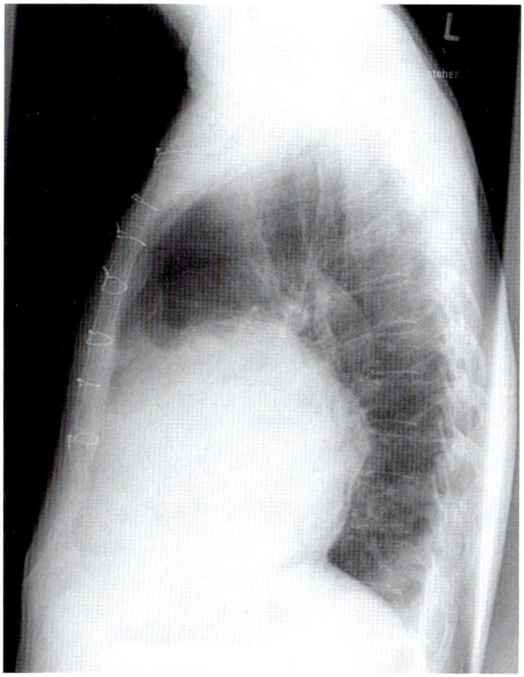

b

58-jähriger Patient mit Z. n. Herztransplantation. Kontrolluntersuchung.

Heterotope Herztransplantation („Rucksackherz")

- **Befund:** Die Röntgenaufnahmen des Thorax zeigen eine ausgedehnte, homogene, glatt begrenzte Verdichtung im rechten Lungenunterfeld. Z. n. Sternotomie. Keine Pleuraergüsse, keine pulmonalvenöse Stauung.
- **Bemerkungen:** Herztransplantationen werden i. d. R. orthotop durchgeführt. Dies bedeutet, dass das Organ des Empfängers entfernt wird und durch das Organ des Spenders (in orthotoper Lage) ersetzt wird. In diesem Fall wurde die – deutlich seltener angewandte – Technik einer heterotopen Herztransplantation durchgeführt. Das native Herz des Empfängers verbleibt in situ, das Spenderherz wird rechts (in heterotoper Lage) hinzugefügt. Man spricht auch von einem „Rucksackherz" oder von einem „Doppelherz".

Herzwandaneurysma

- **Befund:** Die Röntgenaufnahmen des Thorax zeigen eine fokale Ausbuchtung der Herzkontur im linken Vorderwandbereich.
- **Bemerkungen:** Herzwandaneurysmen entstehen meist als Komplikation eines transmuralen Myokardinfarkts. Selten einmal können sie auch eine Komplikation der Chagas-Erkrankung darstellen oder angeboren sein.
  Man unterscheidet echte von falschen Herzwandaneurysmen. Bei einem falschen Aneurysma ist der linke Ventrikel rupturiert – das Endokard prolabiert durch die Myokardlücken; bisweilen wird das Aneurysma nurmehr durch Perikardschichten oder extrakardiales Gewebe begrenzt. Bei einem echten Herzwandaneurysma kommt es – i. d. R. infolge eines Infarkts – zu einer Ausstülpung aller Wandanteile. Herzwandaneurysmen der linken Vorderwand und der Herzspitze lassen sich meist schon auf den p. a. oder a.p. Aufnahmen als fokale Ausbuchtung abgrenzen. In der Durchleuchtung zeigt sich während der Systole eine paradoxe Expansion des Aneurysmas.

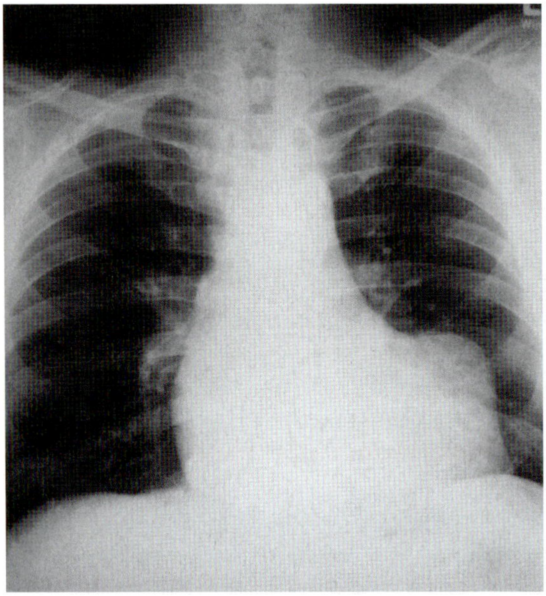
a

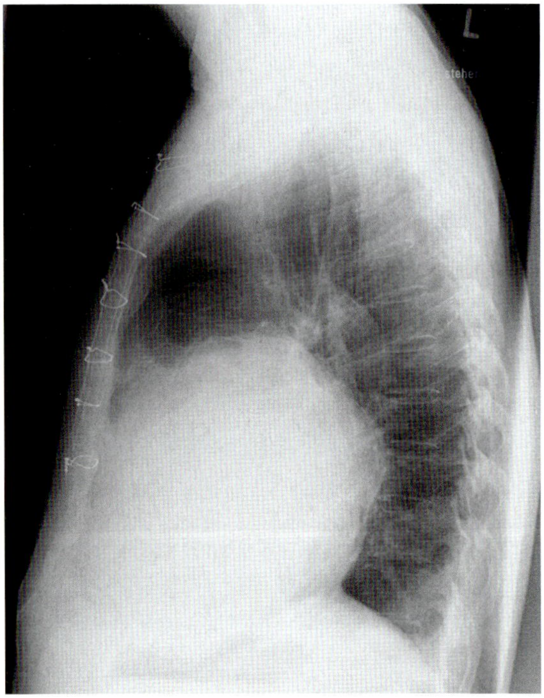
b

69-jähriger Patient mit Z. n. Vorderwandinfarkt.

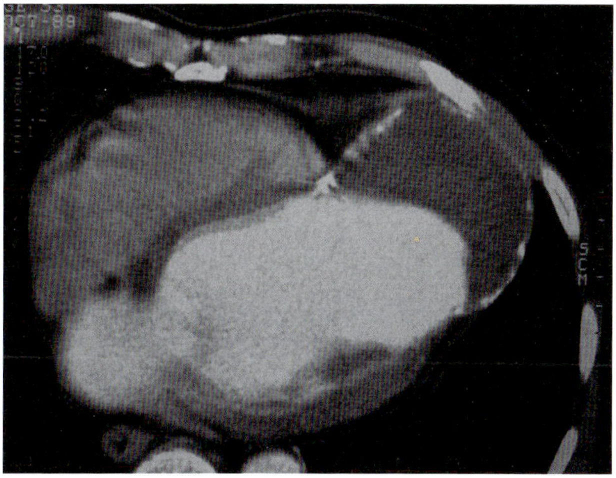

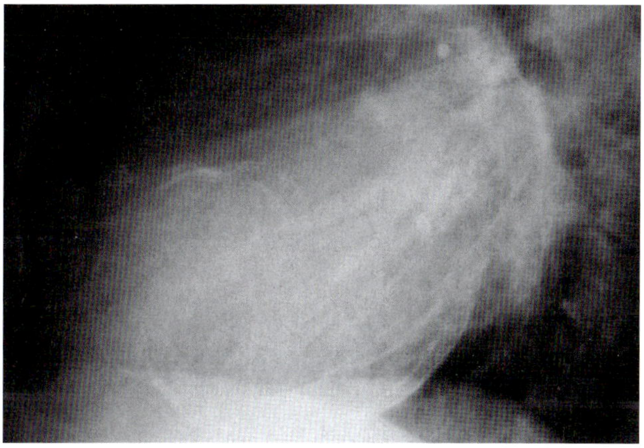

69-jähriger Patient mit Z. n. Myokardinfarkt vor längerer Zeit.

Herzwandaneurysma, verkalkt und thrombosiert

- **Befund:** In der kontrastverstärkten CT (Abb. **a**) zeigt sich eine fokale Ausbuchtung des deutlich ausgedünnten, linksventrikulären Myokards. Innerhalb des Aneurysmas findet sich thrombotisches Material. Die Herzwand ist im Aneurysmabereich verkalkt (siehe auch Röntgen seitl., Detail, Abb. **b**).
- **Bemerkungen:** Chronische Herzwandaneurysmen können zur Bildung eines Thrombus innerhalb des Aneurysmas führen. Hierdurch entsteht das Risiko einer thrombembolischen Komplikation, wie z. B. eines zerebrovaskulären Insults oder einer akuten Ischämie der Mesenterialgefäße oder der Beinarterien. Im Rahmen eines chronischen Herzwandaneurysmas kann es – wie in unserem Fall – auch zu einer Verkalkung der Wand kommen. Dies ist zwar selten, das Aneurysma lässt sich dann aber bereits in der Röntgenübersichtsaufnahme als charakteristische Struktur erkennen.

Intraaortale Ballonpumpe im aufgeblasenen Zustand

- **Befund:** Die Röntgenaufnahme des Thorax a.p. (Detail) zeigt eine längliche, vermehrt transparente Struktur in Projektion auf die Aorta mit einer röntgendichten Spitze. Z. n. Sternotomie.
- **Bemerkungen:** Bei intensivpflichtigen Patienten lässt sich häufig eine schmale Struktur in der Aorta descendens abgrenzen, die eine röntgendichte Spitze aufweist. Es handelt sich hierbei um eine intraaortale Ballonpumpe (IABP), die zur Stabilisierung z. B. bei kardiogenem Schock, instabiler Angina pectoris oder einem ischämischen Linksherzversagen dient. Die IABP wird alternierend aufgepumpt, um eine Perfusionsverbesserung der Koronararterien und die Aufrechterhaltung eines Drucks zu erzielen. Die Spitze sollte hierbei im Bereich der proximalen Aorta descendens, distal des Abgangs der linken A. subclavia liegen. Ist die IABP nicht aufgepumpt, lassen sich nur die röntgendichte Spitze und ein schmaler Draht abgrenzen; im aufgeblasenen Zustand kommt eine längliche Luftansammlung hinzu.

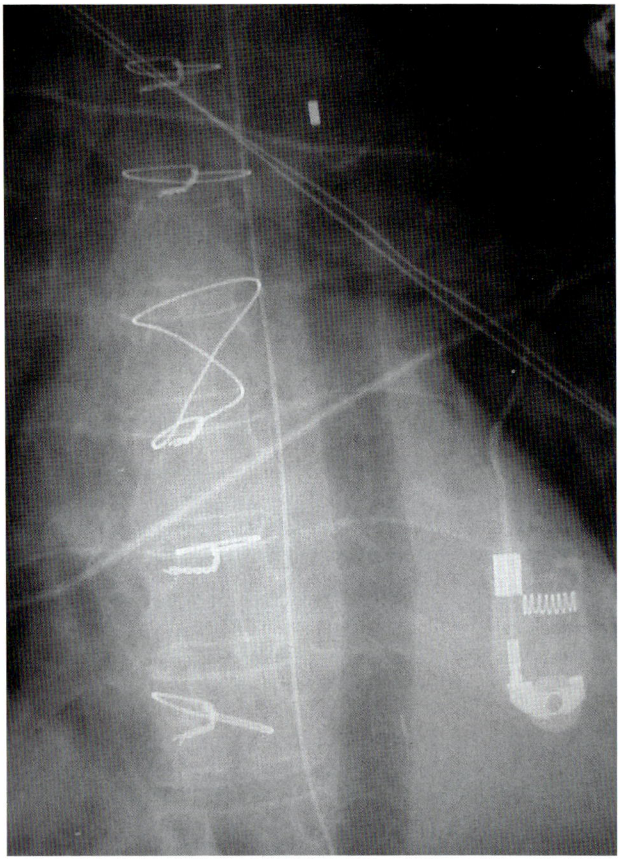

72-jähriger intensivpflichtiger Patient mit Z. n. Bypassoperation.

Pneumoperikard, Lungenlazeration, Rippenserienfraktur

- **Befund:** In der Röntgenaufnahme des Thorax a.p. zeigt sich eine schmale Luftsichel, die das Perikard von der Herzsilhouette abhebt. Rechts besteht eine Rippenserienfraktur mit Fragmentbildung. Die rechte Lunge erscheint lazeriert. Hautemphysem und Pneumothorax rechts.
- **Bemerkungen:** Als Pneumoperikard bezeichnet man eine Luftansammlung innerhalb des Perikards. Es tritt bei schweren Scherverletzungen des Herzens auf, bei denen es zu einem Riss im Perikard kommt. In den Röntgenaufnahmen zeigt sich eine schmale, feine Linie, die von der Herzkontur selbst abgegrenzt ist, zu dieser jedoch parallel verläuft.

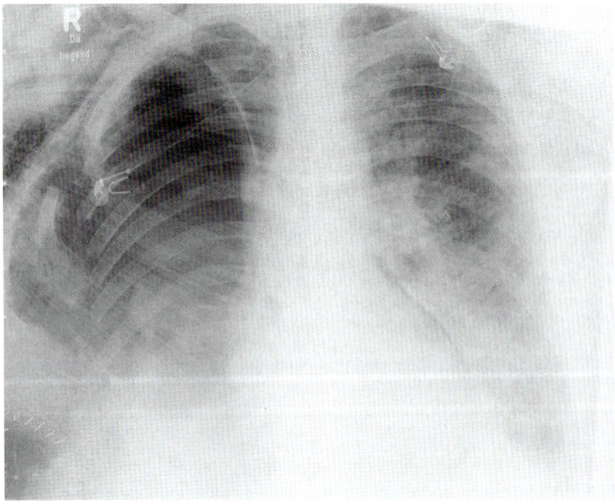

19-jähriger polytraumatisierter Patient nach schwerem Verkehrsunfall.

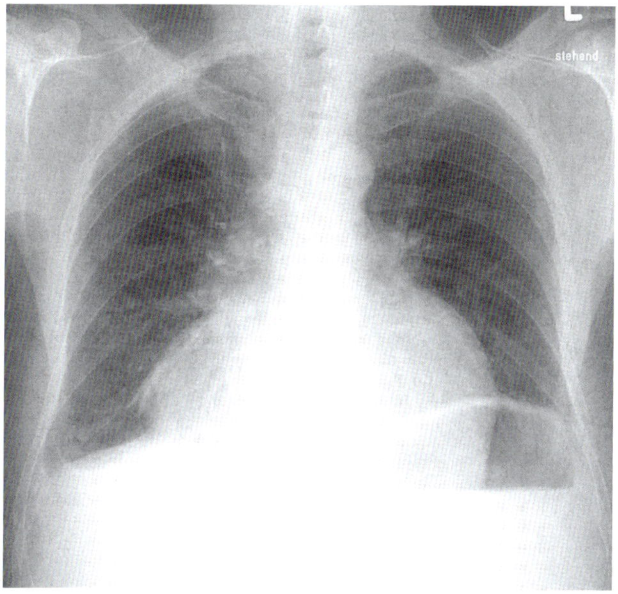

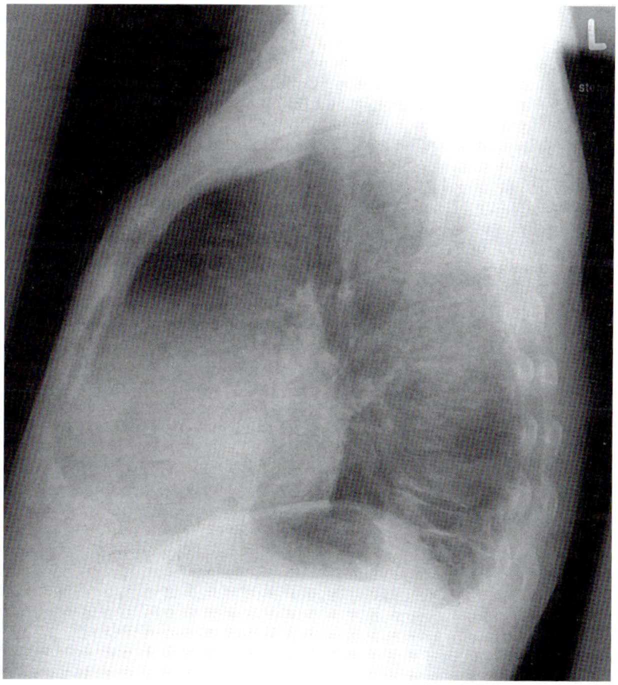

47-jähriger Patient mit bekanntem Pankreaskarzinom.

Maligner Perikarderguss

- **Befund:** In der Röntgenaufnahme p.a. zeigt sich eine „bocksbeutelartige" Verbreiterung der Herzkontur. Im Seitbild lässt sich die epimyokardiale Fettlinie als Aufhellung innerhalb der Herzsilhouette (zwischen Myokard und Erguss) nachweisen. Höhenminderung einzelner Wirbelkörper.
- **DD:** Perikarderguss anderer Ursachen.
- **Bemerkungen:** Ein Perikarderguss kann auf dem Boden eines Herzversagens, traumatisch, nach Myokardinfarkt, bei Infektionen, bei Urämie, bei rheumatischen Erkrankungen und bei Malignomen entstehen. In den p.a. Aufnahmen kommt es zu einer „bocksbeutelartigen" oder zeltförmigen Verbreiterung der Herzkontur. Der Retrosternalraum ist im Seitbild aufgefüllt. Gelegentlich lässt sich die charakteristische Aufhellungslinie des epimyokardialen Fettgewebes im Seitbild innerhalb des Ergusses – zwischen Myokard und Erguss – abgrenzen. Das retrosternale und das epikardiale Fettgewebe sind durch den Erguss mindestens 2 mm voneinander separiert.

Perikardtamponade bei Aortendissektion

- **Befund:** In der CT zeigt sich eine ausgedehnte, relativ hyperdense Flüssigkeitsansammlung im Perikard. Die Aortenwurzel ist disseziert. Die Herzkammern erscheinen komprimiert.
- **Bemerkungen:** Zu einer Perikardtamponade kommt es, wenn eine ausgeprägte Flüssigkeitsansammlung im Herzbeutel die diastolische Füllung der Herzkammern beeinträchtigt. Dies führt zu einer Tachykardie mit Pulsus paradoxus, einer Erweiterung der Jugularvenen und fallenden Blutdruckwerten. In den Röntgenaufnahmen und in der CT zeigt sich eine progrediente Verbreiterung der Herzkontur. Die Herzkammern sind komprimiert. Die Lungengefäßzeichnung erscheint normal, wohingegen die V. cava dilatiert ist. In unserem Fall liegt ein Hämatoperikard bei Aortenwurzeldissektion vor.

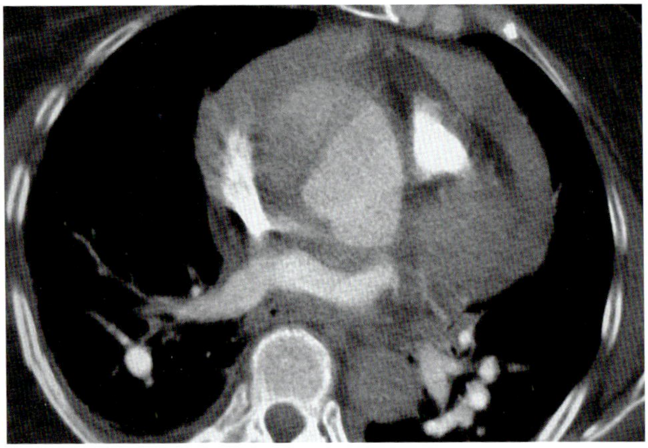

71-jähriger Patient mit Thoraxschmerzen, Tachykardie und Pulsus paradoxus. Beginnende Schockparameter.

Vorhofmyxom

- **Befund:** In der T1wMRT zeigt sich eine vom Septum interatriale ausgehende Raumforderung des linken Vorhofs, die in der T1w nahezu isointens zum Herzmuskel ist. Innerhalb der Raumforderung lassen sich Bezirke mit vermindertem Signal abgrenzen.
- **DD:** Vorhofthrombus, Sarkom, Metastase, papilläres Fibroelasthom.
- **Bemerkungen:** Das Myxom ist der häufigste benigne Tumor des Herzens. Es liegt meist im linken Vorhof, kann aber auch im rechten Vorhof oder biatrial vorkommen. Meist geht der Tumor über einen schmalen Stiel vom Septum interatriale aus. In der Schnittbildgebung zeigt sich eine glatt begrenzte, rundliche Raumforderung. Die Binnenstruktur kann durch Einblutungen, Nekrosezonen und Verkalkungen relativ inhomogen sein. In der MRT ist das Myxom in der T1w isointens oder leicht hypointens im Vergleich zum Myokard. In der T2w stellt sich der Tumor deutlich hyperintens dar. Eine mögliche Komplikation eines Vorhofmyxoms ist eine Embolisierung, die z. B. zu einem Schlaganfall führen kann.

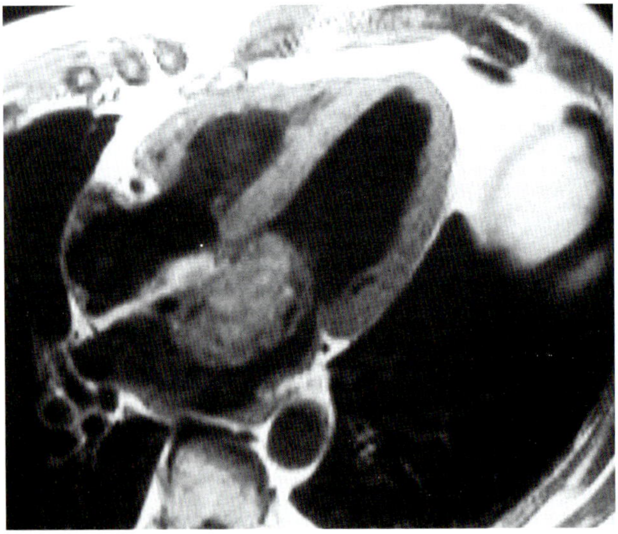

61-jähriger Patient mit Herzgeräusch und Rhythmusstörungen.

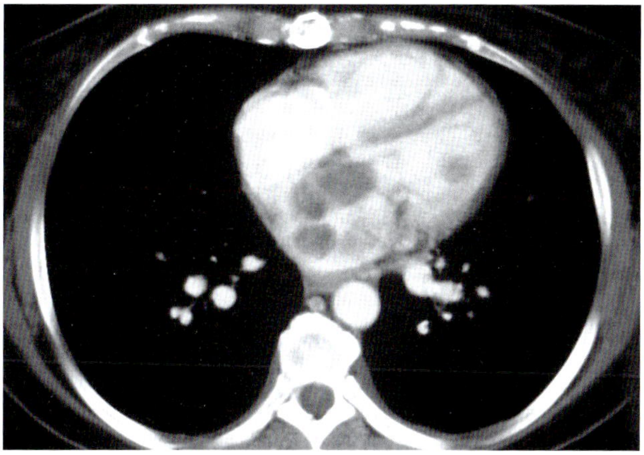

45-jähriger Patient mit Herzrhythmusstörungen und Gewichtsabnahme.

Undifferenziertes Sarkom des Herzens

- **Befund:** In der kontrastverstärkten CT zeigen sich mehrere hypodense Raumforderungen im linken Vorhof und im linken Ventrikel.
- **DD:** Angiosarkom, Metastasen, malignes fibröses Histiozytom, Leiomyosarkom, kardiales Osteosarkom.
- **Bemerkungen:** Sarkome sind die häufigsten malignen Herztumoren. Sie treten v. a. im mittleren Lebensalter auf. Am häufigsten finden sich Angiosarkome. Sie sind meist im rechten Vorhof lokalisiert und können zu einem Rechtsherzversagen führen. Sie können aber auch epikardial auftreten und diffus infiltrierend wachsen. Angiosarkome haben oft eine „blumenkohlartige" Konfiguration und sind in der CT hypodens. Undifferenzierte Sarkome treten vorwiegend im linken Vorhof auf. Durch eine Flussbehinderung können sie zu einer pulmonalvenösen Stauung führen. Es zeigt sich meist eine polypöse Raumforderung, die iso- oder hypodens zum Herzmuskel ist. Seltenere Sarkome des linken Herzens sind maligne fibröse Histiozytome, Leiomyosarkome und primäre Osteosarkome des Herzens.

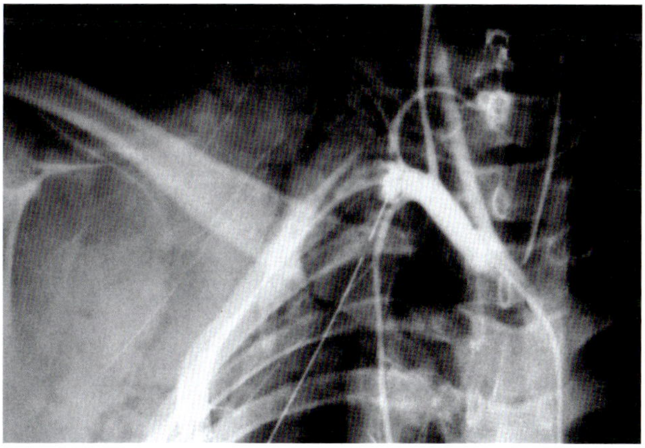

21-jähriger Patient mit Z. n. Sturz aus dem dritten Stock. Kalter Arm rechts.

Traumatischer Abriss der Arteria subclavia

- **Befund:** In der Angiographie mit selektiver Injektion der rechten A. subclavia zeigt sich ein Abbruch des Gefäßes auf Höhe einer Fraktur der 1. Rippe.
- **Bemerkungen:** Traumatische Abrisse der großen Extremitätenarterien sind relativ selten und meist mit sehr schweren Traumen verbunden. Bei schweren Traumen im Bereich der oberen Thoraxapertur ist neben einer Lazeration der rechten A. subclavia mit den Problemen des Blutverlustes und der Minderversorgung der Extremität immer auch an die Situation der hirnversorgenden Gefäße zu denken.

Aneurysmatische Erweiterung einer Arteria lusoria

- **Befund:** In der Röntgenaufnahme p.a. (Detail, Abb. **a**) zeigt sich eine fokale, glatt begrenzte, rechtsseitige Verbreiterung des oberen Mediastinums. Die kontrastverstärkte CT (Abb. **b**) demonstriert eine aneurysmatische Erweiterung einer A. lusoria mit Teilthrombosierung.
- **Bemerkungen:** Eine A. lusoria ist eine rechte A. subclavia, die – bei einem linksdeszendierenen Aortenbogen – aberrant aus der proximalen Aorta descendens hervorgeht. Sie kreuzt hinter dem Ösophagus nach rechts oben und kann so eine Dysphagie hervorrufen (Dysphagia lusoria). Meist ist sie jedoch asymptomatisch. Eine A. lusoria stellt die häufigste kongenitale Anomalie des Aortenbogens dar; sie tritt bei bis zu 2% der Bevölkerung auf und ist ein häufiger Zufallsbefund. Bei Kindern mit Down-Syndrom ist die Inzidenz deutlich erhöht. Der Abgangsbereich der A. lusoria ist als embryonales Relikt oft erweitert – er wird dann als Kommerell-Divertikel bezeichnet. Aber auch Aneurysmen der A. lusoria kommen vor.

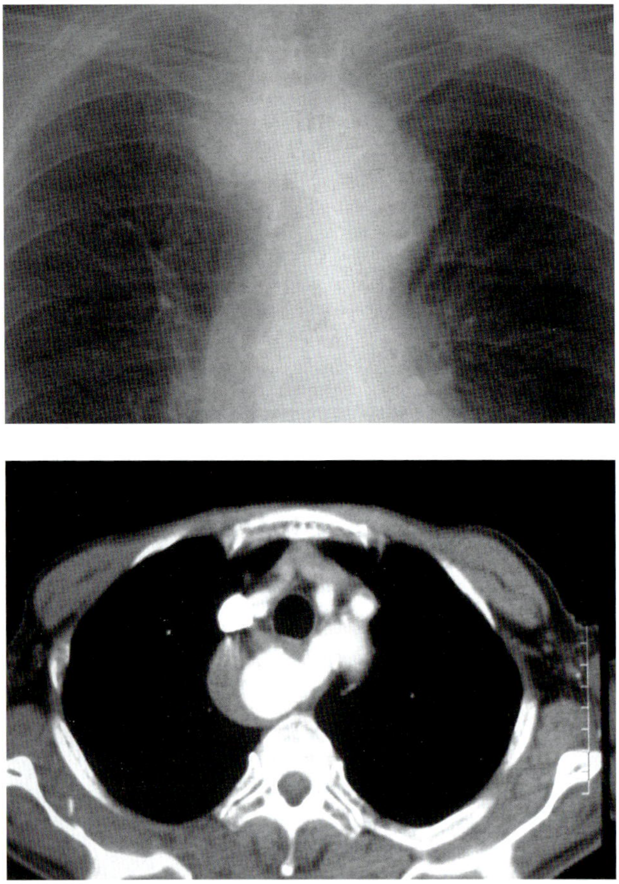

72-jähriger Patient mit Schluckstörungen.

Inverse Arteria lusoria bei rechts-deszendierender Aorta

- **Befund:** In der kontrastverstärkten CT zeigt sich eine erweiterte arterielle Struktur, die von einer rechts-deszendierenden Aorta aus nach links oben zieht. Beidseitige Pleuraergüsse. Atherosklerotische Veränderungen.
- **Bemerkungen:** Eine inverse A. lusoria ist eine linke A. subclavia, die bei einem rechts-deszendierenen Aortenbogen aus der proximalen Aorta descendens hervorgeht. Sie kreuzt also von rechts unten nach links oben. Meist ist sie asymptomatisch. Eine inverse A. lusoria ist jedoch mit einer erhöhten Inzidenz kongenitaler Vitien assoziiert. Der Abgangsbereich der inversen A. lusoria ist – wie bei der A. lusoria auch – als embryonales Relikt oft erweitert und wird dann ebenfalls als Kommerell-Divertikel bezeichnet.

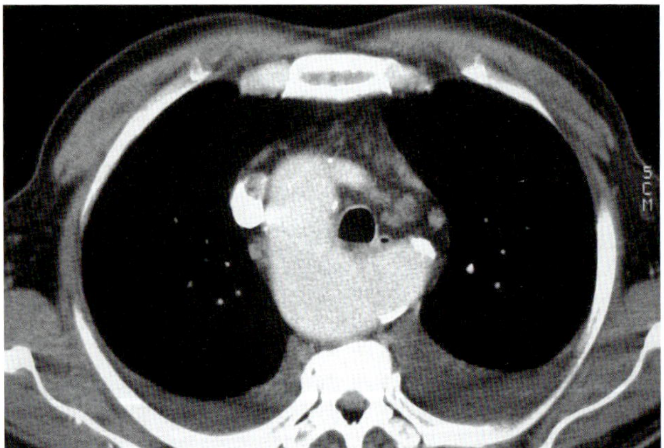

60-jähriger Patient mit Pankreaskarzinom. Staginguntersuchung.

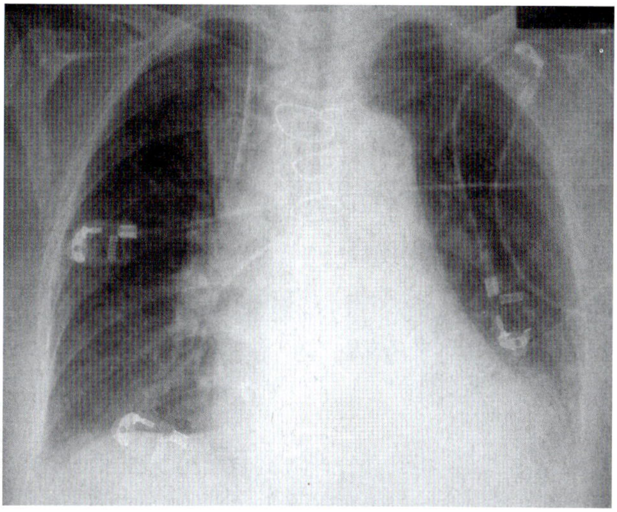

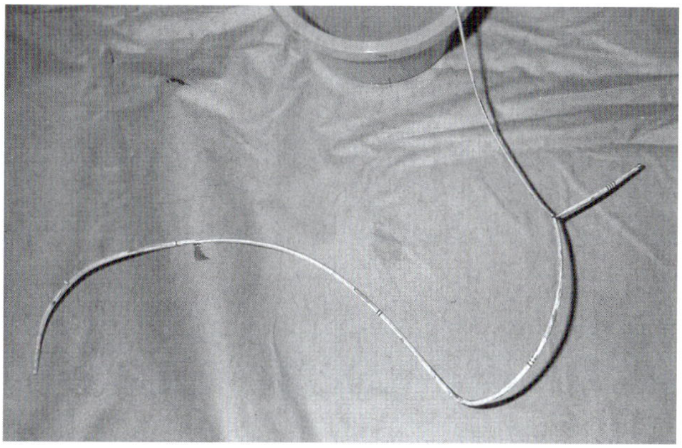

63-jähriger intensivpflichtiger Patient. „Verlorener" Pulmonaliskatheter.

Bergung eines dislozierten Pulmonaliskatheters

- **Befund:** In der Röntgenaufnahme des Thorax (Abb. **a**) zeigt sich der dislozierte, in situ verbliebene Pulmonaliskatheter. Durch die rechte V. jugularis wurde eine Schleuse eingeführt, durch die der Katheter mithilfe einer Schlinge extrahiert wurde. Abb. **b** demonstriert den geborgenen Katheter in der Schlinge.
- **Bemerkungen:** Es gibt verschiedene Möglichkeiten, „verlorene" intravasale Fremdkörper interventionell zu entfernen. Mit gebogenen Kathetern, wie z. B. Sidewindern, lässt sich das Fremdmaterial oft in günstigere Lagen ziehen. Eine Extraktion ist dann z. B. – wie in diesem Fall – mit einer einfachen, selbsthergestellten Führungsschlinge, die durch einen Katheter gezogen wird, oder mit einer „Gänsehals-Schlinge" („Goose-Snare") möglich. Ein Dormia-Körbchen ist eine Doppelschlinge, bei der das Fremdmaterial durch ein Drehen des Fangkörbchens gegriffen wird. Eine weitere Möglichkeit ist die Entfernung des Fremdmaterials mit einer Zange.

Angiographieführungsdraht, in situ verblieben

- **Befund:** In den Röntgenaufnahmen des Thorax zeigen sich 2 Anteile eines röntgendichten, länglichen Fremdmaterials, das in der Darstellung einem angiographischen Führungsdraht entspricht, in Projektion auf die Pulmonalarterien.
- **Bemerkungen:** Intravasale Fremdkörper sind am häufigsten Resultat einer Katheterembolisation. Etwa ²/₃ aller Patienten mit einem intravasalen Fremdkörper werden langfristig symptomatisch. Die häufigste Ursache der Morbidität sind Infektionen mit Sepsis. Es kann aber auch zu kardialen Arrhythmien, Perforationen, embolischen Verschlüssen oder Gefäßnekrosen kommen. Laut Literatur versterben 38 % der Patienten infolge der intravasalen Fremdkörperinkorporation. Die meisten intravasalen Fremdkörper finden sich im venösen System.

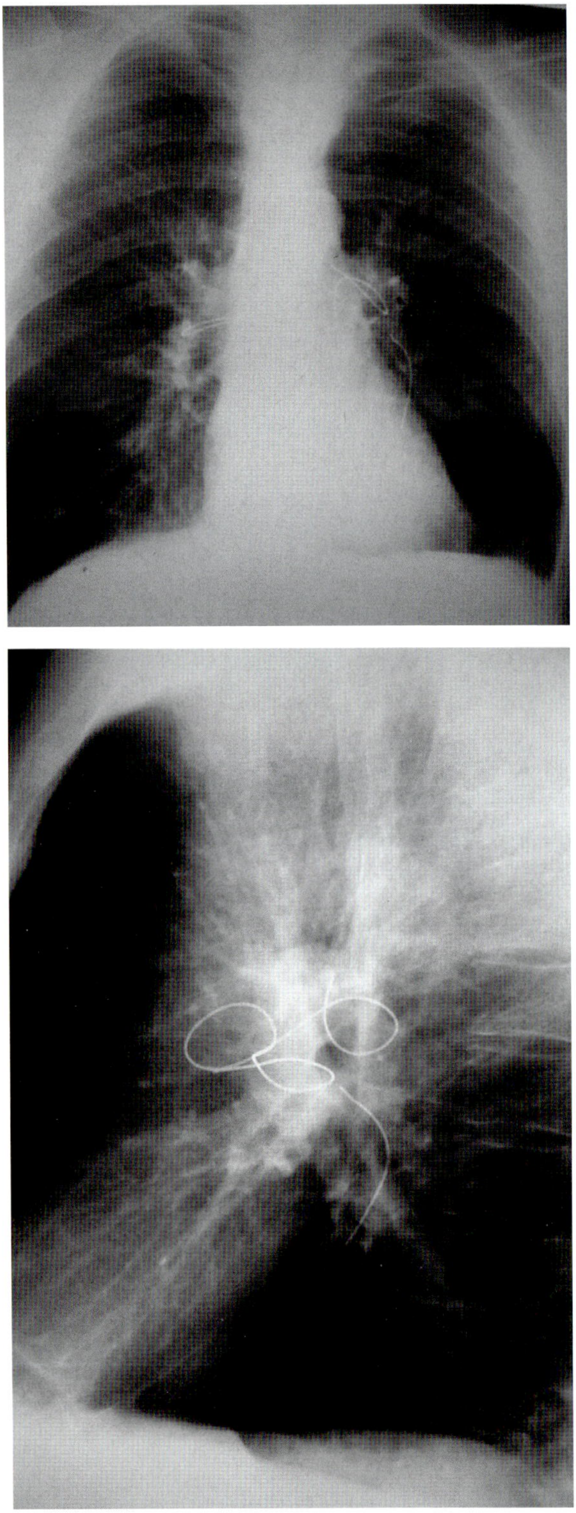

a

b

64-jähriger Patient mit Husten und Auswurf; auf Nachfrage Z. n. venöser Angiographie vor 10 Jahren.

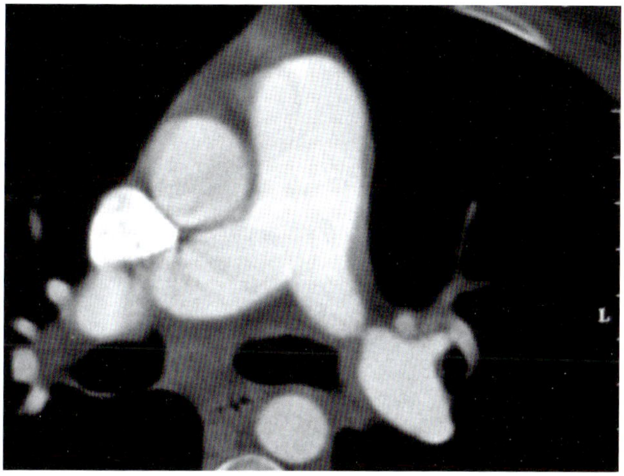

28-jähriger Patient mit Z. n. Doppellungentransplantation. Jetzt progrediente Dyspnoe.

Pulmonalarterienstenose nach Transplantation

- **Befund:** In der kontrastverstärkten CT zeigt sich eine deutliche, konzentrische Einengung der A. pulmonalis beidseits.
- **Bemerkungen:** Nach einer Lungentransplantation können verschiedene Komplikationen an den Anastomosen auftreten. Zum einen kann es zu Stenosen an den Gefäßanastomosen kommen, die dann – wie in unserem Fall – zu einer Minderdurchblutung des Transplantats führen. Zum anderen können auch Strikturen an den bronchialen Anastomosen auftreten, die eine Einengung der Atemwege verursachen. Aber auch Dehiszenzen an den Anastomosen der Atemwege sind nicht selten (2–8%) – hierbei kommt es zu einem Luftaustritt an der Anastomosestelle. Meist lassen sich in den Röntgenaufnahmen oder in der CT dann extraluminale Luftansammlungen nachweisen.

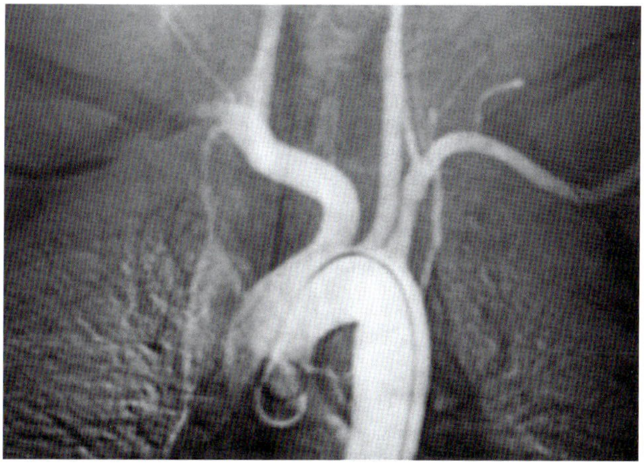
40-jähriger Patient mit Parästhesien und Schmerzen im rechten Arm.

Thoracic-Outlet-Syndrom

- **Befund:** In der Angiographie des Aortenbogens zeigt sich unter einem Adson-Provokationsmanöver eine Kompression der rechten A. subclavia im Bereich der oberen Thoraxapertur.
- **Bemerkungen:** Bei einem Thoracic-Outlet-Syndrom kommt es zu einer Kompression der Gefäße und Nerven im Bereich der oberen Thoraxapertur. Hierfür gibt es kongenitale Ursachen, wie z. B. Halsrippen, eine unphysiologische Insertionsstelle oder Hypertrophie des M. scalenus anterior, ein M. scalenus minimus oder eine pathologisch konfigurierte erste Rippe. Erworbene Ursachen sind z. B. Tumoren, Frakturen der Klavikula oder der 1. Rippe und muskuläre Hypertrophien, wie sie auch bei Bodybuildern vorkommen. Folgende Provokationsmanöver können die Diagnosestellung mittels Doppler-/Duplexsonographie oder Angiographie erleichtern: bei einem Adson-Manöver wird der Hals bei Insipration extendiert und der Kopf gewendet. Bei dem kostoklavikulären Manöver werden die Schultern nach hinten unten gezogen. Bei einem Hyperabduktionsmanöver wird der Arm sukzessiv abduziert.

Zentrale Lungenembolie

- **Befund:** In der kontrastverstärkten CT zeigen sich große Emboli in beiden Pulmonalarterienhauptstämmen.
- **Bemerkungen:** Die Lungenembolie ist eine häufige – und eine sehr häufig übersehene – Diagnose, die je nach Schweregrad eine hohe Mortalität aufweisen kann. Zu über 90% stammt das embolische Material aus den tiefen Bein-und Beckenvenen. Seltener entstehen Lungenembolien aus intravenösen Kathetern oder aus Neoplasien oder Thromben des rechten Herzens. Man teilt die Lungenembolien in 4 Schweregrade ein. Bei einem Grad 1 sind weniger als 20% der Lungenarterien verschlossen, die Patienten sind meist asymptomatisch. Bei einem Grad 2 sind 20 – 30% der Pulmonalarterien verschlossen, es entsteht eine Tachypnoe und eine Verminderung von pO_2 und pCO_2. Bei einem Grad 3 sind 30 – 50% der Pulmonalarterien verschlossen, der zentralvenöse Druck beginnt zu steigen. Bei einem Grad 4 sind > 50% der Pulmonalarterien verschlossen, der Patient ist dyspnoisch und im Schock, der systolische Blutdruck sinkt.

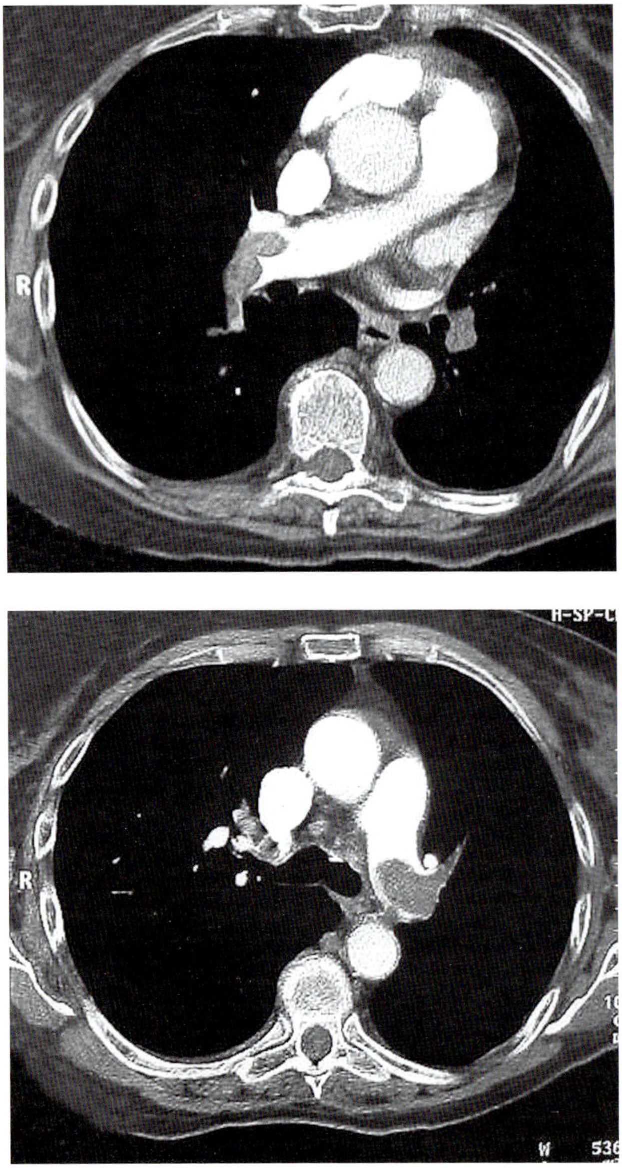

68-jähriger Patient mit Dyspnoe, Thoraxschmerzen und Schockzeichen.

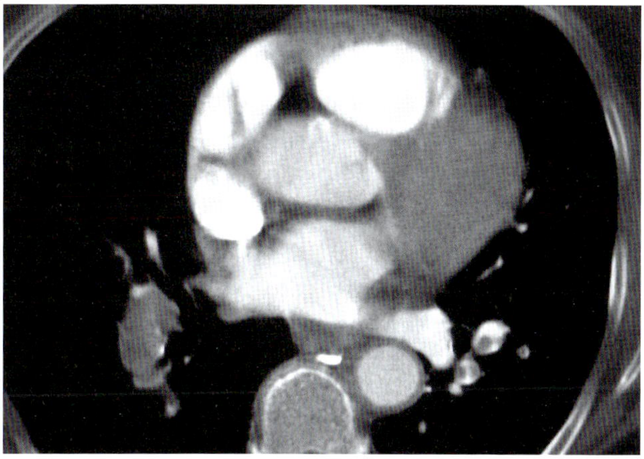

a

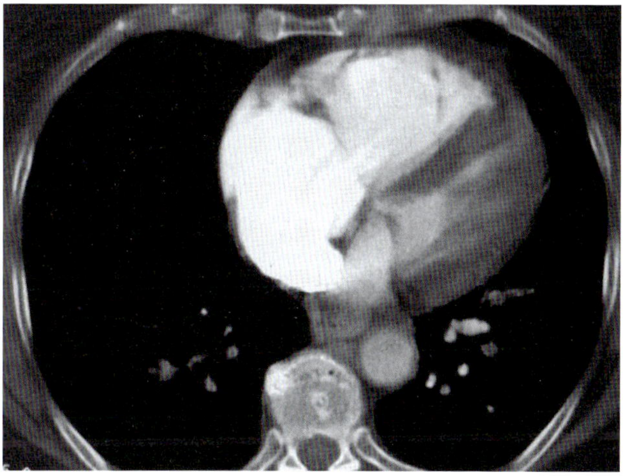

b

67-jährige Patientin mit Dyspnoe, Thoraxschmerzen und Schockzeichen.

Lungenembolie mit Cor pulmonale

- **Befund:** In der kontrastverstärkten CT zeigen sich multiple Emboli in segmentalen und subsegmentalen Lungenarterien. Das rechte Herz ist deutlich dilatiert.
- **Bemerkungen:** Mit der Entwicklung der mehrzeiligen Spiral-CT ist die CT in der Lage, auch subsegmentale Lungenembolien nachzuweisen. In vielen Zentren ist sie inzwischen die Methode der Wahl zum Nachweis einer Lungenembolie. Bei der Befundung sollte man auf zentrale Füllungsdefekte in den Pulmonalarterien achten; oft besteht noch ein randständiges Enhancement um den Thrombus herum. Das thrombembolische Material kann aber das Lumen auch vollständig ausfüllen. Man sollte die an die Bronchien angrenzenden Gefäße in die Peripherie hinein verfolgen. Ausgedehnte Lungenembolien führen zu einer Rechtsherzbelastung mit Cor pulmonale.

Paradoxe Embolie

- **Befund:** In der cCT (Abb. **a**) zeigt sich ein gut demarkierter Mediainfarkt rechts mit Einblutung. Z. n. Trepanation. Die kontrastverstärkte CT der Lunge (Abb. **b**, Abb. **c**) demonstriert multiple Emboli in den Pulmonalarterien. Das rechte Herz ist durch die Druckbelastung erweitert.
- **Bemerkungen:** Dieser Fall illustriert die komplexen Zusammenhänge, die bei Embolien zum Tragen kommen können. Hier ist es aufgrund einer tiefen Becken- und Beinvenenthrombose zunächst zu einer Lungenembolie gekommen. Infolge der Lungenembolie erhöhte sich der Druck im rechten Vorhof. Hierdurch kam es zu einem Übertritt von thrombotischem Material durch ein offenes Foramen ovale in den linken Vorhof. Dies führte zu einer Embolie in die rechte A. cerebri media und infolgedessen zu einem Schlaganfall mit einem kompletten Mediainfarkt. Es wurde eine Lyse durchgeführt, die wiederum eine Blutung nach sich zog. Die Trepanation wurde zur Druckentlastung durchgeführt.

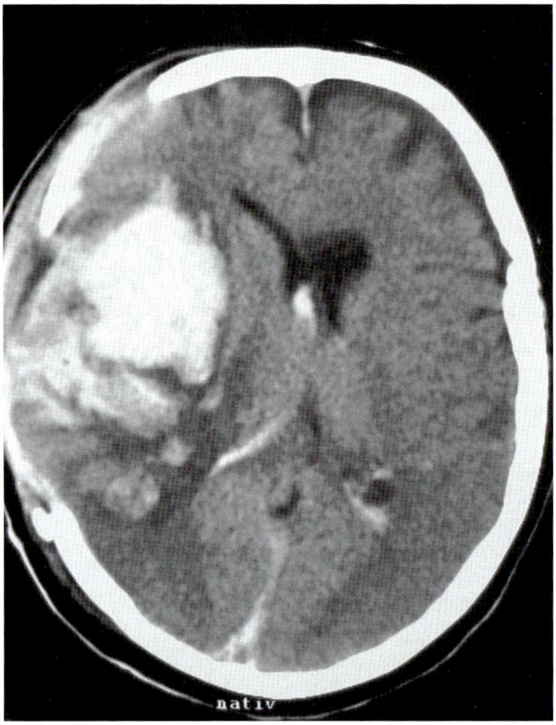

a

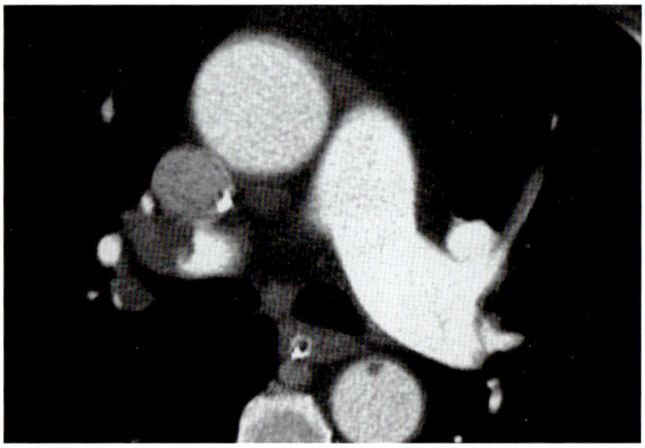
b

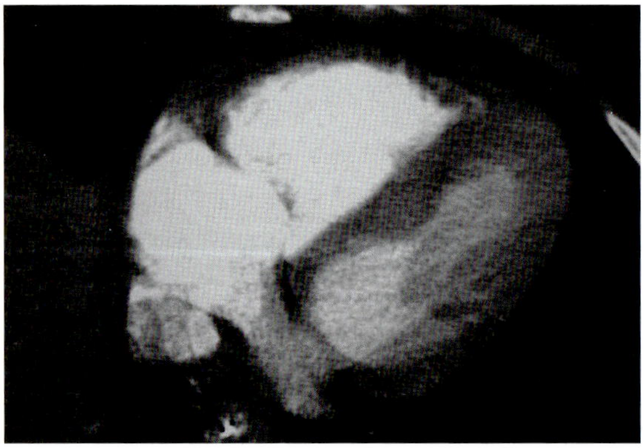
c

58-jährige Patientin mit Z. n. Lyse bei Infarkt der A. cerebri media. Dyspnoe.

a b

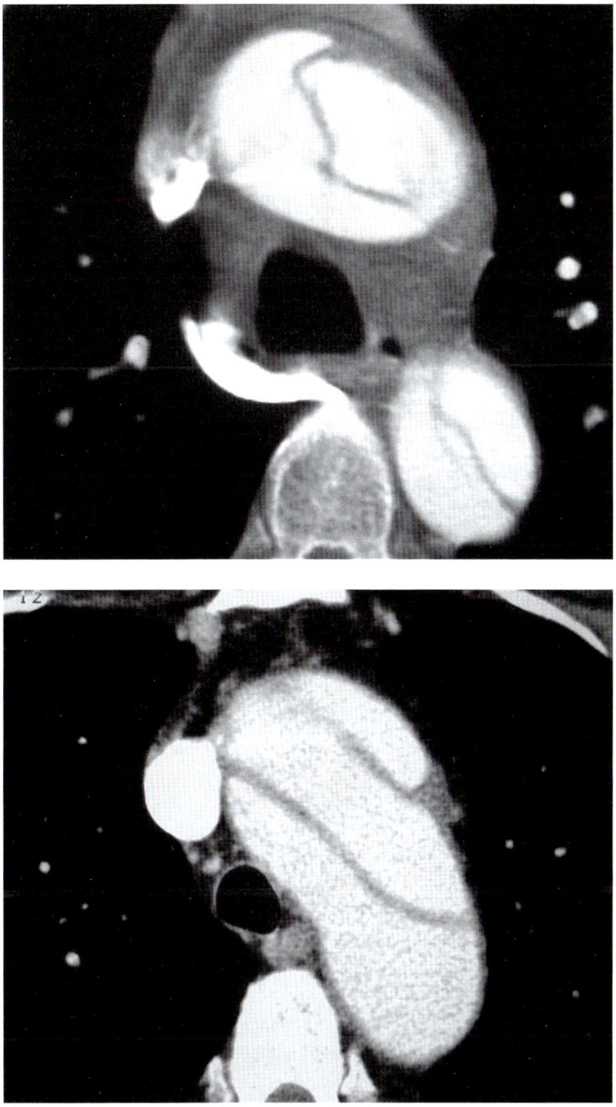

35-jähriger Patient mit akuten Thoraxschmerzen; bekanntes Marfan-Syndrom.

Aortendissektion Stanford A/DeBakey I

- **Befund:** In der kontrastverstärkten CT lässt sich intraaortal eine Dissektionsmembran abgrenzen. Hiervon sind Aorta ascendens, Aortenbogen und Aorta descendens betroffen.
- **Bemerkungen:** Man teilt die Aortendissektionen nach 2 Schemata ein. Nach der Stanford-Klassifikation werden Aortendissektionen, bei denen die Aorta ascendens und/oder der Aortenbogen mitbeteiligt sind, als Stanford A bezeichnet, alle übrigen als Stanford B. Nach der DeBakey-Klassifikation werden Dissektionen, die sowohl die Aorta ascendens als auch zumindest Anteile der Aorta descendens betreffen, als DeBakey I bezeichnet. Dissektionen, die nur die Aorta ascendens betreffen, werden als DeBakey II klassifiziert, Dissektionen, die nur die deszendierende Aorta betreffen, als DeBakey III (III a: nur supradiaphragmal, IIIb: auch infradiaphragmal). Das Risiko, eine Aortendissektion – i. d. R. mit Beteiligung der Aortenwurzel – zu entwickeln, ist bei einem Marfan-Syndrom oder Ehlers-Danlos-Syndrom deutlich erhöht.

Aortendissektion Stanford B/DeBakey III

- **Befund:** In der kontrastverstärkten CT (Abb. **a**) zeigt sich eine Dissektion der Aorta descendens mit einer Teilthrombosierung eines Lumens. Die DSA (Abb. **b**) demonstriert die proximale Aorta descendens als Entry Point der Dissektion.
- **Bemerkungen:** Eine Aortendissektion, die nur die Aorta descendens betrifft, bezeichnet man als DeBakey III bzw. Stanford B. Aufgrund der veränderten Flusseigenschaften im falschen Lumen kommt es häufig zu Thrombosierungen oder Teilthrombosierungen. Zudem kann es zu Okklusionen der Gefäßäste der Aorta kommen, indem sich die Dissektionsmembran vor den Abgang der Arterie legt. Die Aortographie im Rahmen einer DSA ist oft in der Lage, Entry- und Reentry-Punkt der Dissektion nachzuweisen. Allerdings kann es bei einem vollständig thrombosierten falschen Lumen zu falsch negativen Befunden kommen.

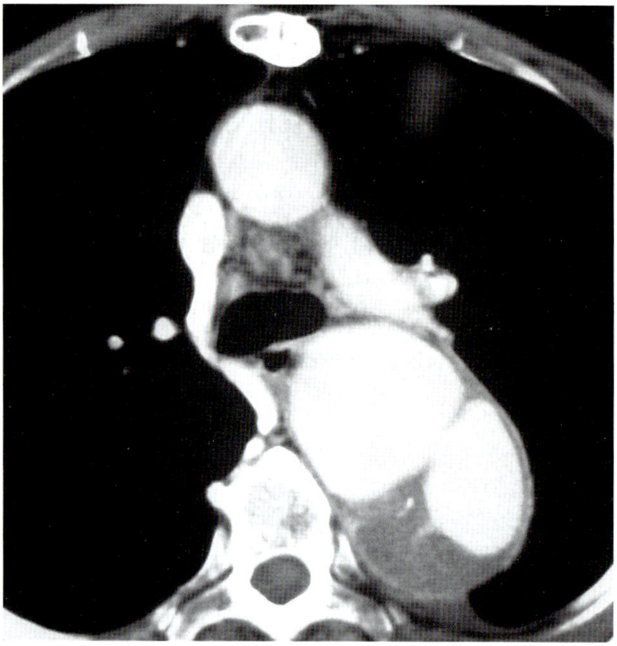
a

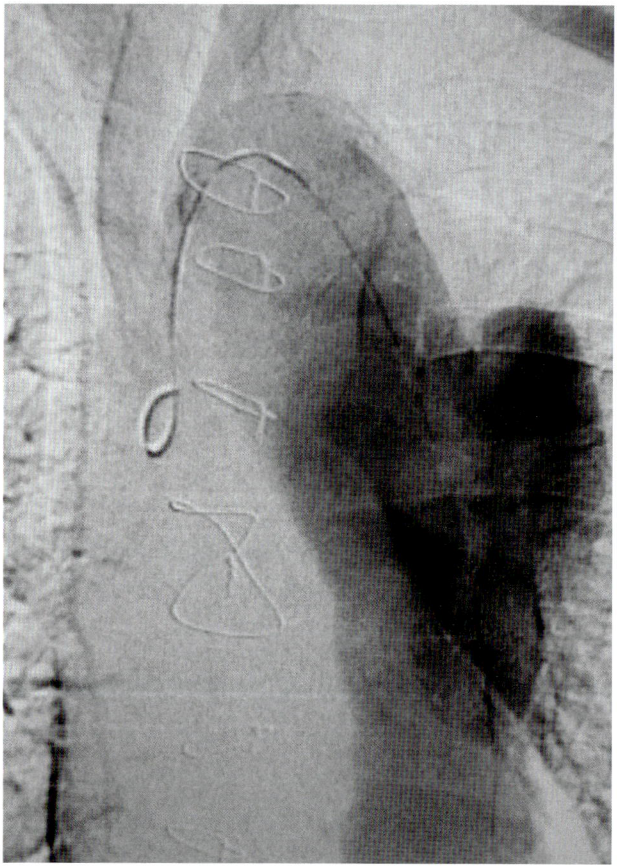
b

68-jähriger Patient mit rezidivierenden Thoraxschmerzen.

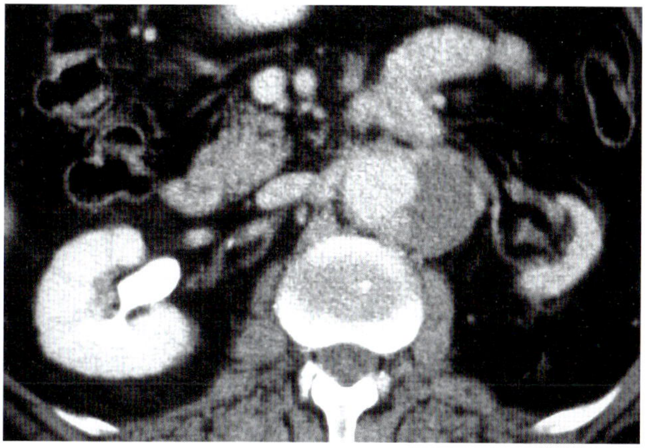

a

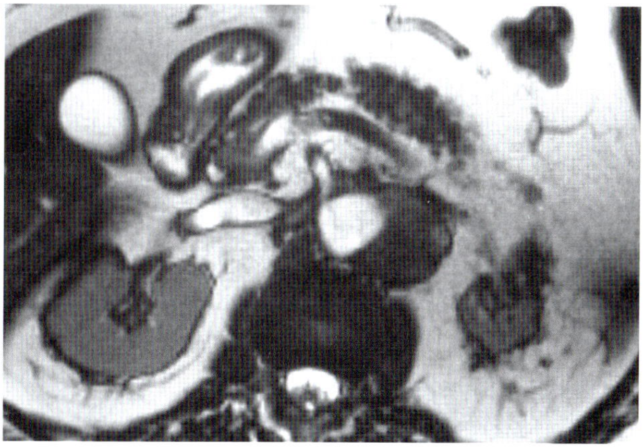

b

61-jähriger Patient mit verschlechterter Nierenfunktion.

Chronische Aortendissektion mit Schrumpfniere links

- **Befund:** In der kontrastverstärkten CT (Abb. **a**) und in der T2w MRT (Abb. **b**) zeigt sich eine Dissektion der Aorta mit einer vollständigen Thrombosierung eines Lumens. Linksseitig – ipsilateral zu der Thrombosierung – besteht eine Schrumpfniere.
- **Bemerkungen:** Eine häufige Komplikation einer Aortendissektion ist die Verlegung oder Thrombosierung von Gefäßabgängen der Aorta. Es kann einerseits zu einer Beteiligung des Gefäßabgangs an der Dissektion kommen – die Dissektion zieht dann in den Gefäßabgang hinein. Andererseits kann sich die Dissektionsmembran wie ein Vorhang vor den Gefäßabgang legen und diesen verschließen. Im Rahmen einer Thrombosierung eines Aortenlumens kann es zudem auch zu Thrombosen der Gefäßabgänge kommen. Eine relativ häufige Folge einer Aortendissektion ist eine Minderperfusion einer oder beider Nieren mit einer Verschlechterung der Nierenfunktion.

Traumatisches Pseudoaneurysma der Aorta

- **Befund:** In den Röntgenaufnahmen des Thorax p.a. zeigt sich eine fokale Verbreiterung des oberen Mediastinums. Die seitlichen Aufnahmen belegen die Lage der Raumforderung im hinteren Mediastinum, in Projektion auf die Aorta descendens.
- **DD:** Neurogener Tumor.
- **Bemerkungen:** Posttraumatische Pseudoaneurysmen sind die häufigste Form des thorakalen Aortenaneurysmas bei jungen Patienten. Bei älteren Patienten sind hingegen atherosklerotische Aneurysmen häufiger. Traumatische Pseudoaneurysmen der Aorta werden oft erst Monate oder sogar Jahre nach dem Trauma diagnostiziert. Meist liegen sie im Bereich des Lig. arteriosum Botalli, auf Höhe der proximalen deszendierenden Aorta. Sie sind häufig verkalkt und können thrombotisches Material enthalten. Traumatische Pseudoaneurysmen können auch noch Jahre nach dem initialen Trauma an Größe zunehmen und rupturieren.

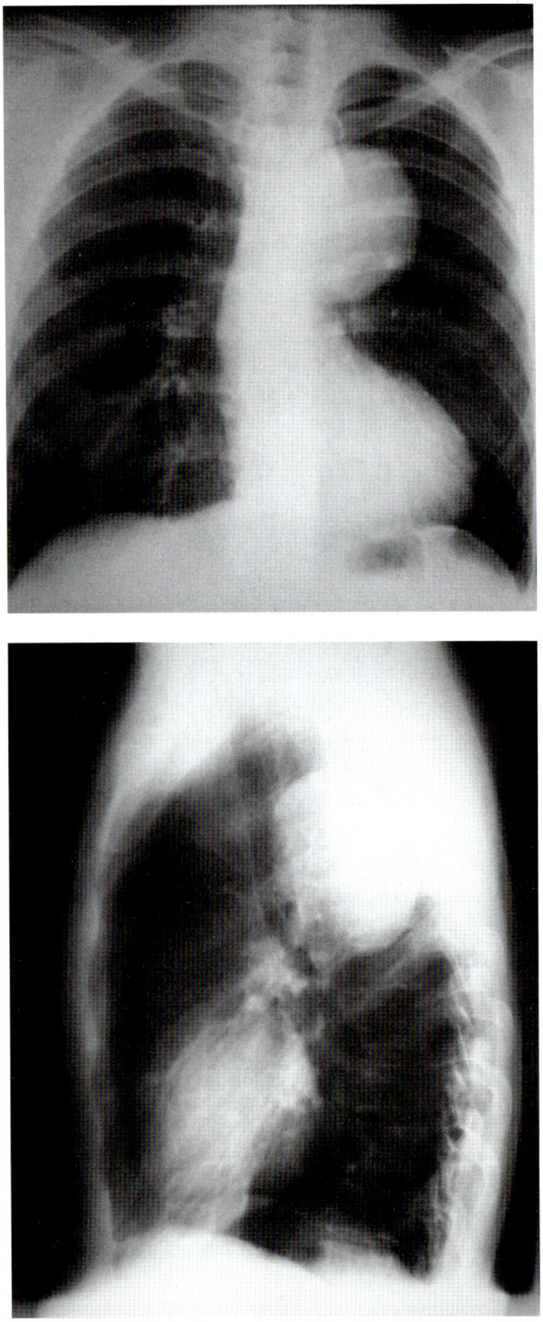
a
b

35-jähriger Patient; Z. n. Verkehrsunfall vor mehreren Monaten.

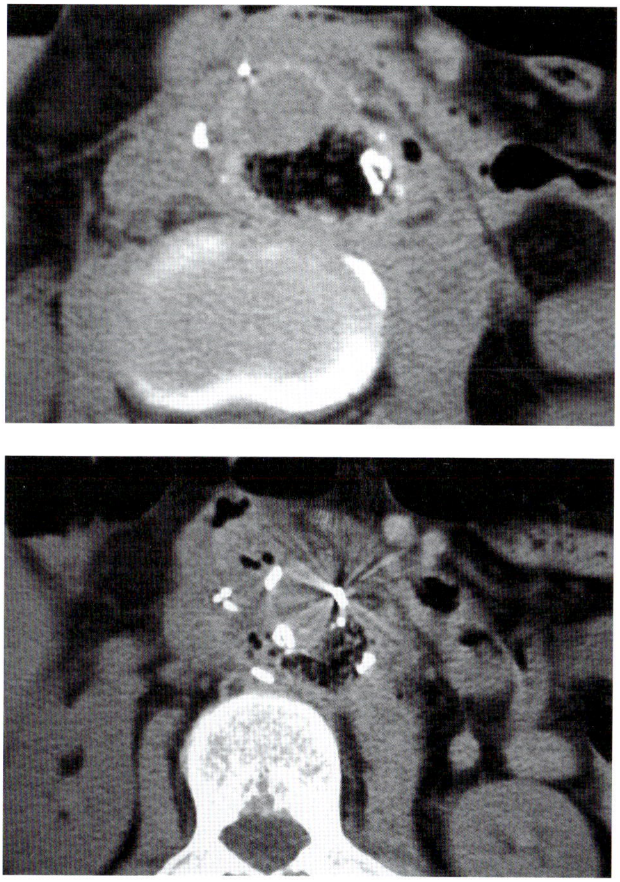

71-jähriger Patient mit Fieber. Z. n. Aortenprothese vor 4 Monaten.

Infizierte Aortenprothese

- **Befund:** In den CT-Aufnahmen zeigt sich ein Z. n. Einbringung einer Y-Aortenprothese. Um die Prothese herum finden sich ausgeprägte Luft- und Flüssigkeitsansammlungen.
- **Bemerkungen:** In 2 – 6 % der Fälle kommt es nach Einbringung einer Aortenprothese zu einer Graft-Infektion. Seltener kann auch eine Fistelbildung zwischen Graft und Darm mit gastrointestinalen Blutungen und Sepsis entstehen. Nach einer unkomplizierten Einbringung einer Aortenprothese sollten ektope Luftansammlungen innerhalb von 4 – 7 Wochen und das periprothetische Hämatom innerhalb von 3 Monaten verschwunden sein. Eine Graft-Infektion kann Monate bis Jahre nach der Operation auftreten. Es kommt erneut zu einer periprothetischen Flüssigkeitsansammlung und oft auch zu einer ektopen Gasbildung – diese kann durch gasbildende Organismen oder durch eine Darmfistel entstehen. Das Gewebe, das den Graft umgibt, ist auf eine Dicke von über 5 mm vermehrt; dieses Zeichen lässt sich im frühen postoperativen Verlauf jedoch nicht verwerten.

Mesenterialarterienembolie

- **Befund:** In der selektiven Angiographie zeigt sich ein Embolus in der A. mesenterica superior mit subtotaler Verlegung des Lumens.
- **Bemerkungen:** Akute Embolien in die A. mesenterica superior sind ein lebensbedrohlicher Notfall, v. a. wenn sich der Embolus proximal, vor dem Abgang von Kollateralen befindet. In Röntgenübersichtaufnahmen lässt sich im Zuge ödematöser Veränderungen bisweilen ein „Thumbprinting" der Darmwand abgrenzen. In der CT besteht meist eine konzentrische Wandverdickung der betroffenen Darmwandabschnitte.
  Durch die ödematösen Veränderungen kann es zu einem „schießscheibenartigen" Bild kommen. Im Verlauf können eine Pneumatosis intestinalis und Gasansammlungen im portalvenösen System entstehen. In der CT-Angiographie oder der DSA lässt sich der Embolus meist direkt darstellen. Differenzialdiagnosen sind venöse Thrombosen und eine nicht-okklusive Form der Darmischämie, bei der ein Therapieversuch mit einer intraarteriellen Papaveringabe unternommen werden kann.

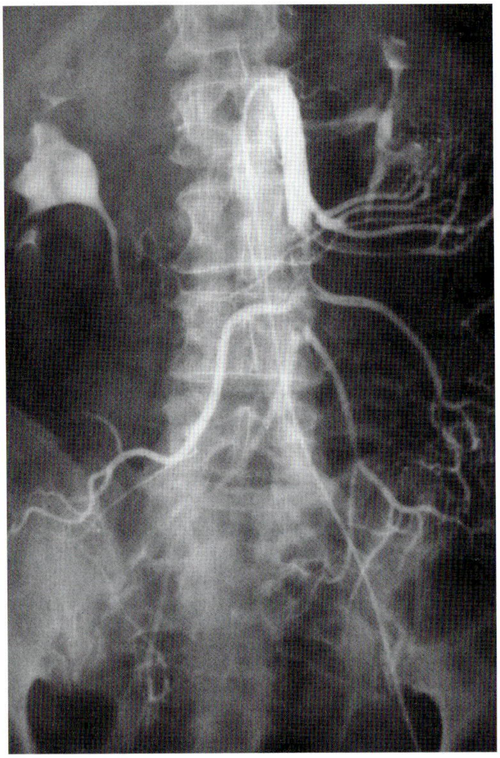
a

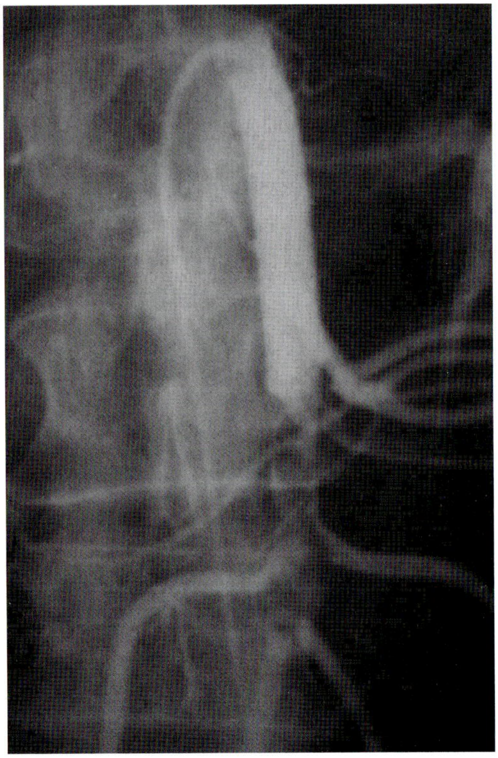
b

52-jähriger Patient mit krampfartigen Bauchschmerzen. Herzrhythmusstörungen.

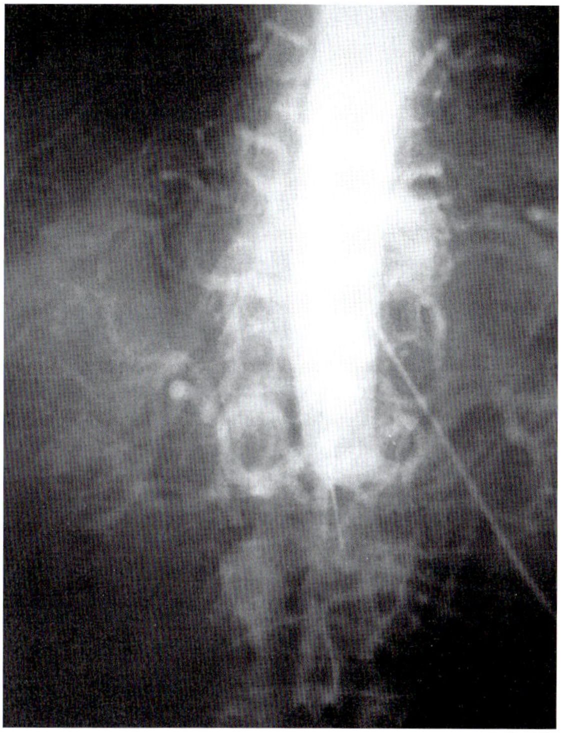

73-jähriger Patient mit Claudicatio beider Beine und sexueller Funktionsstörung.

Leriche-Syndrom

- **Befund:** In der direkten Aortographie zeigt sich ein Verschluss der Aorta oberhalb der Bifurkation.
- **Bemerkungen:** Ein Leriche-Syndrom entspricht einem Verschluss beider Aa. iliacae communes im Bereich der Aortenbifurkation. Hierdurch kommt es zu einer Claudicatio-Symptomatik beider Beine und zu sexuellen Funktionsstörungen. Der Verlauf ist oft schubförmig. Es bilden sich bei chronischen Verläufen Kollateralkreisläufe zwischen der A. mesenterica inferior und den Aa. iliacae aus, die jedoch oft für eine Versorgung unter Belastung nicht ausreichend sind. Im Spätstadium kann es zu einer thrombotischen Verlegung der Nierenarterien kommen. Eine direkte, lumbale Aortographie wie in unserem Fall wird heutzutage nur noch sehr selten durchgeführt. I. d. R. wird inzwischen bei einem Verschluss beider Aa. iliacae ein transbrachialer Zugangsweg gewählt.

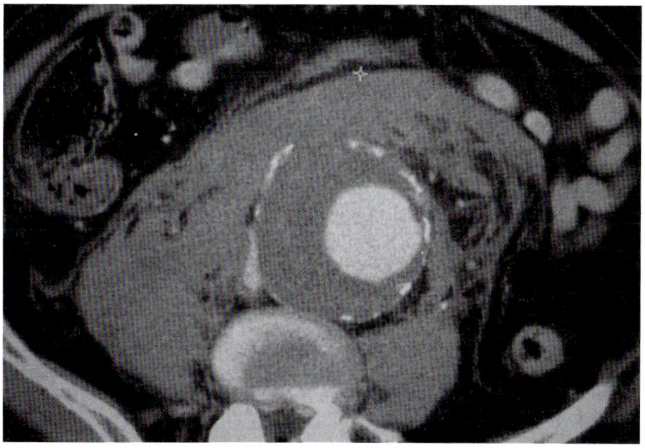

77-jähriger Patient mit akuten Bauchschmerzen und Schocksymptomen.

Rupturiertes Bauchaortenaneurysma

- **Befund:** In der kontrastverstärkten CT zeigt sich eine kalzifizierte Gefäßwand der abdominellen Aorta, die an einer Stelle anterior durchbrochen zu sein scheint. Das perfundierte Gefäßlumen ist von einem Wandthrombus umgeben. Retroperitoneal kommt eine ausgeprägte Flüssigkeitsansammlung zur Darstellung.
- **Bemerkungen:** Bei der Ruptur eines Bauchaortenaneurysmas (BAA) kommt es zu einem Blutaustritt in das umliegende Gewebe. Meist kommt es infolgedessen zu einer retroperitonealen Flüssigkeitsansammlung. Die Nieren werden nach anterior verdrängt. Perirenal zeigt sich oft eine „spinngewebsartige" Streifenzeichung im Fettgewebe. Gelegentlich lassen sich eine Diskontinuität der Gefäßwandverkalkungen oder ein aktiver Kontrastmittelaustritt nachweisen. Meist erfolgt eine Ruptur – wie hier – in das retroperitoneale Gewebe. Es sind jedoch auch eine Ruptur in den Gastrointestinaltrakt mit massiven gastrointestinalen Blutungen oder in die V. cava inferior mit einer raschen Rechtsherzdekompensation möglich.

Aneurysma der Arteria iliaca communis

- **Befund:** In der Röntgenübersichtaufnahme zeigt sich eine ausgedehnte, ovaläre, eierschalenartige Verkalkung im rechten unteren Quadranten. Nebenbefundlich degenerative Veränderungen der LWS mit Spondylophyten.
- **Bemerkungen:** Bei der Verkalkung in unserem Fall handelt es sich um ein großes Aneurysma der A. iliaca communis, das hier lediglich durch seine Wandverkalkungen als Zufallsbefund in der Röntgenübersichtaufnahme aufgefallen ist. Bei jeder Übersichtaufnahme des Abdomens sollte immer auch auf solche rundlich-ovalären Verkalkungen geachtet werden, die die Kontur der Gefäßwand nachzeichnen. Nicht selten wird auch ein Aortenaneurysma als Zufallsbefund zuerst auf einer Röntgenübersichtaufnahme entdeckt. Aneurysmen der Extremitätenarterien können zu Durchblutungsstörungen i. S. einer Claudicatio oder zu rezidivierenden Embolien in die periphere Strombahn führen.

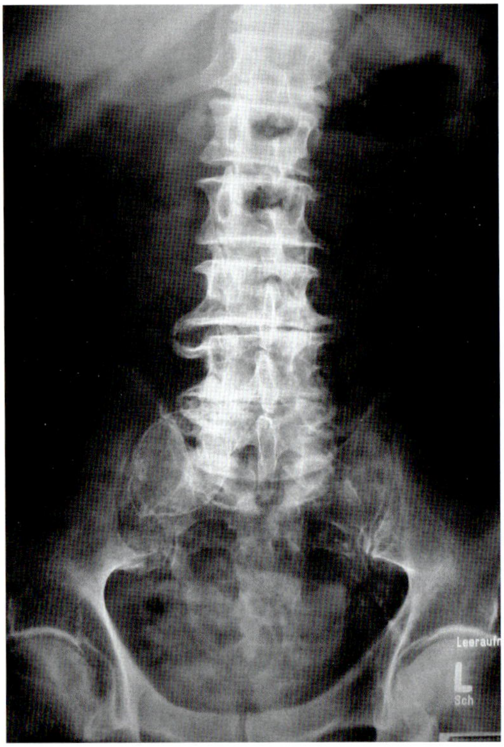

a

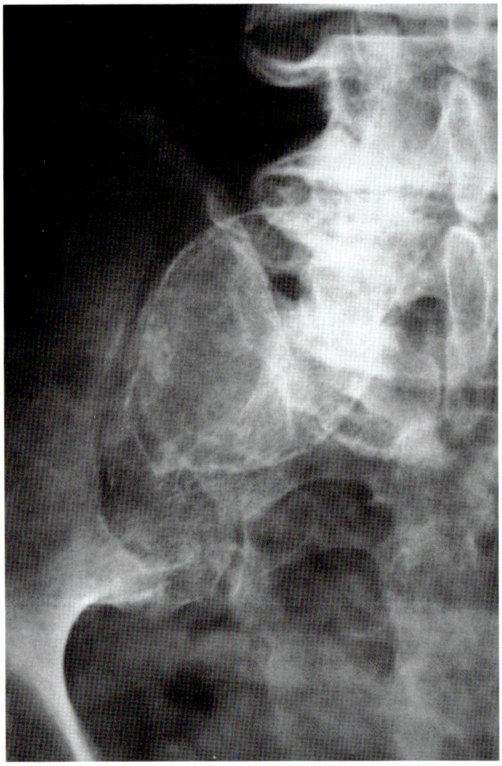

b

83-jähriger Patient mit unklaren Bauchschmerzen.

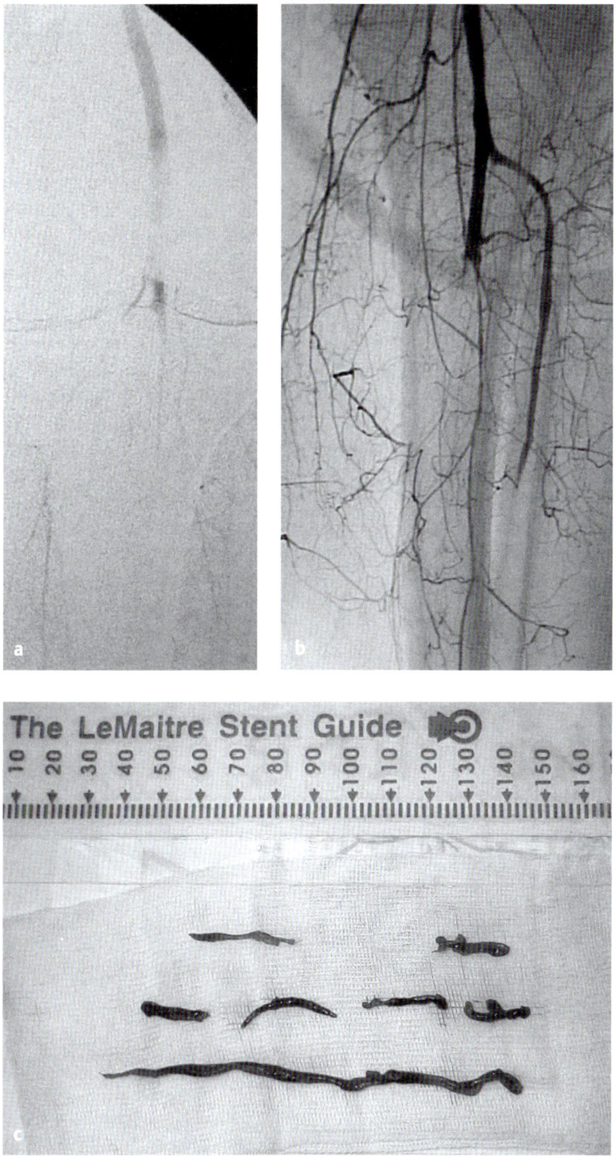

71-jähriger Patient mit perioperativ akut aufgetretenem kalten Unterschenkel links.

Perkutane Aspirationsthrombektomie

- **Befund:** In der DSA (Abb. **a**) zeigt sich ein poplitealer Verschluss links. In der Kontrolle nach den ersten Aspirationen (Abb. **b**) finden sich nurmehr infrapopliteale Verschlüsse, die ebenfalls aspiriert werden konnten. Abb. **c** demonstriert die aspirierten Emboli.
- **Bemerkungen:** Für die perkutane Aspirationsthrombektomie sind großlumige Kathetersysteme mit Schleuse und Aspirationskatheter notwendig. Das Schleusenende sollte relativ dicht an der Verschlussregion liegen. Die Aspiration erfolgt mithilfe einer 50-ml-Spritze. Bei einer kombinierten Aspiration von Ober- und Unterschenkelarterien kann zunächst ein 8F- oder 9F-System eingeführt werden, über das schließlich die 5F-Schleuse für den Unterschenkel eingebracht wird. Eine Cross-Over-Aspiration ist kontraindiziert, da die Gefahr einer Verschleppung des thrombotischen Materials erhöht wird. Mögliche Komplikationen sind Nachblutungen im Bereich der Punktionsstelle, Gefäßwandverletzungen und periphere Embolisationen.

Kavographie bei Herzinsuffizienz

- **Befund:** In der Kavographie zeigt sich ein Rückstrom des Kontrastmittels in die Lebervenen und in die rechte Nierenvene. Die linke Nierenvene stellt sich nicht dar, der Übergang zur V. cava inferior ist unregelmäßig. V.a. Tumorzapfen in der linken Nierenvene.
- **Bemerkungen:** Für eine Kavographie wird die V. femoralis communis medial der A. femoralis communis unterhalb des Leistenbandes punktiert. Bei einer Herzinsuffizienz kann es – wie in unserem Fall – zu einem Rückstau in die Lebervenen und auch in die Nierenvenen kommen. Bei einer schweren, chronischen Rechtsherzinsuffizienz entsteht schließlich eine Stauungsleber. Nierenzellkarzinome neigen dazu, sich über die Nierenvene auszubreiten. Sie können bis in die V. cava inferior hineinwachsen und dort einen sog. „Kavazapfen“ bilden.

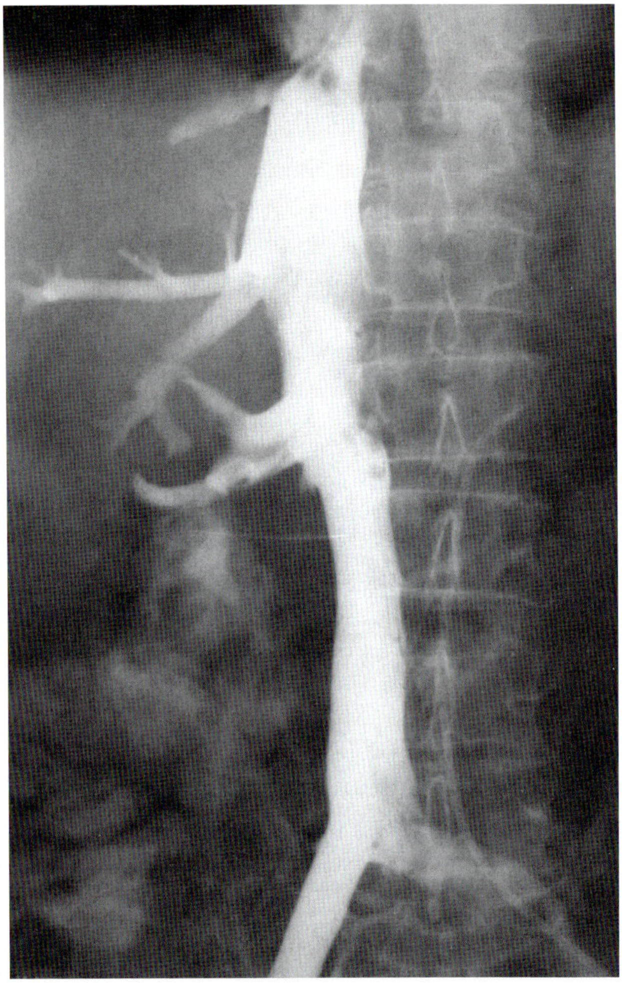

71-jähriger Patient mit Nierenzellkarzinom links. Herzinsuffizienz bekannt.

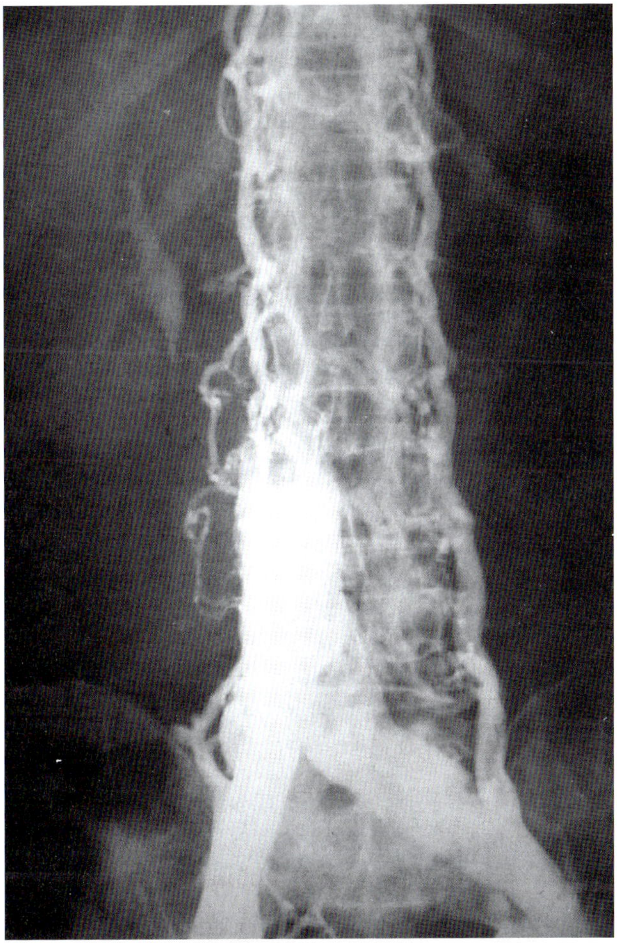

60-jährige Patientin mit bekanntem, ausgedehnten HCC.

Kavographie bei hepatozellulärem Karzinom (HCC)

- **Befund:** In der Kavographie zeigt sich ein Verschluss der V. cava inferior. Der Abstrom erfolgt durch ausgedehnte Kollateralkreisläufe.
- **Bemerkungen:** Ein hepatozelluläres Karzinom kann durch seinen raumfordernden Effekt zu einer vollständigen Kompression der V. cava inferior führen. Andere Ursachen für eine extrinsische Kompression sind retroperitoneale Lymphadenopathien, Pankreastumoren, eine retroperitoneale Fibrose oder ein Hämatom. Intrinsische Obstruktionen können durch Nierenzellkarzinome, Wilms-Tumoren, eingewachsene Pankreastumoren oder Thrombosen bedingt sein. Unter einem Valsalva-Manöver kann es zu kurzfristigen, funktionellen Flussbehinderungen kommen. Kollateralkreisläufe drainieren z. B. über die Lumbalarterien in die Vv. azygos und hemiazygos. Es sind aber auch oberflächliche, intermediäre und portale Kollateralkreisläufe möglich, z. B. über die V. iliaca externa in die epigastrischen Venen oder über die V. iliaca interna und den Plexus haemorrhoidalis in die Pfortader.

Perakute Ruptur eines Bauchaortenaneurysmas

- **Befund:** In der kontrastverstärkten CT zeigt sich eine vermehrte Flüssigkeitsansammlung um ein teilthrombosiertes Bauchaortenaneurysma herum. Es besteht ein aktiver Kontrastmittelaustritt in das umliegende Gewebe.
- **Bemerkungen:** Der vorliegende Fall demonstriert ein perakutes Blutungsereignis bei einem rupturierten Bauchaortenaneurysma. Es tritt zum Zeitpunkt der Untersuchung Kontrastmittel aus der Aorta in das umliegende Gewebe aus, was bedeutet, dass von einer aktiven Blutung mit beträchtlichem, akuten Blutverlust auszugehen ist. Häufig lässt sich bei einem rupturierten Bauchaortenaneurysma jedoch kein Kontrastmittelaustritt nachweisen. Die Diagnose lässt sich i. d. R. dennoch klar durch die charakteristischen periaortalen Flüssigkeitsansammlungen stellen.

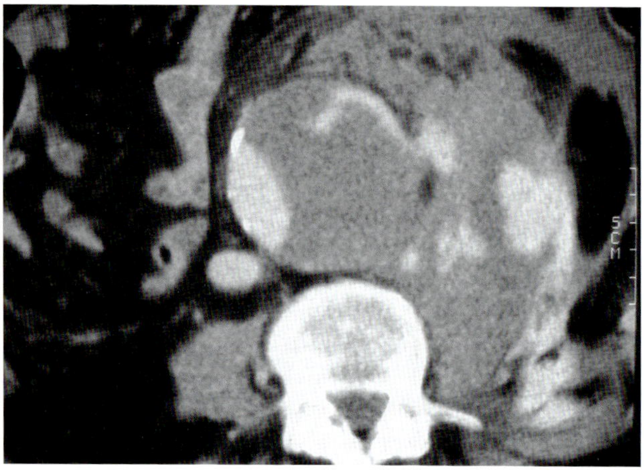

71-jähriger Patient mit akutem Bauchschmerz und Schockparametern.

Thrombose der Vena femoralis communis in der CT

- **Befund:** In der kontrastverstärkten CT zeigen sich auf Höhe des Beckens Aussparungen im Lumen der V. femoralis communis beidseits. Der venöse Durchmesser ist vergrößert.
- **Bemerkungen:** Auf Höhe der Leiste ist der Gefäß-Nerven-Strang so angeordnet, dass medial die Vene liegt, und lateral davon die Arterie und der Nerv (Merkspruch „IVAN“: innen Vene, Arterie, Nerv). Diese topographische Beziehung ist für Angiographien und Kavographien bedeutsam. Eine thrombosierte Vene stellt sich in der CT – wie in der Sonographie – volumenvermehrt und mit thrombotischem Material aufgefüllt dar. Ein frischer Thrombus kann kontrastmittelumspült sein. Fällt ein solcher Befund in einer CT auf, so ist es wichtig, dies sofort dem behandelnden Kollegen mitzuteilen, damit umgehend Maßnahmen zur Therapie und zur Embolieprophylaxe eingeleitet werden können. Gerade bei stationären, bettlägerigen Patienten ist eine venöse Bein- oder Beckenvenenthrombose ein häufiger Zufallsbefund, der nicht übersehen werden darf.

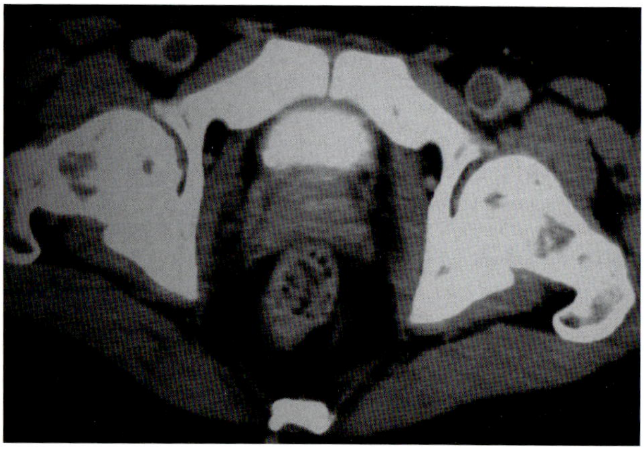

73-jährige Patientin mit kolorektalem Karzinom. Staging.

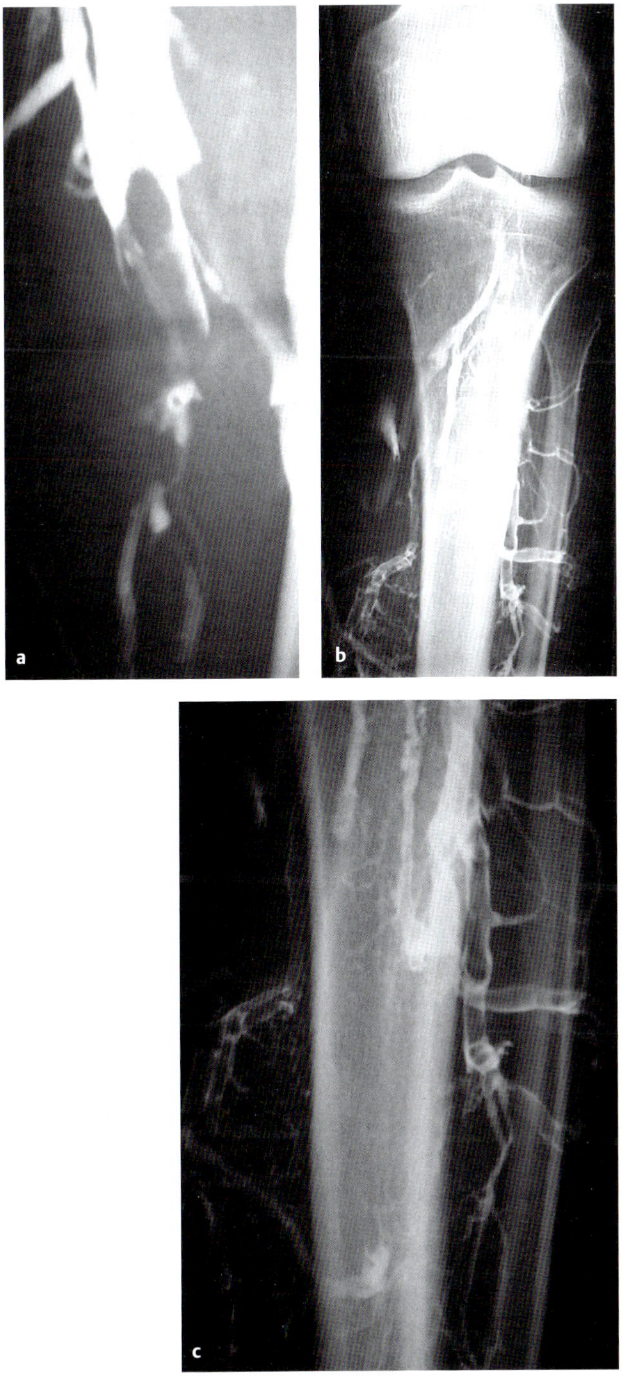

51-jähriger Patient mit Schwellung und Schmerzen des rechten Beins.

Ausgedehnte Beinvenenthrombose – Phlebographie

- **Befund:** In der Phlebographie zeigt sich eine ausgedehnte, frische Beinvenenthrombose. Das proximale Ende des Thrombus liegt in der V. femoralis superficialis. Die Thrombose reicht bis in den Unterschenkel. Die Perforansvenen sind mitbeteiligt.
- **Bemerkungen:** Thrombosen der tiefen Bein- und Beckenvenen sind die häufigste Ursache für Lungenembolien. Risikofaktoren sind u. a. eine Immobilisation, ein postoperativer Zustand, Schwangerschaft, Diabetes, paraneoplastische Syndrome, Rauchen und östrogenhaltige Medikamente. Die Phlebographie hat eine hohe Sensitivität und Spezifität für den Nachweis tiefer Beinvenenthrombosen. Aber auch die Sonographie – vor allem in Kombination mit der Duplexsonographie – hat heutzutage eine ausgezeichnete Sensitivität und Spezifität, so dass sie aufgrund ihrer geringeren Invasivität als Primärdiagnostikum i.d.R. zu bevorzugen ist. Ein kontrastmittelumspülter, frei flottierender proximaler Anteil des Thrombus birgt ein hohes Risiko einer Embolisation.

Pelottierung der Vena femoralis superficialis durch Osteosynthese

- **Befund:** In der Phlebographie zeigt sich eine Pelottierung der V. femoralis superficialis durch die Schrauben einer Osteosynthese.
- **Bemerkungen:** Bei jeder radiologischen Untersuchung nach Einbringung einer Osteosynthese muss immer auf eine korrekte Lage des Fremdmaterials geachtet werden. Besonders kritisch sind Fehllagen, wenn Gefäße oder Nervenstrukturen mitbeteiligt sind oder sein könnten. In unserem Fall ist es durch die Schrauben der Osteosynthese zu einer Pelottierung der V. femoralis superficialis gekommen. Hierdurch entsteht eine Flussbehinderung innerhalb der Vene, wodurch das Thromboserisiko – zusätzlich zu dem generell bereits erhöhten postoperativen Risiko – weiter erhöht wird.

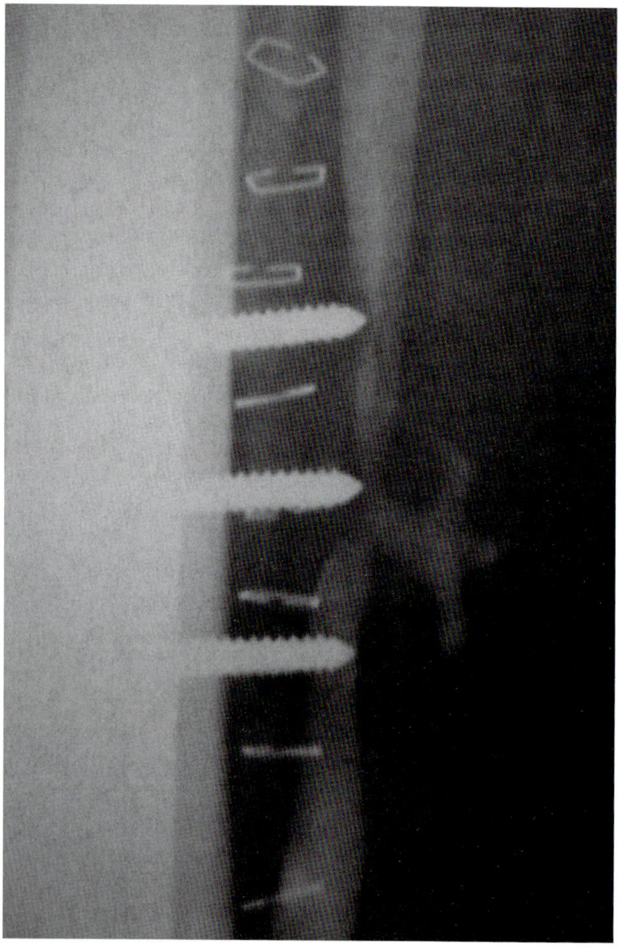

27-jähriger Patient mit Z. n. osteosynthetischer Versorgung des rechten Femurs. Schwellung und Schmerzen des rechten Beins.

berbauchorga

3

Amöbenabszess des linken Leberlappens

- **Befund:** In der CT der Leber stellt sich eine große Raumforderung des linken Leberlappens dar, die zentral nahezu flüssigkeitsisodens ist. Im Randbereich zeigt sich ein ringförmiges KM-Enhancement.
- **DD:** Pyogener Leberabszess, z. B. durch Escherichia coli oder Staphylococcus aureus.
- **Bemerkungen:** Ein Amöbenabszess der Leber kommt in bis zu 25% der Fälle einer Amöbeninfektion des Darms vor. Männer sind öfter betroffen. Die Größe des Abszesses variiert zwischen 2 und 12 cm. Es kann zu einem nodulären Enhancement und Septierungen kommen. Die Amöbeninfektion (Erreger: Entamoeba histolytica) ist v. a. in tropischen und subtropischen Regionen endemisch. Der Erreger kann durch die Darmwand treten und wird über die Pfortader in die Leber eingeschwemmt. Amöbenabszesse können auch in anderen Organen vorkommen, z. B. in der Lunge (transdiaphragmale Ausbreitung) oder im Gehirn. Die Diagnose wird durch eine Aspiration gesichert; behandelt wird mit Metronidazol.

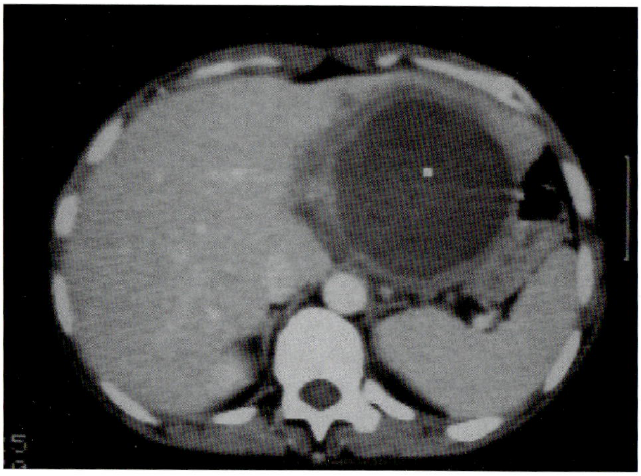

32-jährige Patientin mit chronischen Oberbauchbeschwerden mehrere Wochen nach einem Urlaub in Südostasien.

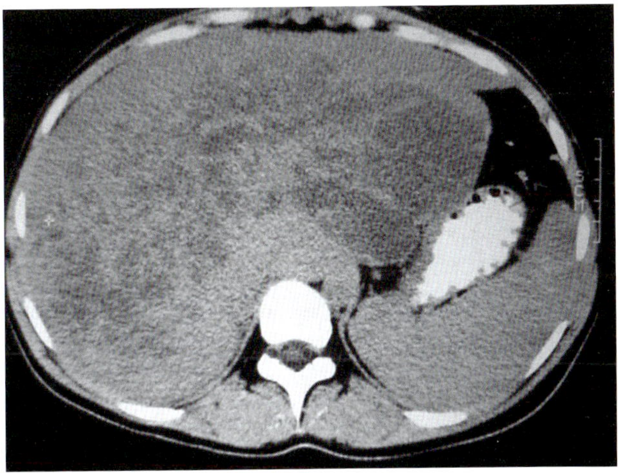

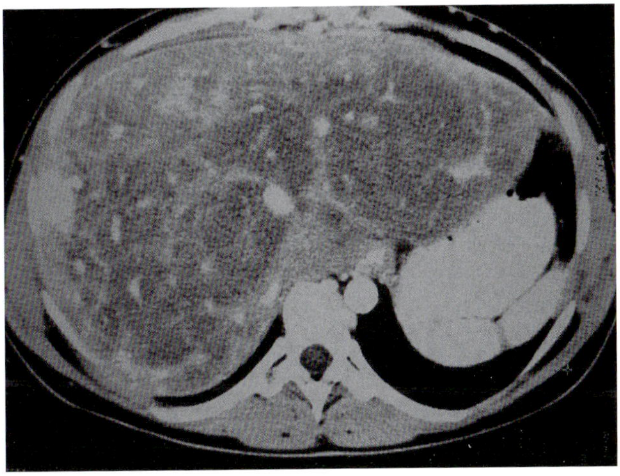

25-jährige Patientin mit Leberversagen.

Budd-Chiari-Syndrom

- **Befund:** In der nativen CT zeigen sich fleckig-flächige Dichteminderungen und eine Hepatomegalie. In der kontrastverstärkten CT besteht ein fleckiges Enhancement („Leopardenfellmuster").
- **Bemerkungen:** Das Budd-Chiari-Syndrom beruht auf einem Verschluss der Lebervenen. Meist ist es idiopathisch; es können jedoch auch eine Koagulopathie, ein Trauma der Venenwand, ein Tumorwachstum in die Vene hinein, eine membranöse Verengung der V. cava superior oder ein Rechtsherzversagen zugrunde liegen. Durch den Verschluss der Lebervenen kommt es zu einer Druckerhöhung mit Aszites und Splenomegalie. Es können die V. cava superior, die großen Lebervenen oder kleine zentrilobäre Venen betroffen sein. Behandelt wird mit Antikoagulanzien und ggf. auch mit einer Ballondilatation bzw. chirurgisch. Ultima Ratio ist die Lebertransplantation.
  Das akute Budd-Chiari-Syndrom kann eine Indikation zur Notfall-TIPSS sein. Durch die Parenchymerweichung besteht jedoch eine erhöhte Vulnerabilität des Gewebes, so dass es zu Komplikationen i. S. von ausgedehnten Lazerationen kommen kann.

Darstellung einer biliären Leberzirrhose in der Angiographie

- **Befund:** In der Angiographie stellen sich die klassischen Zeichen einer Leberzirrhose dar. Die subsegmentalen Leberarterien sind „korkenzieherartig" konfiguriert. Die Arterienhauptstämme hingegen sind länglich ausgezogen.
- **DD:** Leberzirrhosen anderer Ursache z. B. im Rahmen einer progredienten sklerosierenden Cholangitis oder auch einer alkoholtoxischen Leberzirrhose.
- **Bemerkungen:** Die korkenzieherartige Konfiguration der subsegmentalen Leberarterien und die längliche Ausziehung der Hauptstämme sind für die Darstellung einer Leberzirrhose in der Angiographie typisch. Zudem kommt es oft zu Shuntverbindungen zwischen dem arteriellen und dem portalvenösen System. Die Parenchymphase weist oft einen fleckigen Aspekt auf.

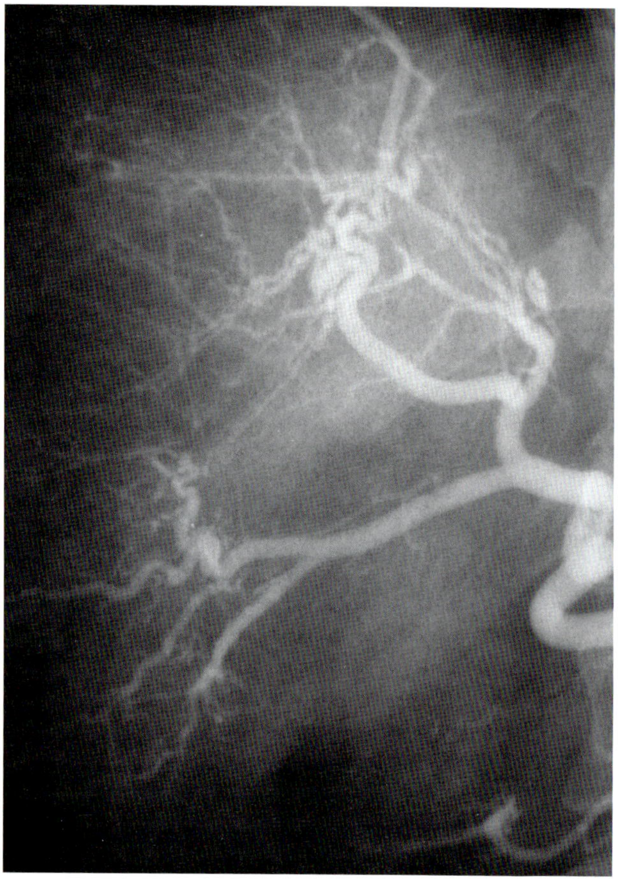

43-jährige Patientin mit einer bekannten primären biliären Zirrhose der Leber.

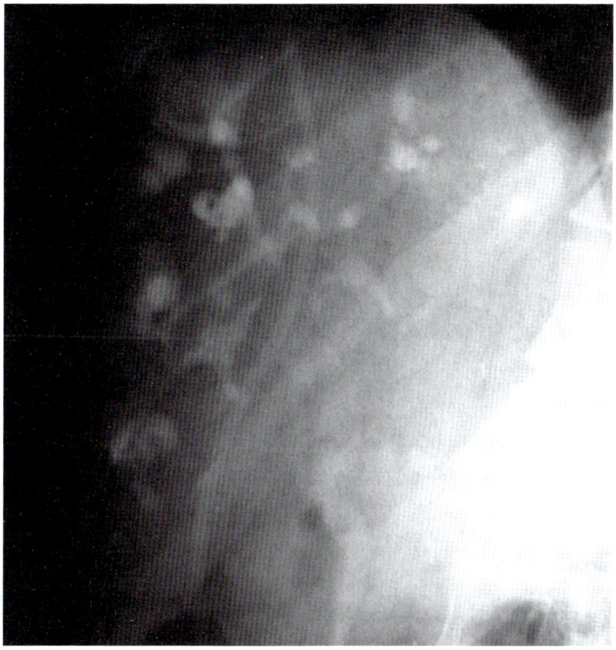

21-jährige Patientin mit wiederkehrenden, krampfartigen rechten Oberbauchschmerzen.

Caroli-Syndrom

- **Befund:** In der Cholangiographie über eine Chiba-Nadel zeigen sich multiple zystische Strukturen, die mit den Gallengängen in Verbindung stehen. Die Gallengänge selbst erscheinen segmental dilatiert.
- **Bemerkungen:** Das Caroli-Syndrom ist eine relativ seltene Störung, die wahrscheinlich autosomal rezessiv vererbt wird. Es betrifft v. a. junge Erwachsene. Es kommt zu einer segmentalen, sakkulär-zystisch konfigurierten Aufweitung der Gallengänge. Hierdurch ist die Inzidenz von Cholangitiden, Gallenwegssteinen und cholangiozellulären Karzinomen erhöht. Auch kommt es gehäuft zu Leberabszessen und zu einer Sepsis.

Echinokokkuszyste der Leber (Echinococcus cysticus)

- **Befund:** In der CT des Abdomens kommt im linken Leberlappen eine nahezu flüssigkeitsisodense Raumforderung zur Darstellung, die Subseptierungen aufweist. Es besteht ein Randenhancement.
- **Bemerkungen:** Eine Infektion mit Echinococcus cysticus betrifft am häufigsten die Leber. Die Echinokokkuszyste besteht aus einer Endozyste, einer Ektozyste und einer Perizyste – die Perizyste entspricht hierbei der äußeren Kapsel, die gut vaskularisiert ist und daher ein Enhancement aufweist. In 20% der Fälle kommen multiple Zysten vor.

  Eine Echinococcus-cysticus-Infektion kann sich durch Schmerzen oder wiederkehrende ikterische Episoden manifestieren, sie kann jedoch auch lange asymptomatisch bleiben.

  In der CT und MRT zeigt sich eine gut abgegrenzte, zystenartige Raumforderung, die Subseptierungen aufweisen kann, aber nicht muss. Der Rand der Zyste und die Septen weisen ein Enhancement nach Kontrastmittelgabe auf.

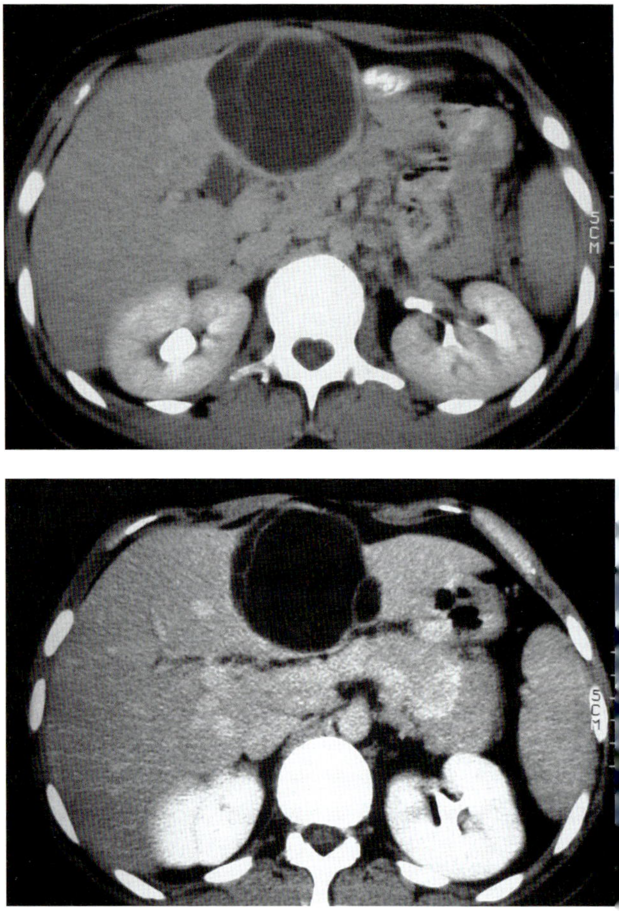

20-jährige Patientin mit Schmerzen im rechten Oberbauch.

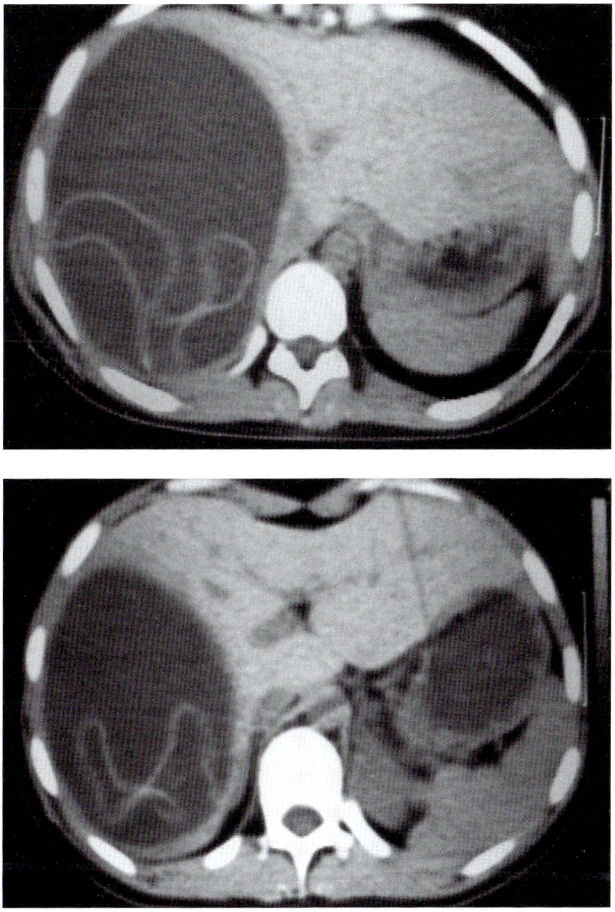

16-jährige Patientin mit akuten Schmerzen im rechten Oberbauch.

Gedeckt rupturierte Echinokokkuszyste der Leber

- **Befund:** In der CT des Abdomens kommt im rechten Leberlappen eine ausgedehnte, nahezu flüssigkeitsisodense Raumforderung zur Darstellung. Innerhalb der Raumforderung liegt eine irregulär konfigurierte Membran.
- **Bemerkungen:** Kommt es zu einer gedeckten Ruptur einer Echinokokkuszyste, so stellt sich die typische schwimmende Membran dar – hierbei hat sich die Membran von der Perizyste gelöst, dies bedeutet jedoch nicht, dass der Parasit bereits abgestorben ist.
  Bei der gedeckten Ruptur bleibt die Perizyste erhalten. Kommt es zu einer vollständigen Ruptur, so entleert sich der Zysteninhalt in die Bauchhöhle oder in den Pleuraraum. Dies geht i.d.R. mit einer schweren Anaphylaxie und mit metastatischen Absiedelungen der Hydatiden einher.
  Behandelt werden Echinokokkuszysten mit Antihelmintika, operativ oder mit einer Instillation und anschließenden Aspiration von skolezidalen Agenzien, beispielsweise von 95 %igem Ethanol oder einer hypertonen Kochsalzlösung.

Fibrolamelläres hepatozelluläres Karzinom

- **Befund:** In der CT des Abdomens zeigt sich eine Raumforderung des rechten Leberlappens, die zentral eine fingerförmig auslaufende Hypodensität aufweist. Es besteht vor allem im Randbereich ein Enhancement. In der DSA über einen Sidewinderkatheter zeigt sich ein dichter Tumorblush. In der T1w MRT nach Gabe von SPIO (Endorem) kommt eine Raumforderung mit einer zentralen Hypointensität zur Darstellung.
- **DD:** Fokale noduläre Hyperplasie (FNH).
- **Bemerkungen:** Das fibrolamelläre hepatozelluläre Karzinom (HCC) kommt v.a. bei jungen Patienten vor, die keine Risikofaktoren aufweisen. Es entsteht nicht auf dem Boden einer Zirrhose. Das fibrolamelläre HCC ist zum Zeitpunkt der Diagnosestellung meist schon groß (Durchmesser 4 – 17 cm). Es ist meist gut abgegrenzt und ganz oder teilweise von einer Kapsel umgeben. In etwa der Hälfte der Fälle zeigt sich eine deutliche zentrale Narbe, die in der CT hypodens und in der T1w und T2w MRT hypointens zur Darstellung kommt. Nicht selten weist diese zentrale Narbe auch Verkalkungen auf. Das AFP liegt bei Patienten mit einem fibrolamellären HCC im Normbereich. Die 5-Jahres-Überlebensrate liegt bei 63 %. Die wichtigste DD zum fibrolamellären HCC ist die FNH.

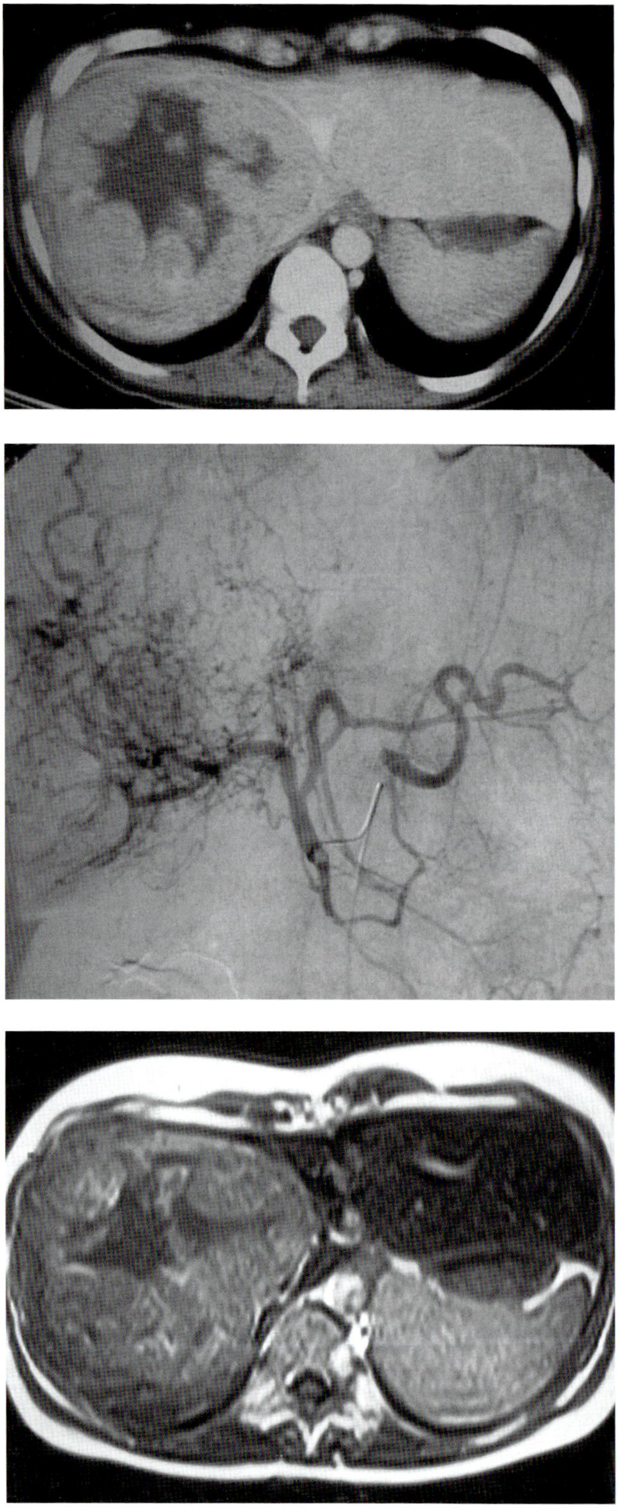

25-jährige Patientin mit Raumforderung der Leber. Keine Risikofaktoren bekannt. AFP im Normbereich.

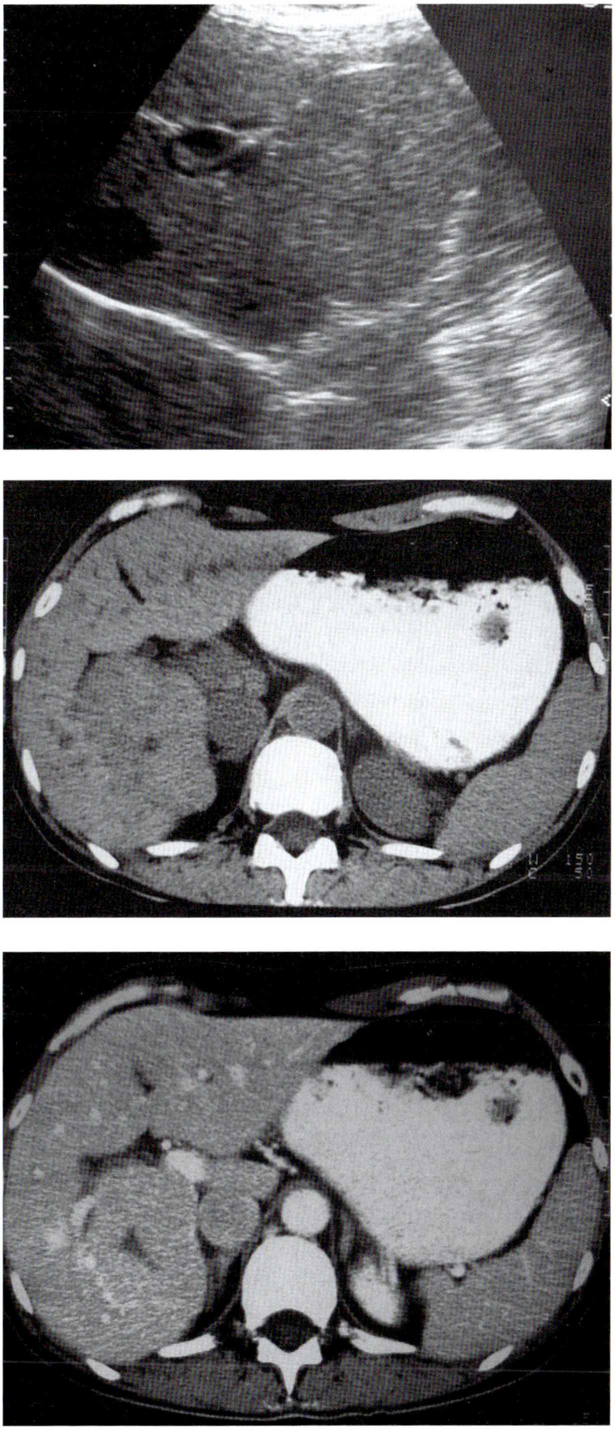

43-jährige Patientin mit dem Zufallsbefund einer hepatischen Raumforderung in der Sonographie.

Fokale noduläre Hyperplasie (FNH)

- **Befund:** In der Sonographie zeigt sich eine gut umschriebene Raumforderung des rechten Leberlappens (Abb. **a**). In der nativen CT (nach oraler KM-Gabe; Abb. **b**) kommt wiederum die relativ homogene, leicht hypodense, gut abgrenzbare Raumforderung zur Darstellung; zentral zeigt sich angedeutet eine fokale Hypodensität. Nach i. v. KM-Gabe besteht ein Enhancement; die zentrale Hypodensität zeigt sich nun deutlicher.
- **DD:** Fibrolamelläres hepatozelluläres Karzinom, Leberadenom, gut differenziertes HCC, großes kavernöses Hämangiom.
- **Bemerkungen:** Die FNH ist eine relativ häufige, benigne Raumforderung der Leber. Sie kommt bei Frauen häufiger vor; orale Kontrazeptiva scheinen einen wachstumsfördernden Effekt auszuüben. Oft ist die Raumforderung asymptomatisch, gelegentlich manifestiert sie sich als ein Oberbauchschmerz.

  Der benigne Tumor ist i.d.R. gut umschrieben und weist – im Gegensatz zum fibrolamellären HCC – keine Verkalkungen auf. In 20% der Fälle tritt die FNH multipel auf.

  In der nativen CT ist die FNH iso- bis leicht hypodens. In der kontrastverstärkten CT findet sich in der arteriellen Phase eine transiente Hyperintensität, dann wird die Raumforderung isodens zum umliegenden Lebergewebe. Recht charakteristisch ist eine zentrale, sternförmig konfigurierte Narbe, die hypodens zur Darstellung kommt. Diese ist jedoch nicht immer vorhanden.

  In der Sonographie kann die FNH echoarm oder echoreich sein; eine zentrale Narbe stellt sich lediglich in 18% der Fälle dar. Die Duplexsonographie zeigt meist vergrößerte blutzuführende Gefäße mit einer zentralen Hypervaskularität; hierdurch entsteht eine Art Radspeichenmuster. Am Rand der Läsion zeigen sich große, drainierende Venen.

  In der MRT stellt sich die FNH meist leicht hypointens in der T1w und leicht hyperintens in der T2w dar. Die zentrale Narbe ist in der T1w hypointens und in der T2w meist hyperintens. Nach i. v. Gd-Gabe besteht ein dichtes Enhancement in der arteriellen Phase, eine Isointensität in der portalvenösen Phase und eine verlängerte KM-Speicherung der zentralen Narbe in der späten Phase. Nach Gabe von SPIO besteht eine verminderte Eisenoxidaufnahme der FNH im Vergleich zur umgebenden Leber.

Hämochromatose der Leber

- **Befund:** In der CT zeigt sich eine deutliche Hyperdensität des gesamten Leberparenchyms. Die Dichte der Leber liegt oberhalb der von Skelettmuskulatur und Milz. Das Lebervolumen ist vergrößert. Zusätzlich besteht eine grobknotige Leberzirrhose.
- **Bemerkungen:** Eine Hämochromatose der Leber kann primär oder sekundär auftreten. Die primäre Form wird autosomal rezessiv vererbt. Es kommt zu einer exzessiven Eisenspeicherung, zunächst in der Leber, dann aber auch in Pankreas und Herzmuskel. Im Gegensatz zur sekundären Form ist die Milz bei der primären Form nicht betroffen.
  Im Rahmen der Eisenablagerung kommt es zu einer Hepatomegalie und schließlich zu einer Leberzirrhose. Zusätzlich werden häufig eine bräunliche Pigmentierung der Haut, ein Diabetes mellitus („Bronzediabetes"), Herzrhythmusstörungen und Arthralgien beobachtet. Das Risiko, ein hepatozelluläres Karzinom zu entwickeln, ist deutlich erhöht.

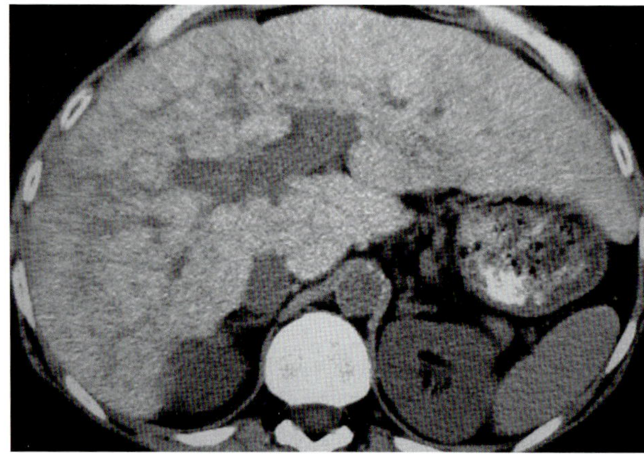

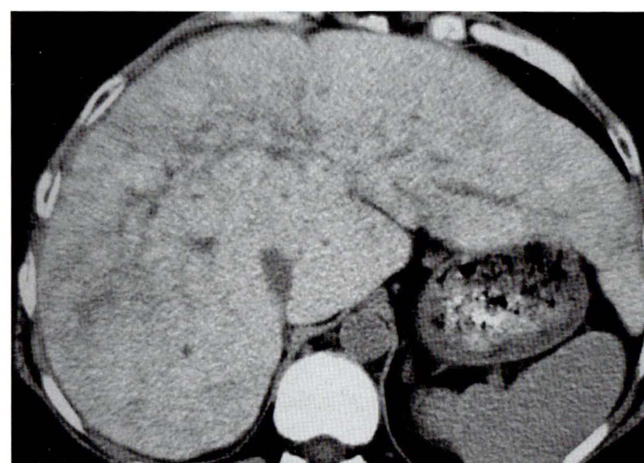

49-jährige Patientin mit bräunlicher Hautpigmentation, Diabetes mellitus, Arthralgien und chronischer Müdigkeit.

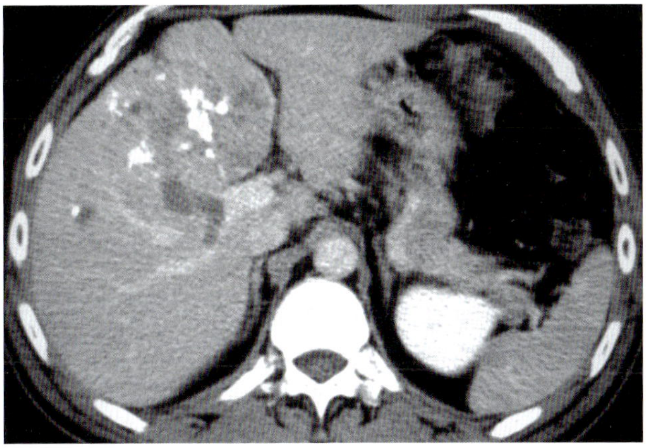

63-jähriger Patient mit bekanntem HCC, zur Kontrolle.

Hepatozelluläres Karzinom (HCC) nach Chemoembolisation mit Lipiodol

- **Befund:** In der CT zeigt sich eine unscharf begrenzte, heterogene Raumforderung im rechten Leberlappen. Innerhalb der Läsion kommen ausgeprägt hyperdense Strukturen zur Darstellung.
- **Bemerkungen:** Lipiodol ist das Fettsäureäthylester des iodierten Oleum Papaveris. Es kann als Kontrastmittel zur Fistulographie und zur Lymphangioadenographie verwendet werden. Häufiger wird es jedoch inzwischen zur Chemoembolisation von Lebertumoren angewendet. Hierfür wird es in der Regel mit einem Chemotherapeutikum vermischt superselektiv intraarteriell verabreicht. Das beigemischte Lipiodol führt zu Mikroölembolien in den pathologischen Tumorgefäßen. Hierdurch kommt es zu einer relativen Stase der Tumorversorgung; das Chemotherapeutikum reichert sich an. In der Kontroll-CT lässt sich das gespeicherte Lipiodol auch noch Wochen nach der Embolisation als deutlich hyperdense Struktur innerhalb des Tumors nachweisen.

Karzinoidmetastasen der Leber

- **Befund:** In der T2w MRT zeigen sich multiple, deutlich hyperintense Läsionen. In der T1w kommen die Läsionen hypointens zur Darstellung.
- **DD:** Andere hypervaskularisierte Metastasen der Leber, beispielsweise aufgrund eines Nierenzellkarzinoms, eines Mammakarzinoms, oder kolorektaler Tumoren.
- **Bemerkungen:** Ein Karzinoidtumor entsteht am häufigsten im Dünndarm und in der Appendix. Zu einem Karzinoidsyndrom kommt es hierbei nur, wenn das produzierte Serotonin nicht in der Leber abgebaut wird – z. B., wenn es zu Lebermetastasen gekommen ist. Das oft erwähnte „Flushing" der Haut ist dabei relativ selten. In der CT und MRT stellen sich Karzinoidmetastasen hypervaskularisiert dar, sie nehmen also Kontrastmittel auf. Das Enhancement ist hierbei häufig ringförmig. Meist sind die Metastasen rundlich konfiguriert und multipel.

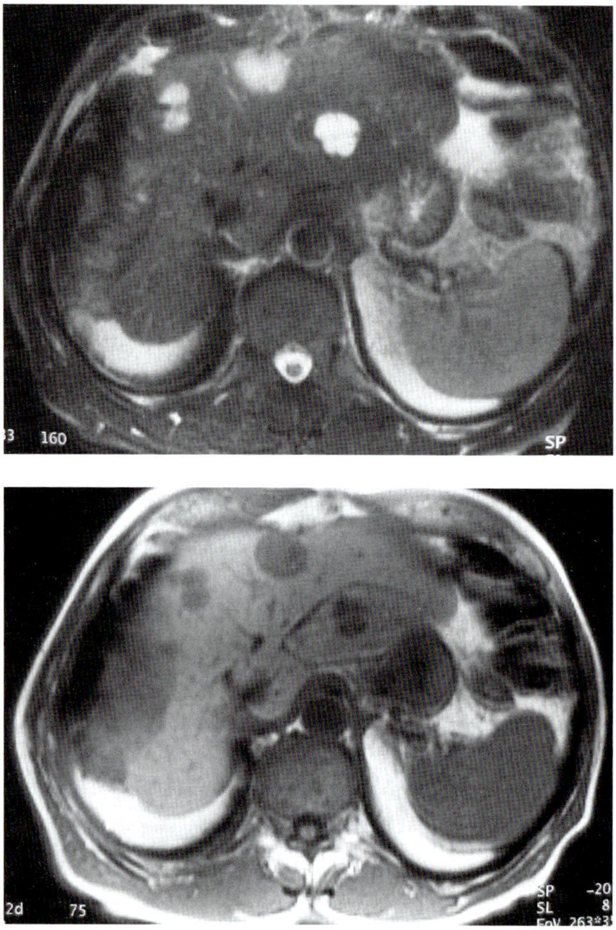

44-jähriger Patient mit episodischer Diarrhö, Übelkeit, Erbrechen und Bronchospasmus.

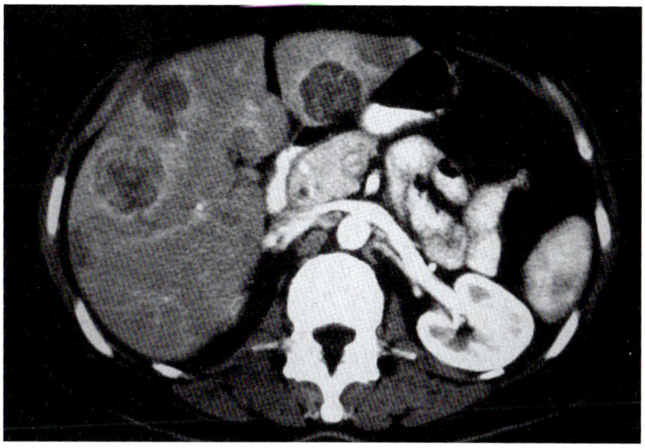

71-jähriger Patient mit bekanntem Karzinom des Rektums. Staginguntersuchung.

Lebermetastasen eines Rektumkarzinoms

- **Befund:** In der in der arteriellen Phase durchgeführten, kontrastverstärkten CT kommen multiple Raumforderungen beider Leberlappen zur Darstellung. Diese weisen ein vorwiegend randständiges Enhancement nach Art eines Halos auf.
- **Bemerkungen:** Nach den regionalen Lymphknoten ist die Leber das Organ, in dem am häufigsten Metastasen gefunden werden. Hierbei sind kolorektale Tumoren die häufigste Ursache. Aber auch Tumoren von Magen, Brust und Pankreas metastasieren oft in die Leber.
  In unserem Fall liegen hypervaskularisierte Lebermetastasen vor. Solche sehr gut durchbluteten Absiedelungen finden sich vor allem bei den folgenden Tumoren: kolorektale Karzinome, Nierenzellkarzinome, Karzinoide, Brustkrebs, Melanome, Inselzelltumoren, Sarkome und Phäochromozytome.

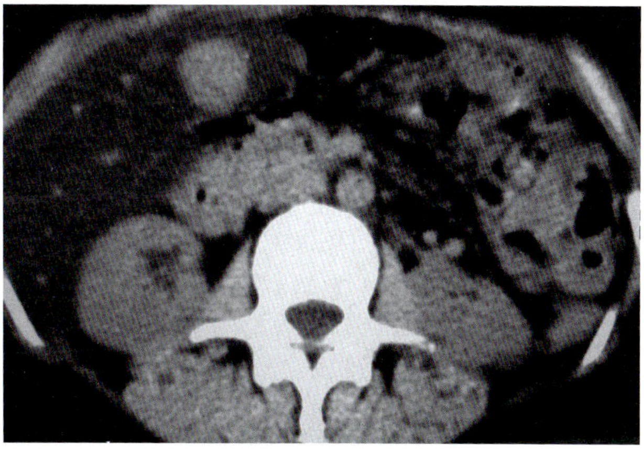

74-jährige Patientin mit bekanntem Karzinom des Rektums. Staginguntersuchung.

Lebermetastase bei ausgedehnter Steatosis hepatis

- **Befund:** In der kontrastverstärkten CT zeigt sich eine deutlich hyperdense Läsion der Leber. Das Leberparenchym selbst erkennt man erst auf den zweiten Blick – es hat deutlich reduzierte Dichtewerte und lässt sich kaum vom abdominellen Fettgewebe abgrenzen.
- **DD:** Hämangiom der Leber.
- **Bemerkungen:** Eine Steatosis hepatis ist eine übermäßige Fettspeicherung in der Leber; sie kann fokal oder diffus auftreten. Sie kann Folge einer metabolischen Störung sein – beispielsweise im Rahmen einer Adipositas oder eines Diabetes mellitus – oder Folge von Lebertoxinen, beispielsweise im Rahmen eines Alkoholabusus. Durch die Fetteinlagerungen sinken die Dichtewerte der Leber in der CT unter 55 HE; die Leber erscheint im Vergleich zur Milz hypodens. In unserem Fall ist es zu einer so ausgeprägten, diffusen Hypodensität der gesamten Leber gekommen, dass die Metastase im Verhältnis zum Leberparenchym nicht hypodens, sondern ausgeprägt hyperdens zur Darstellung kommt.

Zustand nach Leberteilresektion; Lebermetastasen

- **Befund:** In der T1w MRT nach Gd-Gabe findet sich ein Z. n. Leberteilresektion (linker Leberlappen). Am Absetzungsrand zeigen sich deutliche Auslöschungsartefakte. Im rechten Leberlappen kommen mehrere hypointense Läsionen zur Darstellung, die ein Randenhancement aufweisen.
- **Bemerkungen:** Wird eine Leberteilresektion durchgeführt, so kommt es sowohl zu Metallabrieb der Geräte im Rahmen der Operation als auch i.d.R. zur Einbringung von Operationsclips. Diese metallischen Fremdkörper führen in der MRT zu Auslöschungsartefakten im ehemaligen Operationsgebiet. Gelegentlich können solche Artefakte eine Beurteilung bezüglich eines Rezidivs erschweren.
  In unserem Fall ist es zum erneuten Auftreten von Metastasen in der Restleber gekommen.

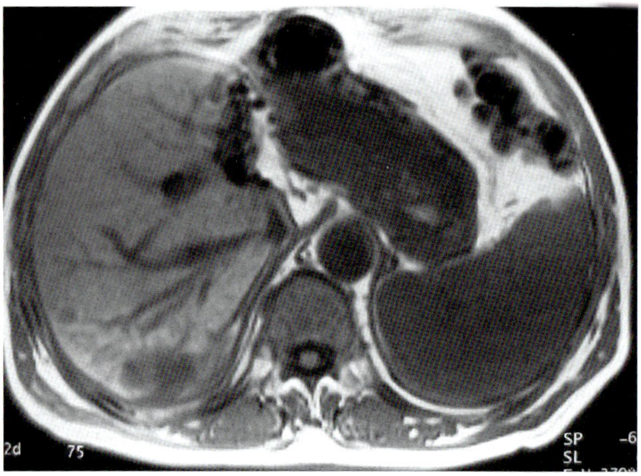

58-jähriger Patient mit bekanntem kolorektalen Karzinom. Z. n. Leberteilresektion bei Lebermetastase. Staginguntersuchung.

Klatskin-Tumor

- **Befund:** In der CT zeigt sich eine unscharf begrenzte, zentrale Raumforderung der Leber, die in den Lobus caudatus reicht und die im Vergleich zum umliegenden Leberparenchym hypodens ist. Einzelne Gallengänge sind erweitert.
- **DD:** Hepatozelluläres Karzinom mit Kompression der Gallenwege, Metastasen, Abszess.
- **Bemerkungen:** Ein Klatskin-Tumor ist ein Cholangiokarzinom, das am Zusammenfluss der intrahepatischen Gallengänge liegt. Risikofaktoren sind unter anderem entzündliche Darmerkrankungen, eine sklerosierende Cholangitis, ein Caroli-Syndrom, Thorotrast und, vor allem im asiatischen Raum, eine Clonorchis-sinensis-Infektion.
  Im frühen Stadium ist der Tumor oft nur indirekt durch einen Aufstau der Gallengänge zu erkennen.
  Die Prognose ist sehr schlecht – die 5-Jahres-Überlebensrate liegt lediglich bei 1,6%.

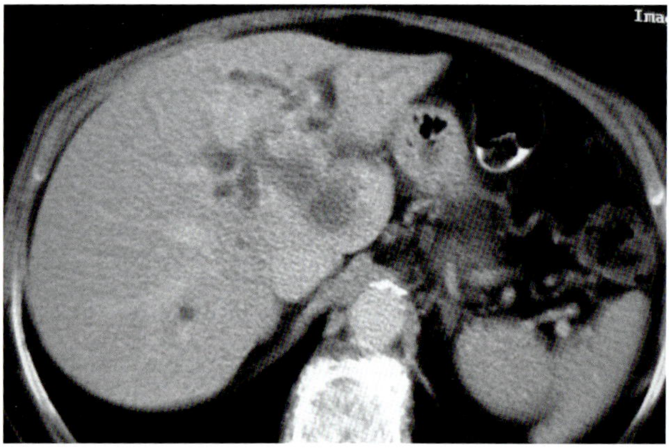

62-jähriger Patient mit Gewichtsverlust, Ikterus und Schmerzen im rechten Oberbauch.

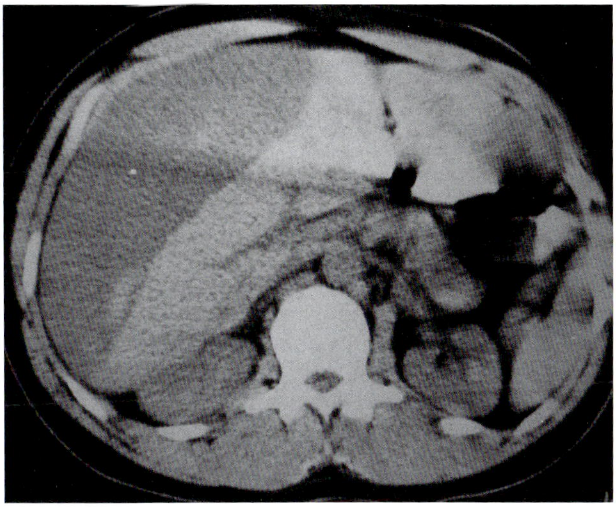

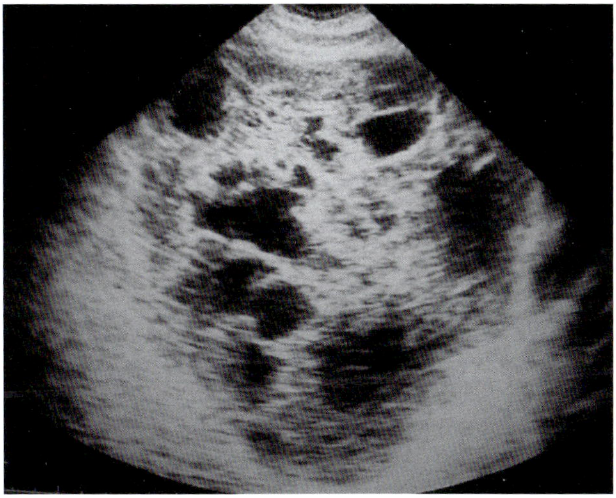

23-jähriger Patient mit Z. n. schwerem Verkehrsunfall.

Subkapsuläres Leberhämatom

- **Befund:** In der akuten CT direkt nach dem Trauma (Abb. **a**) zeigt sich eine ausgedehnte, im Vergleich zum umliegenden Leberparenchym hypodense Raumforderung, die subkapsulär gelegen und linsenförmig konfiguriert ist. Die hyperdensen Areale innerhalb der Läsion unterstreichen die Akuität. Das Leberparenchym erscheint komprimiert. In der Kontrollsonographie 3 Wochen später (Abb. **b**) zeigt sich eine beginnende Organisation des Hämatoms mit sowohl echoarmen, als auch echoreichen Arealen.
- **DD:** Subkapsuläres Empyem; bei geringer ausgeprägtem Befund auch Aufhärtungsartefakte durch angrenzende Rippen oder fokale Leberverfettung.
- **Bemerkungen:** Die Leber ist nach der Milz das am häufigsten verletzte Abdominalorgan. In nahezu der Hälfte der Fälle liegt zugleich eine Lazeration der Milz vor.
  Im Akutstadium stellt sich das Hämatom in der CT hypodens dar. Liegen zugleich hyperdense Areale vor, so besteht noch eine aktive Blutung oder ein Pseudoaneurysma. Die Behandlung erfolgt in den meisten Fällen konservativ.

Alkoholtoxische Leberzirrhose

- **Befund:** In der T2w MRT nach SPIO-(Endorem-)Gabe findet sich eine Reduktion des Lebervolumens mit relativer Hypertrophie des Lobus caudatus. Zudem zeigen sich eine deutliche Splenomegalie sowie ein geringgradiger Aszites. Ein Hinweis auf ein hepatozelluläres Karzinom (HCC) besteht nicht.
- **Bemerkungen:** Dieser Fall zeigt die klassische Präsentation einer grobknotigen Leberzirrhose. Es kommt zu einem knotigen Umbau des Leberparenchyms mit einer Volumenminderung. Zugleich bildet sich eine relative Hypertrophie des Lobus caudatus aus. Die Hypertrophie des Lobus caudatus führt häufig zu einer schlitzförmigen Einengung der V. cava inferior in ihrem intrahepatischen Anteil. Im Rahmen des Pfortaderhochdrucks kommt es zu Splenomegalie und Aszites.
  Da eine Leberzirrhose immer auch ein Risikofaktor für die Entstehung eines HCC ist, sollte genauestens auf ein mögliches Vorliegen einer Raumforderung geachtet werden.

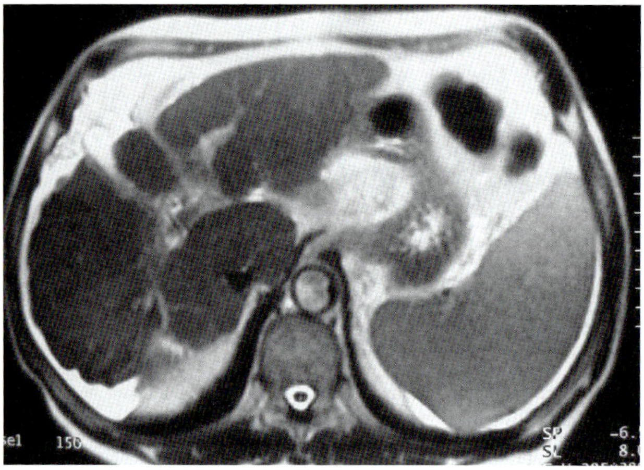

49-jähriger Patient mit bekanntem langjährigen Alkoholabusus.

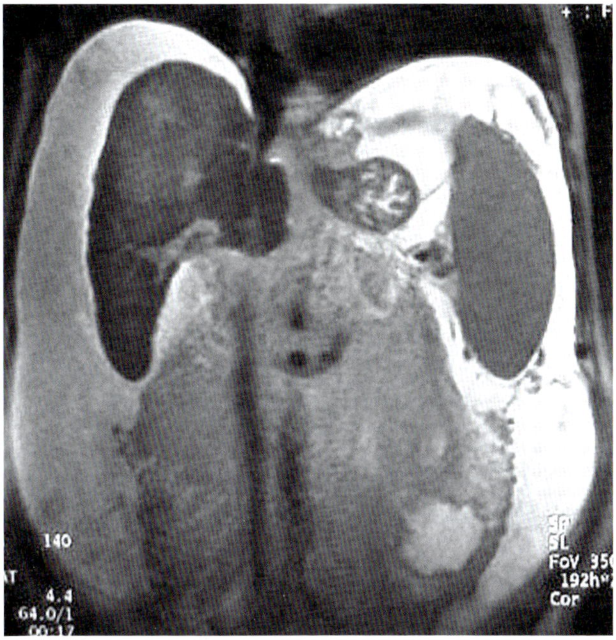

a

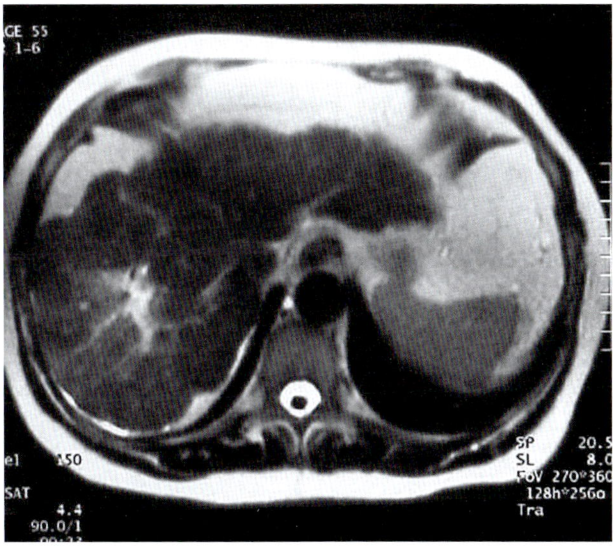

b

66-jähriger Patient mit bekanntem langjährigen Alkoholabusus. Nun zunehmender Bauchumfang.

Leberzirrhose mit hepatozellulärem Karzinom (HCC) und massivem Aszites

- **Befund:** In der T2w MRT zeigt sich eine deutliche Leberzirrhose. Zudem kommt im dorsalen rechten Leberlappen eine unscharf begrenzte Signalintensitätssteigerung zur Darstellung.
- **DD:** Regeneratknoten, cholangiozelluläres Karzinom.
- **Bemerkungen:** Ein HCC ist eine häufige Komplikation einer Leberzirrhose. Gerade bei einer grobknotigen Leberzirrhose tritt es gehäuft auf. Das Wachstum ist meist solitär-raumfordernd; es kann jedoch auch multizentrisch-kleinknotig oder diffus sein. In der T2w MRT kommt ein HCC in der Regel gering hyperintens zur Darstellung. Nach Gd-Gabe kann es zu einem Enhancement kommen; dies ist jedoch nicht zwingend der Fall. Die Gabe von SPIO führt zu einer verbesserten Detektionsrate.
  Die Prognose des HCC ist relativ schlecht. Die mittlere Überlebenszeit liegt bei 6 Monaten, die 5-Jahres-Überlebensrate bei 30%.

Multiple Leberzysten

- **Befund:** In der T2w MRT zeigen sich multiple, flüssigkeitsisointense Läsionen der Leber mit unterschiedlichen Durchmessern. Die Läsionen sind glatt begrenzt und teilweise lobuliert.
- **DD:** Hämangiome, zystische Metastasen, Caroli-Syndrom.
- **Bemerkungen:** Leberzysten sind ein sehr häufiger Zufallsbefund in Sonographie, CT und MRT. Meist finden sich nur einzelne Zysten. Man nimmt an, dass eine Fehlentwicklung der intrahepatischen Gallengänge zugrunde liegt. In Autopsien finden sich in bis zu 50% der Fälle Zysten der Leber. Multiple Leberzysten können mit einer polyzystischen Nierenerkrankung und einer tuberösen Sklerose assoziiert sein. Auch gibt es eine autosomal dominant vererbte Form der polyzystischen Lebererkrankung.

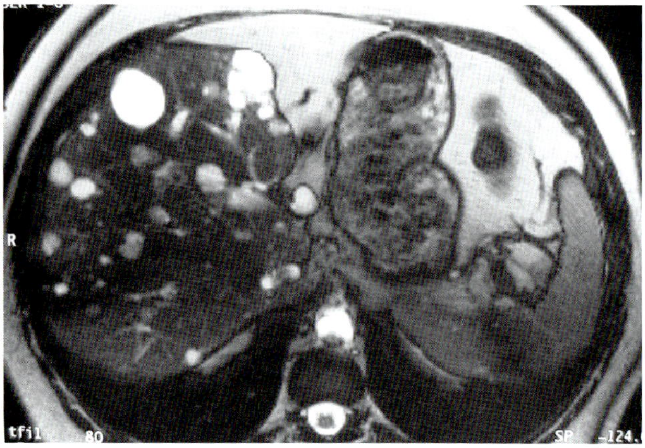

32-jährige Patientin mit Zufallsbefund in der Sonographie; asymptomatisch.

Zystische Lebermetastase im Verlauf

- **Befund:** In der initialen CT (Abb. **a**) kommt eine große, zystisch anmutende Raumforderung des rechten Leberlappens zur Darstellung. Der Inhalt der Raumforderung erscheint flüssigkeitsisodens, allerdings ist der Rand der Läsion unscharf. In der Kontrolluntersuchung (Abb. **b**) zeigt sich eine massive Größenzunahme der Läsion mit nun auch zunehmend soliden Anteilen. Zudem kommen multiple weitere Metastasen zur Darstellung.
- **Bemerkungen:** Lebermetastasen können sich zystisch darstellen. Der Befund einer zystischen Läsion der Leber sollte immer genau überprüft werden, gerade wenn eine maligne Grunderkrankung im Raum steht. Die folgenden Primärtumoren führen nicht selten zu zystischen Lebermetastasen: kolorektale Tumoren, Sarkome, Melanome, Bronchialkarzinome, Karzinoide und das muzinöse Ovarialkarzinom.

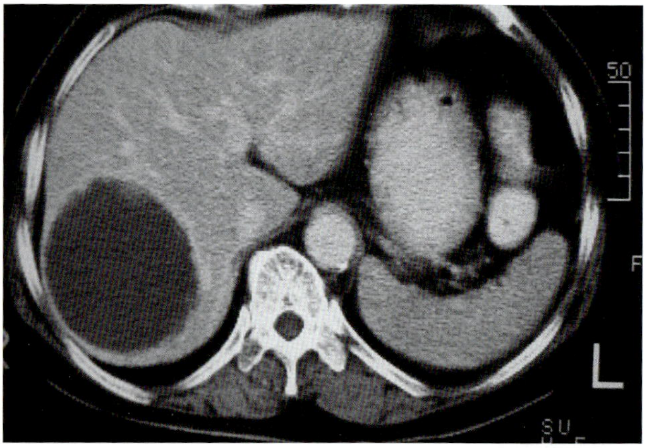

a

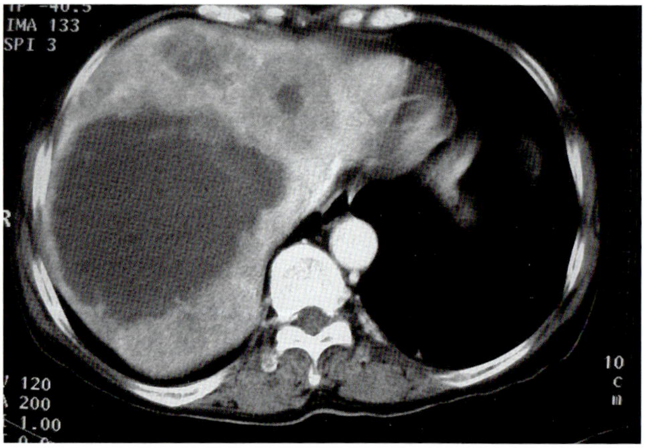

b

78-jähriger Patient mit bekanntem kolorektalen Karzinom. Staginguntersuchung und Verlaufskontrolle nach 6 Monaten.

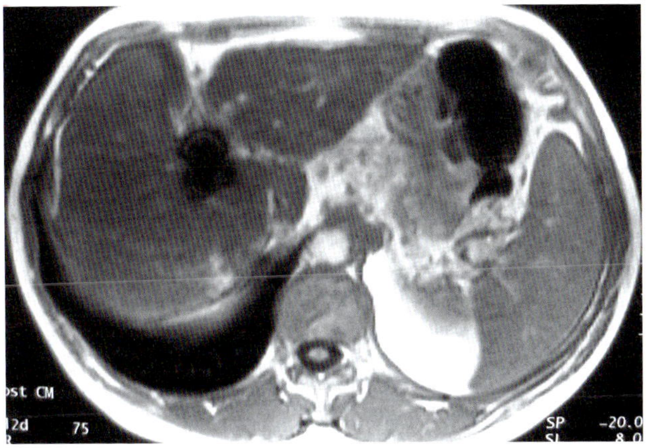

67-jähriger Patient mit bekannter Leberzirrhose und Ösophagusvarizen.

TIPSS-Artefakt in der MRT

- **Befund:** In der T1w MRT kommt ein Auslöschungsartefakt innerhalb der Leber zur Darstellung. Zudem zeigt sich die bekannte Leberzirrhose.
- **Bemerkungen:** Ein transjugulärer intrahepatischer portosystemischer Stentshunt (TIPSS) strebt den Druckausgleich zwischen dem portalvenösen System und den Lebervenen an. Hierzu wird ein TIPSS-Besteck über die rechte V. jugularis eingeführt. Von der Lebervene aus wird in Richtung des rechten Pfortaderastes punktiert (Punktionsrichtung i.d.R. medial-kaudal). Ist die Verbindung etabliert, wird zunächst ein Katheter eingebracht; es werden der portosystemische Druckgradient bestimmt sowie ggf. Varizen embolisiert. Schließlich wird der Shunt dilatiert und mit einem Stent geschient. Dieser Stent verbleibt in situ – er stellt sich in der MRT als Auslöschungsartefakt dar.

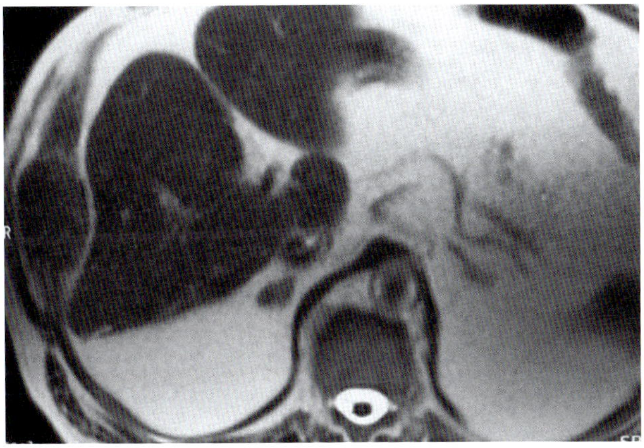

64-jähriger Patient mit bekanntem HCC. Staginguntersuchung.

Thoraxwandmetastase eines HCC

- **Befund:** In der T2w MRT kommt eine Raumforderung der rechtsseitigen Thoraxwand zur Darstellung. Hierdurch erscheint die Leber verdrängt. Ausgedehnter Aszites. Das bekannte HCC ist auf dieser Schichtführung nicht dargestellt.
- **Bemerkungen:** Auch ein HCC kann Metastasen im Bereich der Thoraxwand setzen. Die Thoraxwand sollte daher immer – soweit dargestellt – genau betrachtet werden.
  Tumoren der Thoraxwand entstehen bei Erwachsenen häufiger durch ein direktes Einwachsen des Primärtumors, beispielsweise bei einem peripheren Bronchialkarzinom oder bei Brustkrebs. Bei Kindern ist vor allem an Ewing-Sarkome, Rhabdomyosarkome und Neuroblastommetastasen zu denken.

Primär sklerosierende Cholangitis (PSC)

- **Befund:** In der endoskopisch-retrograden Cholangiopankreatikographie (ERCP) kommen multifokale Strikturen der intra- und extrahepatischen Gallenwege zur Darstellung. Vereinzelt sind kleine Pseudodivertikel zu erkennen.
- **DD:** Sklerosierendes Cholangiokarzinom, akute aszendierende Cholangitis, primäre biliäre Zirrhose, AIDS assoziierte Cholangiopathie.
- **Bemerkungen:** Bei der ERCP wird ein Katheter über ein Seitblick-Duodenoskop in der Papilla Vateri platziert und vorsichtig KM injiziert.
  Die PSC tritt gehäuft bei entzündlichen Darmerkrankungen, v. a. bei der Colitis ulcerosa, auf. Es kommt zu multifokalen Strikturen, v. a. an den Bifurkationen, und alternierend zu fokalen Dilatationen. Meist sind vorwiegend die zentralen Gallengänge dargestellt; die peripheren Gallengänge erscheinen durch die Stenosen „gekappt“. Pathognomonisch für die PSC sind kleine exzentrische sakkuläre Ausstülpungen i. S. von Pseudodivertikeln.

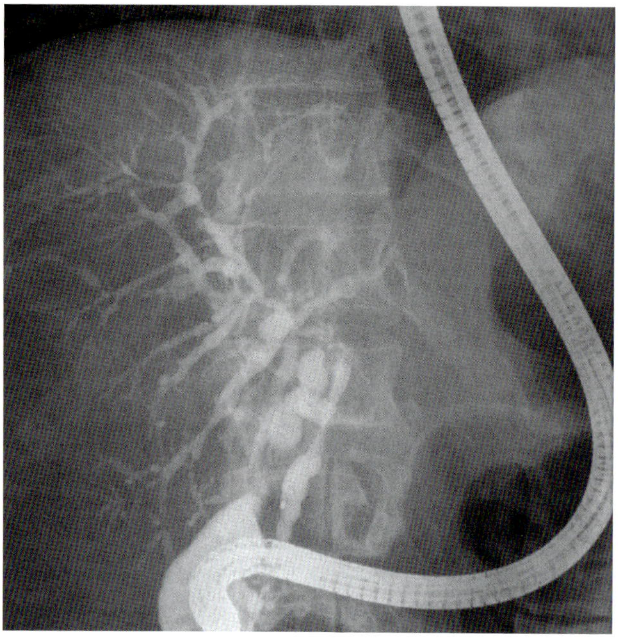
a

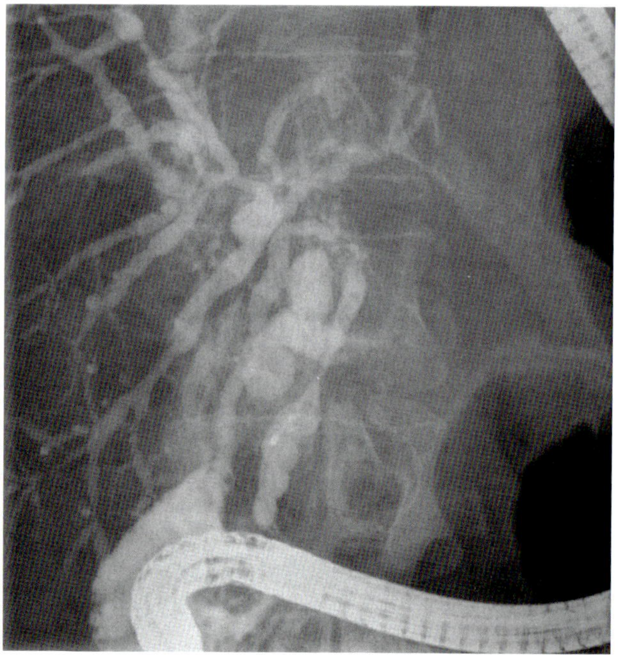
b

28-jähriger Patient mit bekannter Colitis ulcerosa. Nun progredienter Ikterus und Erhöhung der Leberwerte.

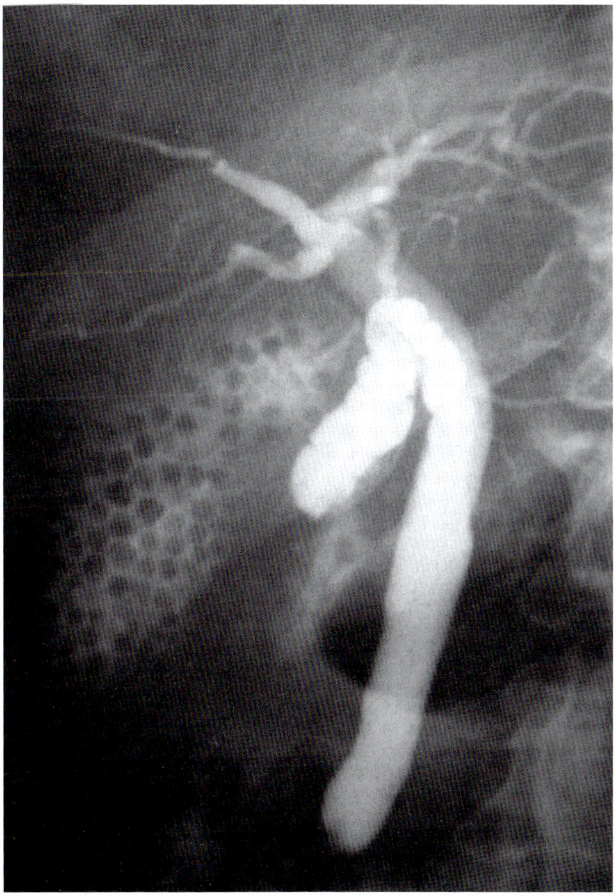

54-jährige Patientin mit Schmerzen im rechten oberen Quadranten und Ikterus. Erhöhung der Bilirubinwerte.

Choledocholithiasis und Cholezystolithiasis

- **Befund:** In der Cholangiographie über eine Chiba-Nadel zeigt sich eine umschriebene Aussparung im Ductus choledochus direkt vor der Einmündung in die Papilla Vateri. Zusätzlich kommen multiple rundliche Aussparungen in der Gallenblase zur Darstellung. Der Ductus choledochus und der Ductus cysticus sind deutlich dilatiert. Partielle Darmgasüberlagerung.
- **Bemerkungen:** Die Choledocholithiasis ist die häufigste Ursache einer Obstruktion der Gallenwege. Die Cholangiographie hat hierbei eine hohe Sensitivität und Spezifität. Als nicht-invasive Alternative kann auch eine MR-Cholangiopankreatikographie (MRCP) durchgeführt werden. Die Konkremente im Ductus choledochus können aus der Gallenblase stammen oder aber primär in den extrahepatischen Gallenwegen entstehen. Bei unserer Patientin kommen zugleich multiple Konkremente in der Gallenblase zur Darstellung.

Choledocholithiasis nach biliodigestiver Anastomose

- **Befund:** In der Cholangiographie über eine Chiba-Nadel zeigen sich Aussparungen im Bereich der biliodigestiven Anastomose und innerhalb der Gallenwege. Die Gallenwege sind deutlich dilatiert.
- **Bemerkungen:** Bei Patienten mit einer biliodigestiven Anastomose kommt es gehäuft zu Galleabflussbehinderungen im Rahmen von Strikturen. Diese fokalen Verengungen begünstigen die Entstehung von Konkrementen. Bei bis zu 75% der Patienten mit chronischen Galleabflussbehinderungen finden sich Steine im Bereich der Gallenwege.

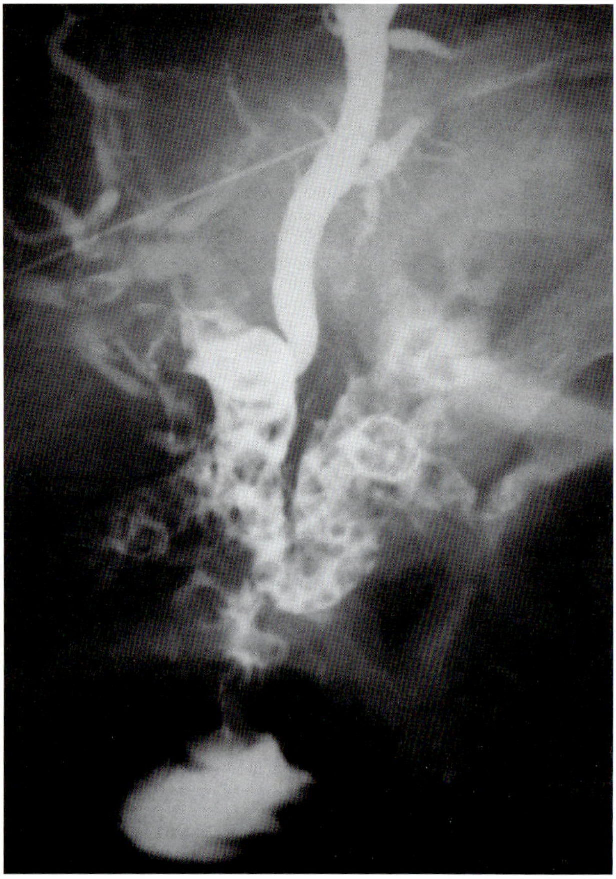

59-jähriger Patient mit einem Zustand nach biliodigestiver Anastomose. Nun rezidivierende Schmerzen im rechten oberen Quadranten, Fieber und Ikterus.

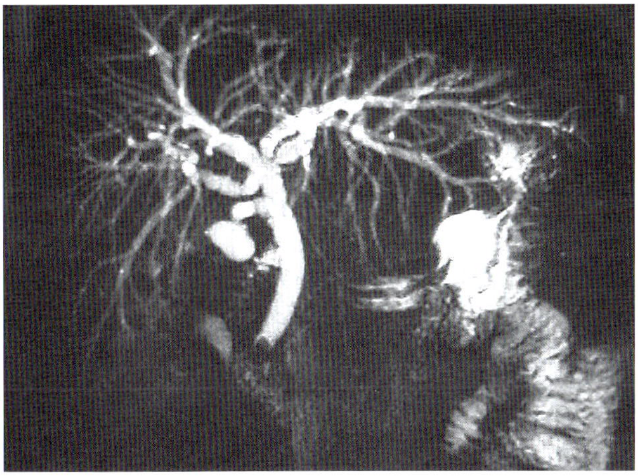

47-jährige Patientin mit Schmerzen im rechten Oberbauch, Fieber und einer geringgradigen Erhöhung der Cholestaseparameter.

Konkrement des Ductus choledochus in der MRCP

- **Befund:** In der MRT-Cholangiopankreatikographie (MRCP) kommt eine kappenförmige Signalauslöschung im distalen Ductus choledochus zur Darstellung, direkt vor der Einmündung in die Papilla Vateri. Die Gallenwege sind geringgradig dilatiert.
- **Bemerkungen:** Die MRCP ist eine nicht-invasive Methode zur Darstellung des hepatobiliären Systems. Sie beruht auf schnellen, stark T2w Sequenzen (z. B. RARE, PSIF), die in der Regel koronar akquiriert und als maximale Intensitätsprojektionen (MIP) rekonstruiert werden.
  Mehrere Studien haben in der letzten Zeit belegt, dass die MRCP eine hohe Sensitivität und Spezifität für Konkremente über 5 mm hat, und dass sie hier die endoskopische retrograde Cholangiopankreatikographie (ERCP) in vielen Fällen ersetzen kann. Bisweilen werden vor der MRCP oral Eisenoxidpartikel verabreicht, um eine Überlagerung durch Darmflüssigkeiten zu vermeiden.

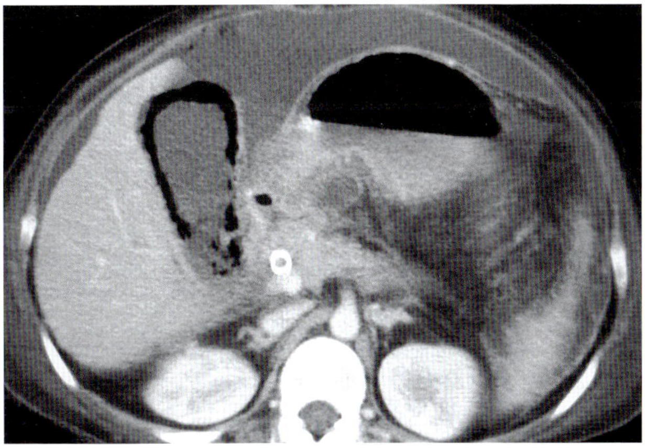

35-jährige Patientin mit bekanntem Ovarialkarzinom und Peritonealkarzinose. Nun stärkste Schmerzen im rechten Oberbauch.

Emphysematöse Cholezystitis

- **Befund:** In der CT des Abdomens zeigt sich Luft innerhalb der Gallenblasenwand. Die Wand ist massiv aufgetrieben, die Gallenflüssigkeit weist eine erhöhte Dichte auf. Zusätzlich zeigt sich ein Aszites mit einer relativ hohen Dichte, gut vereinbar mit der bekannten Peritonealkarzinose.
- **DD:** Lipomatose der Gallenblase, periduodenaler Abszess mit Lufteinschlüssen.
- **Bemerkungen:** Eine emphysematöse Cholezystitis entsteht zu etwa 70 % auf dem Boden von Gallensteinen, sie kann jedoch auch ohne Steine vorkommen. Risikofaktoren sind ein Diabetes mellitus und Erkrankungen mit einem reduzierten Allgemeinzustand, wie in unserem Fall die Krebserkrankung.
  Erreger sind Clostridien, Escherichia coli, Staphylokokken und Streptokokken. Der Erkrankungsverlauf ist in der Regel schwer – häufig kommt es zur Gangrän und zu einer Gallenblasenperforation. Die Mortalität liegt bei 15 %.

Geschichteter Gallenblasenstein

- **Befund:** In der CT zeigen sich ringförmig konfigurierte Verdichtungen innerhalb des Gallenblasenlumens. Zusätzlich kommen 2 weitere Konkremente zur Darstellung.
- **Bemerkungen:** Konkremente der Gallenblase sind ein häufiger Befund in der abdominellen CT. Oft werden sie lediglich als Zufallsbefund beschrieben. Man kennt Cholesterinsteine und Pigmentsteine. Durch Ablagerungen von Cholesterin, Calciumcarbonat und Bilirubin über verschiedene Zeiten hinweg können geschichtete Konkremente entstehen – in der Schnittbilddiagnostik ähneln sie dann Jahresringen eines Baumes.
  Als Risikofaktoren für die Entstehung von Gallensteinen gelten die so genannten 5 „Fs“: female, fat, forty, fair, fertile. Zusätzliche Risikofaktoren sind hämolytische Erkrankungen, eine Cholestase und entzündliche Darmerkrankungen.

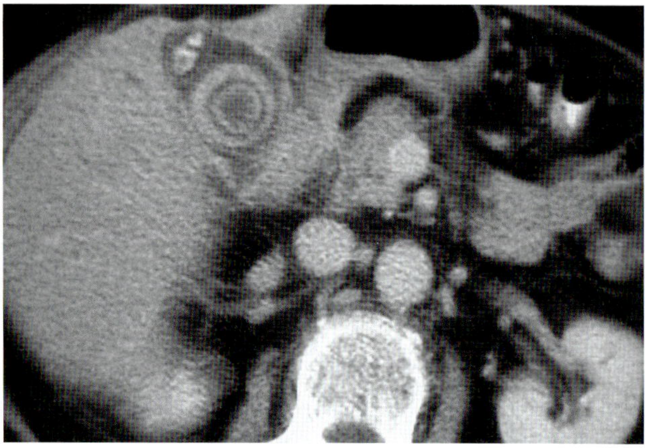

43-jährige Patientin mit rezidivierenden Schmerzen im rechten Oberbauch.

Adenomyomatose der Gallenblase

- **Befund:** In der oralen Cholezystographie stellen sich multiple, KM-gefüllte Aussackungen der Gallenblasenwand dar; diese sind nach extraluminal gerichtet.
- **Bemerkungen/Klinik:** Bei der Adenomyomatose der Gallenblase kommt es zu einer Zunahme der Anzahl und der Dicke der Schleimhautfalten. Hierdurch entstehen Ausstülpungen der Schleimhaut durch die Gallenblasenwand hindurch i. S. von kleinen Divertikeln. Die Adenomyomatose der Gallenblase nimmt mit dem Alter zu; sie kommt bei Frauen gehäuft vor. Bei Cholezystektomien wird sie in bis zu 5% der Fälle beobachtet. Sie ist oft ein Zufallsbefund; häufig sind jedoch zugleich Gallensteine zu verzeichnen. In unserem Fall liegt eine generalisierte Adenomyomatose der Gallenblase vor. Sie kann jedoch auch segmental oder lokalisiert auftreten; hierbei werden auch solitäre Adenomyome beobachtet, die dann in der Regel im Fundusbereich liegen.

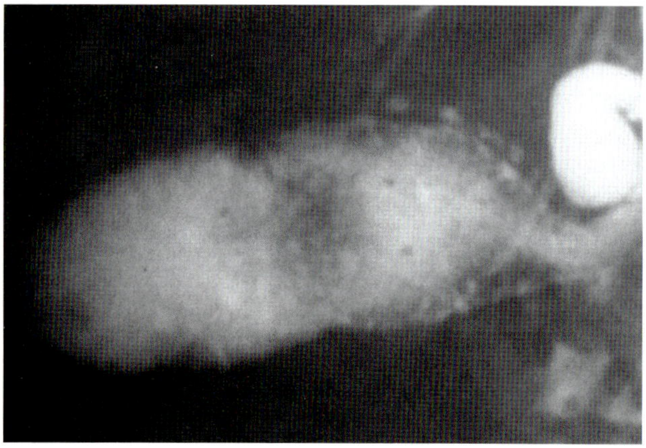

64-jährige Patientin mit chronischen Oberbauchbeschwerden im rechten oberen Quadranten.

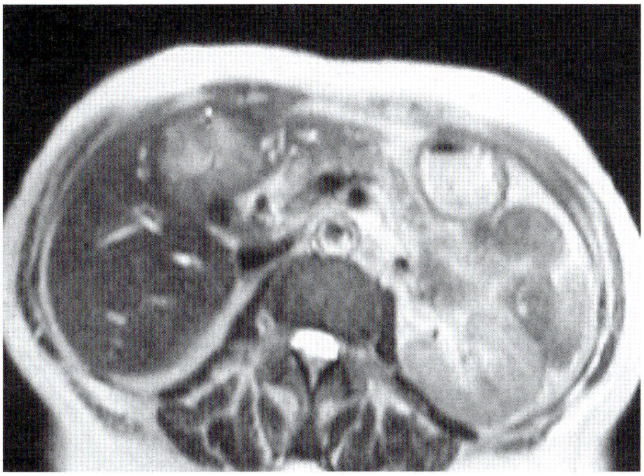

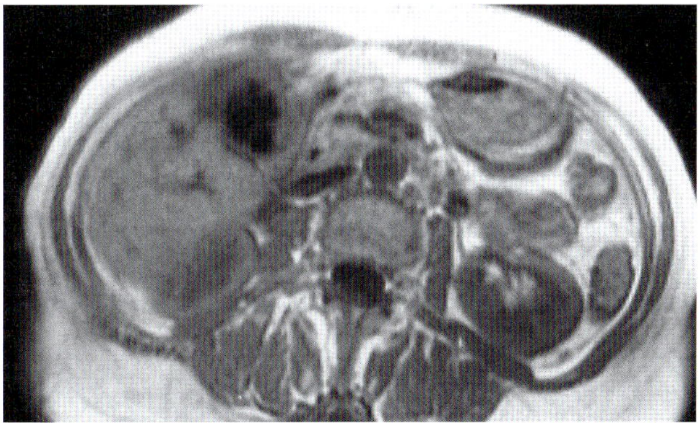

63-jährige Patientin mit Gewichtsverlust und Schmerzen im rechten Oberbauch.

Gallenblasenkarzinom mit Invasion der Leber

- **Befund:** In der T2w MRT zeigt sich eine deutliche, unscharf begrenzte Hyperintensität im Segment IVb der Leber. Die T1w MRT nach KM demonstriert eine ausgedehnte, unregelmäßig konfigurierte Verdickung der Gallenblasenwand. Der Übergang zum Segment IVb der Leber lässt sich hier nicht mehr abgrenzen.
- **DD:** Lebertumoren, die die Gallenblase infiltrieren, z. B. HCC; xanthogranulomatöse Cholezystitis; Adenomyomatose der Gallenblase; Metastasen.
- **Bemerkungen:** Das Gallenblasenkarzinom kommt vor allem im höheren Lebensalter vor. Frauen sind häufiger betroffen. Prädisponierend sind unter anderem Gallensteine und vor allem eine Porzellangallenblase.

  Das Wachstum des Gallenblasenkarzinoms kann fokal oder diffus sein; auch ein polypoides, intraluminales Wachstum ist möglich. Ein aggressives Wachstum ist häufig; gerade die Leber wird oft infiltriert.

  Die Prognose ist insgesamt schlecht; die mittlere Überlebensdauer liegt bei 6 Monaten.

Porzellangallenblase

- **Befund:** Abdomenleeraufnahme vor Durchführung des IUG. Im Kolon finden sich ausgedehnte KM-Reste, die rechte Flexur und das Querkolon sind nach kaudal verdrängt. Nebenbefundlich kommt eine eierschalenartig verkalkte Struktur im rechten oberen Quadranten zur Darstellung, die in Lage und Konfiguration der Gallenblase entspricht.
- **Bemerkungen:** Vor Durchführung eines IUG sollten sich keine KM-Reste mehr im Darm befinden, da sonst die Beurteilbarkeit der Untersuchung beeinträchtigt wird. Bei einer Porzellangallenblase kommt es zu einer Calciumcarbonateinlagerung in die Gallenblasenwand. Meist sind zugleich Gallensteine vorhanden; die Porzellangallenblase selbst macht in der Regel wenig Beschwerden. Sie erhöht jedoch das Risiko, ein Gallenblasenkarzinom zu entwickeln, erheblich – 10–20% der Patienten mit einer Porzellangallenblase entwickeln im Verlauf ein Gallenblasenkarzinom.

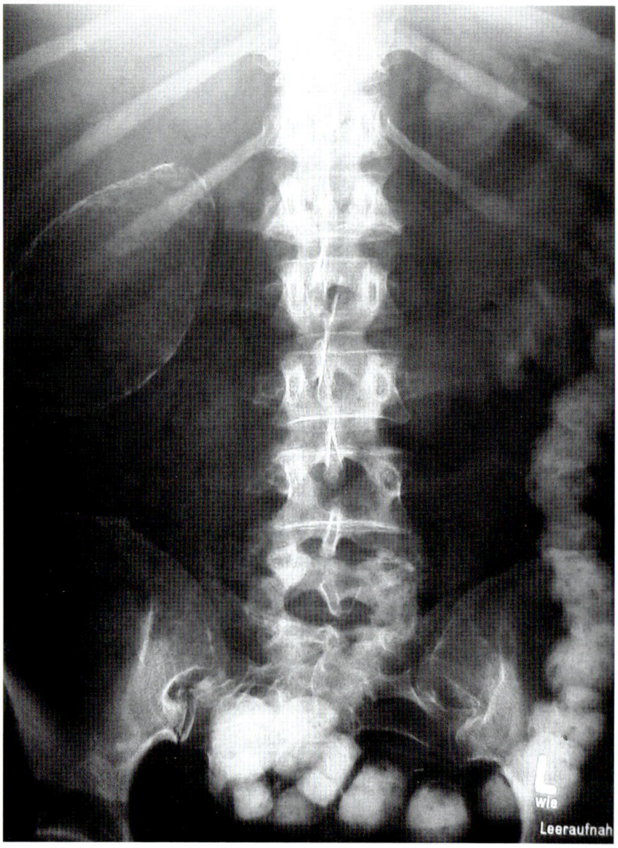

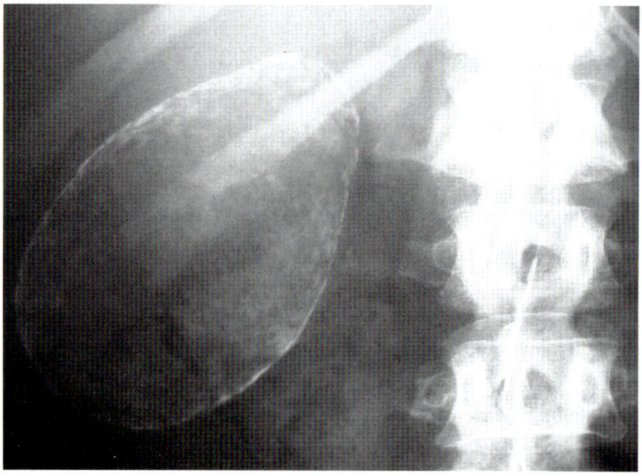

53-jährige Patientin zur Durchführung eines IUG. Frage nach Konkrement im Harntrakt.

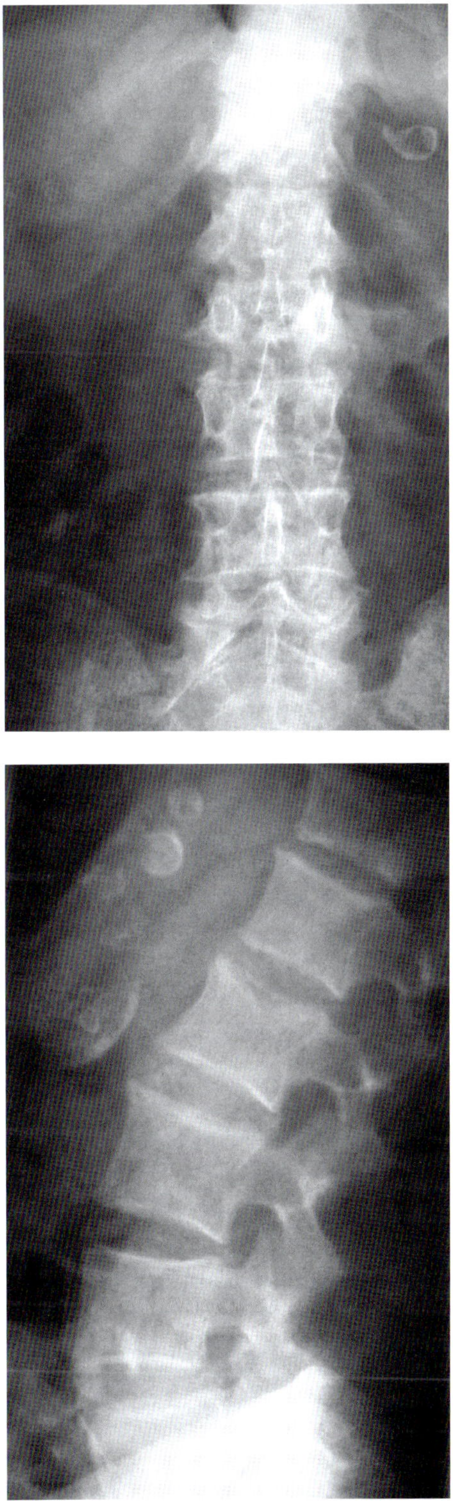

a

b

83-jährige Patientin mit rezidivierenden rechtsseitigen Oberbauchbeschwerden.

Verkalktes Milzarterienaneurysma und Gallensteine in der Röntgenübersicht

- **Befund:** In der Röntgenübersichtsaufnahme und in der seitlichen Aufnahme des Abdomens kommen eine tropfenförmig konfigurierte Verkalkung im linken Oberbauch sowie multiple, gleichförmig konfigurierte Verkalkungen in Projektion auf das Gallenblasenbett zur Darstellung. Nebenbefundlich einzelne Phlebolithen.
- **DD:** Nierenarterienaneurysma.
- **Bemerkungen:** Milzarterienaneurysmen sind die häufigsten Aneurysmen der viszeralen Arterien. Frauen sind häufiger davon betroffen, insbesondere nach mehreren Schwangerschaften. Meist sind sie asymptomatisch und werden dann nicht selten als Zufallsbefund auf der Röntgenaufnahme gesehen. In $^{2}/_{3}$ der Fälle verkalkt die Wand des Aneurysmas.
  Es kann jedoch auch zu einer Ruptur des Aneurysmas kommen. Die Mortalitätsrate ist dann sehr hoch. Es kann versucht werden, die Blutung durch eine transarterielle Embolisation zu kontrollieren.

Rekanalisierte Ösophagusvarizen und TIPSS in der CT

- **Befund:** In der CT kommt ein intrahepatischer, metallischer, ringförmiger Fremdkörper zur Darstellung. Die arterielle Phase der kontrastverstärkten CT demonstriert durchblutete variköse Konvolute. Ausgeprägt hyperdense Areale innerhalb dieser Konvolute sprechen für eine vorangegangene Embolisation. Grobknotige Leberzirrhose.
- **Bemerkungen:** Im Zuge der Anlage eines transjugulären intrahepatischen portosystemischen Stentshunts (TIPSS) werden i.d.R. vorhandene Ösophagusvarizen embolisiert. Nicht selten kommt es jedoch zu einer Rekanalisation mit einem Risiko der Reblutung. Die Häufigkeit eines TIPSS-Versagens durch einen Verschluss oder eine Stenose des Stents wird mit 31% im 1. Jahr und 42% in 2 Jahren angegeben. Weitere Komplikationen sind Stenosen der Lebervenen, Pseudoaneurysmen der A. hepatica, ein intrahepatisches Hämatom, eine Hämobilie, eine Stentdislokation sowie eine Verschlechterung einer hepatischen Enzephalopathie.

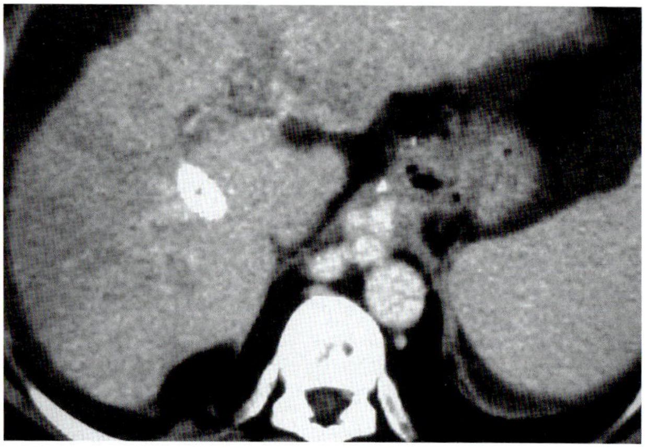

54-jähriger Patient mit bekannter Leberzirrhose.

Pfortaderthrombose mit kavernöser Transformation

- **Befund:** In der CT kommen im Bereich der Leberpforte multiple, kavernomartige, KM-gefüllte Strukturen zur Darstellung. Diese entsprechen Umgehungskreisläufen. Die Pfortader selbst ist nicht dargestellt.
- **Bemerkungen:** Eine Pfortaderthrombose ist häufig idiopathisch. Ihr können jedoch auch eine maligne Tumorinfiltration, eine Gerinnungsstörung oder ein entzündliches Geschehen zugrunde liegen. Bei Neugeborenen kann es durch eine inkorrekte Nabelvenenkatheterlage zu einer Pfortaderthrombose kommen.
  Im Verlauf einer Pfortaderthrombose kann es zu einer kavernomatösen Transformation kommen. Es bilden sich dann multiple kavernomartig konfigurierte Umgehungsvenen im Bereich der Leberpforte aus. Oft kommt es auch zu Aszites und Splenomegalie.
  Vor der Durchführung einer Chemoembolisation der Leber ist es wichtig, eine Pfortaderthrombose auszuschließen.

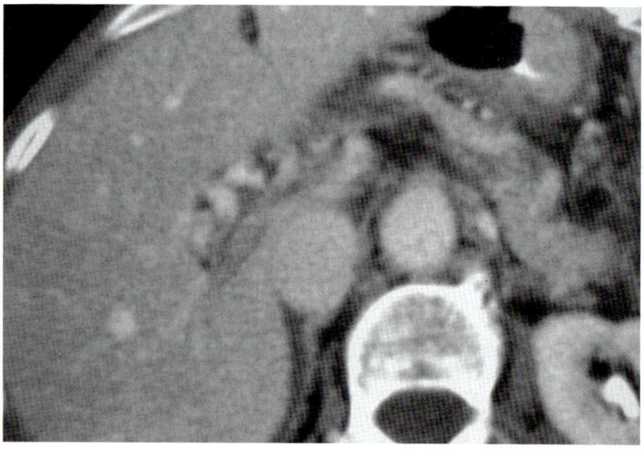

45-jähriger Patient mit rechtsseitigen Oberbauchschmerzen.

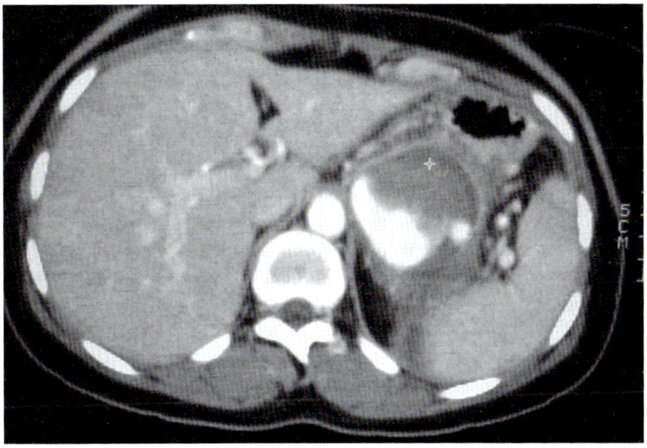

73-jähriger asymptomatischer Patient; die CT wurde als Staginguntersuchung bei einem Rektumkarzinom durchgeführt.

Aneurysma der Arteria lienalis, teilthrombosiert

- **Befund:** In der abdominalen CT stellt sich eine große Raumforderung des linken oberen Quadranten dar; diese steht in topographischer Beziehung zum Milzhilus. Die Raumforderung weist zentral eine der Aorta analoge Dichte auf; die Randbezirke erscheinen thrombosiert.
- **DD:** Aneurysma der A. renalis, Kinking der A. lienalis.
- **Bemerkungen:** Aneurysmen der A. lienalis sind meist Zufallsbefunde. In 6–9% der Fälle werden sie jedoch durch eine Ruptur symptomatisch – die Mortalität ist dann sehr hoch. Ihnen kann eine Pankreatitis, ein Z. n. Trauma, ein Pfortaderhochdruck, eine fibromuskuläre Dysplasie oder eine generalisierte Atherosklerose zugrunde liegen. Frauen sind etwas häufiger betroffen.

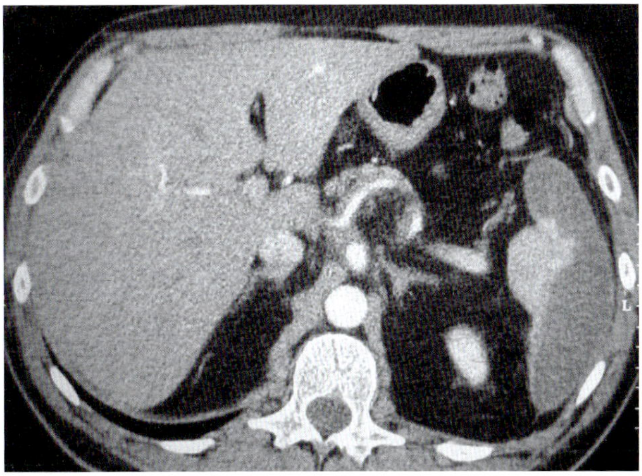

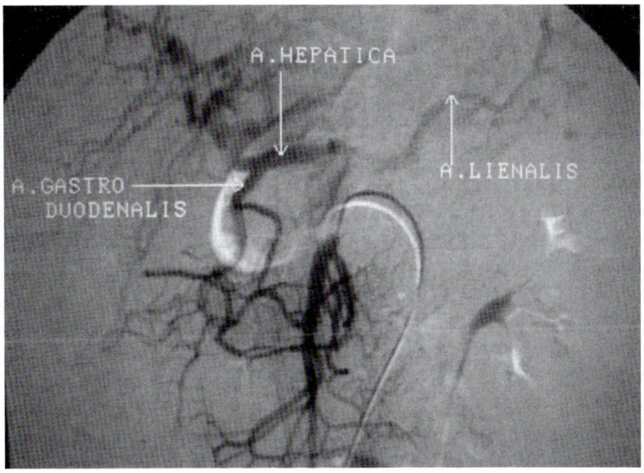

40-jähriger Patient mit akuten Oberbauchschmerzen.

Dissektion der Arteria lienalis

- **Befund:** In der CT zeigt sich ein Perfusionsausfall der Milz. Innerhalb der A. lienalis bestehen nicht perfundierte Anteile. In der selektiven DSA der A. mesenterica superior zeigt sich eine retrograde Füllung des Truncus coeliacus, der selbst nicht zu sondieren war. Es stellt sich eine schmalkalibrige, schwach kontrastierte A. lienalis dar, die sich nach peripher verjüngt.
- **DD:** Segmentale mediolytische Arteriitis, nekrotisierende Vaskulitis
- **Bemerkungen:** Spontane Dissektionen der A. lienalis sind sehr selten. Sie manifestieren sich i.d.R. als perakutes Schmerzereignis. Eine spontane Dissektion der A. lienalis kann rasch letal sein, wenn nicht früh interveniert wird. Die Therapie besteht in einer Splenektomie. In den meisten in der Literatur berichteten Fällen wurde die Dissektion jedoch erst in der Autopsie diagnostiziert.

  Eine Dissektion der A. lienalis kann auch als Komplikation einer DSA auftreten, wenn der Katheter die Intima des Gefäßes lazeriert hat. Auch kann sich eine Dissektion der Aorta bis in die A. lienalis erstrecken.

Milzruptur bei Epstein-Barr-Virus-(EBV-)Infektion

- **Befund:** In der CT zeigt sich eine deutliche Splenomegalie. Im dorsalen Bereich erscheint die Milzkapsel lazeriert. Es findet sich freie, hyperdense Flüssigkeit im Bauchraum, einem Hämatoperitoneum entsprechend. Zudem zeigen sich ausgedehnte, relativ hypodense Lymphknotenpakete retrokaval und parazöliakal.
- **DD**: Lymphom, Leukämie, hämolytische Anämie; traumatische Milzruptur.
- **Bemerkungen:** Eine der gefürchtetsten Komplikationen der infektiösen Mononukleose, auch Pfeiffer'sches Drüsenfieber genannt, ist die Milzruptur. Der Mononukleose liegt eine Infektion mit EBV zugrunde. Gerade Jugendliche und junge Erwachsene sind häufig betroffen. Im Verlauf der Erkrankung kommt es zu einer Hyperplasie des lymphatischen Gewebes mit meist relativ hypodensen Lymphknotenpaketen. Zudem kommt es nicht selten zu einer Splenomegalie – im weiteren Verlauf kann dann eine Milzruptur auftreten. Die obere Grenze der physiologischen Milzgröße liegt bei ca. 11 × 7 × 4 cm.

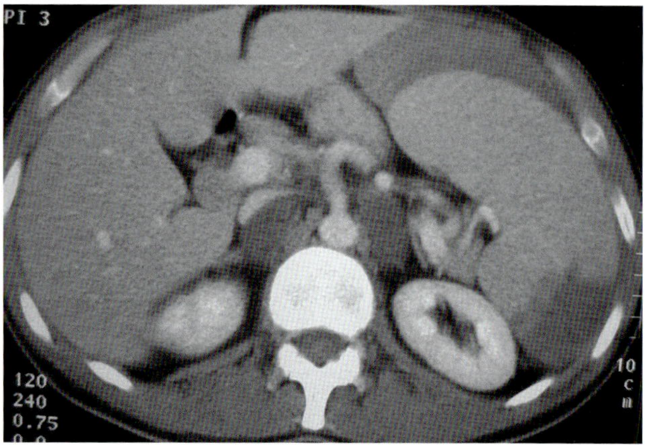

22-jähriger Patient mit Mononukleose. Jetzt akut linksseitige Oberbauchschmerzen.

Traumatische Milzruptur

- **Befund:** In der kontrastverstärkten CT zeigt sich eine hypodense Läsion der Milz. Perisplenisch findet sich Flüssigkeit mit erhöhter Dichte i. S. eines geschichteten Hämatoms.
- **DD:** Atraumatische Milzruptur, z. B. bei EBV-Infektion oder hämatologischen Erkrankungen.
- **Bemerkungen:** Die Milz ist das Organ, das bei einem stumpfen Bauchtrauma am häufigsten verletzt wird. Sie sollte daher bei einer entsprechenden Anamnese immer genau untersucht werden. Rund $^1/_5$ aller Patienten mit linksseitigen Rippenfrakturen haben auch eine Milzverletzung. Hierbei kann es zu einem intralienalen oder subkapsulären Hämatom kommen. Bei einem Riss der Kapsel entsteht ein Hämatoperitoneum. Eine fleckige Darstellung der Milz deutet auf eine Milzkontusion hin. Bei multiplen Lazerationen der Milz kann es zu einer vollständigen Zerstörung des Organs kommen.
  Finden sich nach einer i. v. Kontrastmittelgabe Anteile mit einer sehr hohen Dichte im Bereich der Hämatome (80 bis > 300 HE), so ist von einer aktiven Blutung oder einem Pseudoaneurysma auszugehen.

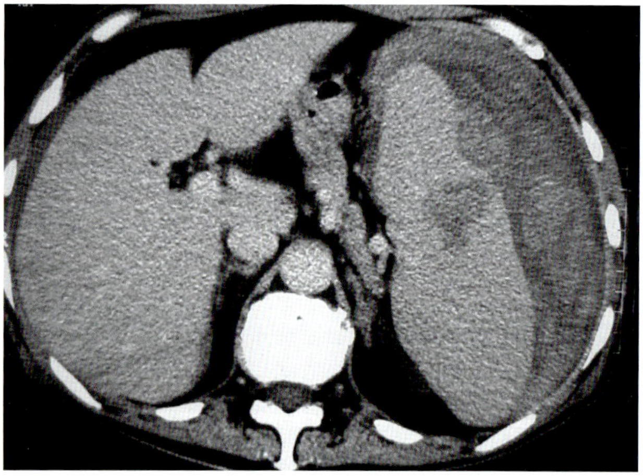
48-jähriger Patient mit Z. n. Verkehrsunfall.

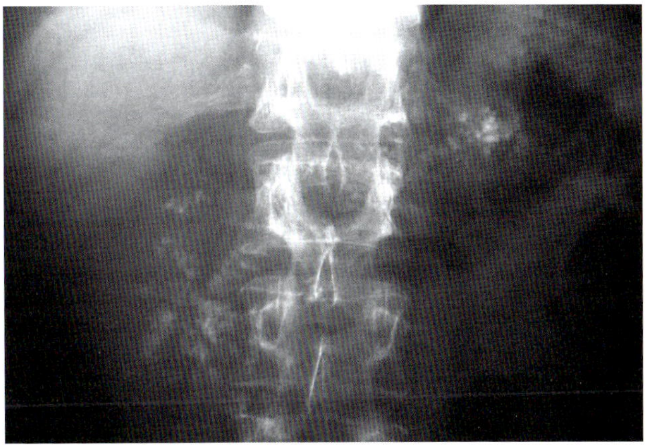

52-jähriger alkoholkranker Patient mit rezidivierenden gürtelförmigen Schmerzen im Oberbauch und Erhöhung der laborchemischen Pankreasparameter.

Verkalkungen in der Röntgenübersichtsaufnahme bei chronischer Pankreatitis

- **Befund:** In der Röntgenübersichtsaufnahme des Abdomens kommen multiple, feingranuläre Verkalkungen im Bereich des Oberbauches zur Darstellung. Diese entsprechen in ihrer topographischen Anordnung dem Verlauf des Pankreas.
- **Bemerkungen:** Feingranuläre, irregulär konfigurierte Verkalkungen des Pankreas in der Röntgenübersichtsaufnahme des Abdomens sind außerordentlich typisch für eine chronische Pankreatitis. Gerade bei einer alkoholtoxischen Pankreatitis kommen sie besonders häufig vor, aber auch andere Ursachen der Pankreatitis können zu solchen Verkalkungen führen. Nicht selten werden diese Verkalkungen auch als Zufallsbefunde auf Röntgenaufnahmen bemerkt, die aus anderer Indikation durchgeführt wurden, beispielsweise auf Röntgenaufnahmen des Thorax oder der LWS. Die Ursache solcher Verkalkungen ist jedoch eine – u. U. ausgebrannte – chronische Pankreatitis.

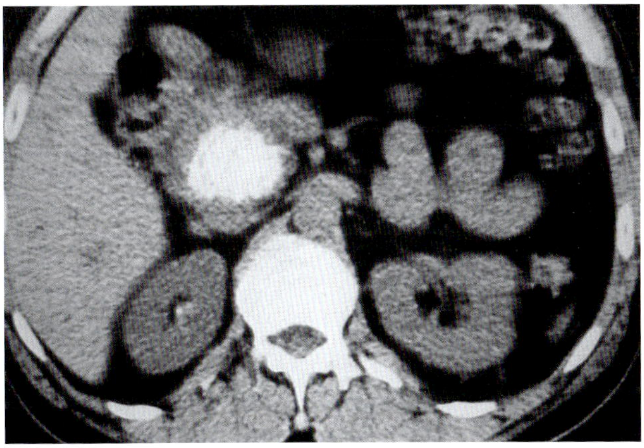

48-jähriger Patient mit bekanntem Chondrosarkom des Beckens. Nun rezidivierend gürtelförmige Schmerzen im Oberbauch und Erhöhung der laborchemischen Pankreasparameter.

Chondrosarkommetastase im Pankreaskopf

- **Befund:** In der abdominalen CT kommt eine große Raumforderung des Pankreaskopfes zur Darstellung. Diese weist deutlich erhöhte Dichtewerte auf (kalkisodens).
- **Bemerkungen:** Eine Chondrosarkommetastase im Pankreaskopf ist eine Rarität. Chondrosarkome metastasieren meist in die Lungen – auch dies ist verhältnismäßig selten. Man sollte jedoch in Erinnerung behalten, dass das Pankreas nicht selten Sitz von Metastasen ist. In Autopsien bei Patienten mit malignen Grunderkrankungen finden sich in bis zu 10% der Fälle Metastasen in der Bauchspeicheldrüse. Dies kommt besonders häufig bei Nierenzellkarzinomen, Bronchialkarzinomen und bei Brustkrebs vor. Aber auch Melanome und kolorektale Tumoren metastasieren nicht selten in die Bauchspeicheldrüse.

Metastasen eines Nierenzellkarzinoms in Pankreas und Nebenniere

- **Befund:** In der T2w MRT (Abb. **a**) zeigt sich eine hyperintense Raumforderung des Pankreaskörpers. Der Ductus Wirsungianus ist distal der Raumforderung erweitert. Zusätzlich stellt sich eine Verdichtung der rechten Nebenniere dar. In der fettunterdrückten T1w MRT nach Gd-Gabe (Abb. **b**) zeigt sich ein deutliches Enhancement der Raumforderungen in Pankreas und Nebenniere.
- **DD:** Adenokarzinom des Pankreas; Nebennierenadenom, Phäochromozytom.
- **Bemerkungen:** Nierenzellkarzinome sind mit 30% die häufigsten Primärtumoren, die in das Pankreas metastasieren. Die Metastase kann eine homogene oder heterogene Signalintensität aufweisen. Meist ist sie in der T2w hyperintens zum umgebenden Pankreasgewebe. I. d. R. zeigt sich ein deutliches Enhancement nach KM-Gabe.
  In bis zu 30% der Fälle kommt es zugleich zu einer Metastasierung in die Nebennieren. Es sollte daher bei einer Staginguntersuchung immer genau auf Pankreas und Nebennieren geachtet werden.

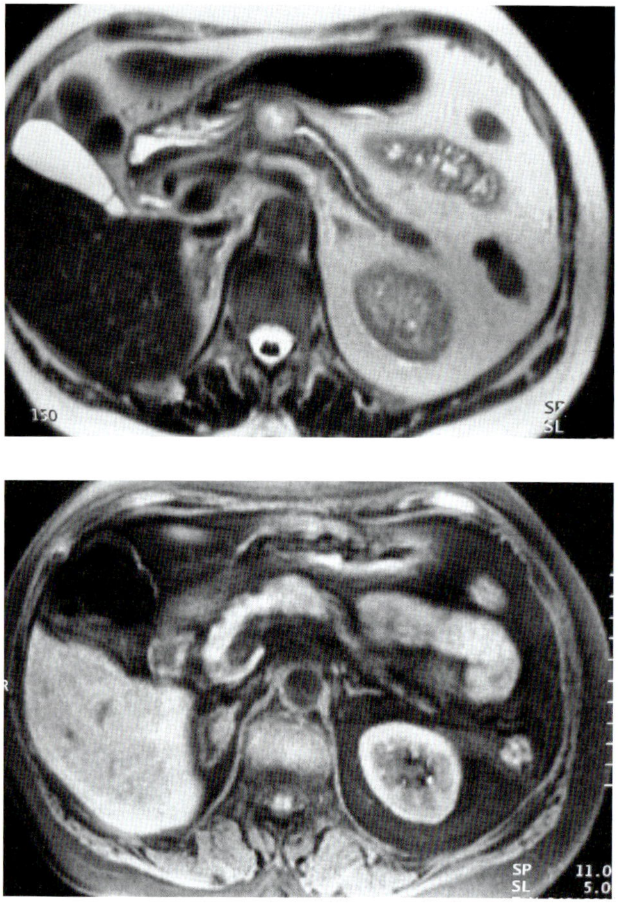

57-jähriger Patient mit Z. n. Nierenzellkarzinom. Staginguntersuchung.

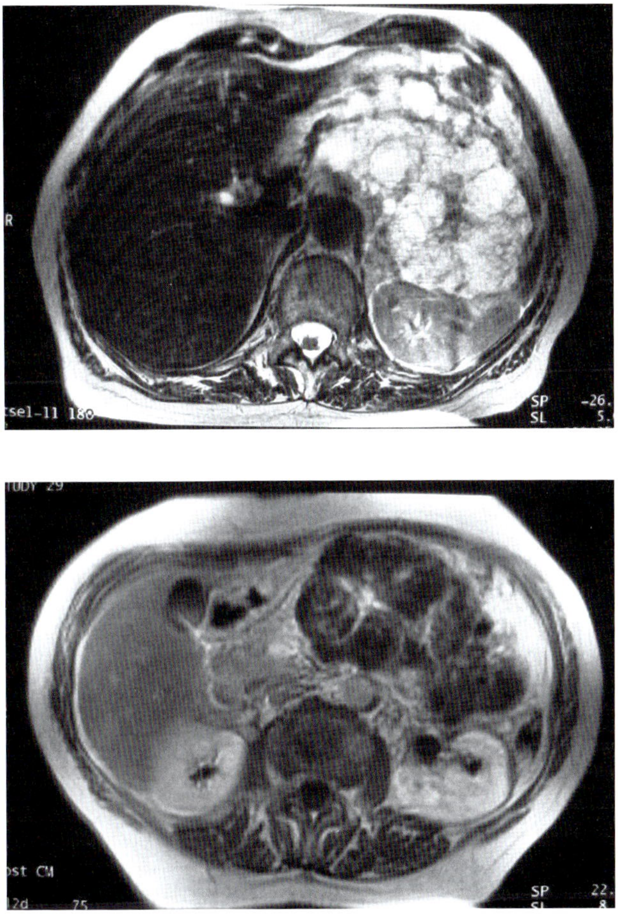

43-jähriger Patient mit Gewichtsabnahme und Oberbauchschmerzen.

Makrozystisches Adenom des Pankreas

- **Befund:** In der atemartefaktüberlagerten T2w MRT (Abb. **a**) und in der T1w MRT nach Gd-Gabe (Abb. **b**) zeigt sich eine große, zystische Raumforderung des Pankreasschwanzes. Der Zysteninhalt ist flüssigkeitsisointens, die Zystenwände nehmen KM auf.
- **DD:** Pankreaspseudozysten, Lymphangiom, Hämangiom, muzinöses Adenokarzinom, solider und zystischer papillärer Epitheloidtumor, zystischer Inselzelltumor, zystische Metastase, atypisches seröses Zystadenom.
- **Bemerkungen:** Makrozystische Adenome, auch muzinöse Zystadenome genannt, sind niedrigmaligne Tumoren mit großen, muzinhaltigen zystischen Anteilen. Sie sind häufig in Pankreasschwanz oder -körper gelegen. Zum Zeitpunkt der Diagnose sind sie i.d.R. sehr groß (mittlere Größe 12 cm). Nach KM-Gabe zeigen die schmalen Septen ein Enhancement – nativ sind sie oft nicht darzustellen. Muzinöse Zystadenome gehen im Verlauf in Zystadenokarzinome über. Die Therapie besteht in einer vollständigen Resektion. Die Prognose ist besser als die des Pankreasadenokarzinoms.

Pankreasschwanzkarzinom

- **Befund:** In der kontrastverstärkten T1w MRT zeigt sich eine Raumforderung im Pankreasschwanz, die im Vergleich zum umliegenden Gewebe hypointens ist. Der Tumor hat direkten Kontakt mit dem Milzhilus. Innerhalb der Leber kommen hypointense Läsionen zur Darstellung.
- **DD:** Pankreasmetastase, Lymphom, fokale Pankreatitis, Inselzelltumor.
- **Bemerkungen:** In 12 % der Fälle kommt ein Adenokarzinom des Pankreas im Schwanzbereich des Organs vor. Hier wird es meist besonders spät diagnostiziert, da es lange asymptomatisch bleiben kann. Vom Pankreasschwanz aus ist ein Einwachsen in den Milzhilus und in die linke Kolonflexur möglich. Hierdurch wird die Prognose weiter verschlechtert.

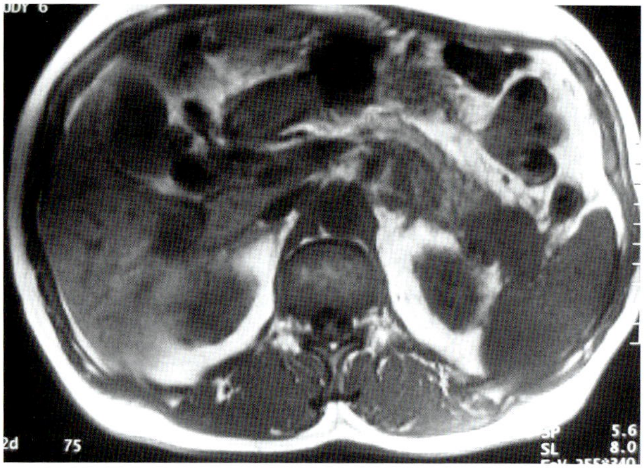

63-jährige Patientin mit Gewichtsverlust und Übelkeit.

Pankreaskarzinom mit Lebermetastasen

- **Befund:** In der kontrastverstärkten abdominellen CT zeigt sich eine Raumforderung im Corpus des Pankreas, die im Vergleich zum umliegenden Gewebe hypodens ist. Der Ductus pancreaticus distal der Raumforderung ist erweitert. Innerhalb der Leber kommen multiple hypodense Läsionen zur Darstellung.
- **DD:** Pankreasmetastase, Lymphom, fokale Pankreatitis, Inselzelltumor.
- **Bemerkungen:** Das Adenokarzinom des Pankreas ist mit Abstand der häufigste nicht-endokrine Pankreastumor. Es hat eine schlechte Prognose. Am häufigsten tritt es im Bereich des Pankreaskopfes auf, es kann jedoch auch im Pankreaskörper und -schwanz vorkommen.
  In der CT stellt sich das Pankreas in der Regel als hypodense Raumforderung dar. Es kann zu einem Aufstau von Gallengängen und/oder des Ductus pancreaticus kommen.
  Die Leber ist ein häufiger Ort von Metastasen und sollte deshalb immer genau betrachtet werden.

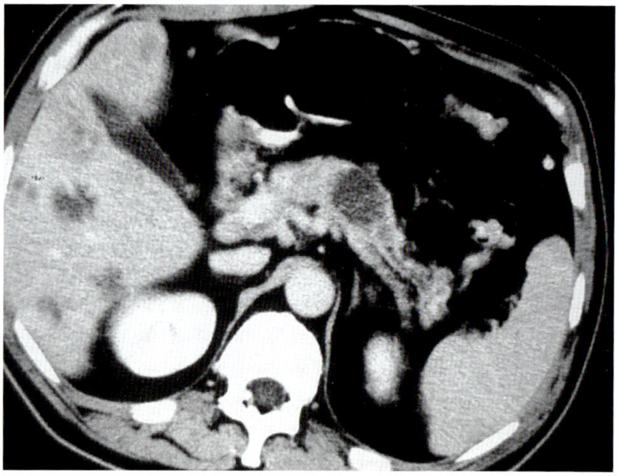

54-jähriger Patient mit Gewichtsverlust und Übelkeit.

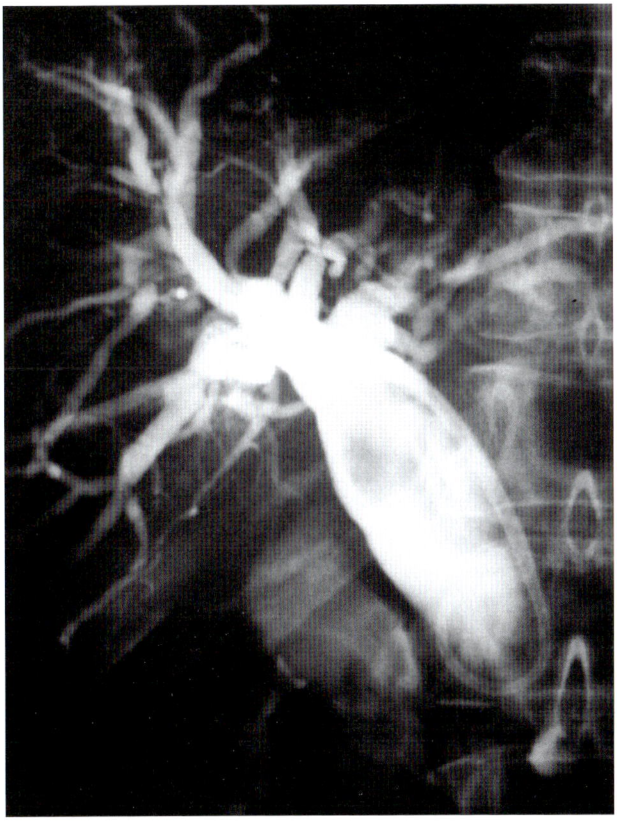

78-jährige Patientin mit Ikterus und Gewichtsverlust.

Pankreaskopfkarzinom mit Kompression des Ductus choledochus

- **Befund:** In der PTCD kommt eine massive Dilatation der intra- und extrahepatischen Gallenwege zur Darstellung. Auf Höhe des Pankreskopfes bricht die Kontrastierung ab. Die Drainage hat die Stenose nicht passiert.
- **DD:** Striktur des Ductus choledochus, Kompression des Ductus choledochus durch andere Raumforderungen.
- **Bemerkungen:** Für die perkutane transhepatische Cholangiopankreatikographie (PTC) wird die Leber perkutan mit einer dünnkalibrigen Chiba-Nadel punktiert. Beim Rückzug der Nadel wird KM injiziert, bis sich erste Äste der Gallenwege füllen. Soll eine perkutane transhepatische Cholangiodrainage (PTCD) erfolgen, so wird ein horizontal zum rechten Hepatikusast gelegener Zugang angestrebt. Über eine dünne Kanüle wird ein Führungsdraht vorgeschoben. Über den Draht wird ein seitlich perforierter Katheter eingebracht, der nach Möglichkeit mit seiner Spitze im Duodenum platziert wird.

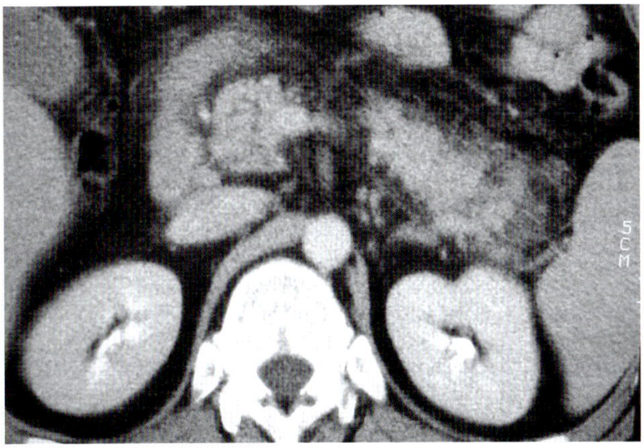

39-jähriger Patient mit gürtelförmigen Schmerzen im Oberbauch.

Akute interstitiell-ödematöse Pankreatitis

- **Befund:** In der CT kommt eine geringgradige ödematöse Auftreibung des Pankreas zur Darstellung. Das peripankreatische Fettgewebe ist gering imbibiert und dichteerhöht. Keine Darstellung von Nekrosen.
- **DD:** Lymphom des Pankreas.
- **Bemerkungen:** In der CT zeigt sich bei der frühen, interstitiell-ödematösen Pankreatitis meist eine Vergrößerung des Organs mit unscharfen Rändern. Das umgebende Fettgewebe kann bereits beginnend entzündlich imbibiert sein. Nekrosen oder Hämorrhagien finden sich in einem solchen Stadium (noch) nicht. Die Behandlung ist hier konservativ.

Hämorrhagisch-nekrotisierende Pankreatitis

- **Befund:** In der CT kommt eine massive Auftreibung des Pankreas zur Darstellung. Es zeigen sich ausgedehnte Nekrosezonen. Vereinzelt bestehen auch Zonen einer erhöhten Dichte. Das peripankreatische Fettgewebe ist imbibiert und dichteerhöht; die Gerotafaszie ist verdickt. Z. n. Einbringung einer Drainage.
- **DD:** Lymphom des Pankreas, nekrotisierendes Pankreaskarzinom.
- **Bemerkungen:** Die nekrotisierende Pankreatitis hat eine sehr schlechte Prognose; Mortalitätsraten werden mit bis zu 100% angegeben. In der CT stellen sich die Nekrosezonen i. d. R. hypodens zum umliegenden Gewebe dar. Kommt es zugleich zu Hämorrhagien, so finden sich zusätzlich auch Zonen erhöhter Dichte. Die Gerota-Faszie ist meist verdickt. Das peripankreatische Fettgewebe ist durch den entzündlichen Prozess deutlich dichteerhöht. Das perirenale Fettgewebe ist von dem Geschehen ausgespart, so dass sich in der CT eine Art halbmondförmiger Konfiguration ergibt.

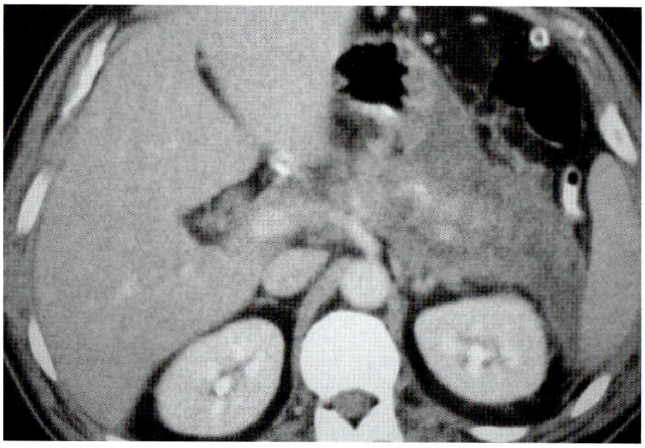

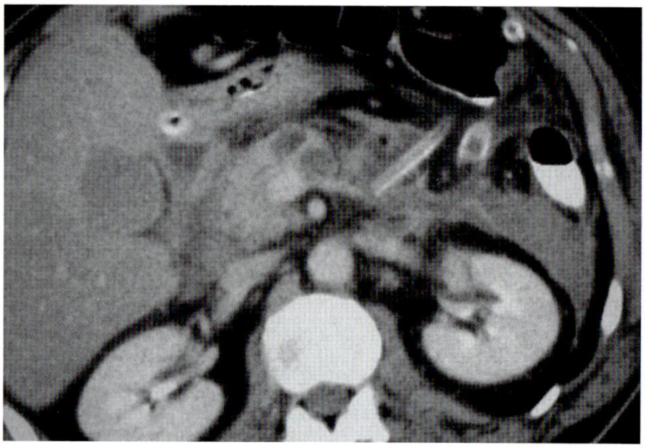

47-jähriger Patient mit akuter Pankreatitis. Nun Verschlechterung des klinischen Zustandes.

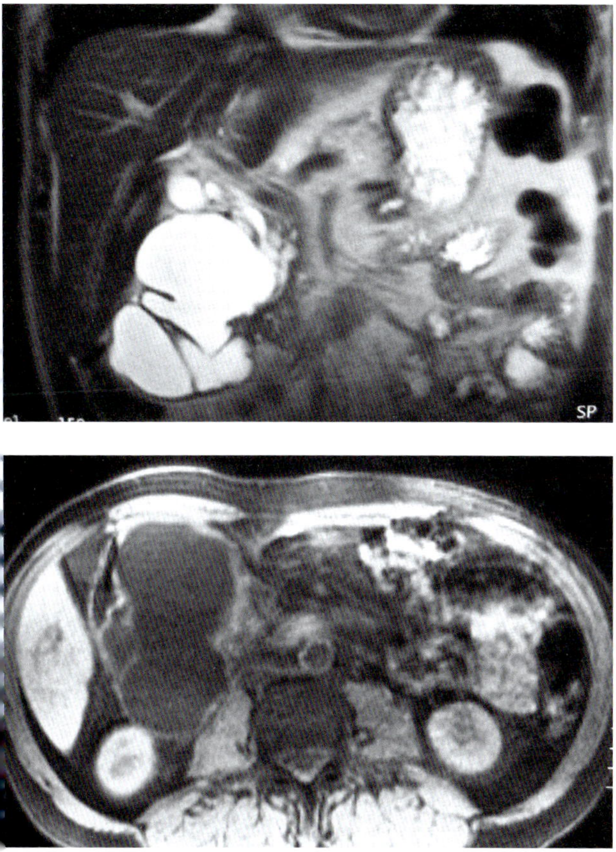

27-jähriger Patient mit Z.n. akuter Pankreatitis.

Pankreaspseudozyste nach akuter Pankreatitis

- **Befund:** In der T2w zeigt sich eine zystisch konfigurierte, septierte, flüssigkeitsisointense Raumforderung im Pankreaskopf. In der fettunterdrückten T1w nach Gd-Gabe besteht ein Randenhancement.
- **DD:** Zystadenom, Zystadenokarzinom, nekrotisierendes Pankreaskarzinom.
- **Bemerkungen:** Die Pankreaspseudozyste kann nach einer akuten oder chronischen Pankreatitis oder posttraumatisch auftreten. Die Läsion wird Pseudozyste genannt, da die Flüssigkeit lediglich von Bindegewebe und nicht von einem Epithel umschlossen wird. Meist kommuniziert die Pseudozyste mit dem Ductus pancreaticus. Die Begrenzung ist i. d. R. glatt, die umliegenden Organe werden verdrängt. Meist tritt eine Pseudozyste einzeln auf, sie kann jedoch septiert sein. Durch autolytische Prozesse kann sie Debris und Blutabbauprodukte enthalten. Eine Indikation zur Drainage besteht bei V. a. Infektion, einer persistierenden Pseudozyste > 5 cm, einer Obstruktion von Verdauungstrakt oder Gallenwegen, Schmerzen oder bei einer Größenzunahme.

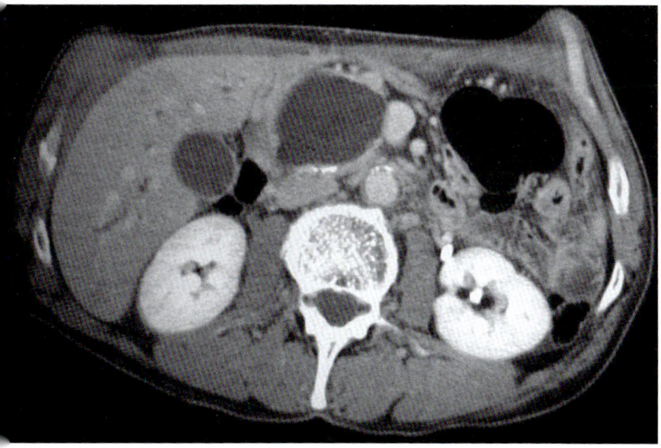

56-jähriger Patient mit bekannter chronischer Pankreatitis bei Alkoholabusus.

Pankreaspseudozyste bei chronischer Pankreatitis

- **Befund:** In der CT kommt eine zystisch anmutende Raumforderung des Pankreaskopfes zur Darstellung. Die Begrenzung dieser Raumforderung ist partiell verkalkt.
- **DD:** Zystadenom oder Zystadenokarzinom, nekrotisierendes Pankreaskarzinom.
- **Bemerkungen:** In der CT kommt der Inhalt einer Pseudozyste i. d. R. flüssigkeitsisodens zur Darstellung, mit Hounsfield-Werten zwischen 0 und 30 HE. Die Wand der Pseudozyste kann gelegentlich einmal verkalken; dies ist jedoch insgesamt recht selten. Meist besteht die Pseudozyste lediglich aus einer Kammer. Septen können ein Hinweis auf eine Infektion sein.
  Bei einer chronischen Pankreatitis tritt eine Pseudozyste mit einer Häufigkeit von 10 – 15 % auf.

Insulinom

- **Befund:** Die kontrastmittelverstärkte Mehrzeilen-CT zeigt im Processus uncinatus des Pankreaskopfes eine 9 mm große Raumforderung, die in der arteriellen Phase stark Kontrastmittel aufnimmt (Abb. **a**). In der koronaren Reformatierung (Abb. **b**) ist die Lokalisation neben dem Ductus choledochus erkennbar, zusätzlich kontrastieren arterielle Gefäße im Pankreaskopf, die zur Blutversorgung beitragen. In der portalvenösen Phase (Abb. **c**) ist der Tumor bereits abgeblasst und zum umgebenden Pankreasgewebe fast isodens.
- **Bemerkungen/Klinik:** Insulinome sind die häufigsten sezernierenden Inselzelltumoren mit einem Altersgipfel zwischen der 4.–6. Lebensdekade. In den meisten Fällen (80–90%) handelt es sich um ein benignes Adenom, eine maligne Entartung ist selten (5–10%). Die Größe beträgt 1–2 cm, 70% sind < 1,5 cm. Es besteht eine Assoziation zur MEN Typ I. Die hypoglykämischen Attacken waren bei der Patientin so ausgeprägt, dass die Nachtruhe gegen 4 Uhr morgens durch den Wecker unterbrochen werden musste, um durch Glucosezufuhr die massiven Hypoglykämien auszugleichen. Insulinome zeichnen sich durch eine Hyperintensität auf dynamischen kontrastmittelverstärkten CT-Aufnahmen aus, auf T1w Aufnahmen sind sie signalarm.

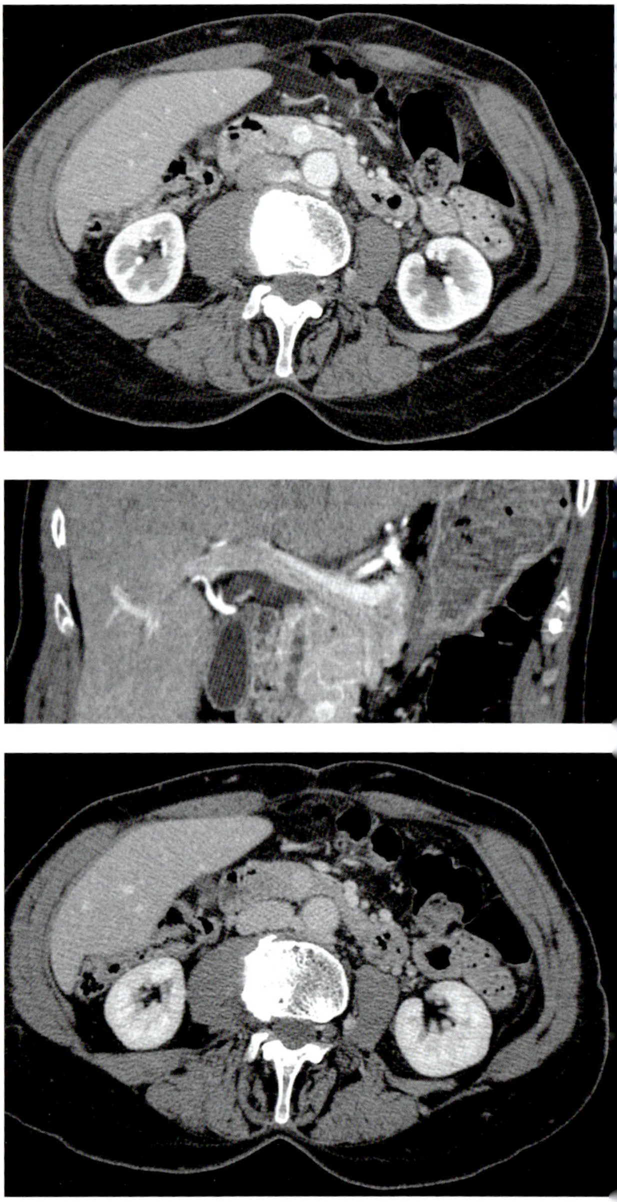

69-jährige Patientin mit rezidivierenden schweren Hypoglykämien.

4

Achalasie des Ösophagus

- **Befund:** In der Barium-Breischluck-Untersuchung zeigt sich eine Weitstellung des Ösophagus mit Verjüngung des distalen Lumens. Nebenbefundlich findet sich eine Sonde zur pH-Messung.
- **DD:** Einengung durch Karzinome von Kardia oder Fundus („sekundäre Achalasie"); Strikturen.
- **Bemerkungen:** Bei der Achalasie kommt es zu einer gestörten Peristaltik des Ösophagus mit eingeschränkter Relaxation des unteren Ösophagussphinkters. Hierdurch entsteht eine deutlich verzögerte Passage. Die Ursache ist meist idiopathisch; es kann jedoch auch eine Chagas-Erkrankung zugrunde liegen. Es kommt zu einer Dilatation des gesamten Ösophagus. Im unteren Anteil ist das Lumen V-förmig eingeengt – der distale Anteil des Ösophagus ist meist „vogelschnabelartig" konfiguriert. Wenn der hydrostatische Druck der Bariumsäule im Ösophagus den Druck des Sphinkters übersteigt, kommt es zu einer temporären Öffnung. Die Gabe von Nitraten oder von kohlensäurehaltiger Brause führt i. d. R. ebenso zu einer raschen Relaxation des unteren Sphinkters.

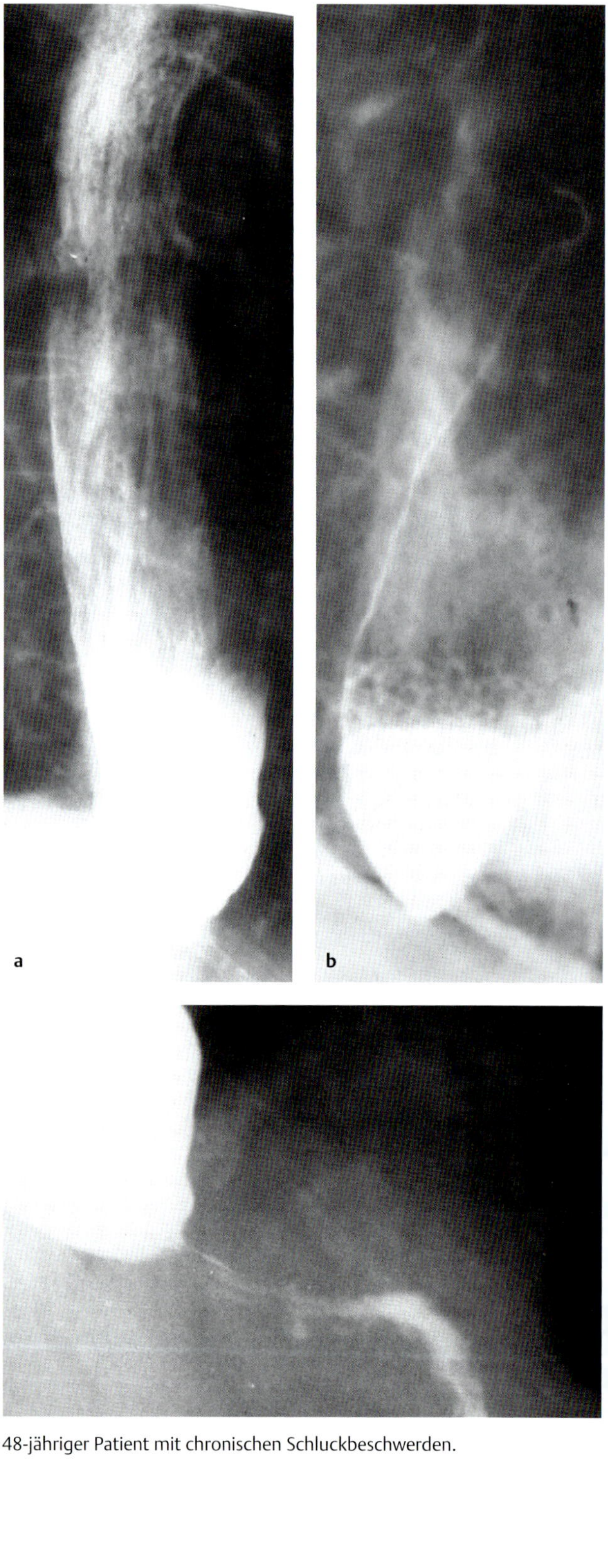

48-jähriger Patient mit chronischen Schluckbeschwerden.

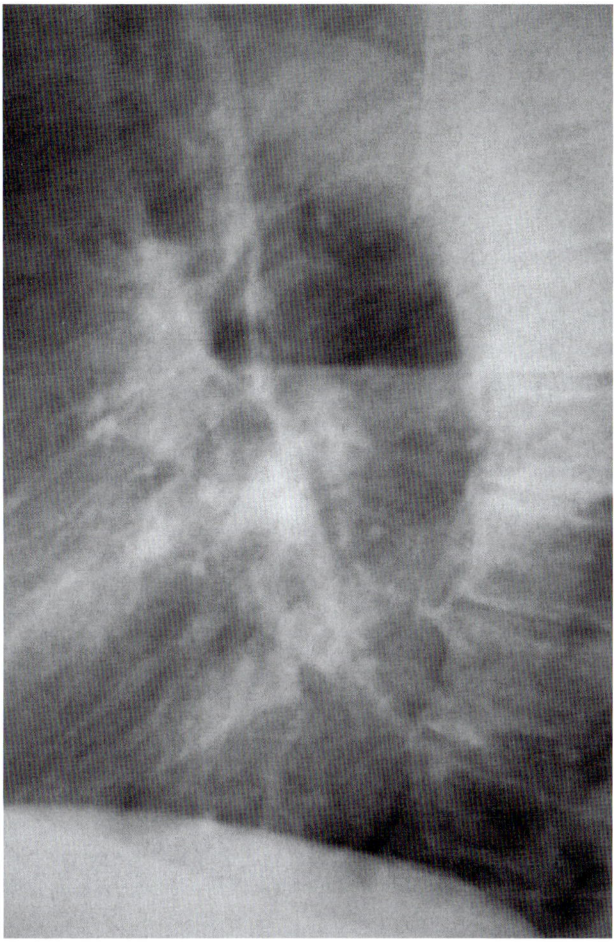

63-jähriger Patient mit chronischen Schluckbeschwerden. Präoperativer Röntgen-Thorax vor Metallentfernung am Unterarm.

Achalasie des Ösophagus im seitlichen Röntgen-Thorax

- **Befund:** In der seitlichen Thoraxaufnahme (Detail) zeigt sich retrokardial ein Luft-Flüssigkeits-Spiegel. Der Retrokardialraum ist partiell weichteildicht ausgefüllt.
- **DD:** Upside-Down-Magen, großes, nekrotisierendes Bronchialkarzinom, Abszess.
- **Bemerkungen:** Im Röntgen-Thorax stellt sich eine Achalasie des Ösophagus häufig als retrokardialer Luft-Flüssigkeits-Spiegel dar. Aufgrund der gestörten Öffnung des unteren Ösophagussphinkters kommt es zu einer verzögerten Entleerung und hierdurch zu einer Stase von Nahrung und Sekreten. In der p.a. Thoraxaufnahme kann der Ösophagus sogar als Verdichtung rechts des Herzschattens zur Darstellung kommen.
  Zusätzlich sollte bei Patienten mit einer Achalasie darauf geachtet werden, ob Zeichen einer Aspirationspneumonie vorliegen.

Pelottierung des Ösophagus durch ein Bronchialkarzinom

- **Befund:** In der Barium-Breischluck-Untersuchung zeigt sich eine ausgedehnte, unregelmäßig konfigurierte Pelottierung des Ösophagus.
- **DD:** Andere Ursachen für eine ösophageale Pelottierung: physiologisch, vaskulär, mediastinal, pulmonal oder kardiogen.
- **Bemerkungen:** Es gibt verschiedene Ursachen für eine extrinsische Impression des Ösophagus. Physiologische thorakale Pelottierungen des Ösophagus entstehen durch den Aortenbogen, den linken Hauptbronchus, die linke untere V. pulmonalis sowie den Durchtritt durch das Zwerchfell. Im Bereich der Lunge können Bronchialkarzinome, bronchogene Zysten sowie narbige Läsionen zu Formveränderungen des Ösophagus führen. Vaskuläre Ursachen für Pelottierungen des Ösophagus sind u. a. eine A. lusoria, eine rechts-deszendierende Aorta und ein Aortenaneurysma. Auch mediastinale Tumoren, Zysten und Lymphadenopathien können zu Pelottierungen des Ösophagus führen ebenso wie Vergrößerungen des linken Herzens und perikardiale Raumforderungen.

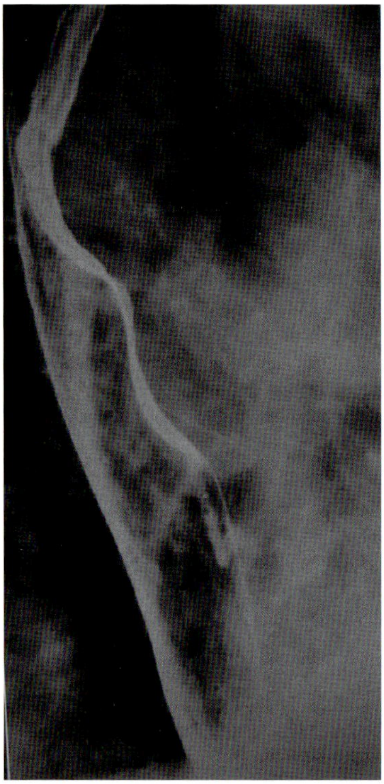
a

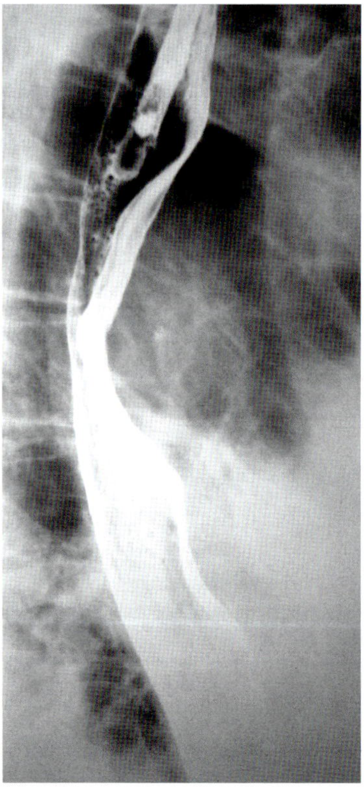
b

58-jähriger Patient mit zunehmenden Schluckbeschwerden.

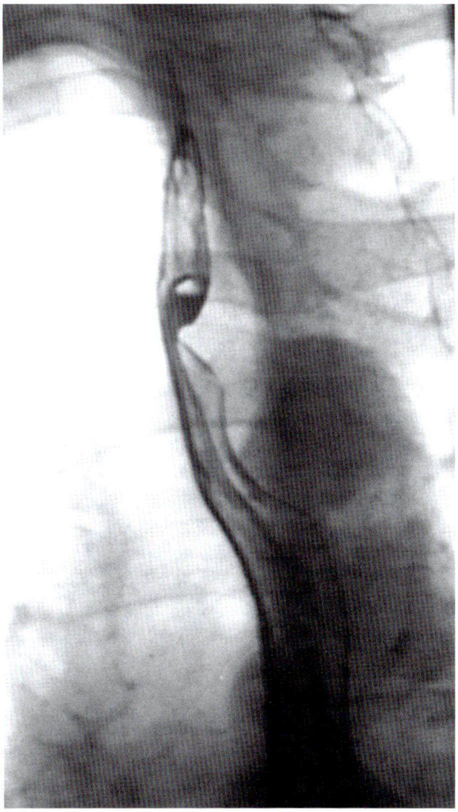

a

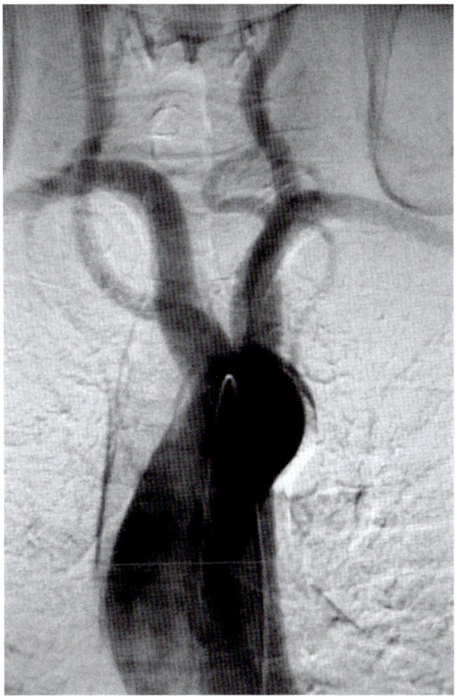

b

72-jährige Patientin mit Schluckbeschwerden.

Dysphagia lusoria

- **Befund:** In der Barium-Breischluck-Untersuchung (Abb. **a**) zeigt sich eine Impression des Ösophagus von posterior. In der DSA (Abb. **b**) findet sich eine A. lusoria, also eine A. subclavia dextra, die bei einem links deszendierenden Aortenbogen aus der Aorta descendens distal des Abgangs der linken A. subclavia entspringt.
- **Bemerkungen:** Eine A. lusoria ist eine relativ häufige Ursache für eine Schluckstörung. Sie führt typischerweise zu einer Kompression des Ösophagus von dorsal. Die Arteria lusoria entspricht einer rechten A. subclavia, die – bei links-deszendierendem Aortenbogen – distal des Abgangs der linken A. subclavia aus der Aorta descendens entspringt. Hierdurch entsteht ein Gefäßverlauf, der den Ösophagus von dorsal komprimieren kann.

Fleischobstruktion im distalen Ösophagus

- **Befund:** In der Barium-Breischluck-Untersuchung zeigt sich direkt oberhalb des unteren Ösophagussphinkters eine inhomogen konfigurierte, intraluminale Raumforderung.
- **DD:** Inflammatorischer Polyp, fibrovaskulärer Polyp, Papillom.
- **Bemerkungen:** Ein „Verschlucken" von Nahrungsanteilen ist eine relativ häufige Indikation für eine Barium-Breischluck-Untersuchung. Meist handelt es sich um relativ große Fleischstücke, die eine der physiologischen Engen des Ösophagus nicht passieren konnten. Differenzialdiagnostisch muss an Tumoren mit einem intraluminalen Ausbreitungsmuster gedacht werden, vor allem an fibrovaskuläre oder inflammatorische Polypen.

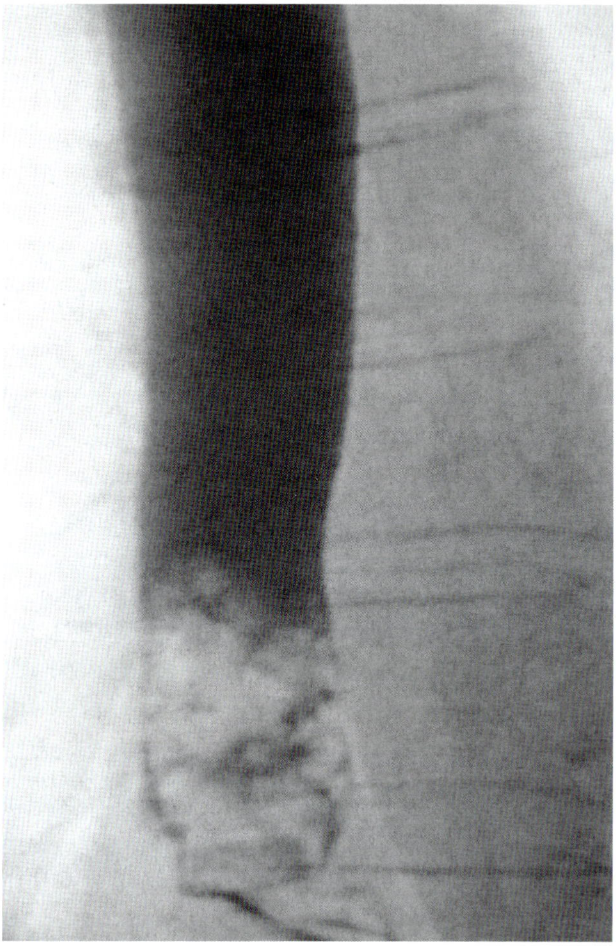

52-jähriger Patient, der sich an einem Stück Fleisch „verschluckt" hat.

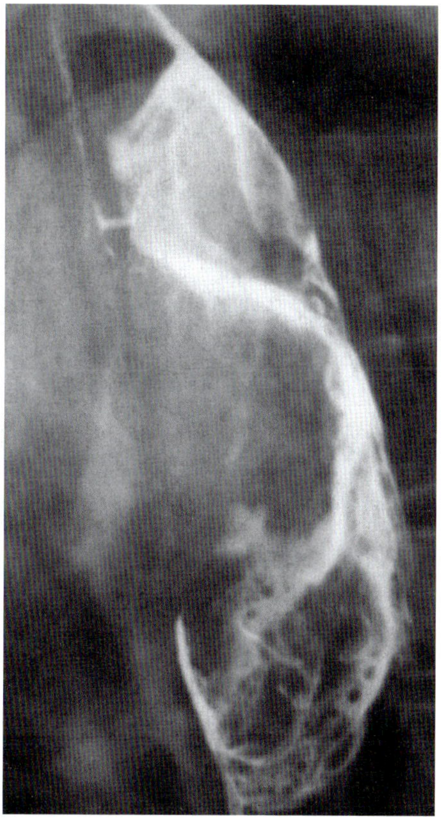

a

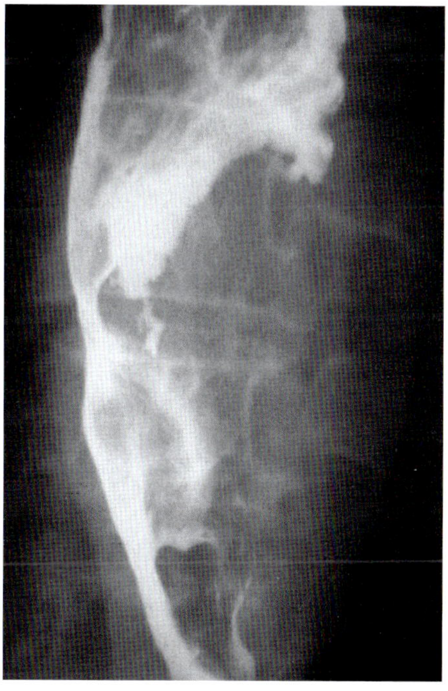

b

68-jähriger Patient mit seit längerem bestehenden Schluckbeschwerden.

Leiomyosarkom des Ösophagus

- **Befund:** In der Barium-Breischluck-Untersuchung zeigt sich eine ausgedehnte Raumforderung des Ösophagus, die zu einer Einengung des Lumens geführt hat. Die Begrenzung der Raumforderung weist einen unscharfen Übergang zum Ösophagus auf.
- **DD:** Plattenepithelkarzinom, Adenokarzinom, Rhabdomyosarkom, Lymphom.
- **Bemerkungen:** Leiomyosarkome sind verhältnismäßig seltene, maligne Tumoren des Ösophagus. Ein exulzerierend-infiltratives Wachstum ist nicht selten. Meist werden anamnestisch Schluckbeschwerden und ein Gewichtsverlust genannt, es können auch retrosternale Schmerzen auftreten. Wesentlich häufigere histologische Formen eines Ösophaguskarzinoms stellen das Plattenepithelkarzinom und das Adenokarzinom dar.

Plattenepithelkarzinom des Ösophagus

- **Befund:** In der Barium-Breischluck-Untersuchung zeigt sich eine ausgedehnte Läsion im mittleren Abschnitt des Ösophagus. Die Begrenzung ist unscharf, das physiologische Schleimhautrelief ist gestört. In der zugehörigen CT kommt eine ausgedehnte, zirkuläre Verdickung der Ösophaguswand zur Darstellung.
- **DD:** Adenoidzystisches Karzinom, Fibrosarkom, Lymphom, Leiomyosarkom.
- **Bemerkungen:** Ösophaguskarzinome sind meist Plattenepithelkarzinome. Adenokarzinome treten auf, wenn es zu einer intestinalen Metaplasie der Schleimhaut gekommen ist, sie kommen also v. a. im distalen Ösophagus vor. Symptome sind meist eine Dysphagie und eine Gewichtsabnahme; es können auch retrosternale Schmerzen auftreten. Als Komplikation kann es zu einer ösophagotrachealen Fistel kommen – es treten dann rezidivierend Aspirationspneumonien auf. Die Prognose eines Ösophaguskarzinoms ist schlecht.

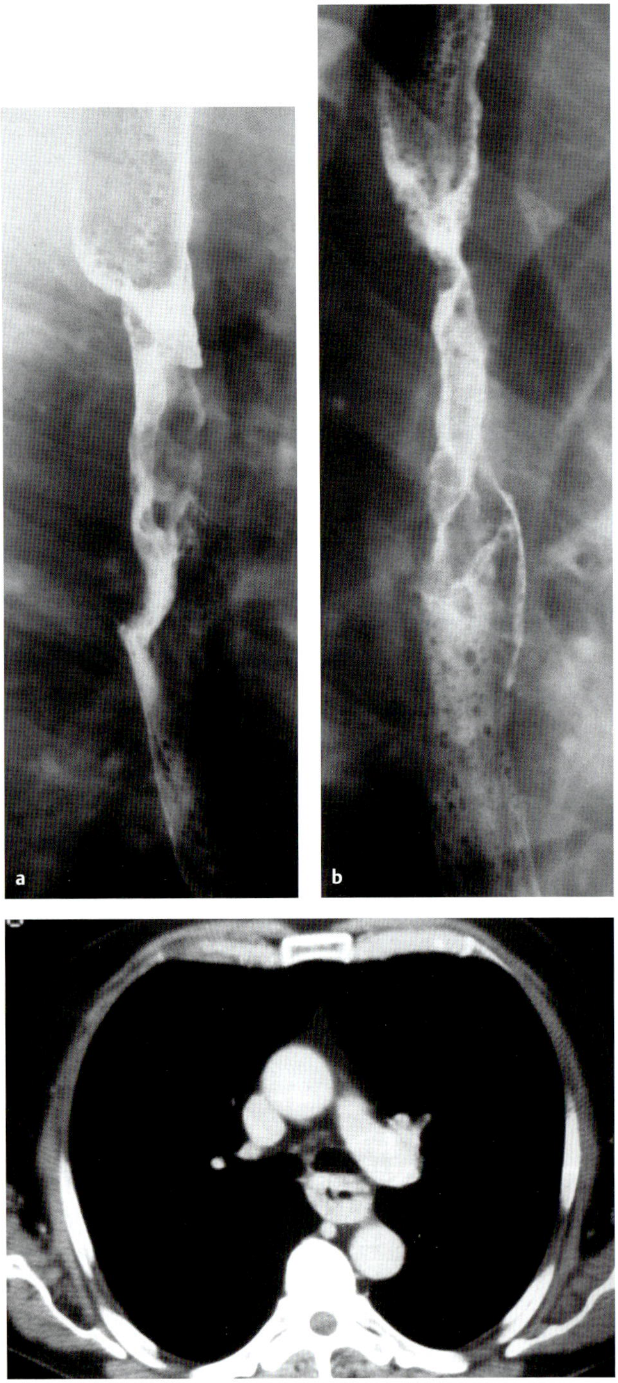

62-jähriger Patient mit zunehmender Dysphagie und Gewichtsabnahme.

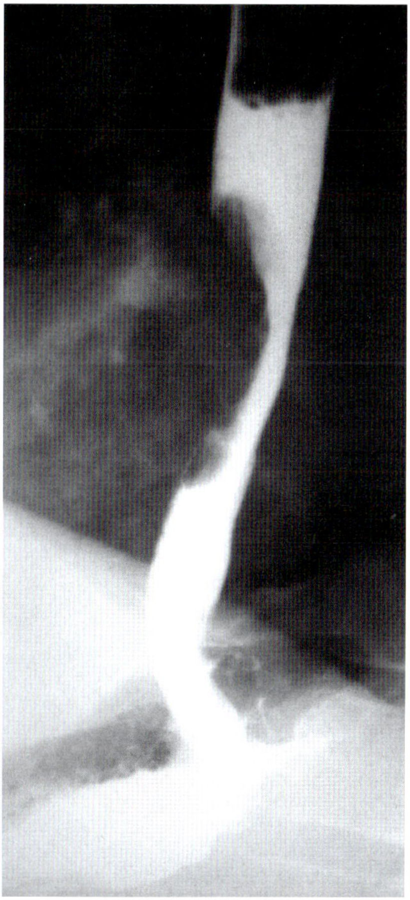

60-jähriger Patient mit zunehmender Dysphagie und Gewichtsabnahme.

Polypös wachsendes Ösophaguskarzinom

- **Befund:** In der Barium-Breischluck-Untersuchung zeigt sich ein polypoid konfigurierter Füllungsdefekt des Ösophagus im distalen Drittel.
- **DD:** Lymphom, Leiomyom, Leiomyosarkom, Kompression durch ein Bronchialkarzinom.
- **Bemerkungen:** Ösophaguskarzinome zeigen am häufigsten ein polypoides Wachstum. Hierbei kann der Tumor breitbasig der Wand aufsitzen oder auch gestielt sein. Die Oberfläche ist meist lobuliert. In der Barium-Breischluck-Untersuchung zeigt sich dann i. d. R. ein polyzyklischer Füllungsdefekt durch einen unregelmäßig konfigurierten, in das Lumen hineinragenden Tumor. Andere Wachstumsformen sind ein ulzerierender, ein infiltrativer oder ein oberflächlich-spreitender Wachstumstyp.

Ausgedehntes Ösophaguskarzinom mit Strikturen

- **Befund:** In der Barium-Breischluck-Untersuchung zeigen sich ausgedehnte Strikturen des Ösophagus. Das physiologische Relief des Ösophagus ist zerstört, die Ränder der Läsion sind unscharf.
- **DD:** Fibrosarkom, Rhabdomyosarkom, Lymphom, Leiomyosarkom, Einwachsen eines Bronchialkarzinoms.
- **Bemerkungen:** Ausgedehnte Ösophaguskarzinome können zu massiven Strikturen führen. Im Verlauf kommt es nicht selten zur Ausbildung einer ösophagotrachealen Fistel mit Pneumonien. Es kann aber auch durch die ausgedehnten Strikturen selbst zu Aspirationspneumonien kommen. Hämatogene Metastasen finden sich v. a. in der Lunge, der Leber und in den Nebennieren. Lymphogen metastasieren Ösophaguskarzinome häufig in die supraklavikulären Lymphknoten, aber auch nach paraösophageal, mediastinal und subdiaphragmal.

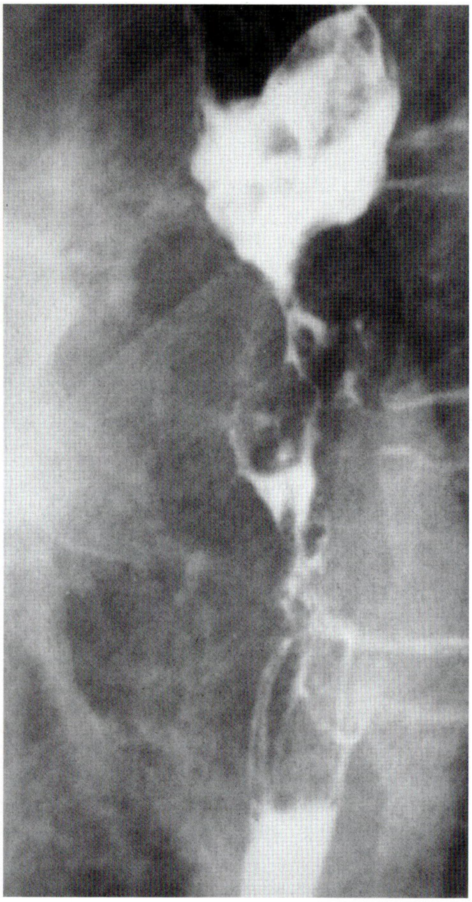

67-jähriger Patient mit ausgeprägter Dysphagie und Gewichtsabnahme.

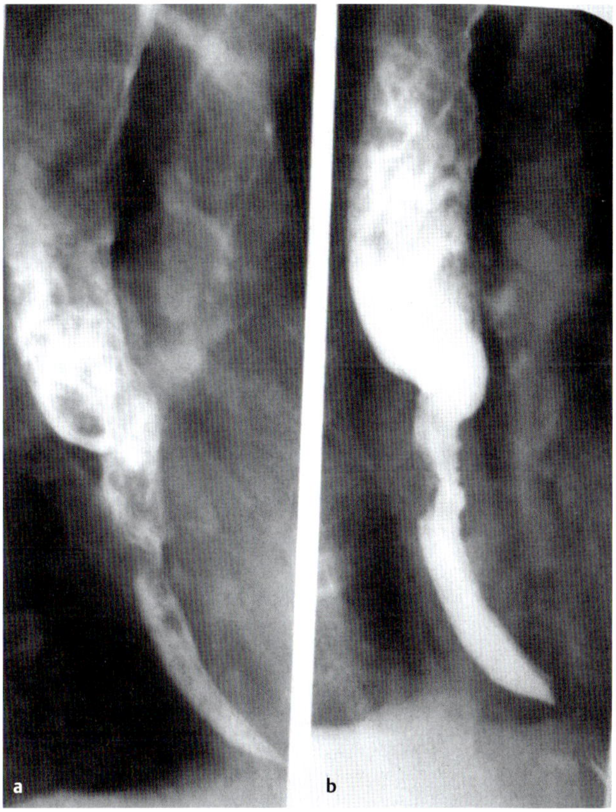

83-jähriger Patient mit progredienter Dysphagie.

Infiltrativ wachsendes Ösophaguskarzinom mit Achalasieaspekt

- **Befund:** In der Barium-Breischluck-Untersuchung zeigt sich eine Weitstellung des Ösophagus mit gestörter Peristaltik. Der distale Anteil des Ösophagus ist V-förmig konfiguriert und eingeengt. Kranial des unteren Ösophagussphinkters zeigt sich eine zirkuläre, unscharf begrenzte Läsion.
- **DD:** Primäre Achalasie, Chagas-Erkrankung, Sarkom.
- **Bemerkungen:** Ein Ösophaguskarzinom im distalen Anteil des Ösophagus kann das Bild einer Achalasie imitieren („sekundäre Achalasie"). Besonders der infiltrative Wachstumstyp des Ösophaguskarzinoms kann zu einer graduellen Einengung des Lumens mit einer verhältnismäßig glatten Begrenzung führen und so eine Achalasie oder eine benigne Striktur vortäuschen.

Interbronchiales Traktionsdivertikel

- **Befund:** In der Barium-Breischluck-Untersuchung zeigt sich im mittleren Ösophagusabschnitt eine fokale, mit Barium beschlagene Ausstülpung des Lumens.
- **DD:** Epiphrenisches Divertikel, interaortobronchiale Divertikel.
- **Bemerkungen:** Im Bereich des Ösophagus unterscheidet man zwischen Pulsions- und Traktionsdivertikeln. Die häufigste Form ist das Zenker-Divertikel, das anhand eines anderen Falles erläutert werden soll. Zudem gibt es interbronchiale Divertikel, die i. d. R. durch einen Narbenzug entstehen und die Traktionsdivertikel darstellen. Interaortobronchiale Divertikel sind hingegen Pulsionsdivertikel; sie entstehen zwischen dem Aortenbogen und dem linken Hauptbronchus. Epiphrenische Divertikel sind relativ selten. Sie entstehen im distalen Abschnitt des Ösophagus und weisen meist nach lateral. Man unterscheidet zudem eine intramurale Pseudodivertikulose des Ösophagus – dies sind lediglich kleine Ausstülpungen durch die Schleimdrüsen.

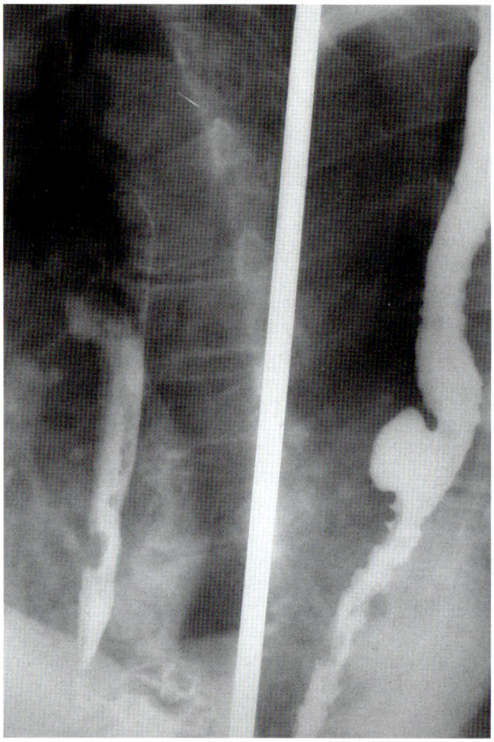

a

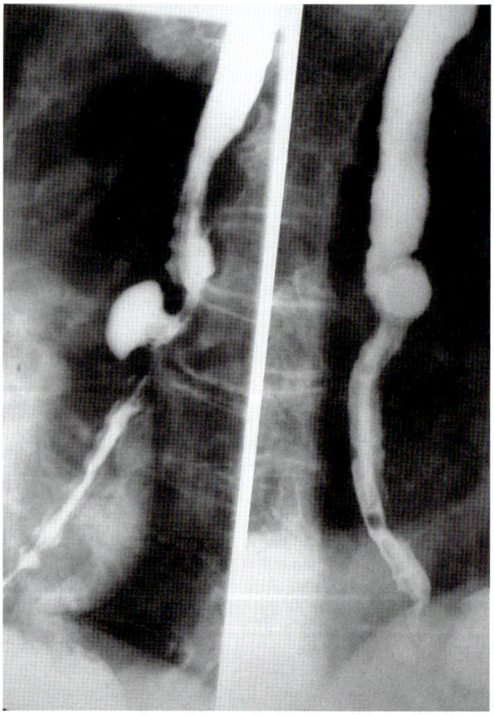

b

78-jährige Patientin mit Schluckbeschwerden.

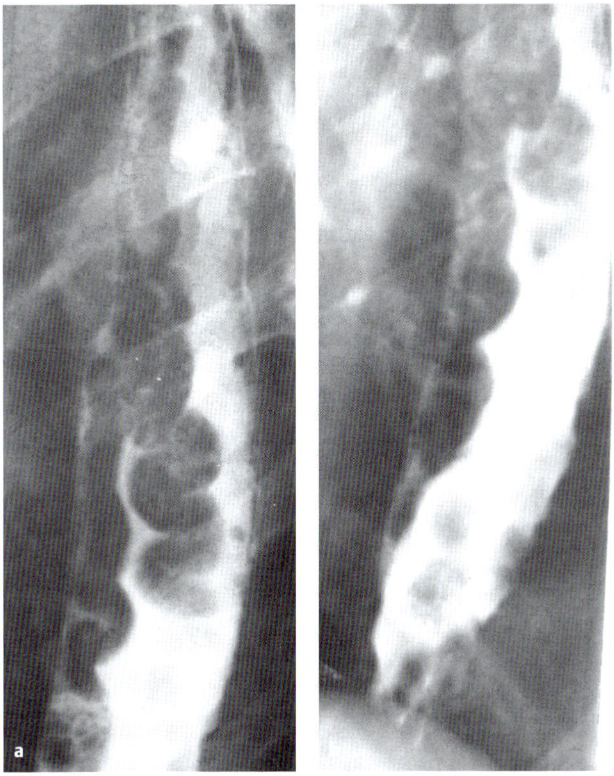

57-jährige Patientin mit bekannter Leberzirrhose und Schluckbeschwerden.

Ösophagusvarizen

- **Befund:** In der Barium-Breischluck-Untersuchung zeigen sich im mittleren und distalen Ösophagusdrittel multiple fokale Protrusionen, die nach intraluminal ragen.
- **DD:** Variköses Ösophaguskarzinom.
- **Bemerkungen:** Ösophagusvarizen sind plexusartige Dilatationen der subepithelialen bzw. submukösen Venen. Der anteriore Anteil ist i.d.R mit der V. gastrica sinistra verbunden, der posteriore Anteil mit den Azygos- und Hemiazygosvenen. Man unterscheidet „Up-Hill"- und „Down-Hill"-Varizen, wobei Up-Hill-Varizen deutlich häufiger sind. Sie entstehen meist durch hepatische Flussobstruktionen im Rahmen einer Zirrhose. Aber auch bei Milzvenenthrombosen, Lebervenenverschlüssen und V.-cava-inferior-Obstruktionen kommen sie vor. Down-Hill-Varizen entstehen i. d. R. durch eine Flussbehinderung der V. cava superior, z. B. bei Bronchialkarzinomen oder Lymphomen.

Duplikationszyste des Ösophagus

- **Befund:** In den Röntgenaufnahmen des Thorax findet sich eine glatt begrenzte Raumforderung im posterioren, kaudalen Mediastinum, etwas rechts der Mittellinie.
- **DD:** Bronchogene Zyste, neurenterische Zyste, Leiomyom des Ösophagus.
- **Bemerkungen:** Eine Duplikationszyste entsteht aus dem Vorderdarm. Am häufigsten findet sie sich im distalen Ösophagus, wobei sie öfter rechts als links auftritt. In dieser Lokalisation ist sie oft lediglich ein Zufallsbefund. Sie kann jedoch auch im mittleren Abschnitt des Ösophagus auftreten, wo es zu Obstruktionen der Atemwege kommen kann, oder im zervikalen Abschnitt des Ösophagus, wo sie zu einer klinisch manifesten Raumforderung des Halses und auch zu Atemwegsbehinderungen führen kann. Die Zyste ist i. d. R. glatt begrenzt. Sie hat eine intramurale Lage. In der CT zeigt sich meist eine wasserähnliche Dichte. Durch die Auskleidung mit gastrointestinaler Mukosa kann es in seltenen Fällen zu Ulzerationen und Penetrationen in die Umgebung kommen.

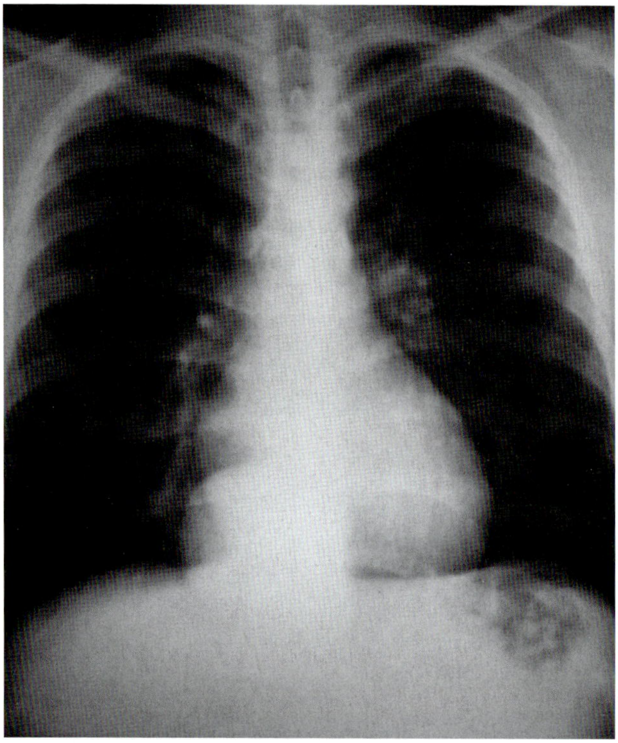
a

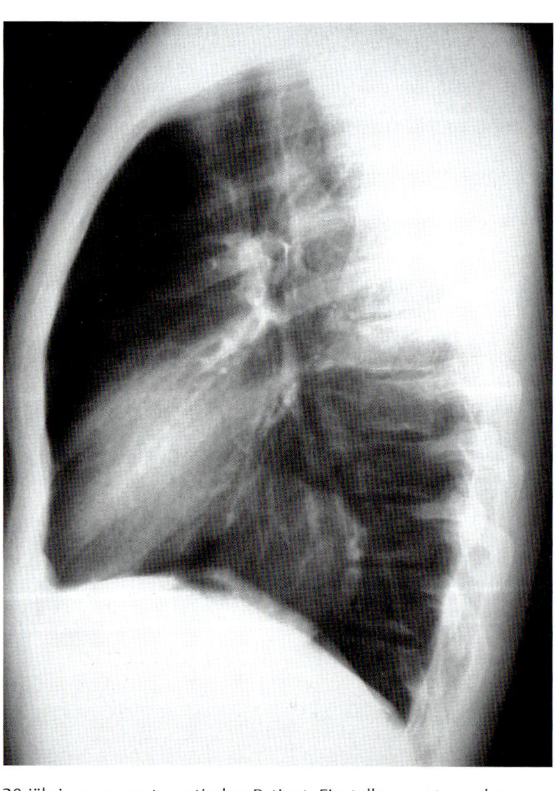
b

20-jähriger, asymptomatischer Patient; Einstellungsuntersuchung.

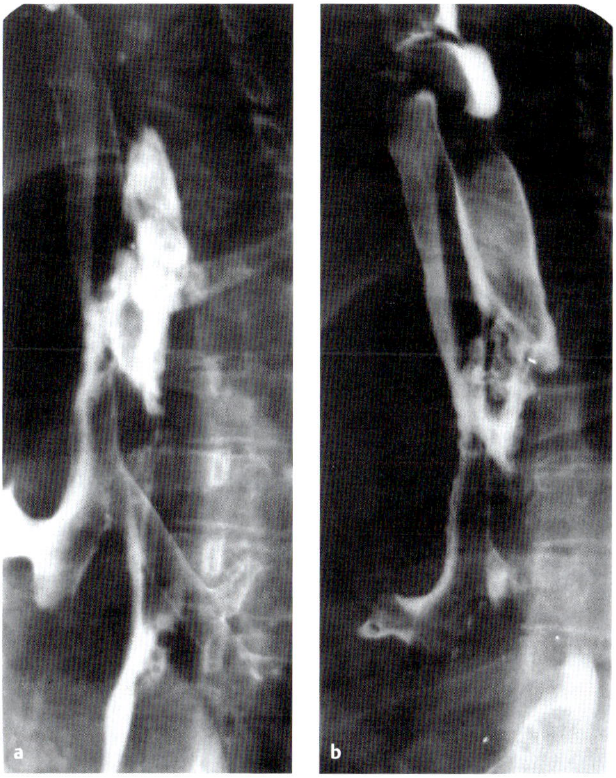

50-jährige Patientin mit Schluckbeschwerden und rezidivierenden Pneumonien.

Tracheoösophageale Fistel bei Ösophaguskarzinom

- **Befund:** In der Kontrastuntersuchung des Ösophagus zeigt sich eine unscharf begrenzte Raumforderung des Ösophagus. Es besteht eine Verbindung zur Trachea mit deutlichem Übertritt des Kontrastmittels.
- **Bemerkungen:** Eine sekundäre tracheoösophageale Fistel ist eine relativ häufige Komplikation eines fortgeschrittenen Ösophaguskarzinoms; sie tritt in etwa 5 – 10% der Fälle auf. Folge sind schwere, rezidivierende Aspirationspneumonien. Besteht der Verdacht auf eine tracheoösophageale Fistel, sollte man wasserlösliches nichtionisches Kontrastmittel, wie es z. B. in der CT verwendet wird, wählen, um eine Bariumaspiration oder ein schweres Lungenödem bei Gastrografingabe zu vermeiden.

Traktionsdivertikel des Ösophagus

- **Befund:** In der Barium-Breischluck-Untersuchung des Ösophagus zeigen sich mehrere Ausstülpungen des Ösophaguslumens auf unterschiedlichen Höhen.
- **DD:** Pulsionsdivertikel, Pseudodivertikulose durch Schleimdrüsen.
- **Bemerkungen:** Traktionsdivertikel entstehen durch narbige Verwachsungen, die die Wand des Ösophagus nach außen ziehen. Sie treten vor allem nach einer Tuberkulose auf. Meist bestehen die Adhäsionen zwischen befallenen Lymphknoten und der Ösophaguswand. Es sind hierbei alle Wandschichten des Ösophagus betroffen. Am häufigsten finden sich Traktionsdivertikel rechtsseitig anterolateral. Gelegentlich zeigen sich verkalkte Lymphknoten als Hinweis auf eine abgelaufene Infektion.

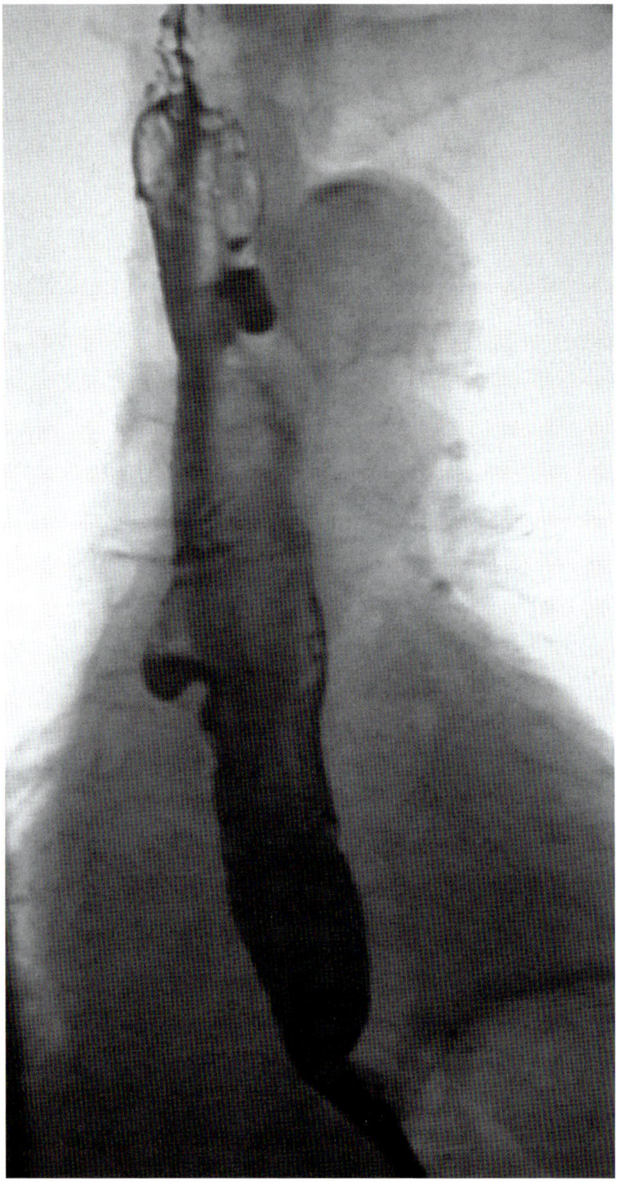

59-jähriger Patient mit Schluckbeschwerden; Z. n. Tuberkulose vor Jahren.

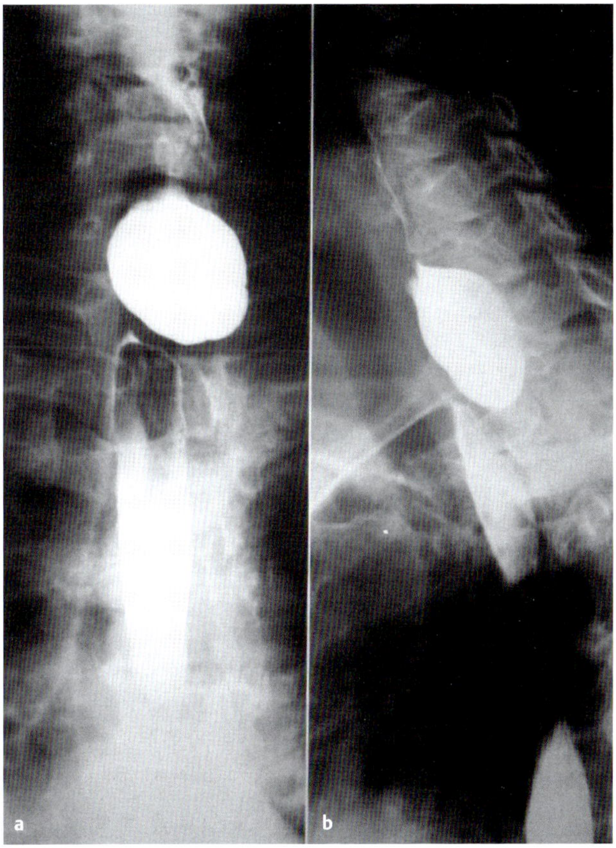

73-jähriger Patient mit Schluckbeschwerden; Regurgitation von unverdauten Speiseresten.

Zenker-Divertikel des Ösophagus

- **Befund:** In der Barium-Breischluck-Untersuchung des Ösophagus zeigt sich eine fokale, posteriore Ausstülpung des Ösophaguslumens auf Höhe des pharyngoösophagealen Übergangs.
- **Bemerkungen:** Ein Zenker-Divertikel ist eigentlich ein Pulsions-Pseudodivertikel – es stülpen sich Anteile von Mukosa und Submukosa durch eine Muskellücke. Ursache ist eine Dysfunktion der krikopharyngealen Muskulatur mit einer Dehiszenz im Killian-Dreieck. Ein Zenker-Divertikel findet sich am pharyngoösophagealen Übergang auf Höhe HWK 5/6. In der Barium-Breischluck-Untersuchung des Ösophagus zeigt sich eine typische Ausstülpung des Ösophaguslumens nach posterior. Oft ist das Divertikel etwas nach links gerichtet. Auf Röntgenübersichtsaufnahmen fällt bisweilen bereits ein Luft-Flüssigkeits-Spiegel im oberen Mediastinum auf. Zenker-Divertikel nehmen im Verlauf an Größe zu. Das Risiko für Aspirationspneumonien ist erhöht.

Paraaxiale (paraösophageale) Hiatushernie

- **Befund:** In der Doppelkontrastuntersuchung zeigt sich eine Herniation des Magens durch den Hiatus oesophageus, wobei der gastroösophageale Übergang infradiaphragmal liegt.
- **DD:** Axiale Gleithernie.
- **Bemerkungen:** Eine paraaxiale (paraösophageale) Hernie ist deutlich seltener als eine axiale Gleithernie – sie stellt nur etwa 1 % der Hiatushernien dar. Bei einer paraaxialen Hernie liegt der gastroösophageale Übergang unterhalb des Zwerchfells, wobei sich ein Teil des Magens meist anterior des Ösophagus durch den Hiatus schiebt. Bei einer axialen Gleithernie liegt der gastroösophageale Übergang hingegen oberhalb des Zwerchfells.

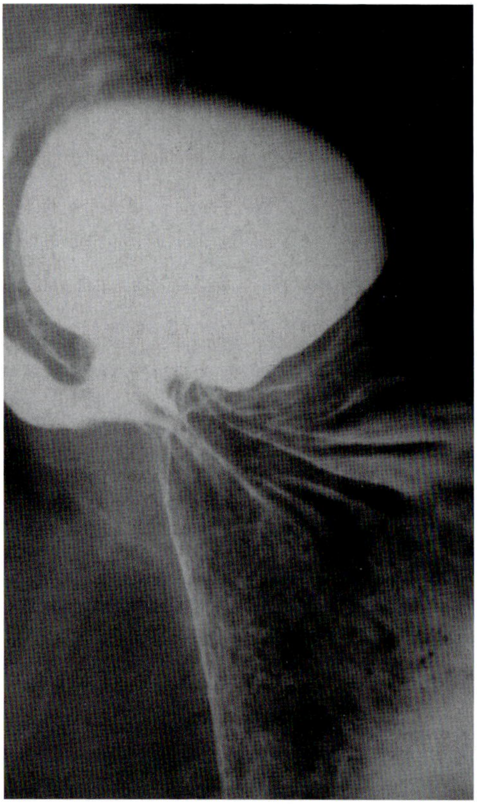
a

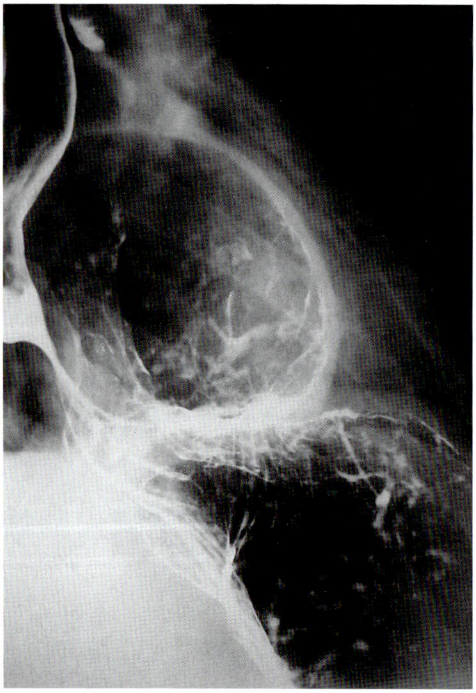
b

58-jähriger Patient mit Refluxbeschwerden.

Upside-Down-Magen

- **Befund:** In den Aufnahmen des Thorax p.a. (Abb. **a**) findet sich ein ausgedehnter Luft-Flüssigkeits-Spiegel in Projektion auf den Herzschatten. Die seitliche Aufnahme (Abb. **b**) belegt die retrokardiale Lage der Raumforderung. In der kontrastverstärkten CT (Abb. **c**) zeigt sich ebenfalls eine ausgedehnte retrokardiale Raumforderung mit Luft- und Flüssigkeitsanteilen und einer Kontrastmittel aufnehmenden Schleimhaut.
- **Bemerkungen:** Bei einem Upside-Down-Magen kommt es zu einer vollständigen Verlagerung des Magens nach intrathorakal. Der Magen bekommt hierdurch eine etwas gedrehte Achse und kommt retrokardial zu liegen. Die große Kurvatur kann sich nach rechts oder nach links drehen. Die Kardia liegt meist ebenfalls intrathorakal, kann jedoch gelegentlich noch infradiaphragmal gelegen sein. In den Röntgenübersichtsaufnahmen findet sich – wie bei größeren axialen Gleithernien auch – ein retrokardialer Luft-Flüssigkeits-Spiegel.

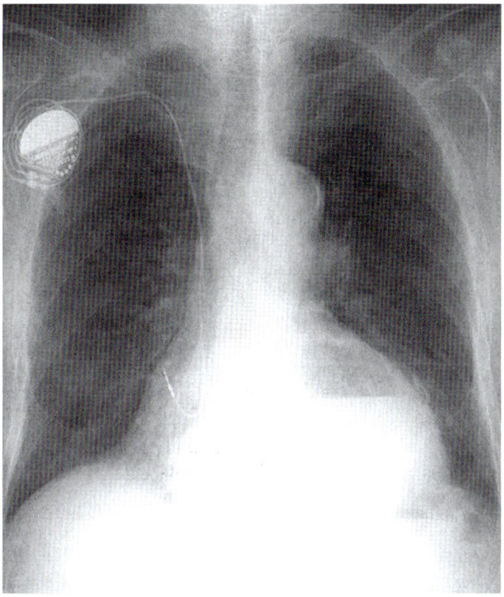

a

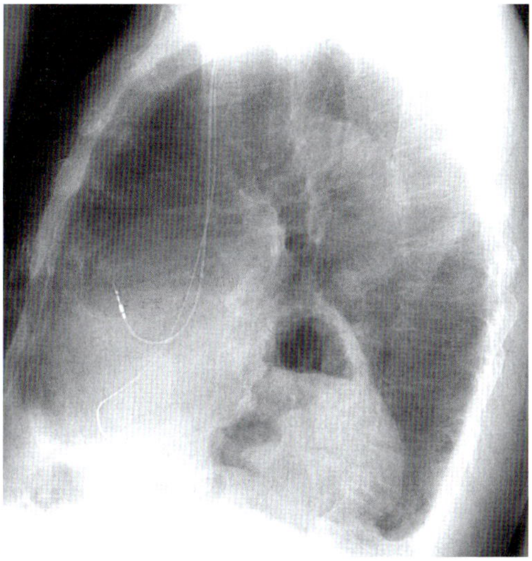

b

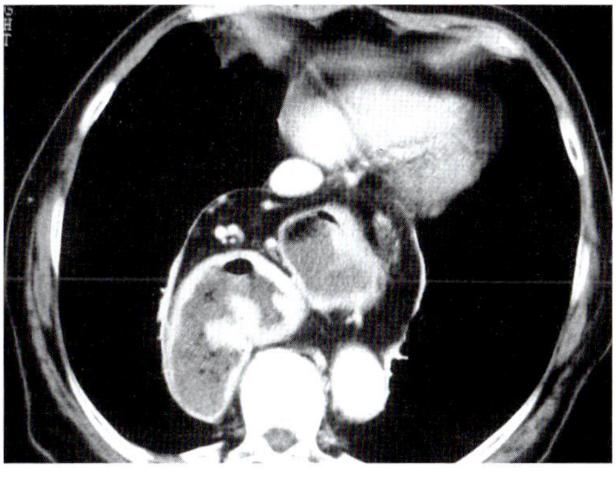

c

76-jähriger Patient mit Herzrhythmusstörungen und rezidivierenden retrosternalen Schmerzen.

Magenulzera

- **Befund:** In der Doppelkontrastuntersuchung des Magens zeigen sich 2 mit Barium ausgefüllte Ulkuskrater. Es strahlen verdickte Falten direkt in die Ulkuskrater hinein.
- **DD:** Ulzerierendes Magenkarzinom, Metastasen.
- **Bemerkungen:** Magenulzera sind mit einer Helicobacter-pylori-Infektion assoziiert. Sie durchmessen meist unter 2 cm. Der Ulkuskrater ist – im Gegensatz zu einem ulzerierenden Magenkarzinom – glatt begrenzt und rundlich bis oval konfiguriert. Verdickte Falten strahlen typischerweise bis direkt in den Ulkuskrater hinein. Im Gegensatz zum malignen Ulkus sind die Falten symmetrisch und nicht verzogen. In nahezu 10% der Fälle kommen Magenulzera multipel vor, besonders nach einer Einnahme von nicht-steroidalen Antiphlogistika. Es können auch zugleich Duodenalulzera vorkommen; diese sind insgesamt etwa 3-mal häufiger als Magenulzera.

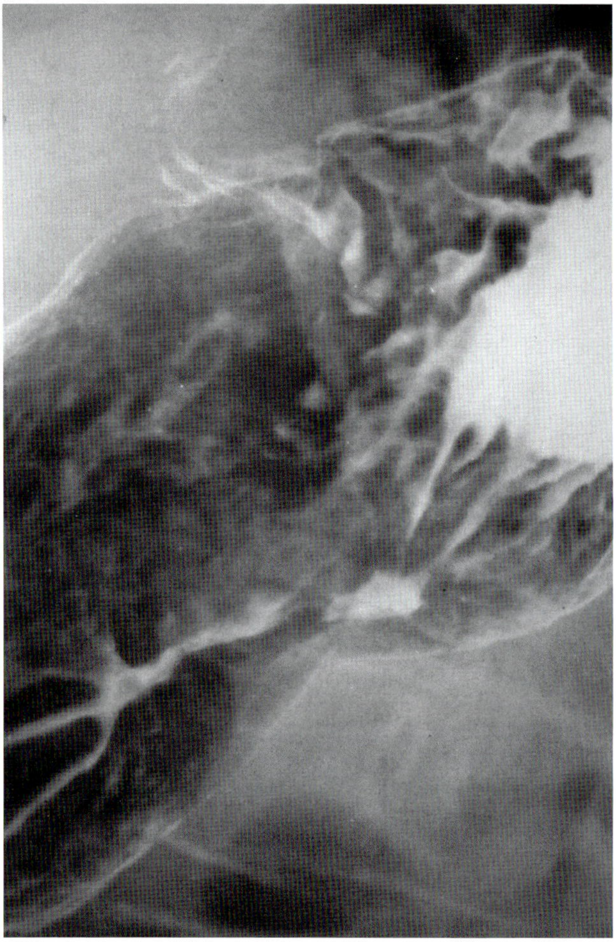

53-jähriger Patient mit linksseitigen Oberbauchbeschwerden.

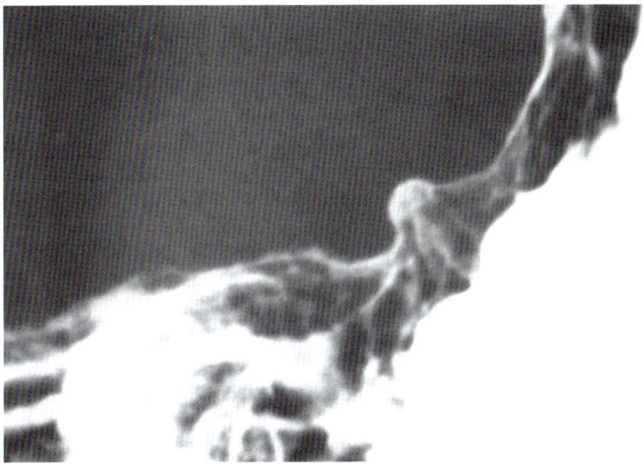

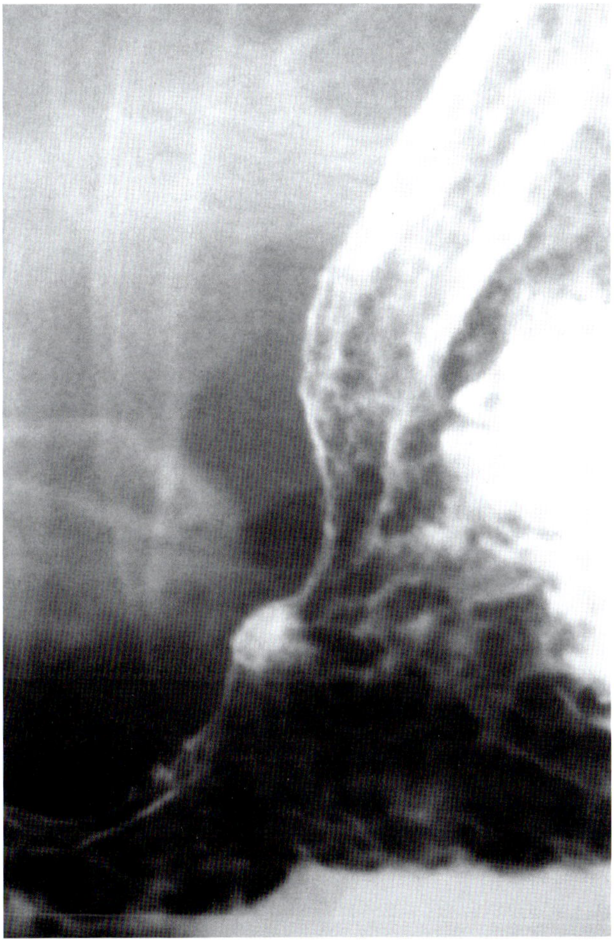

51-jähriger Patient mit linksseitigen Oberbauchbeschwerden.

Magenulkus

- **Befund:** In der Doppelkontrastuntersuchung des Magens zeigt sich im Bereich der kleinen Kurvatur ein mit Barium gefüllter Ulkuskrater, der aus dem Lumen heraus ragt. Verdickte Magenfalten strahlen in das Ulkus hinein.
- **DD:** Ulzerierendes Magenkarzinom, Metastase, Lymphom.
- **Bemerkungen:** Im Gegensatz zum malignen Ulkus ragen benigne Ulzera aus dem Lumen des Magens heraus nach extraluminal. Die kragenknopfartige Konfiguration des bariumgefüllten Kraters in der seitlichen Projektion nennt man auch Haudek-Nische. Als Hampton-Linie bezeichnet man eine etwa 1 mm durchmessende transparente Linie, die in der seitlichen Projektion über die Mündung des Ulkuskraters zieht; sie entspricht der überhängenden Mukosa der Magenschleimhaut. Umgebende, verdickte Falten strahlen symmetrisch in den bariumgefüllten Ulkuskrater hinein. Die Begrenzung des Ulkuskraters ist glatt. In der Aufsicht zeigt sich nicht selten ein Halo, der einem ödematösen Randwall entspricht.

„Bull's-Eye"-Läsion des Magens – Melanommetastase

- **Befund:** In der Barium-Untersuchung des Magens zeigt sich eine ringförmig konfigurierte Läsion der Magenvorderwand. Das Zentrum der Läsion ist mit Barium beschlagen, ein Ring um die Läsion hingegen nicht.
- **DD:** Primärtumoren des Magens, Metastasen, ektopes Pankreas, eosinophiles Granulom.
- **Bemerkungen:** „Bull's-Eye"-Läsionen des Magens sind angedeutet schießscheibenartig konfigurierte Läsionen der Magenwand. Für sie gelten spezielle differenzialdiagnostische Erwägungen. Einerseits muss an Primärtumoren des Magens wie Leiomyome, Leiomyosarkome, Magenkarzinome und Karzinoide gedacht werden. Andererseits kommen differenzialdiagnostisch Metastasen infrage, insbesondere Metastasen von malignen Melanomen, Brustkrebs, Bronchialkarzinomen, Nierenzellkarzinomen, Kaposi-Sarkomen und Blasenkarzinomen. Zudem muss an ein ektopes Pankreas und ein eosinophiles Granulom gedacht werden.

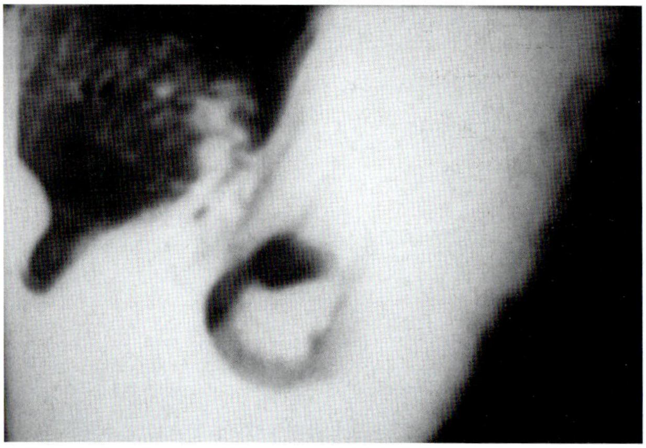

45-jähriger Patient mit einem metastasierten Melanom.

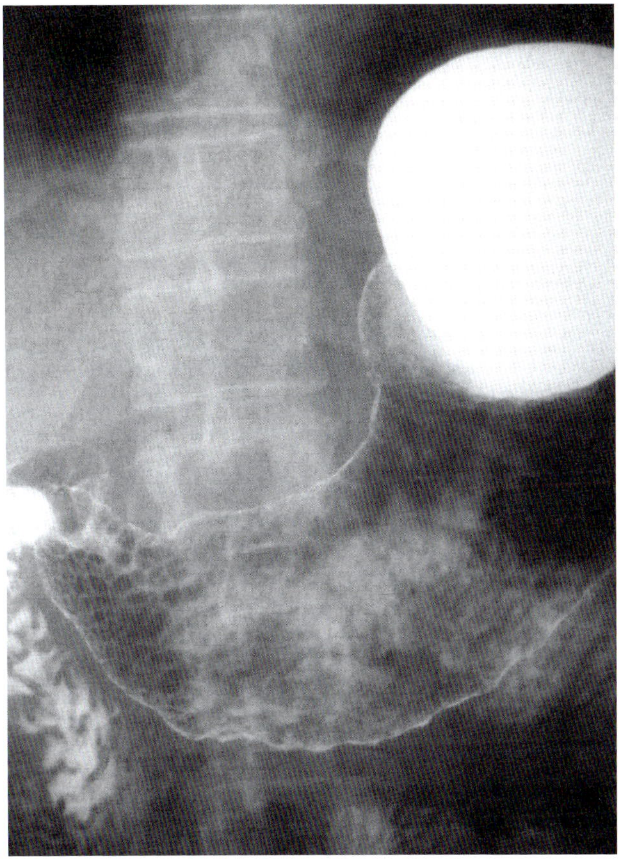

a

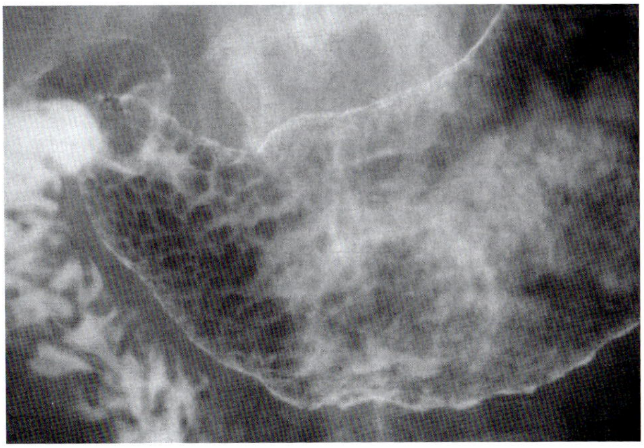

b

53-jähriger Patient mit Schmerzen im linken Oberbauch nach längerfristiger Einnahme von Diclofenac.

Erosive Gastritis

- **Befund:** In der Doppelkontrastuntersuchung des Magens finden sich multiple, kleine Erosionen mit ödematösem Randsaum.
- **DD:** Morbus Crohn.
- **Bemerkungen:** Eine erosive Gastritis ist insbesondere nach Einnahme von nichtsteroidalen Antiphlogistika nicht selten. Sie kann jedoch auch auf dem Boden einer Infektion mit Candida- oder mit dem Herpes-simplex- oder Zytomegalie-Virus entstehen. Ein Befall des Magens im Rahmen eines Morbus Crohn lässt sich morphologisch nicht von einer erosiven Gastritis unterscheiden. Meist ist vor allem das Antrum des Magens betroffen.

Lymphom des Magens

- **Befund:** In der Doppelkontrastuntersuchung des Magens zeigt sich eine unscharf begrenzte, infiltrative Raumforderung, die nahezu den gesamten Magen involviert.
- **DD:** Ausgedehntes Adenokarzinom des Magens, Leiomyosarkom.
- **Bemerkungen:** Kommen Lymphome außerhalb der Lymphknoten vor, so involvieren sie relativ häufig den Magen. In 10% kommt ein Lymphom des Magens auch als isolierter Primärtumor vor. Es entsteht im lymphatischen Gewebe der Lamina propria, das als Reaktion auf eine Helicobacter-pylori-Infektion gebildet wird. Von dort aus ist eine Ausbreitung per continuitatem möglich. Meist ist der Magen diffus beteiligt. Es können jedoch auch ein segmentaler Befall oder ein ulzerierter fokaler Tumor auftreten. Die Magenwand ist meist deutlich verdickt. Bei einem Adenokarzinom des Magens ist die Wandverdickung hingegen i. d. R. nicht so deutlich ausgeprägt.

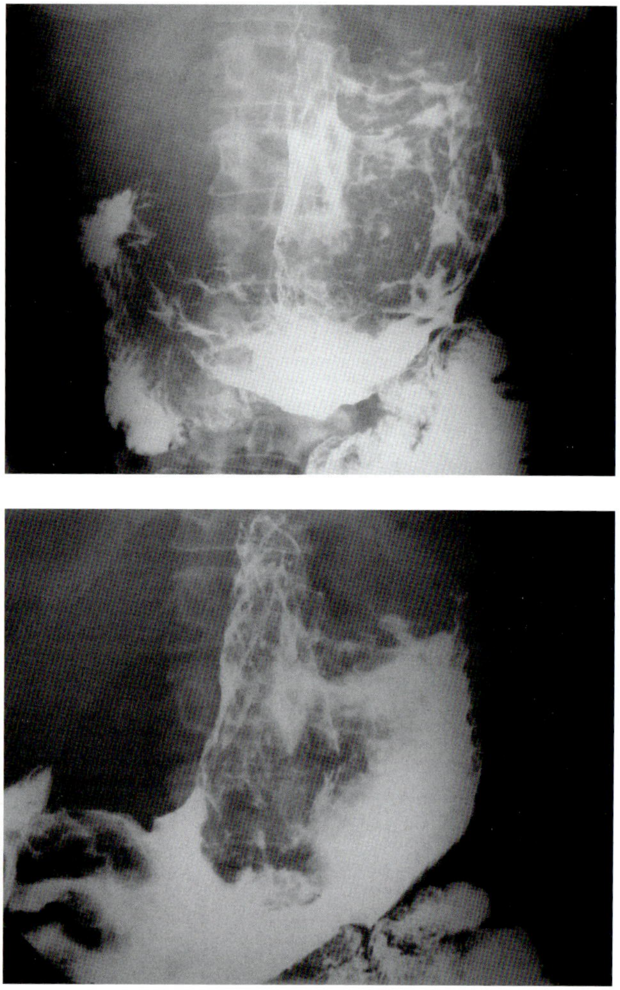

60-jährige Patientin mit Gewichtsverlust.

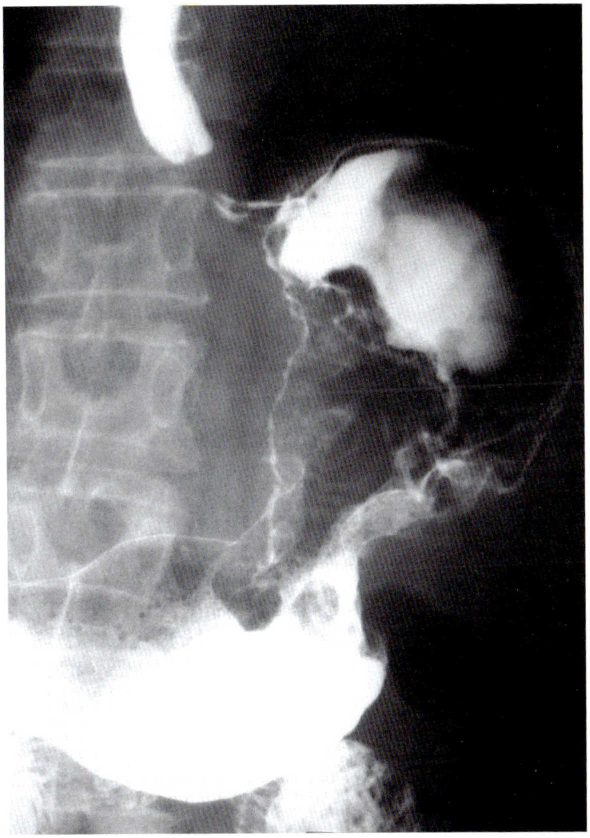

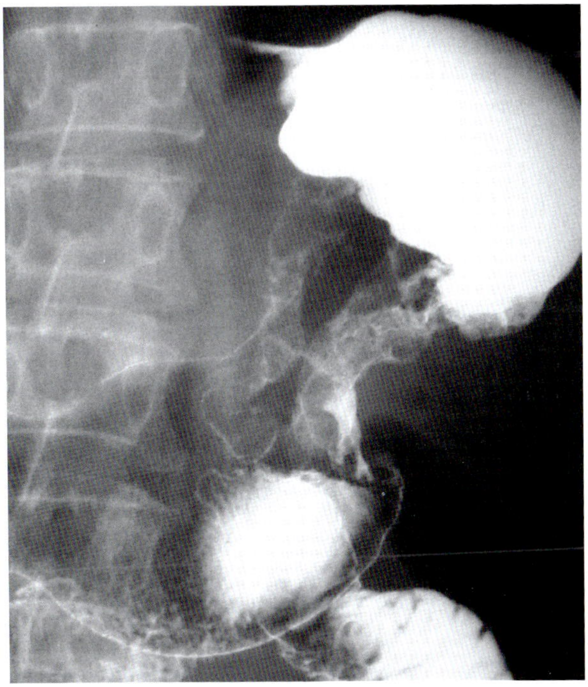

67-jährige Patientin mit Gewichtsverlust und positivem Hämoccult-Test.

Adenokarzinom des Magens

- **Befund:** In der Doppelkontrastuntersuchung des Magens zeigt sich eine ausgedehnte Läsion, die große und kleine Kurvatur involviert. Die Begrenzung ist unregelmäßig und unscharf. Die physiologischen Falten des Magens kommen „amputiert" zur Darstellung.
- **DD:** Magenulkus, Magenlymphom.
- **Bemerkungen:** Magenkarzinome sind zu über 95 % Adenokarzinome. Sie treten eher im höheren Lebensalter auf. Ihre Inzidenz geht in letzter Zeit etwas zurück. Magenkarzinome kommen am häufigsten im distalen Drittel des Magens und im Bereich der kleinen Kurvatur vor; sie können den Pylorus überschreiten. Am häufigsten tritt ein ulzerierend-penetrierender Wachstumstyp auf. Wächst das Karzinom infiltrierend-szirrhös, so spricht man von einer Linitis plastica. Ein Magenfrühkarzinom liegt vor, wenn die Tumorinfiltration unabhängig vom Lymphknotenstatus auf Mukosa und Submukosa begrenzt ist (T1). Die Prognose des Magenfrühkarzinoms ist deutlich besser als die fortgeschrittener Magenkarzinome.

Diffus wachsendes Adenokarzinom des Magens

- **Befund:** In der Doppelkontrastuntersuchung des Magens zeigt sich eine unscharf begrenzte, infiltrative Raumforderung, die pylorusnah am Magenausgang sitzt.
- **DD:** Lymphom des Magens, Leiomyosarkom.
- **Bemerkungen:** Adenokarzinome des Magens weisen meist ein ulzerierendes bzw. penetrierendes Wachstum auf. Es gibt jedoch auch einen diffus infiltrierenden Wachstumstyp. Hierbei kommt es zu einer verminderten Peristaltik und zu einer Rigidität in der betroffenen Region. Differenzialdiagnostisch ist an andere diffus wachsende Malignome des Magens zu denken, insbesondere an ein Magenlymphom und ein Leiomyosarkom.

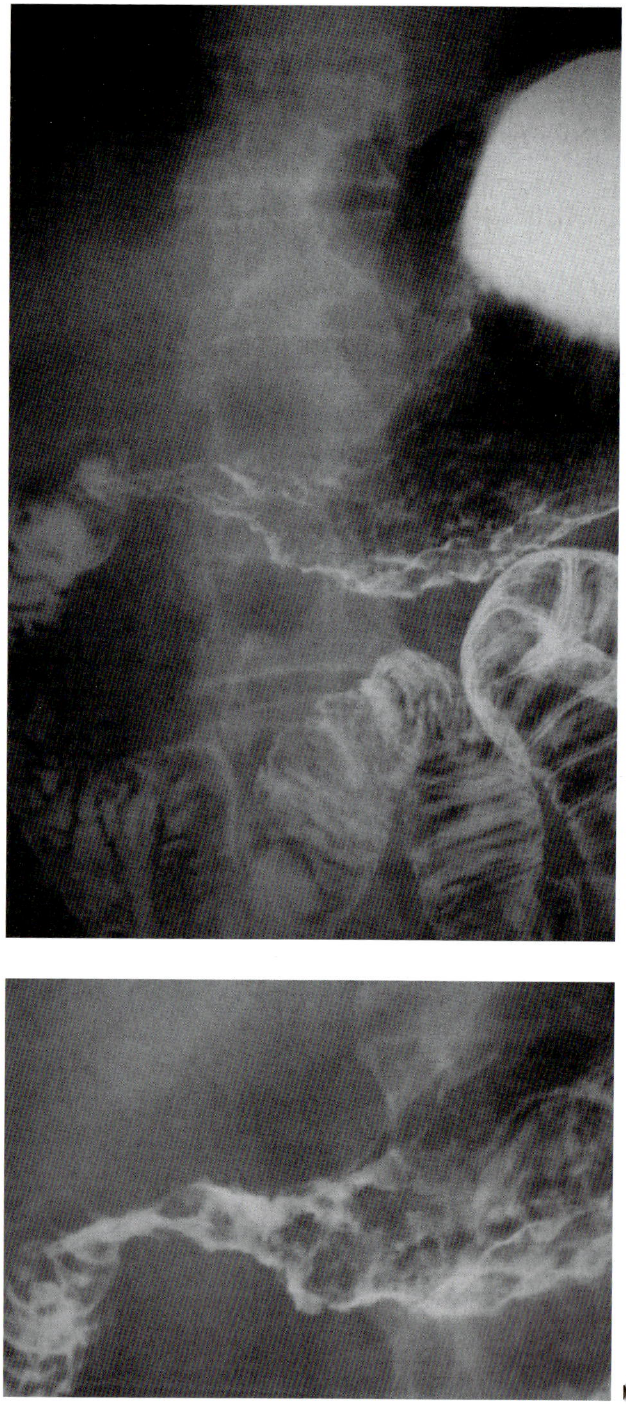

62-jährige Patientin mit Gewichtsverlust und linksseitigen Oberbauchbeschwerden.

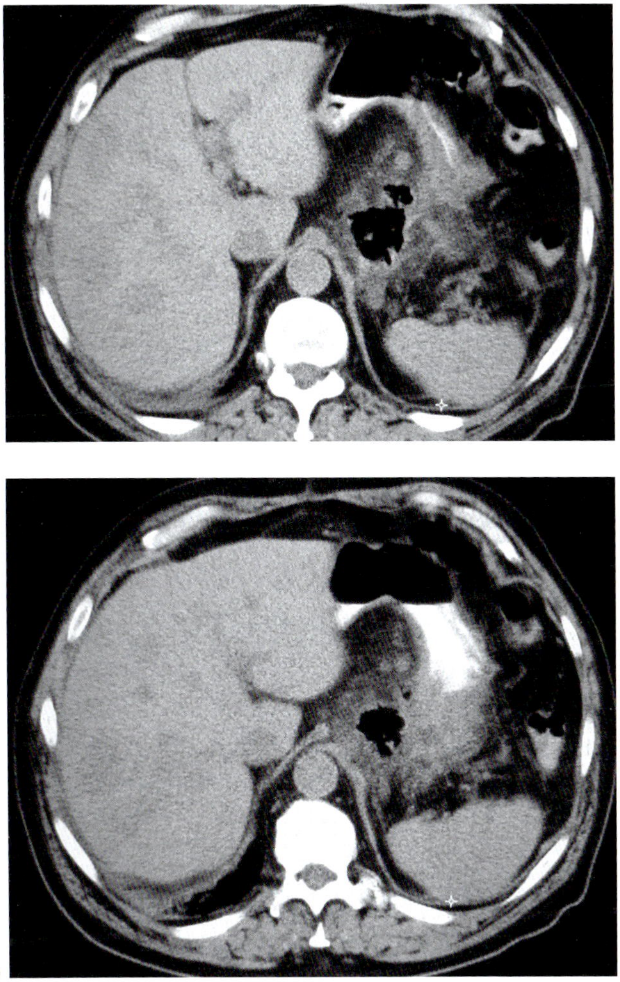

73-jähriger Patient mit Gewichtsverlust, linksseitigen Oberbauchschmerzen und Fieber.

Penetration der Magenwand durch ein Magenkarzinom

- **Befund:** In der kontrastverstärkten abdominellen CT zeigt sich eine Verdickung der Magenwand. Angrenzend besteht eine extraluminale Luftansammlung sowie eine deutliche Dichteerhöhung des perigastrischen Fettgewebes. Nebenbefundlich finden sich mehrere hypodense Läsionen der Leber, die verdächtig auf Metastasen sind.
- **DD:** Lymphom des Magens, Leiomyosarkom, nekrotisiertes Pankreaskarzinom.
- **Bemerkungen:** Eine gefürchtete Komplikation eines ausgedehnten Magenkarzinoms ist eine Penetration der Magenwand. Hierdurch kommt es zum Austritt von Mageninhalt in das umliegende perigastrische Fettgewebe. Im Rahmen der darauffolgenden Entzündungsreaktion kann es zu einer Abszessbildung oder zu Phlegmonen kommen. Lebermetastasen sind die häufigsten Fernmetastasen eines Adenokarzinoms des Magens.

Magenpolyp

- **Befund:** In der Doppelkontrastuntersuchung des Magens zeigt sich eine mit Barium beschlagene polypöse Läsion, die in das Lumen hineinragt.
- **DD:** Adenokarzinom, Lymphom, eosinophiler Polyp.
- **Bemerkungen:** Polypen des Magens sind in den meisten Fällen inflammatorisch. Sie sind mit Magenulzera und mit chronischen Gastritiden assoziiert. Die Polypen sind hierbei hyperplastisch und werden im Rahmen eines Regenerationsvorgangs gebildet. Sie messen meist unter 2 cm und sind glatt begrenzt. Hamartomatöse Polypen sind selten; sie sind mit dem Peutz-Jeghers-Syndrom assoziiert. In 10–20% der Fälle sind Magenpolypen adenomatös – sie haben dann ein malignes Potenzial und weisen atypische Zellen auf. In 35% dieser Fälle besteht zugleich ein Magenkarzinom. Adenomatöse Polypen sind mit dem Gardner-Syndrom assoziiert, messen meist über 2 cm und sind gehäuft im Antrum lokalisiert.

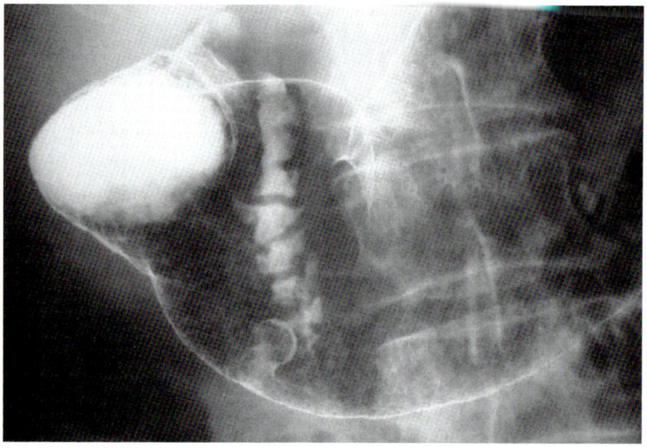

73-jähriger Patient mit rezidivierenden linksseitigen Oberbauchbeschwerden.

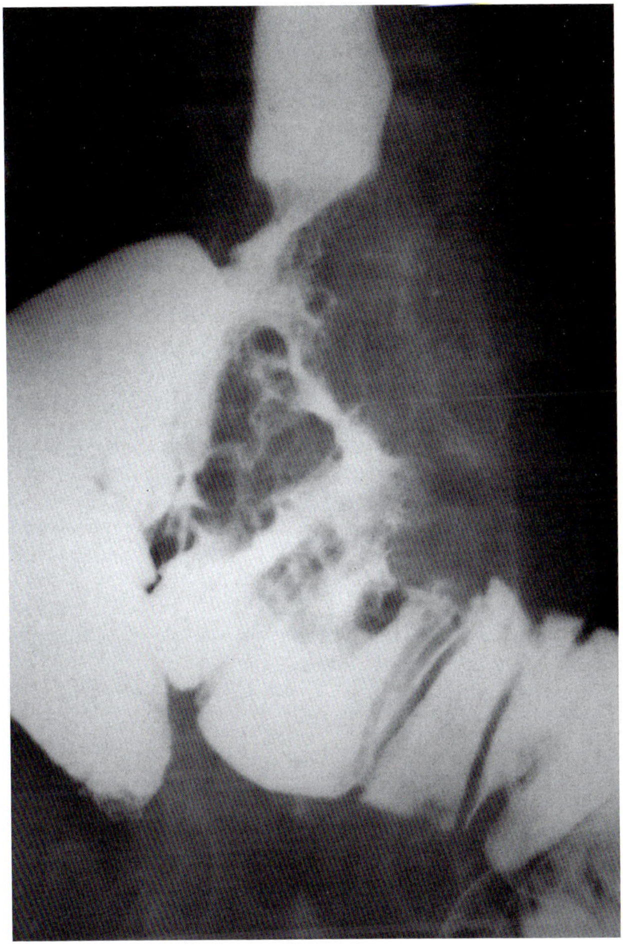

64-jähriger Patient mit Z. n. Billroth-II-Resektion. Jetzt Gewichtsverlust und Schmerzen im linken Oberbauch.

Anastomosenkarzinom nach Billroth-II-Resektion

- **Befund:** In der Barium-Untersuchung des Magens zeigt sich ein Zustand nach Billroth-II-Resektion. Im Bereich der Anastomose kommt eine ausgedehnte polypösulzerierende Raumforderung zur Darstellung.
- **DD:** Magenulkus, Magenlymphom.
- **Bemerkungen:** Bei der Billroth-II-Operation wird der Magen partiell reseziert. Es werden unter Blindverschluss des Magenrestes eine Gastroenterostomie und eine Ausschaltung des Duodenums durchgeführt. Eine Billroth-II-Resektion ist ein Risikofaktor für die Entstehung eines Anastomosenkarzinoms. Es müssen regelmäßige Kontrollen durchgeführt werden.
  Weitere prädisponierende Faktoren sind eine Infektion mit Helicobacter pylori, eine chronisch-atrophische Gastritis, adenomatöse und villöse Polypen sowie eine perniziöse Anämie. Zusätzliche Risikofaktoren sind Rauchen sowie Nitrosamine.

Non-Hodgkin-Lymphom des Magens

- **Befund:** In der Doppelkontrastuntersuchung des Magens zeigt sich ein ausgedehnter, infiltrativer Prozess, der vorwiegend die große Kurvatur involviert.
- **DD:** Infiltrativ-szirrhöses Magenkarzinom, Leiomyosarkom.
- **Bemerkungen:** Non-Hodgkin-Lymphome führen häufig zu einem Befall des Magens. In Staginguntersuchungen sollte daher immer genau auf die Dicke der Magenwand geachtet werden. In der CT sollte eine gute orale Kontrastierung und Distension des Magens erzielt werden. In der Doppelkontrastuntersuchung zeigt sich meist eine Störung des Faltenreliefs. Es können auch große Ulzerationen auftreten. Im Rahmen einer Chemotherapie kann es bei einem ausgedehnten Lymphombefall des Magens in bis zu 40% der Fälle zu einer Perforation des Magens kommen.

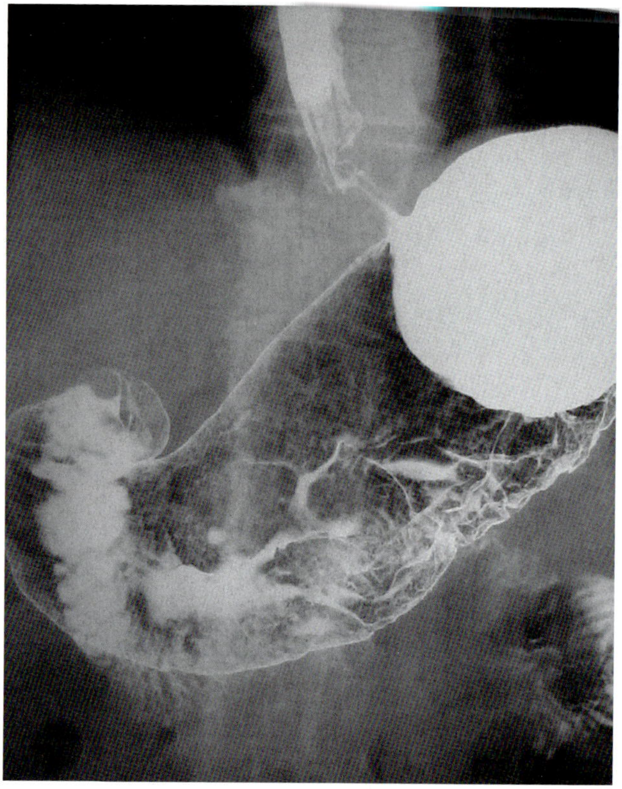

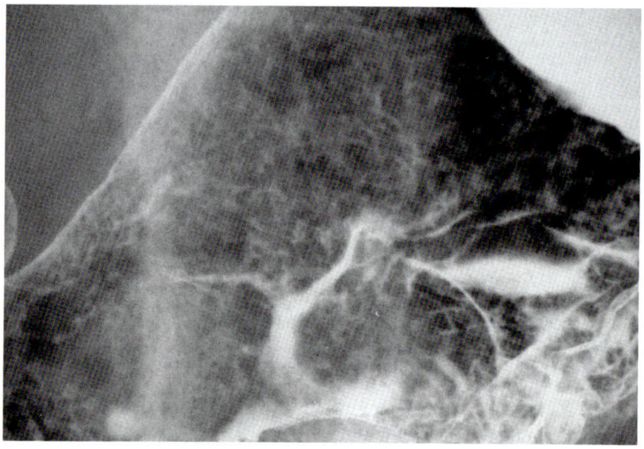

67-jährige Patientin mit bekanntem Non-Hodgkin-Lymphom.

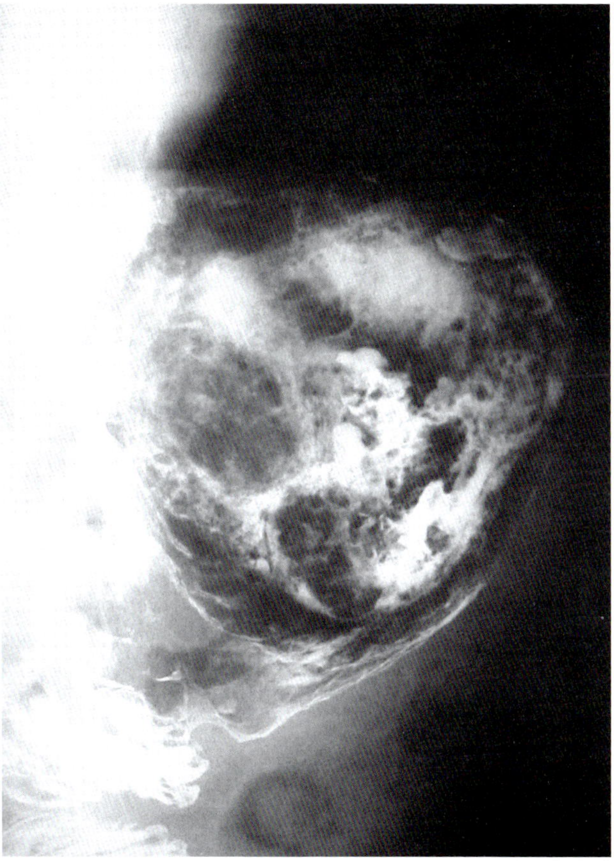

63-jährige Patientin mit linksseitigen Oberbauchbeschwerden.

Phytobezoar

- **Befund:** In der Doppelkontrastuntersuchung des Magens zeigt sich eine ausgedehnte, inhomogene Raumforderung in intraluminaler Lage.
- **DD:** Villöses Adenom, Leiomyosarkom.
- **Bemerkungen:** Ein Bezoar ist eine dauerhafte Ansammlung von Fremdmaterial im Magen oder Dünndarm. In einem Phytobezoar finden sich Bestandteile von Früchten, insbesondere Fasern, Kerne und Schalen. Prädisponierend sind vorangegangene Magenoperationen und ein ungenügendes Kauen, z. B. bei zahnlosen Patienten ohne bzw. mit schlechter Prothese. In der Kontrastuntersuchung zeigt sich ein intraluminaler Füllungsdefekt, wobei einzelne Zwischenräume meist bariumgefüllt sind. Ein Bezoar kann zu einer Obstruktion führen. Von einem Trichobezoar spricht man, wenn das Bezoar aus Haaren besteht. Dies ist fast ausschließlich bei jungen Frauen der Fall, die exzessiv an den Haaren kauen.

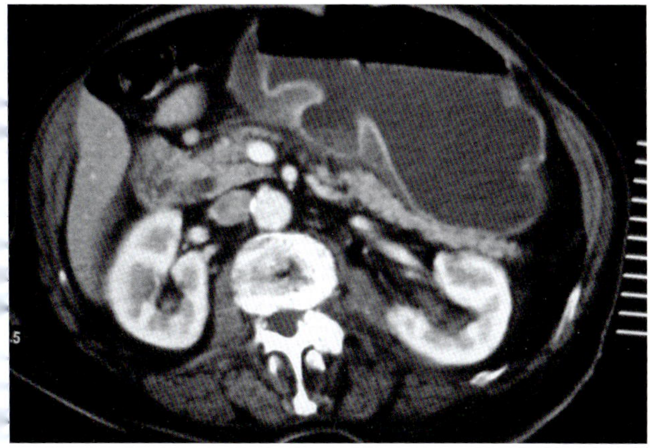

48-jähriger Patient mit linksseitigen Oberbauchbeschwerden.

Ulkus der kleinen Kurvatur – CT

- **Befund:** In der kontrastverstärkten CT zeigt sich eine kragenknopfartige Ausstülpung des Magens nach extraluminal. Auf dem Boden dieser Ausstülpung findet sich Debris.
- **Bemerkungen:** Die CT demonstriert in diesem Fall eindrücklich die typische Konfiguration eines großen Magenulkus. In der Nische, die durch die kragenknopfartige Ausstülpung des Lumens gebildet wird, sammelt sich in der Bariumuntersuchung Kontrast an (Haudek-Nische). Der in der CT abgrenzbare, überhängende Randwall stellt sich in der Barium-Doppelkontrast-Untersuchung mit geringer Distension als dünne sog. Hampton-Linie dar. In der Doppelkontrastuntersuchung bei guter Distension stellt sich der verdickte, ödematös aufgetriebene Randwall hügelartig dar. In der Aufsicht entspricht dem ein vermehrt transparentes, zirkuläres Areal („Halo“).

Linitis plastica

- **Befund:** In der Doppelkontrastuntersuchung des Magens zeigt sich eine diffuser, szirrhöser Verlust des Magenreliefs mit einer Volumenminderung.
- **DD:** Magenlymphom, diffuse Metastasierung des Magens, Morbus Crohn.
- **Bemerkungen:** Eine Linitis plastica ist eine diffuse, szirrhöse Verengung des Magens. Sie tritt am häufigsten bei einem diffus wachsenden, szirrhösen Magenkarzinom auf und kann Teile des Magens oder den gesamten Magen betreffen. Ein ähnliches Befallsmuster kommt jedoch auch bei einem Lymphom des Magens, bei einer Infiltration des Magens durch ein Malignom eines angrenzenden Organs und bei einer diffusen Metastasierung des Magens vor. Auch ein Morbus Crohn, eine Sarkoidose und eine chronische Gastritis können zu einer Linitis-plastica-artigen Verengung des Magenlumens führen. Andere Ursachen für Veränderungen des Magens i. S. einer Linitis plastica sind eine Tuberkulose, eine Histoplasmose, ein Z. n. Strahlentherapie oder Verätzung sowie eine Amyloidose.

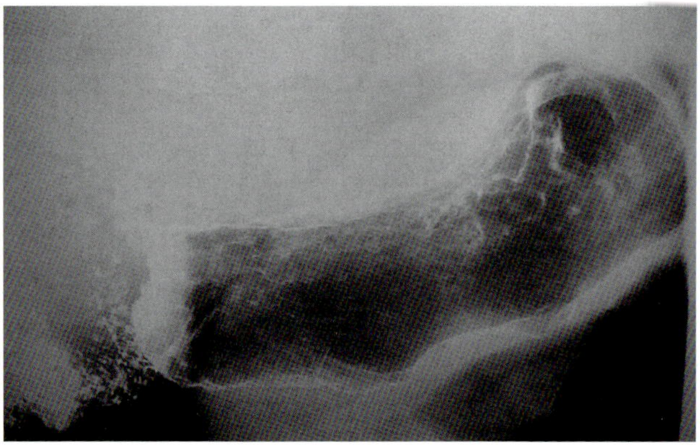

63-jähriger Patient mit linksseitigen Oberbauchbeschwerden und Gewichtsabnahme.

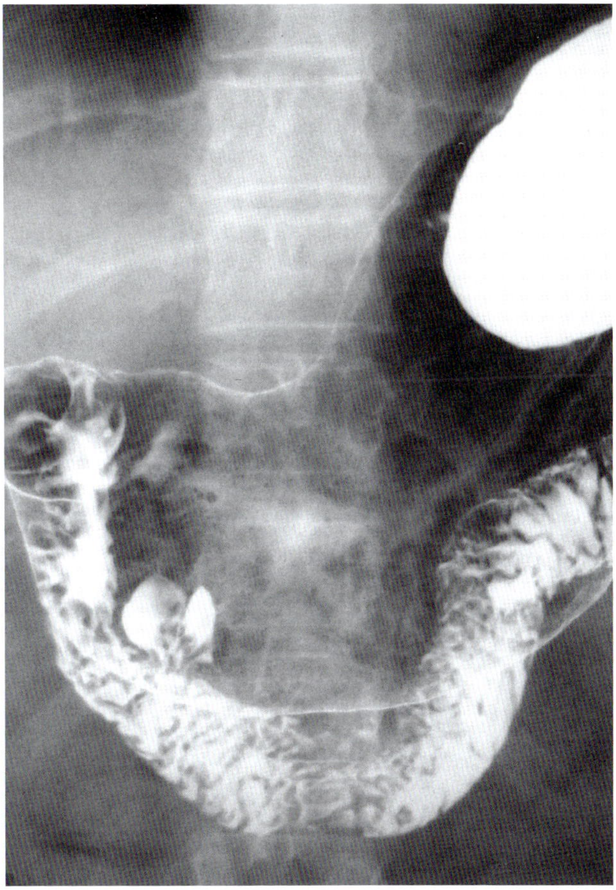

62-jährige Patientin mit rezidivierender Übelkeit.

Duodenaldivertikel

- **Befund:** Im Bereich des duodenalen C findet sich eine fokale Ausstülpung der Schleimhaut, die mit Barium beschlagen ist.
- **Bemerkungen:** Duodenaldivertikel finden sich in 1 – 5% aller Kontrastuntersuchungen des Verdauungstrakts. Meist sind sie asymptomatisch und stellen lediglich einen Zufallsbefund dar. Als Komplikation kann es jedoch auch zu Passagestörungen, Entzündungen, Perforationen und Blutungen kommen. Bei primären Divertikeln besteht ein Prolaps der Schleimhaut durch die Muscularis propria hindurch. Nach Entzündungen können Divertikel jedoch auch sekundär entstehen.

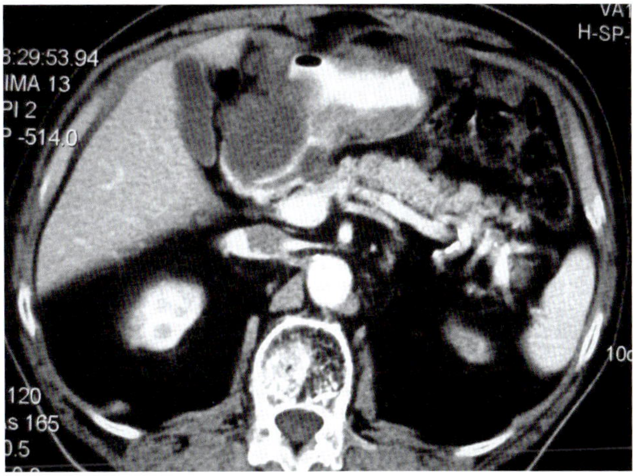

71-jähriger Patient mit bekanntem kolorektalen Karzinom; Staginguntersuchung.

Duodenalmetastasen bei Rektumkarzinom

- **Befund:** In der CT nach oraler und i. v. Kontrastmittelgabe findet sich eine ausgeprägte, knotig konfigurierte Wandverdickung des Duodenums.
- **DD:** Adenokarzinom des Duodenums, Leiomyom, Leiomyosarkom, Karzinoid, Lymphom.
- **Bemerkungen:** Metastasen in die Wand des Duodenums sind relativ selten. Kolorektale Karzinome sind mögliche Primärtumoren, aber auch Magenkarzinome, Pankreaskarzinome Melanome und Gallenblasenkarzinome kommen infrage. Von den primären Malignomen des Duodenums ist das Adenokarzinom am häufigsten, gefolgt von Leiomyosarkom, Karzinoid und Lymphom. Benigne Duodenaltumoren sind u. a. Leiomyome, adenomatöse Polypen, Lipome, Adenome der Brunner-Drüsen und duodenale Zysten.

Ulcus duodeni und Duodenaldivertikel

- **Befund:** In der Doppelkontrastuntersuchung findet sich eine deutliche Vernarbung des Bulbus duodeni mit narbiger Einengung des Lumens. Zusätzlich zeigt sich angrenzend eine frische Ulzeration. Nebenbefundlich Darstellung zweier Duodenaldivertikel.
- **DD:** Exulzeriertes Malignom des Duodenums.
- **Bemerkungen:** Duodenalulzera sind 3-mal häufiger als Magenulzera. In 95 % der Fälle sind sie bulbär gelegen, v. a. im Bereich der Vorderwand. Dies führt i. d. R. zu einer Deformierung des Bulbus duodeni. Meist stellen sich die Ulzera rundlich dar und messen unter 2 cm; es können jedoch auch sehr große Ulzera vorkommen. Nach dem Abheilen eines Ulkus kommt es meist zu narbigen Verziehungen des Bulbus. Komplikationen sind Obstruktionen, eine Penetration oder Perforation des Ulkus, sowie Blutungen.

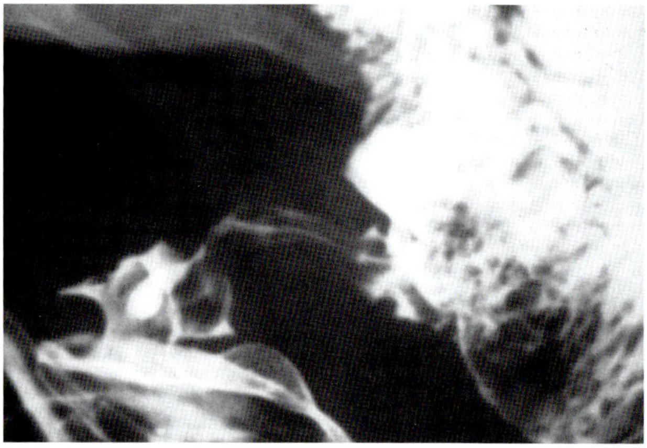

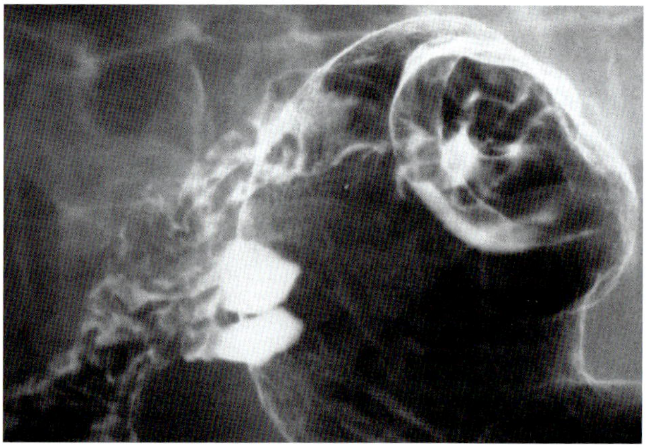

49-jähriger Patient mit chronisch rezidivierenden epigastrischen Schmerzen.

Duodenalpolypen bei familiärer Polyposis

- **Befund:** In der Kontrastuntersuchung des Duodenums finden sich multiple polypös konfigurierte Aussparungen, die in das Lumen hineinragen.
- **Bemerkungen:** Die familäre adenomatöse Polyposis wird autosomal-dominant vererbt. Die Polypen treten etwa ab der Pubertät auf. Das Kolon ist am häufigsten betroffen. In 25 % der Fälle finden sich jedoch auch adenomatöse Polypen im Duodenum, in 49 % Hamartome des Magens. Das Risiko, an einem kolorektalen Karzinom zu erkranken ist außerordentlich erhöht. Aber auch die Inzidenz periampullärer Karzinome ist deutlich erhöht – nach einer prophylaktischen Kolektomie stellt dies die häufigste Todesursache dar.

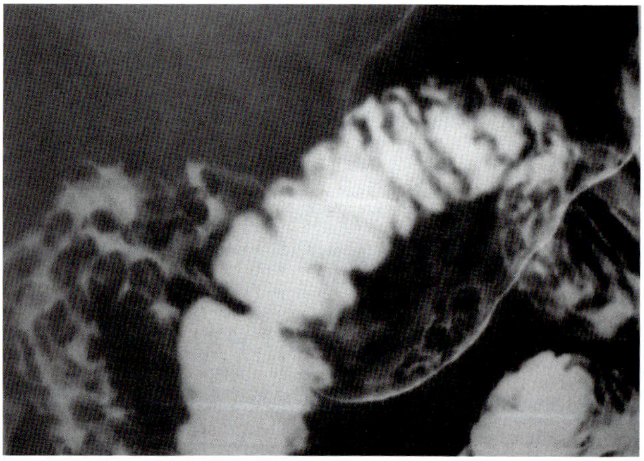

47-jährige Patientin mit bekannter familiärer adenomatöser Polyposis.

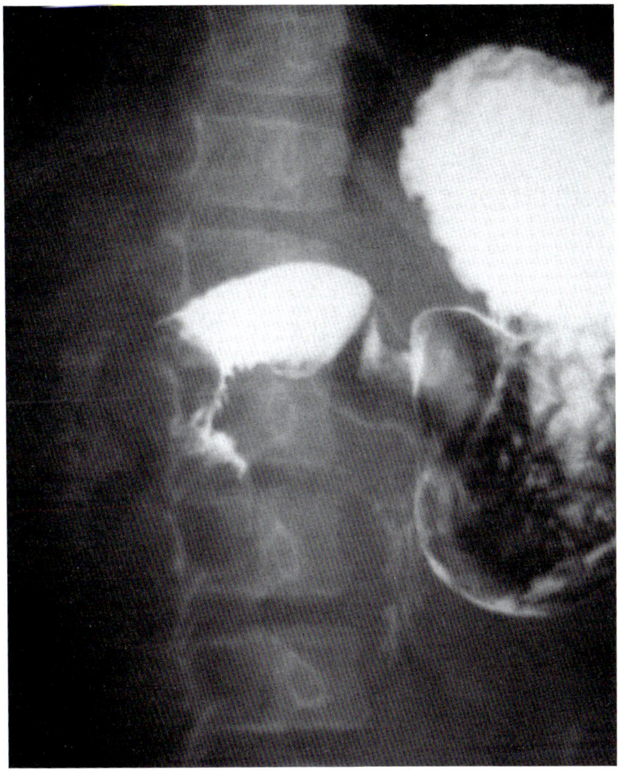

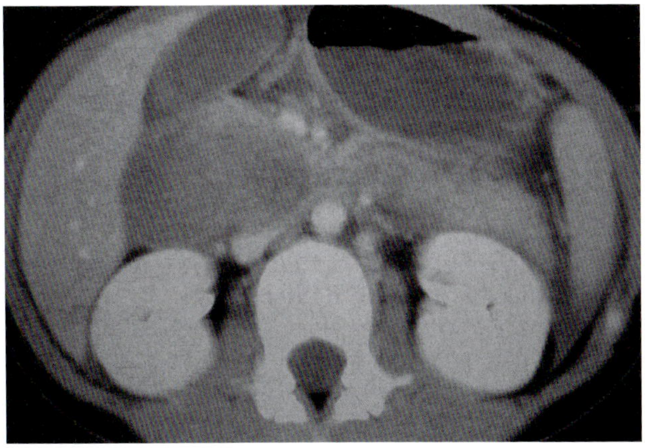

14-jähriger Junge mit einem Z. n. Verkehrsunfall.

Intramurales Hämatom des Duodenums

- **Befund:** In der Kontrastuntersuchung von Magen und Duodenum (Abb. **a**) findet sich eine Aufweitung des duodenalen C mit Verdrängung des oberen Anteils nach kranial. Das Faltenrelief ist vergröbert. In der CT (Abb. **b**) stellt sich eine ausgedehnte intramurale Einblutung des Duodenums dar.
- **DD:** Eingeblutete Pseudozyste des Pankreas, Zystadenom.
- **Bemerkungen:** Ein duodenales Hämatom entsteht meist auf der Basis eines traumatischen Geschehens, beispielsweise im Rahmen eines schweren Verkehrsunfalls. Bei Kindern kann eine duodenale Einblutung auch auf dem Boden einer Schoenlein-Henoch-Purpura entstehen. Ein intramurales Hämatom führt i. d. R. zu einer Aufweitung des duodenalen C und zu einer Veränderung des Faltenreliefs des Duodenums.

Askariasis

- **Befund:** In der Dünndarmuntersuchung nach Sellink kommen längliche, tubulär konfigurierte Strukturen intraluminal zur Darstellung.
- **Bemerkungen:** Die Infestation mit Ascaris lumbricoides (Spulwurm) ist weltweit die häufigste parasitäre Erkrankung. Sie kommt vor allem in tropischen Regionen vor, kann aber weltweit auftreten. Kinder sind häufiger betroffen als Erwachsene. Symptomatisch wird eine Askariasis meist durch kolikartige Bauchschmerzen und Gewichtsverlust. Es können aber auch eine Hämatemesis, eine Appendizitis und – bei Befall der Gallenwege – ein Ikterus auftreten.
  Am häufigsten sind bei einer Askariasis Jejunum und Ileum betroffen. Selten einmal finden sich Würmer in Duodenum, Magen oder Gallenwegen.
  Radiologisch stellen sich Askariden als 15 – 35 cm lange tubuläre Füllungsdefekte im Dünndarmlumen dar. In Spätaufnahmen zeigt sich dann Barium innerhalb des Verdauungstrakts des Wurms. Gelegentlich finden sich ganze Knäuel an Askariden – dies kann zu einem Ileus- oder Subileusbild führen.

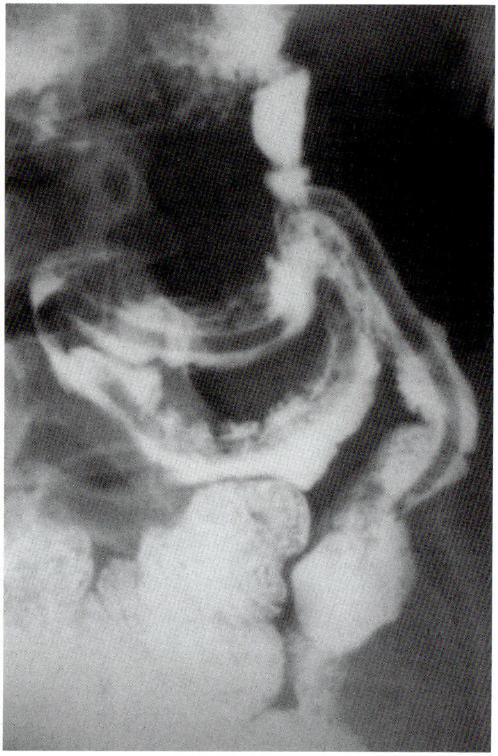
a

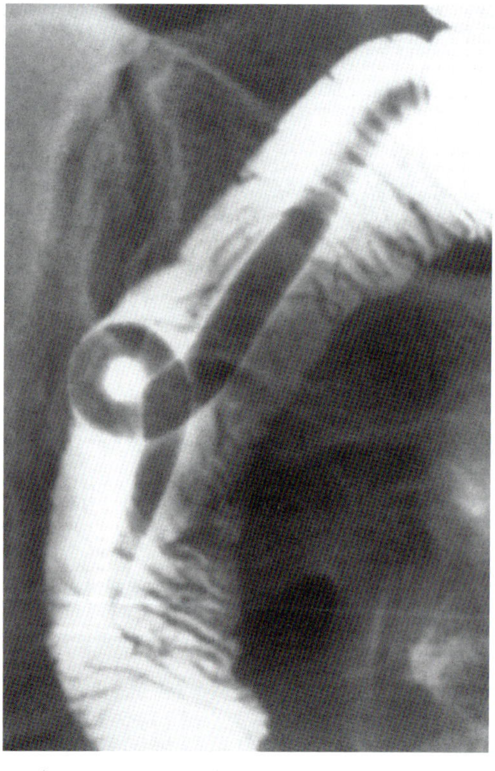
b

51-jährige Patientin mit kolikartigen Bauchschmerzen und Gewichtsverlust.

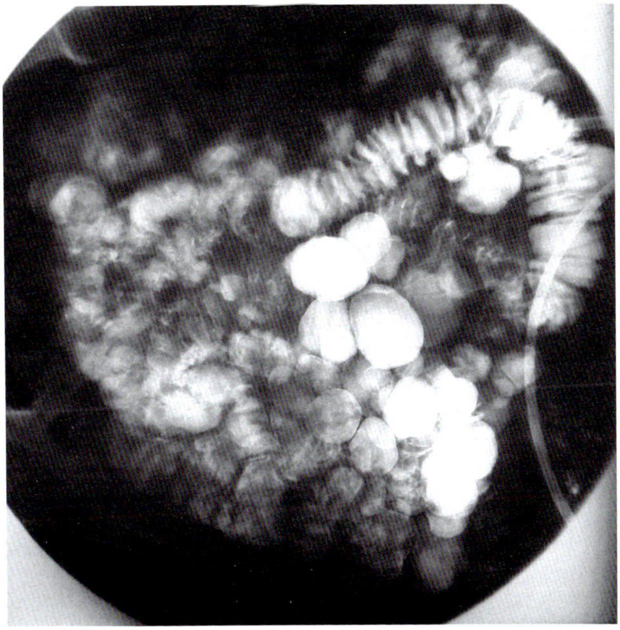

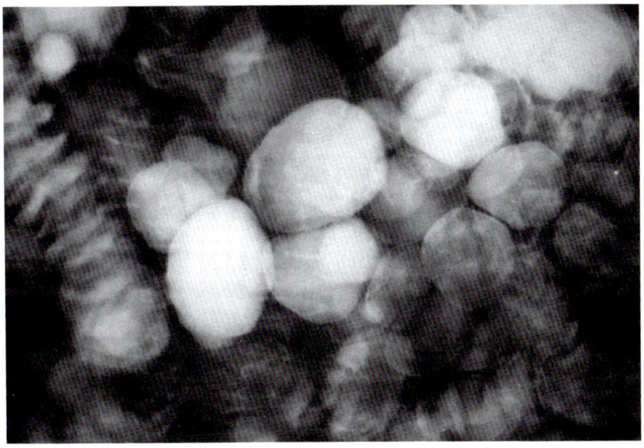

73-jährige Patientin mit rezidivierender Diarrhö.

Dünndarmdivertikel

- **Befund:** In der Doppelkontrastuntersuchung des Dünndarms zeigen sich multiple, große, mit Barium gefüllte Ausstülpungen, vor allem jejunal.
- **Bemerkungen:** Dünndarmdivertikel kommen vor allem im Bereich des Jejunums vor. Ihnen liegt eine Kontraktionsstörung des Dünndarms mit erhöhtem Druck zugrunde (Pulsionsdivertikel). Sie können bis zu 10 cm groß werden. In der Übersichtsaufnahme finden sich häufig Flüssigkeitsspiegel. In der Untersuchung nach Sellink stellen sich die Divertikel evtl. nicht dar, wenn es zu einem Sekretstau im Halsbereich gekommen ist. Barium lässt sich oft noch Tage nach einer Kontrastuntersuchung in den Divertikeln nachweisen.

Invagination bei Dünndarmlipom

- **Befund:** In der kontrastverstärkten CT kommt linksseitig eine Raumforderung mit erhöhter Dichte zur Darstellung, die eine whirlpoolartige Konfiguration aufweist. Zentral findet sich eine fettisodense Struktur.
- **Bemerkungen:** Invaginationen des Darms treten zu 95% bei Kindern auf. Bei Erwachsenen findet sich meist eine zugrunde liegende Ursache, wie z. B. ein Tumor, postoperative Briden, ein Meckel-Divertikel oder auch ein Fremdkörper. In der CT ist eine „whirlpoolartige" Darstellung mit konzentrischen Ringen recht typisch. In unserem Fall stellt sich zusätzlich zentral der auslösende, fettisodense Tumor dar.

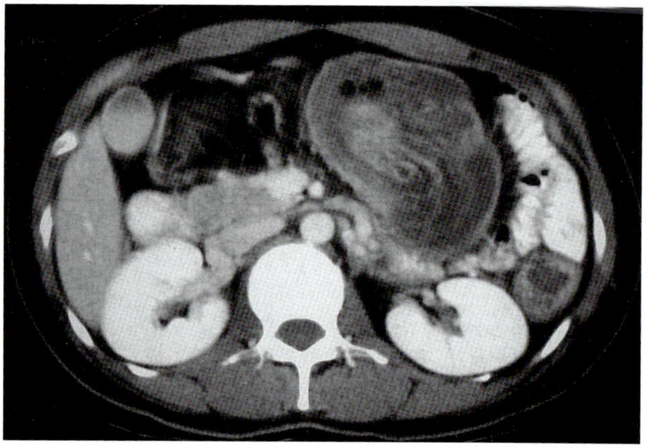

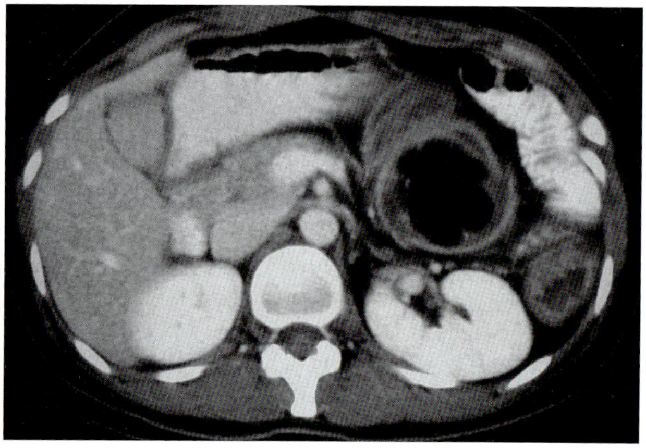

33-jähriger Patient mit akuten Schmerzen im Abdomen und blutigem Stuhl.

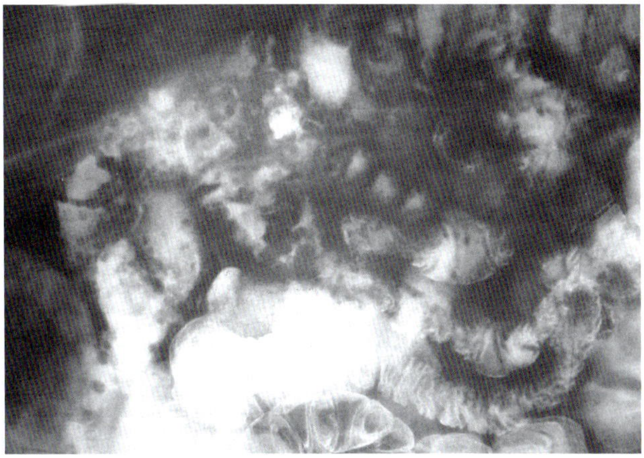

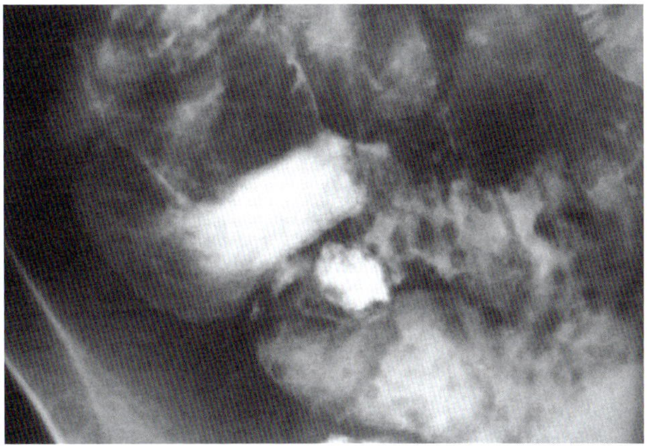

73-jähriger Patient mit Gewichtsverlust und Nachtschweiß.

Non-Hodgkin-Lymphom des Dünndarms

- **Befund:** In der Dünndarmuntersuchung nach Sellink zeigt sich ein gestörtes Faltenrelief des Dünndarms, v. a. im Bereich des Ileums. Es kommen polypös konfigurierte Raumforderungen zur Darstellung.
- **DD:** Morbus Crohn, Liposarkom.
- **Bemerkungen:** Lymphome des Dünndarms entstehen im lymphatischen Gewebe der Peyer-Plaques. Sie stellen die häufigsten malignen Tumoren des Dünndarms dar. Am häufigsten treten sie im Ileum auf, gefolgt vom Jejunum. Im Duodenum sind sie außerordentlich selten. Lymphome des Dünndarms können als Primärtumoren auftreten, sie können jedoch auch im Rahmen eines disseminierten Lymphoms entstehen. Bei einem isolierten Lymphom des Dünndarms ist die Prognose relativ gut, wohingegen sie bei einer Dünndarmbeteiligung im Rahmen eines disseminierten Lymphoms (Stadium IV) infaust ist.

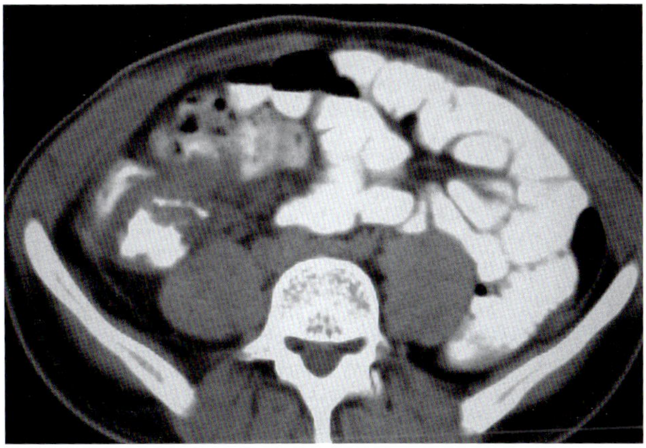

48-jähriger Patient mit bekanntem Non-Hodgkin-Lymphom.

Non-Hodgkin-Lymphom des Ileums

- **Befund:** In der abdominellen CT zeigt sich eine ausgeprägte Verdickung der Wand des terminalen Ileums.
- **DD:** Morbus Crohn, Morbus Whipple.
- **Bemerkungen:** Lymphome des Dünndarms wachsen am häufigsten infiltrierend mit einer plaqueartigen Verdickung der Darmwand. Es kommen jedoch polypöse Wachstumsformen vor, die zu pflastersteinartigen Veränderungen führen und die ulzerieren können. Sie können Ursache einer Invagination sein – insbesondere bei Kindern über 6 Jahren mit einer Invagination sollte immer auch an ein Lymphom gedacht werden. Ein Dünndarmlymphom kann sich auch als mesenteriale Adenopathie manifestieren. Die Raumforderung umschließt dann häufig die mesenterialen Gefäße, so dass ein „sandwichartiges" Bild entsteht.

Morbus Crohn mit Skip Lesions

- **Befund:** Im Kolonkontrasteinlauf zeigt sich ein segmentaler Befall des Kolons. Im Bereich der Läsionen besteht eine Verjüngung des Darmlumens mit Verlust der Haustrierung. Die Schleimhaut hat eine pflastersteinartige Konfiguration mit multiplen kleinen Ulzera.
- **DD:** Colitis ulcerosa (keine Skip Lesions!), Aktinomykose, segmentaler Darminfarkt, Lymphom.
- **Bemerkungen:** Für den Morbus Crohn ist ein diskontinuierlicher Befall des Magen-Darm-Traktes typisch. Man nennt dieses Befallsmuster Skip Lesions. Bei der Colitis ulcerosa besteht hingegen immer ein kontinuierlicher Befall des Kolons von aboral nach oral.
  Zu Beginn einer Entzündung kommen knötchenförmige Hypertrophien der Lymphfollikel und aphtöse, bis etwa 5 mm große Ulzera zur Darstellung. Im weiteren Verlauf kommt es zu „pflastersteinartigen" Veränderungen der Schleimhaut mit longitudinal und horizontal angeordneten Ulzera, die durch Ödemzonen getrennt werden. Es können auch entzündliche Pseudopolypen und Pseudodivertikel vorliegen.

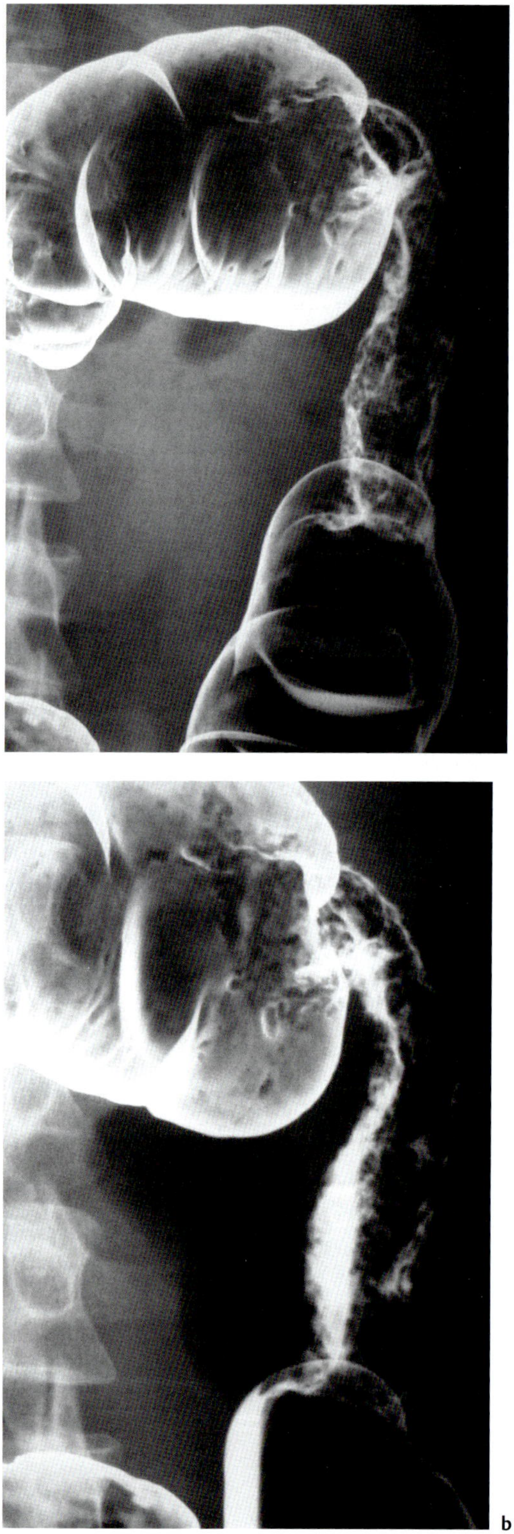

a

b

38-jähriger Patient mit rezidivierender Diarrhö und Bauchschmerzen.

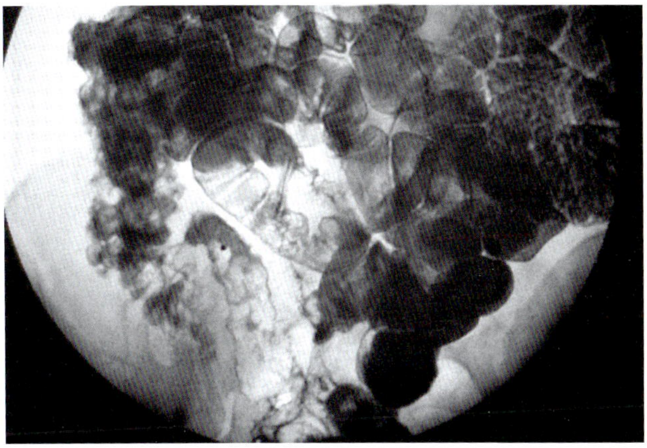

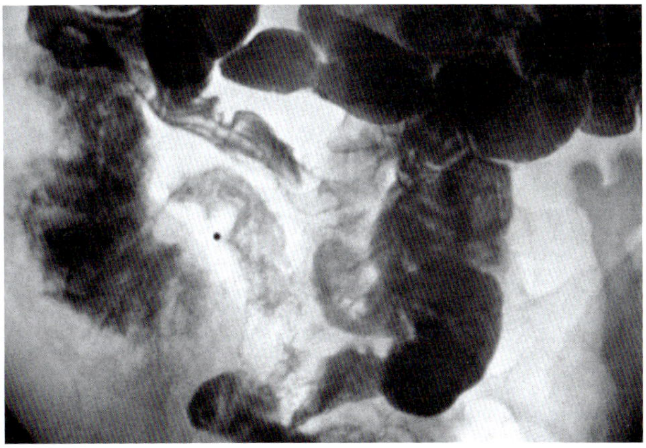

24-jähriger Patient mit rezidivierender Diarrhö, Bauchschmerzen und Gewichtsverlust.

Morbus Crohn mit Ileitis terminalis

- **Befund:** In der Dünndarmuntersuchung nach Sellink zeigt sich eine Einengung des terminalen Ileums mit Veränderungen der Schleimhaut und einer Reduktion der Falten. Das Colon ascendens ist in den Prozess involviert. Zudem besteht ein segmentaler Befall des Dünndarms mit Stenosen.
- **DD:** Yersinieninfektion, Darmtuberkulose, Aktinomykose, segmentale Darminfarkte, Lymphom, Strahlenenteritis.
- **Bemerkungen:** Der Morbus Crohn betrifft in bis zu 95% der Fälle das terminale Ileum. In der Sellink-Untersuchung sollte daher immer das terminale Ileum überlagerungsfrei dargestellt sein. Oft treten zugleich eine Entzündung des Zäkums und des Colon ascendens auf.
  Ein segmentaler Befall des Dünndarms ist für einen Morbus Crohn ebenfalls typisch; man spricht dann von einer regionalen Enteritis. Hierbei kommt es zu einer Verdickung der Dünndarmfalten und zu aphtösen Ulzera. Die Schleimhaut kann ein pflastersteinartiges Relief annehmen. Im weiteren Verlauf kommt es zu segmentalen Stenosen.

Morbus Crohn mit „Fuchsbauveränderungen“

- **Befund:** In der Detailaufnahme der Dünndarmuntersuchung nach Sellink zeigt sich ein Übertritt des Kontrastmittels aus dem Dünndarm in extraintestinale Gänge und Höhlen.
- **DD:** Yersinieninfektion, Darmtuberkulose, Aktinomykose, segmentale Darminfarkte, Lymphom, Strahlenenteritis.
- **Bemerkungen:** Ein Morbus Crohn kann zu ausgedehnten perienteralen Fistelgängen und -höhlen führen, die mit dem Darmlumen kommunizieren. Solche verzweigten, komplexen Läsionen nennt man „Fuchsbauveränderungen“. Sie sind für einen Morbus Crohn charakteristisch.

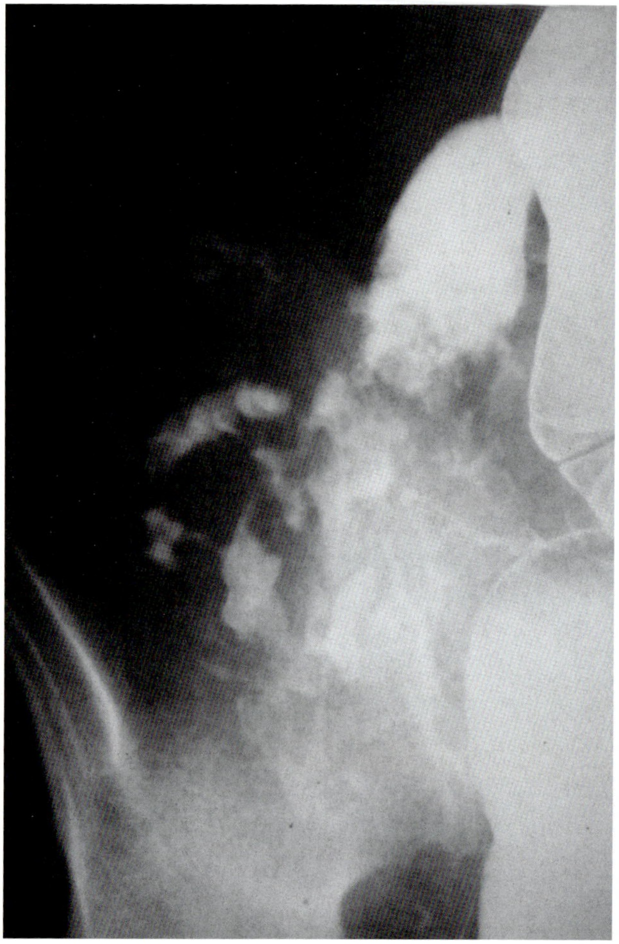

28-jähriger Patient mit rezidivierender Diarrhö, ausgeprägten rechtsseitigen Unterbauchschmerzen und Gewichtsverlust.

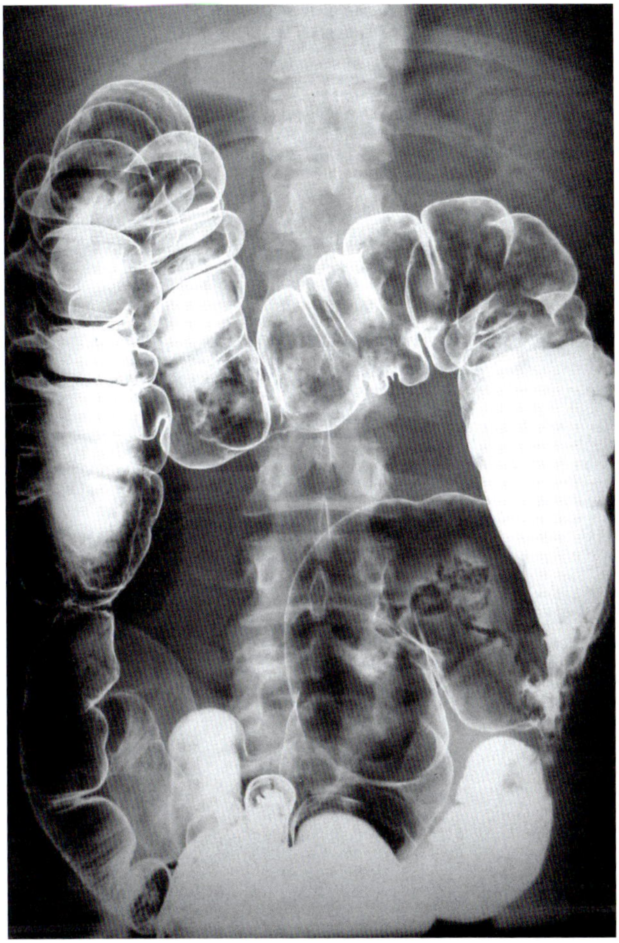

20-jähriger Patient mit rezidivierender Diarrhö, ausgeprägten Unterbauchschmerzen und Gewichtsverlust.

Morbus Crohn mit Fistel zwischen Sigma und Dünndarm

- **Befund:** In der Doppelkontrastuntersuchung des Kolons zeigt sich ein Übertritt des Kontrastmittels in Dünndarmschlingen. In der Detailaufnahme stellt sich der Fistelgang dar. Es finden sich deutliche entzündliche Veränderungen der Darmschleimhaut in diesem Bereich.
- **DD:** Aktinomykose, iatrogene Fistel, Divertikulitis.
- **Bemerkungen:** Ein Morbus Crohn kann im Gegensatz zu einer Colitis ulcerosa zu Fisteln führen. Diese treten bei etwa $^1/_3$ der Patienten auf. Hierbei kommt es zu enterokolischen Fisteln zwischen Dünndarm und Kolon, zu enterokutanen Fisteln, beispielsweise zwischen Rektum und Haut, zu rektovaginalen Fisteln und zu perianalen Fisteln. Im Rahmen der Fistelbildung können auch Abszesse auftreten.

Morbus Crohn mit Fistel zwischen Zäkum und Rektum

- **Befund:** In der Doppelkontrastuntersuchung des Dünndarms nach Sellink kommt ein langstreckiger Übertritt von Kontrastmittel zwischen Zäkum und Rektum zur Darstellung. Zudem zeigen sich segmental entzündliche Veränderungen des Dünndarms.
- **DD:** Aktinomykose, iatrogene Fistel, Divertikulitis.
- **Bemerkungen:** In etwa 1/3 der Fälle treten bei einem Morbus Crohn Fisteln auf. Andere Ursachen für eine abdominelle Fistelbildung sind iatrogene Veränderungen – diese stellen die häufigste Ursache dar – und eine Divertikulitis. In seltenen Fällen kann auch eine Aktinomykose die Ursache enteraler Fisteln sein.

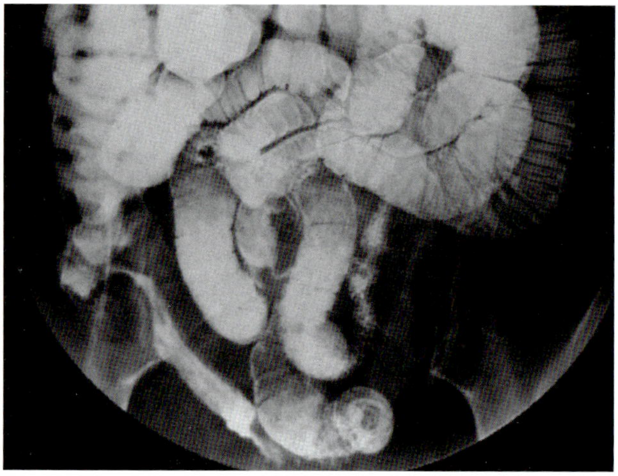

28-jährige Patientin mit Diarrhö und ausgeprägten Unterbauchschmerzen.

Morbus Crohn mit perianaler Fistel

- **Befund:** In der sagittalen MRT zeigt sich perianal eine länglich konfigurierte Hyperintensität, entsprechend einem perianalen Fistelgang. Zudem bestehen deutliche ödematöse Schleimhautschwellungen der mitdargestellten Darmschlingen.
- **DD:** Iatrogene Fistel, Fistel im Rahmen einer Divertikulitis, Sinus pilonidalis.
- **Bemerkungen:** Bei einem Morbus Crohn treten häufig perianale Fisteln auf. Um diese in der MRT innerhalb des hyperintensen perianalen Fettgewebes nicht zu übersehen, müssen Sequenzen mit einer Fettunterdrückung angewandt werden. Hierfür eignen sich beispielsweise die „short time to inversion-" Inversion-Recovery-(STIR-) Sequenz, bei der das Fettsignal durch eine kurz gewählte TI reduziert wird und die zugleich vorwiegend T2-gewichtet ist, sowie T1-gewichtete Sequenzen mit einem Fettsättigungsimpuls. Letztere sollten nach Gd-Gabe angefertigt werden, da das Granulationsgewebe innerhalb des Fistelgangs deutlich Kontrastmittel aufnimmt.

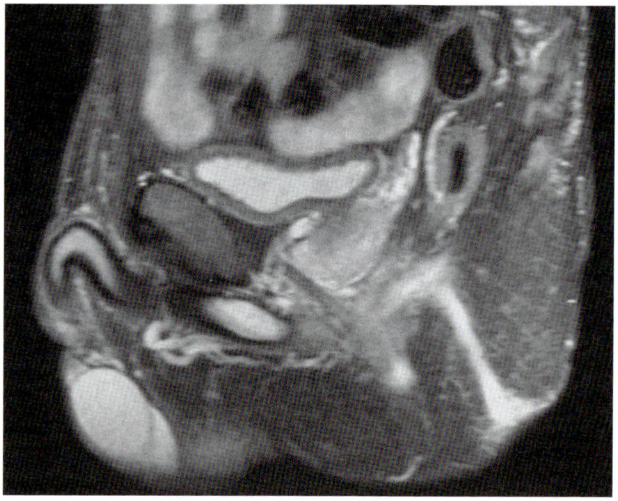

23-jähriger Patient mit bekanntem Morbus Crohn und einer nässenden Läsion perianal.

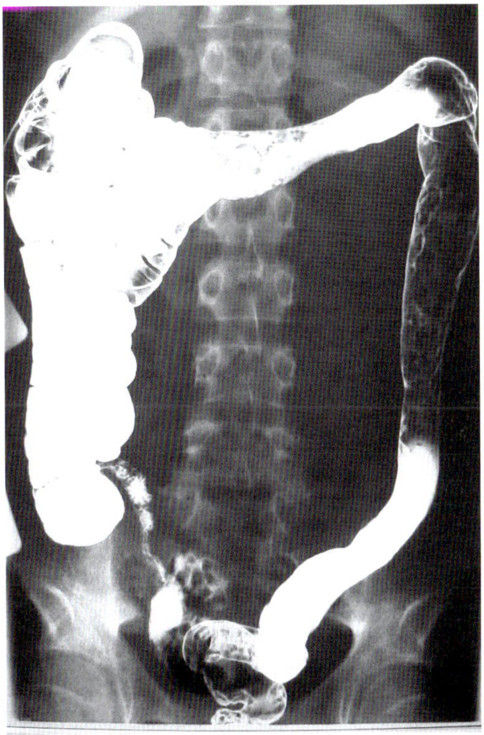
a

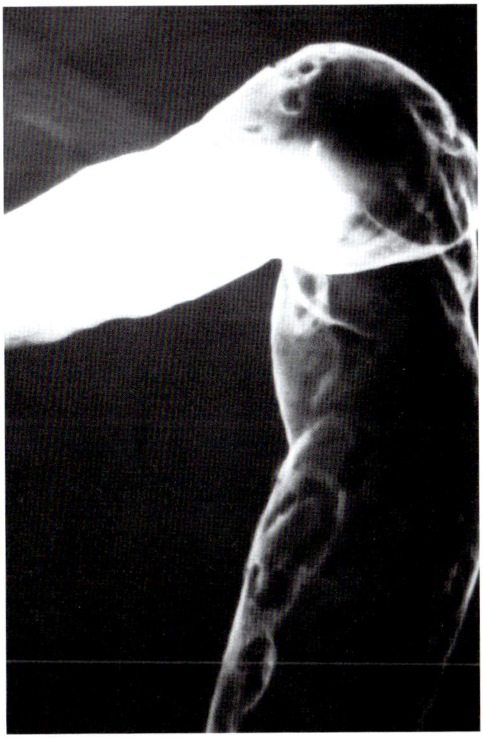
b

20-jähriger Patient mit blutigen Diarrhöen und Bauchschmerzen.

Colitis ulcerosa

- **Befund:** Im Kolonkontrasteinlauf zeigt sich ein kontinuierlicher Befall des Kolons von aboral nach oral mit einen Verlust der Haustrierung bis in das Querkolon hinein. Es finden sich ausgedehnte, flache Ulzera.
- **DD:** Morbus Crohn, Kolon bei Laxanzienabusus.
- **Bemerkungen:** Im Gegensatz zum Morbus Crohn befällt die Colitis ulcerosa das Kolon kontinuierlich von aboral nach oral. In bis zu 25% der Fälle findet sich eine „Backwash-Ileitis", also ein Befall des distalen Ileums. Ansonsten ist der Erkrankungsprozess auf das Kolon beschränkt.
  Durch die chronisch-entzündlichen Veränderungen kommt es zu einem Verlust der Haustrierung und einer Verkürzung des Kolons. Das Kolon nimmt schließlich eine „fahrradschlauchartige" Konfiguration an. Länglich konfigurierte, submuköse Ulzera sind typisch; sie können sich über mehrere Zentimeter erstrecken. Durch ein Unterminieren der Ulzera können auch sog. „Kragenknopfulzera" auftreten. Im Gegensatz zum Morbus Crohn kommt es nicht zu einer Fistelbildung.

Pseudopolypen bei Colitis ulcerosa

- **Befund:** Im Kolonkontrasteinlauf (Detailaufnahme der linken Flexur) zeigen sich in der Monokontrastdarstellung (Abb. **a**) multiple, unregelmäßig konfigurierte, polypoide Aussparungen. Im Doppelkontrast (Abb. **b**) stellen sich multiple, mit Kontrastmittel beschlagene polypöse Strukturen dar. Die physiologische Haustrierung des Kolons fehlt.
- **DD:** Morbus Crohn, Kolon bei Laxanzienabusus.
- **Bemerkungen:** Im Verlauf einer Colitis ulcerosa kann es, insbesondere im akuten Stadium, zur Ausbildung von sogenannten Pseudopolypen kommen. Hierbei handelt es sich um Inseln von ödematös geschwollener Mukosa und Granulationsgewebe, die polypoid nach intraluminal ragen. Im weiteren Verlauf kann es dann zu postinflammatorischen Polypen kommen, die gelegentlich auch filiform konfiguriert sein können.

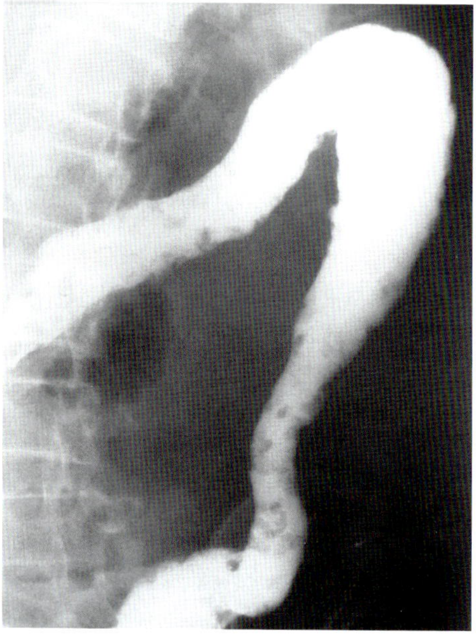

a

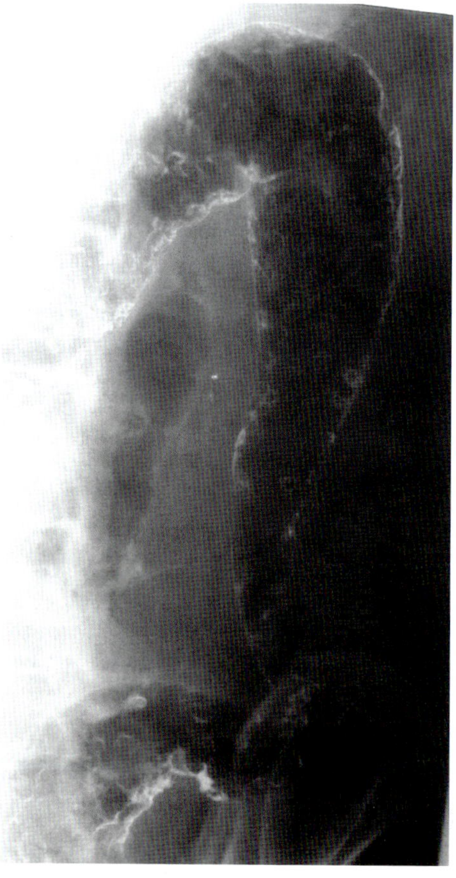

b

47-jähriger Patient mit rezidivierender, blutiger Diarrhö und krampfartigen Bauchschmerzen.

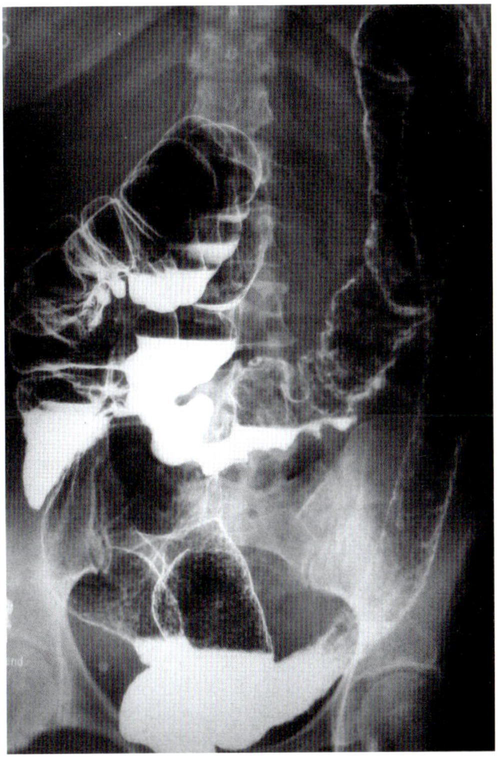

a

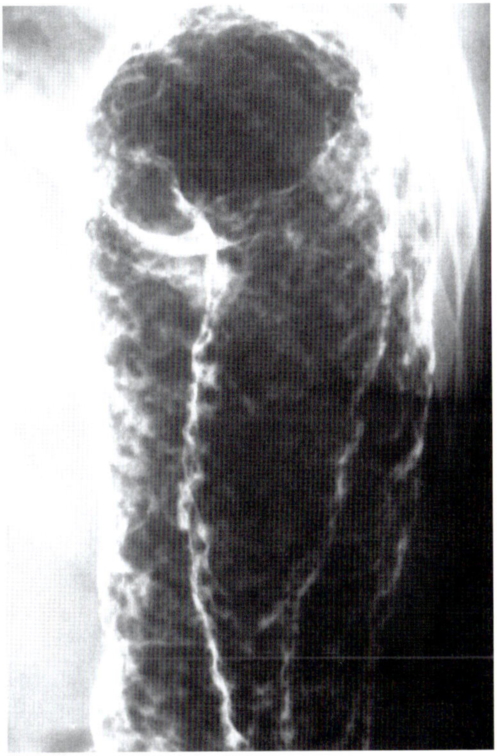

b

50-jährige Patientin mit ausgeprägter, blutiger Diarrhö.

Akute Entzündung bei Colitis ulcerosa

- **Befund:** Im Kolonkontrasteinlauf zeigt sich ein kontinuierlicher Befall des Kolons mit einem Verlust der Haustrierung von aboral nach oral, der bis in das Colon transversum reicht. Es stellt sich eine feingranuläre Struktur der Mukosa dar, mit einem stippchenförmigen Bariumbeschlag.
- **DD:** Morbus Crohn, Kolon bei Laxanzienabusus.
- **Bemerkungen:** Bei einem akuten Entzündungschub bei der Colitis ulcerosa kommt es i. d. R. zu einem feingranulären Muster der Mukosa mit stippchenförmigem Bariumbeschlag. Dem liegt ein diffuses Ödem der Mukosa zugrunde, mit einer Hyperämie und oberflächlichen Erosionen. Gelegentlich weist die Oberfläche auch kleine Spikulä auf, entsprechend winzigen, oberflächlichen Erosionen.
  Häufige Komplikationen einer Colitis ulcerosa sind das toxische Megakolon, das zu einer Perforation führen kann, sowie Strikturen und Obstruktionen. Das Risiko eines Adenokarzinoms des Kolons ist deutlich erhöht; in 35 % der Fälle kommt es zu synchronen Karzinomen.

Mesenteriale Pannikulitis

- **Befund:** In der CT nach oraler und i. v. Kontrastmittelgabe fallen multiple noduläre Verdichtungen des Mesenteriums auf. Einzelne Dünndarmschlingen sind wandverdickt und weitgestellt.
- **DD:** Mesenteriales Lymphom, Liposarkom, Peritonealkarzinose.
- **Bemerkungen:** Die mesenteriale Pannikulitis wird auch chronisch-fibrosierende Mesenteritis genannt. Sie ist u. a. assoziiert mit einer retroperitonealen Fibrose und dem Morbus Whipple. Meist betrifft sie Patienten im mittleren bis höheren Lebensalter. In der CT zeigen sich noduläre und feinretikuläre Verdichtungen des Mesenteriums, die verkalken können. Es kann aber auch zu einer einzelnen, großen bindegewebigen Verdichtung (Fibrom) kommen. Die Dünndarmschlingen werden retrahiert. In der Sellink-Untersuchung kommen sie teilweise fixiert und in ungewöhnlichem Verlauf zur Darstellung.
  Die Prognose ist verhältnismäßig gut. Die Erkrankung muss jedoch von malignen Erkrankungen, wie dem mesenterialen Lymphom oder Liposarkom abgegrenzt werden.

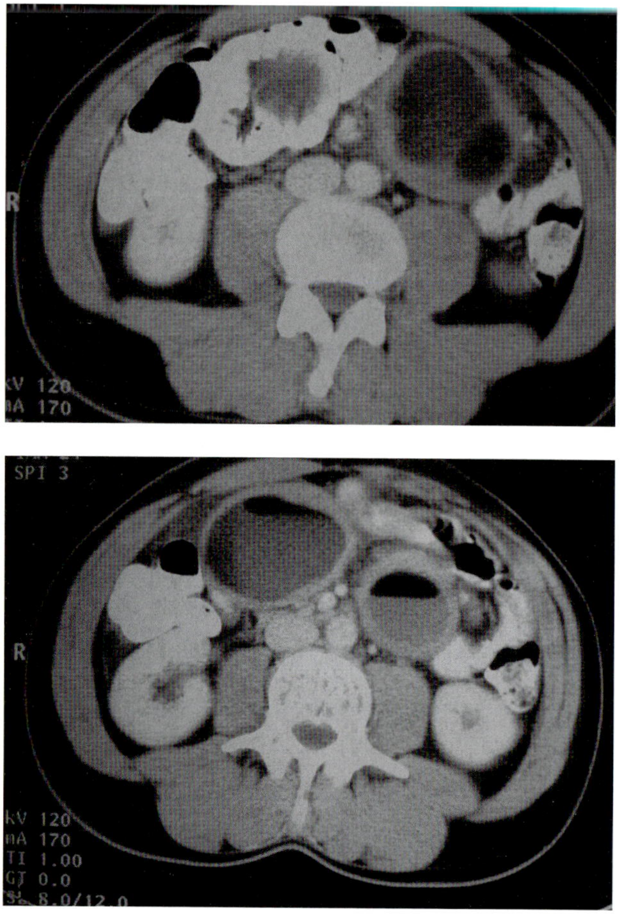

a

b

52-jähriger Patient mit Übelkeit, Gewichtsabnahme und krampfartigen Bauchschmerzen.

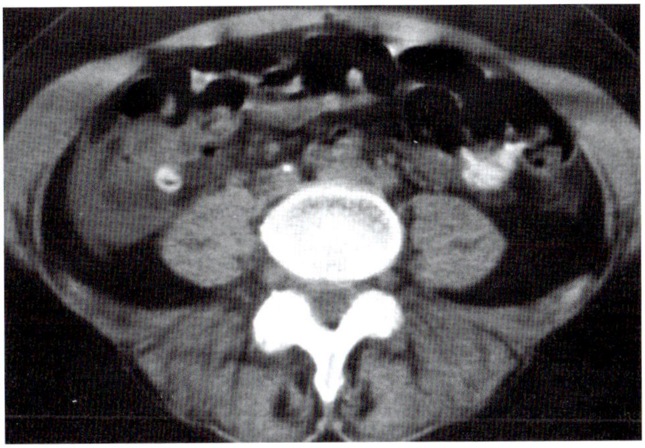

a

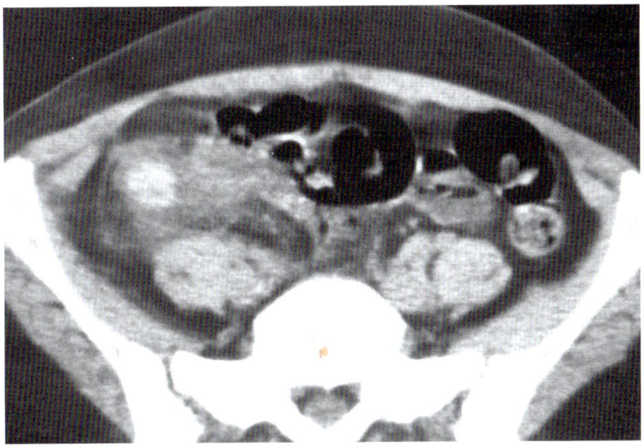

b

23-jähriger Patient mit akuten rechtsseitigen Unterbauchschmerzen.

Appendikolith mit perityphlitischem Abszess

- **Befund:** In der CT zeigt sich eine kalkisodense Struktur im rechten Unterbauch, umgeben von einer weichteil- bis flüssigkeitsisodensen Verdichtung. Das angrenzende abdominelle Fettgewebe ist streifig imbibiert.
- **DD:** Ileitis terminalis, Kolitis, Divertikulitis, Invagination, gedrehte Ovarialzyste.
- **Bemerkungen:** Bei einer Appendizitis lässt sich in etwa 30% ein Appendikolith nachweisen. Dieser entspricht einem Kotstein mit Einlagerung von Calcium oder anderen anorganischen Salzen. Eine Appendizitis kommt am häufigsten bei Kindern und jungen Erwachsenen vor. In der CT kommt es zu einer Erweiterung des Lumens des Appendix auf über 7 mm und zu einer konzentrischen Wandverdickung. Ist ein Appendikolith vorhanden, so lässt sich eine homogen oder ringförmig verkalkte Struktur nachweisen. Fast immer kommt es auch zu einer perityphlitischen Entzündung mit einer streifigen Imbibierung des Fettgewebes, einer mesenterialen Lymphknotenschwellung und evtl. freier intraperitonealer Flüssigkeit.

Bariumperitonitis

- **Befund:** In den Übersichtsaufnahmen von Abdomen und Becken zeigen sich ausgedehnte extraluminale Bariumanteile. Das Kontrastmittel hat sich intraperitoneal ausgebreitet und ist partiell durch das lymphatische System aufgenommen worden.
- **Bemerkungen:** Die Bariumperitonitis ist eine gefürchtete Komplikation radiologischer Untersuchungen des Gastrointestinaltrakts. Eine Bariumgabe ist bei V. a. eine Perforation absolut kontraindiziert. Auch bei stenosierenden Prozessen ist äußerste Vorsicht geboten, insbesondere wenn im Rahmen einer Doppelkontrastuntersuchung Luft insuffliert wird.
Bariumhaltiges Kontrastmittel führt in der Bauchhöhle zu einer ausgedehnten peritonealen Entzündung mit einer hohen Mortalität. Wird die Peritonitis überlebt, so sind die Residuen auch noch Jahrzehnte später in Röntgenaufnahmen als intraperitoneale und intralymphatische Bariumreste nachweisbar.

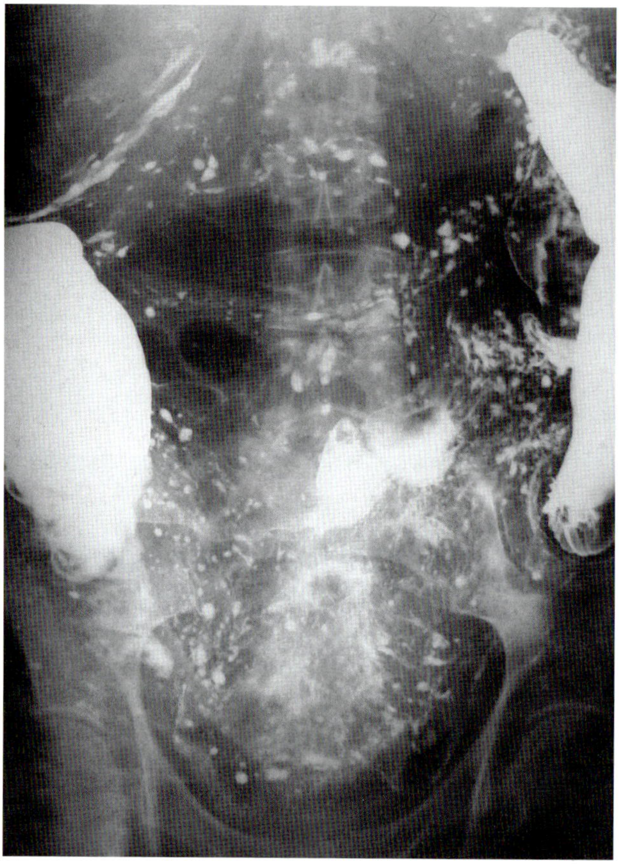
a

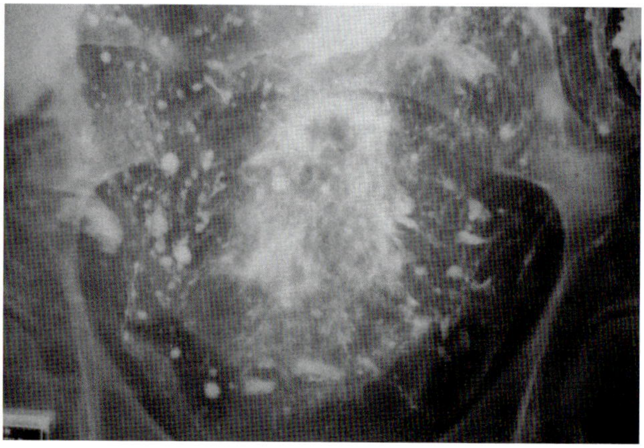
b

60-jährige Patientin mit V. a. Sigmakarzinom. Durchführung eines Kolonkontrasteinlaufs.

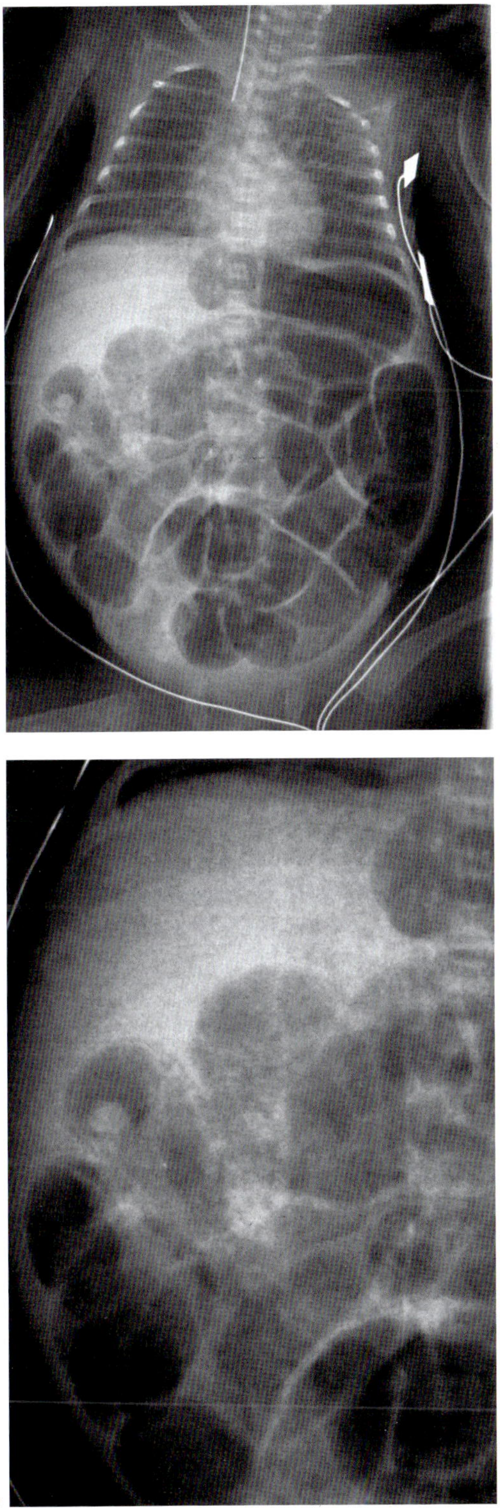

a

b

10 Tage altes Frühgeborenes (27. Schwangerschaftwoche) mit gespanntem Abdomen.

Nekrotisierende Enterokolitis beim Frühgeborenen

- **Befund:** In der Babygramm-Röntgenaufnahme zeigt sich eine Aufweitung der Dünndarm- und Kolonschlingen mit verdickter Darmwand. Es besteht eine Pneumatosis intestinalis mit submukösen Luftansammlungen.
- **Bemerkungen:** Eine nekrotisierende Enterokolitis (NEC) kommt vor allem bei Frühgeborenen vor. Sie führt zu einer Erweiterung von Dünndarm- und Kolonschlingen – die Schlingen sind hierbei breiter als der LWK1 des Kindes. Oft zeigen sich Luft-Flüssigkeits-Spiegel und eine gestörte Darmgasverteilung. Die Darmgasverteilung ist häufig fixiert und auch bei einer Kontrolluntersuchung bzw. nach Umlagern reproduzierbar. Die Darmwand ist i. d. R. verdickt. In 80% der Fälle kommt es zu einer Pneumatosis intestinalis. Sind die Luftansammlungen submukös, erscheinen sie blasenartig, sind sie subserös, so sind sie linear konfiguriert. Es kann sich auch Luft im portalvenösen System zeigen. Eine gefürchtete Komplikation ist das Pneumoperitoneum, das einen sofortigen operativen Eingriff erfordert.

Pseudomyxoma peritonei

- **Befund:** In der Röntgenübersichtsaufnahme zeigen sich ausgedehnte, irregulär konfigurierte Verkalkungen, die teils ringförmig angeordnet sind. Die Darmgasverteilung ist pathologisch.
- **DD:** Pankreatitis mit Pseudozyste, Echinokokkose.
- **Bemerkungen:** Ein Pseudomyxoma peritonei ist eine intraperitoneale Ansammlung muzinösen Materials. Sie entsteht meist schleichend nach Ruptur einer Mukozele oder im Rahmen eines Zystadenokarzinoms des Ovars oder des Appendix. Seltener kann ein Pseudomyxoma peritonei auch bei einem kolorektalen Karzinom oder einem Malignom von Magen, Uterus oder Pankreas auftreten. Es kommt zu einer Verdickung der peritonealen und omentalen Oberflächen. Die Darmschlingen werden nach posterior verdrängt. Es können ringförmige oder unregelmäßige Verkalkungen auftreten, die dann, wie in unserem Fall, bereits bei der Röntgenübersichtsaufnahme auffallen. Sie sind jedoch nicht obligat vorhanden.

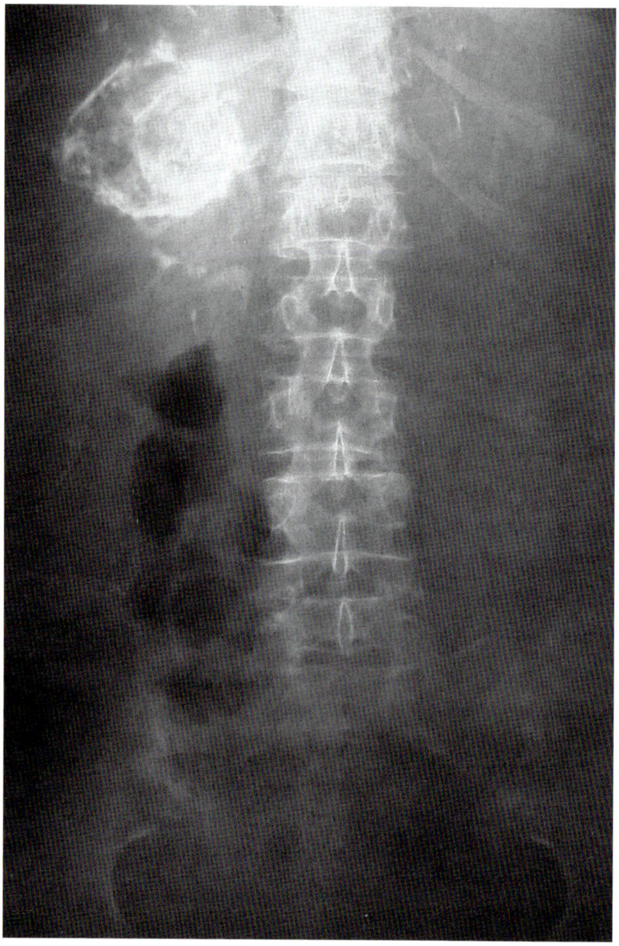

63-jährige Patientin mit rezidivierenden Bauchschmerzen; bekanntes Ovarialkarzinom.

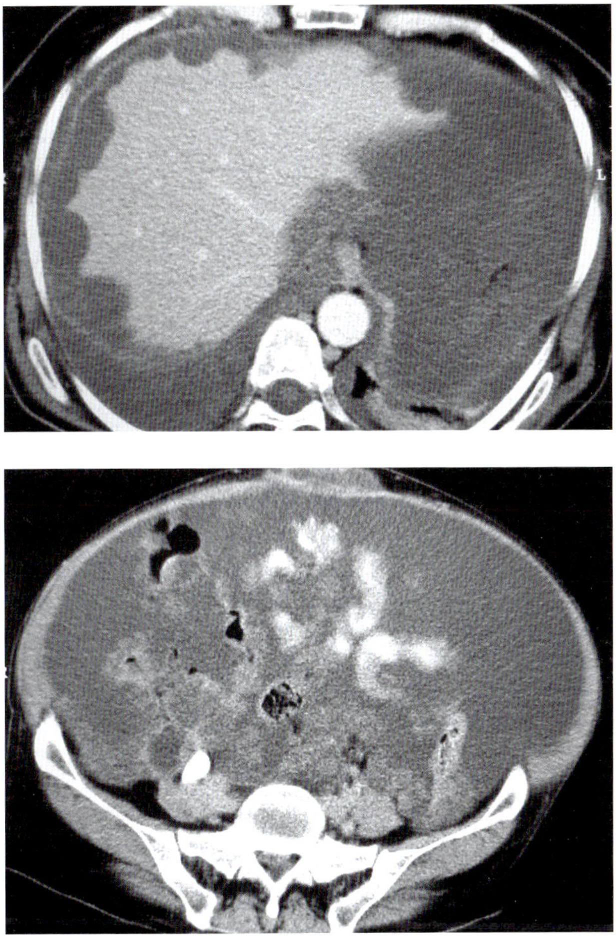

48-jährige Patientin mit progredienter Bauchumfangszunahme.

Pseudomyxoma peritonei – CT

- **Befund:** In der CT nach oraler und i. v. Kontrastmittelgabe zeigt sich intraperitoneal eine ausgeprägte Ansammlung eines Materials mit relativ niedriger Dichte. Die Leberoberfläche erscheint muschelförmig ausgehöhlt. Die weitere diagnostische Abklärung ergab ein Zystadenokarzinom des rechten Ovars.
- **DD:** Aszites, Peritonitis.
- **Bemerkungen:** Ein Pseudomyxoma peritonei stellt sich in der CT i. d. R. als ausgedehnte, diffuse intraperitoneale Raumforderung mit einer relativ niedrigen Dichte dar. Selten einmal kann die Dichte auch der von Weichteilgewebe entsprechen. Die Darmschlingen sind von dem gelatineartigen Material umgeben und oft nach posterior verzogen. Die Oberflächen von Leber und Milz sind charakteristischerweise muschelförmig eingedellt. Es können Septen mit einer Kontrastmittelaufnahme und Verkalkungen vorkommen; dies ist jedoch nicht obligat. Ein Pseudomyxoma peritonei kann zum Bild eines Ileus oder Subileus führen.

Verschluckter Zahnarztbohrer

- **Befund:** In der Röntgenübersichtsaufnahme des Abdomens findet sich ein röntgendichtes Fremdmaterial – der Form nach einem Zahnarztbohrer entsprechend – in Projektion auf den Dünndarm.
- **Bemerkungen:** Ein Zahnarztbohrer als verschlucktes Fremdmaterial ist ein recht ungewöhnliches Objekt. Wesentlich häufiger finden sich Münzen oder andere Kleinteile, vor allem bei Kindern. Auch lassen sich gelegentlich Schrotkugeln oder verkalkte Obstkerne, die mit der Nahrung aufgenommen wurden, in Röntgenübersichtsaufnahmen abgrenzen. Selten einmal finden sich scharfe Objekte, wie Nägel oder Rasierklingen, die in suizidaler Absicht oder bei psychotischen Störungen geschluckt werden. Die meisten Fremdkörper gehen per vias naturales wieder ab. Sie können sich jedoch auch im Bereich des Appendix, in Divertikeln oder an Strikturen verfangen und dann in situ verbleiben.

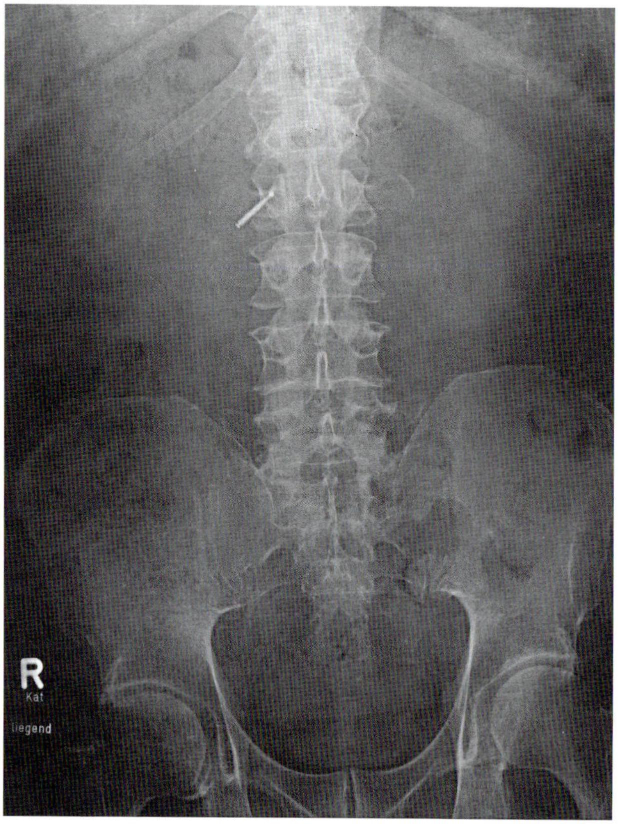

53-jähriger Patient nach Zahnarztbesuch.

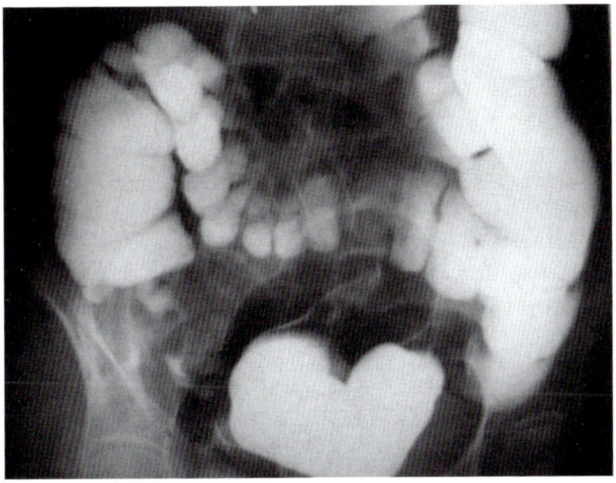

70-jährige Patientin mit Gewichtsverlust und positivem Haemoccult-Test.

Zäkumkarzinom

- **Befund:** Im Kolonkontrasteinlauf zeigt sich eine unregelmäßig konfigurierte Läsion des Zäkums. Der Zäkalpol ist nur noch minimal mit Kontrastmittel gefüllt, die Begrenzung des Lumens ist asymmetrisch.
- **DD:** Perityphlitischer Abszess, Morbus Crohn, Karzinoid des Appendix, ileokolische Invagination, Endometriose, Amöbom.
- **Bemerkungen:** Karzinome des Zäkums stellen nur 8 – 10% der kolorektalen Karzinome dar. Dennoch ist es besonders wichtig, diese Tumoren nicht zu übersehen, da das Zäkum in der Kolonoskopie oft schwierig darzustellen ist. Karzinome des Zäkums und des Colon ascendens werden oft erst durch chronische Blutungen oder durch Symptome einer Invagination klinisch auffällig.

  Es ist bei jedem Kolonkontrasteinlauf zwingend notwendig, auch das Colon ascendens und das Zäkum adäquat darzustellen, um nicht ein Karzinom zu übersehen. Hierbei sollte man bedenken, dass bei einem kolorektalen Karzinom immer auch ein synchrones oder metachrones Zweitkarzinom auftreten kann.

Endometriose des Zäkums

- **Befund:** In der Sellink-Untersuchung stellt sich ein ausgedehnter Füllungsdefekt des Zäkums dar.
- **DD:** Perityphlitischer Abszess, Lymphom, Karzinoid, Mukozele.
- **Bemerkungen:** Eine Endometriose ist – nach Polypen und Lipomen – der dritthäufigste benigne Tumor des Kolons. Sie ist am häufigsten im Bereich des Colon sigmoideum bzw. am rektosigmoidalen Übergang lokalisiert. Differenzialdiagnostisch muss in unserem Fall an Erkrankungen des Appendix, wie einen perityphlitischen Abszess, eine Mukozele oder ein Karzinoid, sowie an Amöbome, Invaginationen, Karzinome des Zäkums, Koprolithen und auch an eine mögliche ileozäkale Divertikulitis gedacht werden.

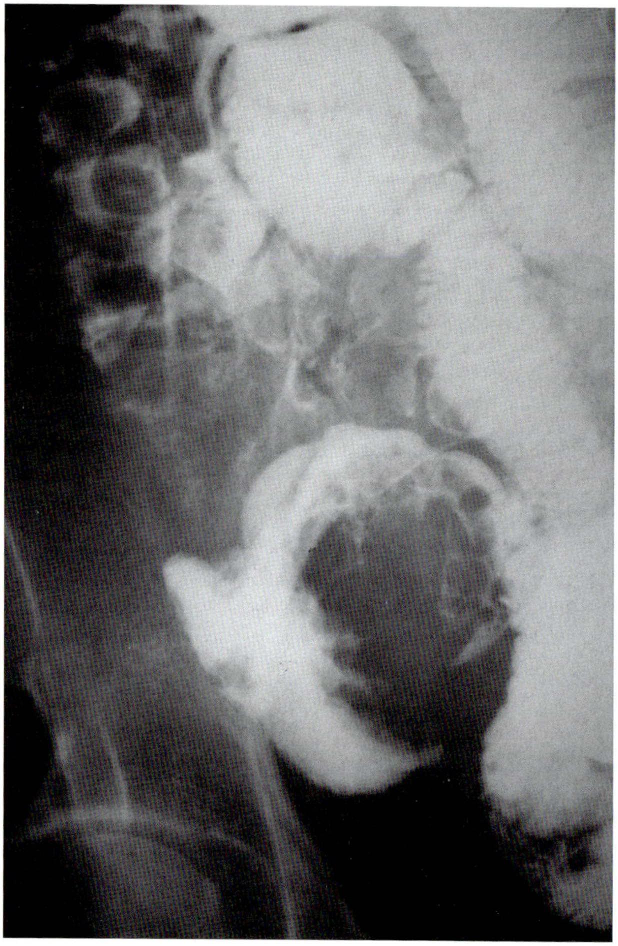

33-jährige Patientin mit zyklusabhängigen, rechtsseitigen Unterbauchschmerzen.

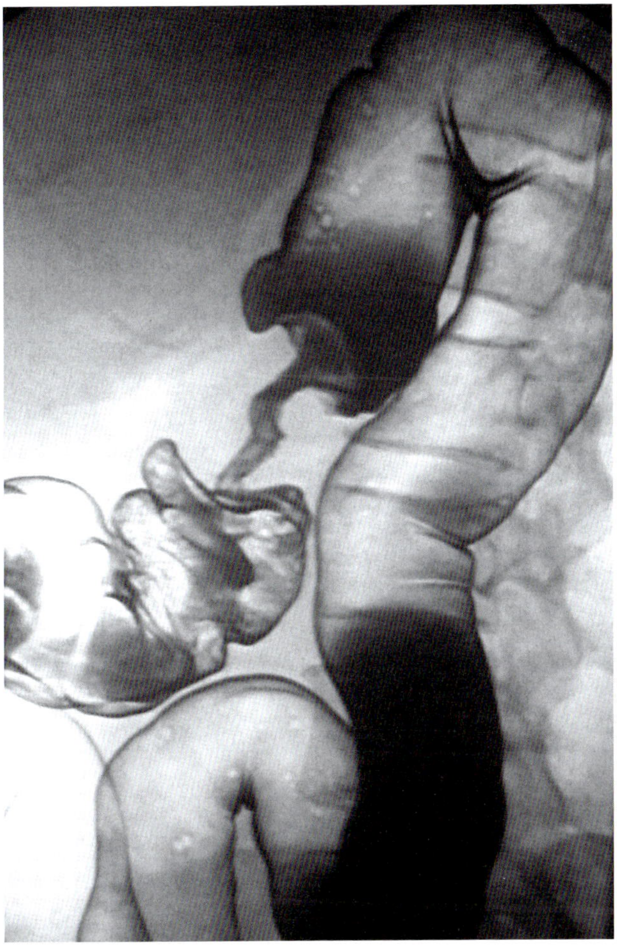

58-jährige Patientin mit Gewichtsverlust und positivem Haemoccult-Test.

Kolonkarzinom des Colon transversum

- **Befund:** Im Kolonkontrasteinlauf zeigt sich eine „apfelbutzenartig“ konfigurierte, stenosierende Läsion mit unregelmäßiger Begrenzung.
- **DD:** Spasmus des Querkolons.
- **Bemerkungen:** Kolorektale Karzinome sitzen am häufigsten im rektosigmoidalen Bereich. In 12% der Fälle ist das Querkolon betroffen. Im Rahmen eines ringförmig-ulzerierenden Wachstums kommt es zu der außerordentlich charakteristischen „apfelbutzenartigen“ Konfiguration. Die ringförmige Striktur resultiert aus einem Tumorwachstum entlang der zirkulär angeordneten lymphatischen Kanäle.
  Gelegentlich kommt es bei einem Kolonkontrasteinlauf zu Spasmen. Hierbei ist die Mukosa jedoch intakt, der Spasmus sollte sich nach Gabe von Buscopan oder Glucagon lösen.

T4-Karzinom des Colon transversum

- **Befund:** Im Kolonkontrasteinlauf (Abb. **a**) zeigt sich eine ausgedehnte, irregulär konfigurierte, ulzerierend-polypöse Läsion mit einem Fistelkanal. In der CT (Abb. **b**) findet sich eine Raumforderung, die die Serosa überschritten hat und in das Peritoneum eingewachsen ist. Die Bauchwand lässt sich nicht mehr sicher abgrenzen.
- **Bemerkungen:** Es gibt verschiedene Staging-Systeme für kolorektale Tumoren. Bei der modifizierten Dukes-Klassifikation besteht ein Stadium A, wenn der Tumor auf die Mukosa begrenzt ist, ein Stadium B, wenn die Muscularis propria involviert ist, ein Stadium C, wenn Lymphknotenmetastasen vorhanden sind, und ein Stadium D, wenn Fernmetastasen vorliegen. Bei der TNM-Klassifikation besteht ein T1-Befund, wenn die Submukosa infiltriert ist, ein T2-Befund, wenn die Muscularis propria infiltriert ist, ein T3-Befund, wenn die Subserosa und das perikolische Gewebe beteiligt sind, und ein T4-Befund, wenn der Tumor in das viszerale Peritoneum oder in andere Organe eingewachsen ist.

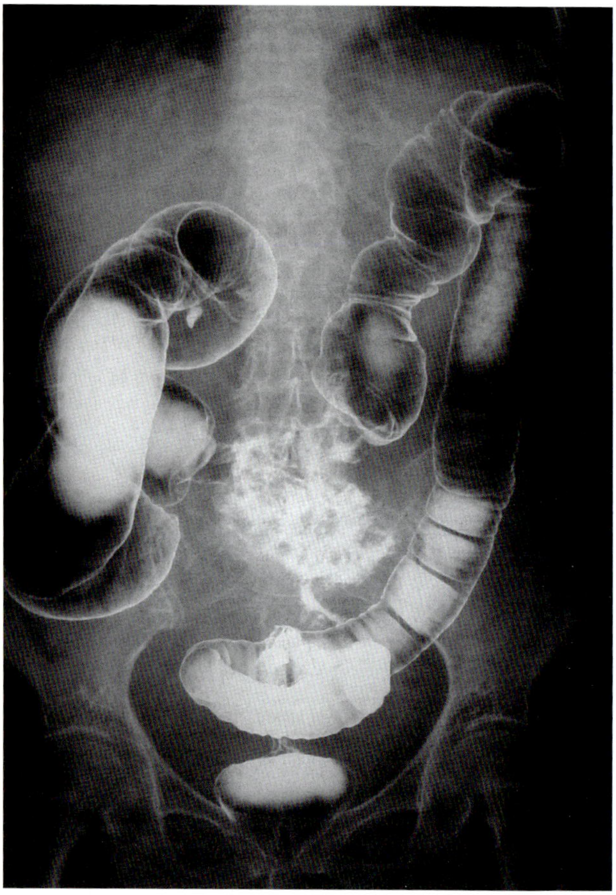
a

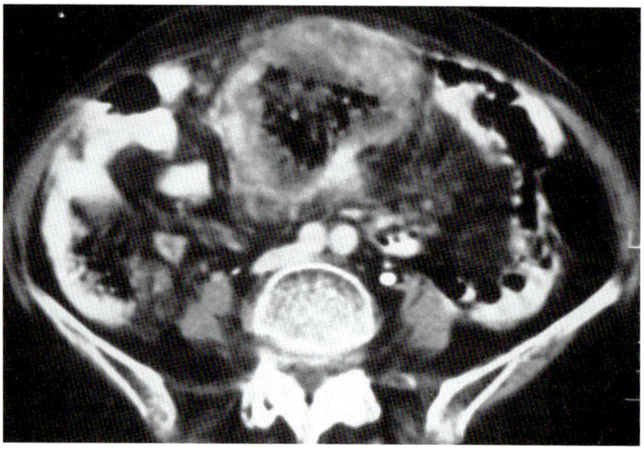
b

64-jährige Patientin mit Gewichtsverlust und Stuhlunregelmäßigkeiten.

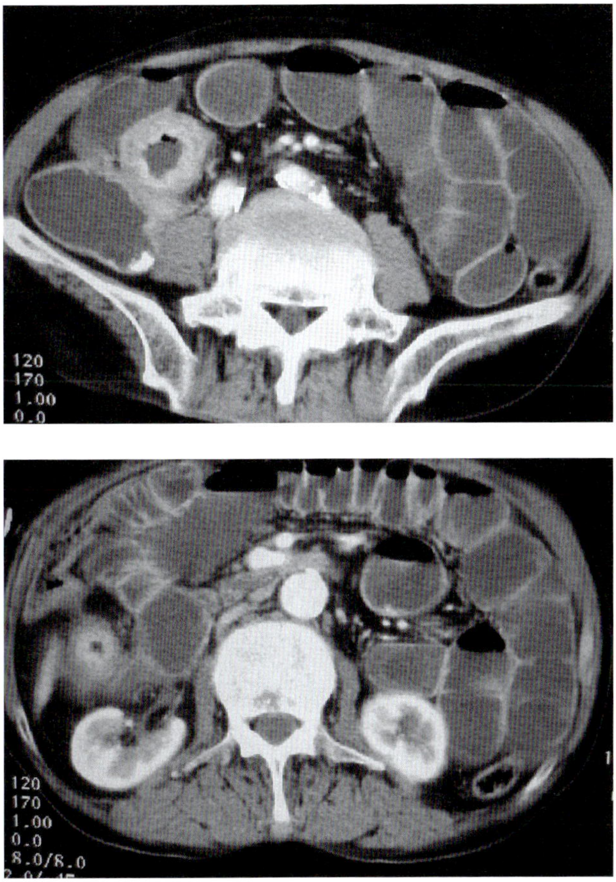

73-jähriger Patient mit Fieber und Bauchschmerzen.

Kolonkarzinom mit Abszessbildung

- **Befund:** In der CT zeigt sich eine ausgedehnte, ringförmig wachsende Raumforderung des Colon ascendens, die die gesamte Darmwand involviert. Es bestehen Flüssigkeitsansammlungen innerhalb des perikolischen Fettgewebes mit einer streifigen Imbibierung und eine umkapselte, abszessartig konfigurierte Flüssigkeitsansammlung mit Randenhancement.
- **DD:** Morbus Crohn mit Abszessbildung, perityphlitischer Abszess.
- **Bemerkungen:** Eine Abszessbildung ist eine mögliche Komplikation eines lokal ausgedehnten Kolonkarzinoms. Ist die Wand des Kolons vollständig infiltriert, so kann es zu einem Übertritt von Erregern in das perikolische Fettgewebe kommen. Umgekehrt sollte eine intraabdominelle Abszessbildung ungeklärter Ursache auch an die Möglichkeit eines Kolonkarzinoms denken lassen.
  Weitere Komplikationen kolorektaler Karzinome sind Obstruktionen, v. a. im Bereich des Colon descendens und des Sigmas, Perforationen, Invaginationen, Fistelbildungen, eine Pneumatosis cystoides intestinalis sowie ein Pseudomyxoma peritonei.

Familiäre adenomatöse Polyposis coli

- **Befund:** In der Kolondoppelkontrastuntersuchung finden sich zahllose polypöse Läsionen, insbesondere im Deszendens- und Rektosigmoidbereich.
- **Bemerkungen:** Die familiäre Poplyposis coli wird autosomal-dominant vererbt, der Genlokus liegt auf Chromosom 5. Meist besteht eine positive Familienanamnese; die Patienten werden symptomatisch durch Diarrhöen und Gewichtsverlust. Das distale Kolon ist i. d. R. stärker betroffen als das proximale; das Rektum ist immer involviert. 20 Jahre nach Diagnosestellung beträgt die Entartungsrate 100% – es wird daher empfohlen, eine prophylaktische Kolektomie bereits um das 20. Lebensjahr herum durchzuführen.

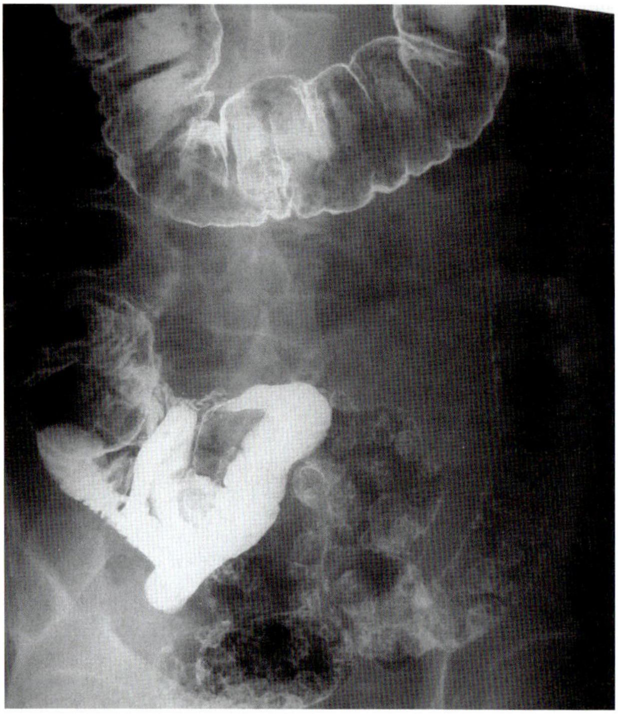

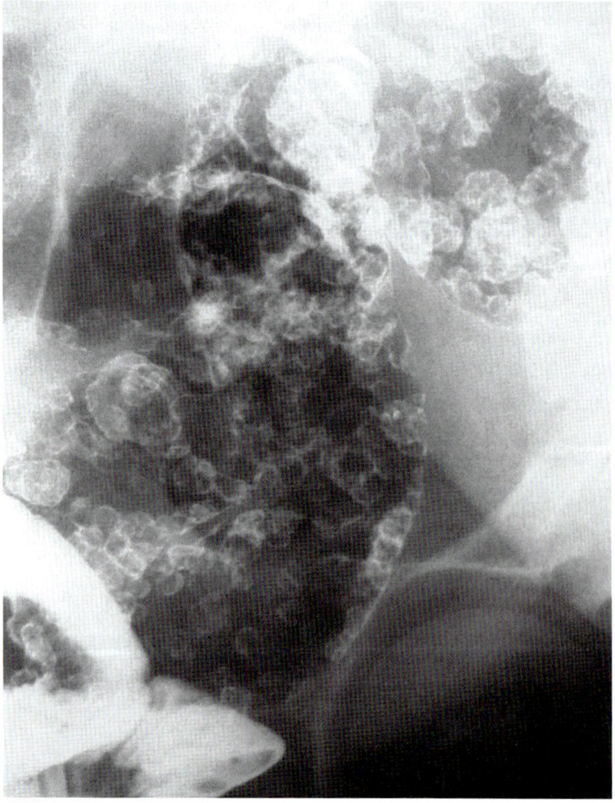

32-jähriger Patient mit positiver Familienanamnese.

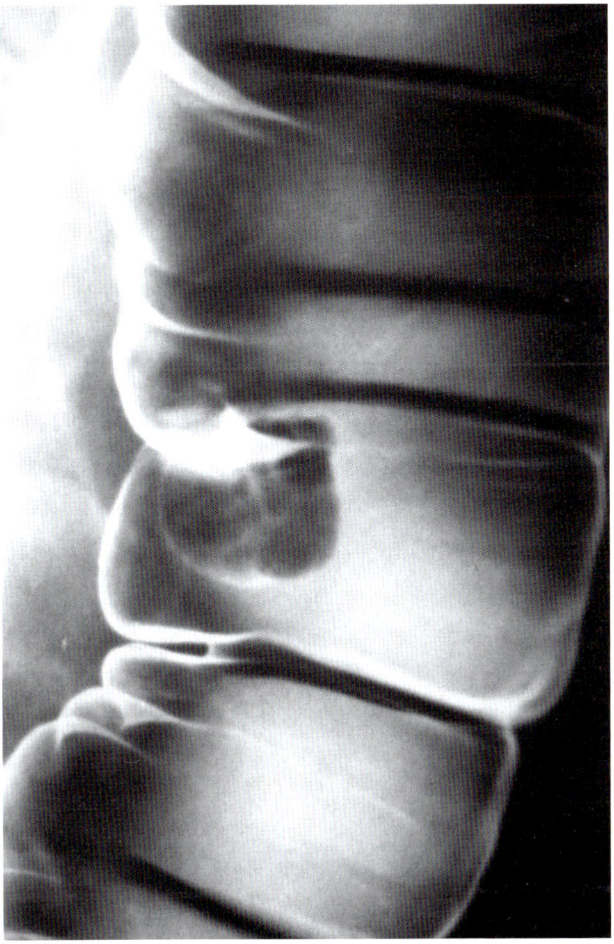

58-jähriger Patient mit positivem Haemoccult-Test.

Gestielter Polyp des Kolons

- **Befund:** In der Doppelkontrastuntersuchung des Kolons zeigt sich eine inhomogen konfigurierte Läsion, die in das Lumen hineinragt.
- **DD:** Kolonkarzinom, inflammatorischer Pseudopolyp, Lipom, Endometriose.
- **Bemerkungen:** Adenomatöse Polypen stellen die häufigsten benignen Tumoren des Kolons dar. Histologisch gibt es tubuläre, tubulovillöse und villöse Adenome. Villöse Adenome haben meist eine retikuläre, unregelmäßige Oberflächenstruktur – eine Entartung ist bei ihnen besonders häufig. Man unterscheidet breitbasige und gestielte Polypen. Aufgrund der hohen Entartungsrate bei großen Polypen spricht man von der Adenom-Karzinom-Sequenz. Hinweisend auf eine Malignität sind eine breite Basis, eine unregelmäßige Oberfläche und eine Einziehung der umliegenden Darmwand.

Koprolithen mit Passagestörung

- **Befund:** Nach einem Kolonkontrasteinlauf kommen im Bereich des Colon descendens multiple, mit Barium beschlagene Raumforderungen zur Darstellung. Es besteht eine Passagestörung des Kontrastmittels in diesem Bereich.
- **Bemerkungen:** Bei einer chronischen Obstipation können sich durch eine extreme Eindickung des Stuhls Koprolithen bilden. Diese können zu einer Passagestörung bis hin zum Bild eines Ileus führen.

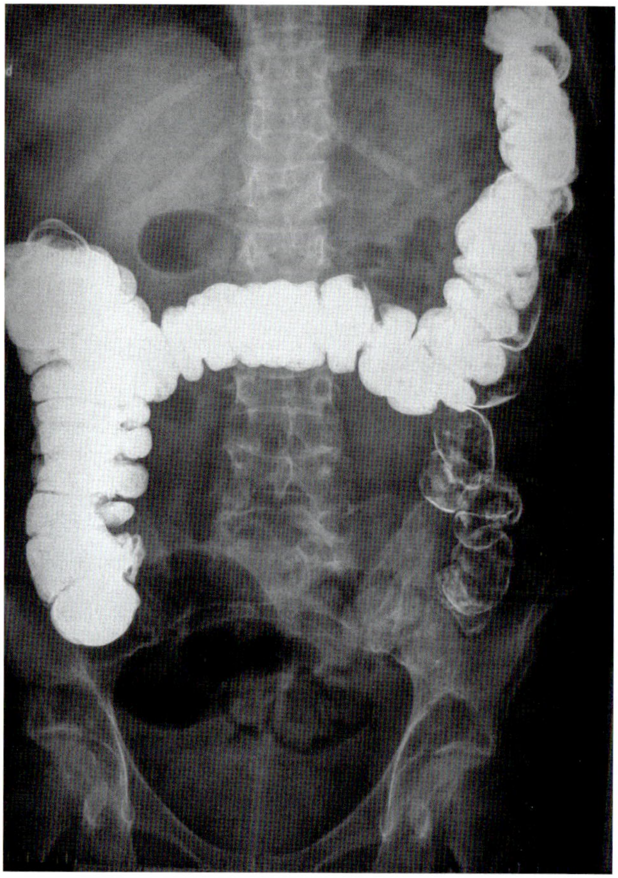

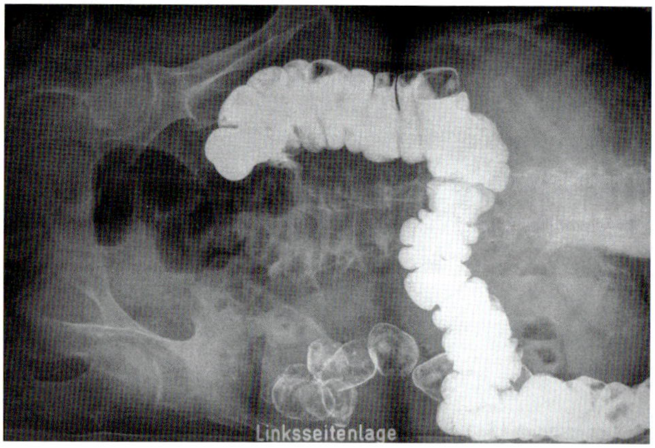

45-jährige Patientin mit Obstipation und rezidivierenden akuten Unterbauchschmerzen.

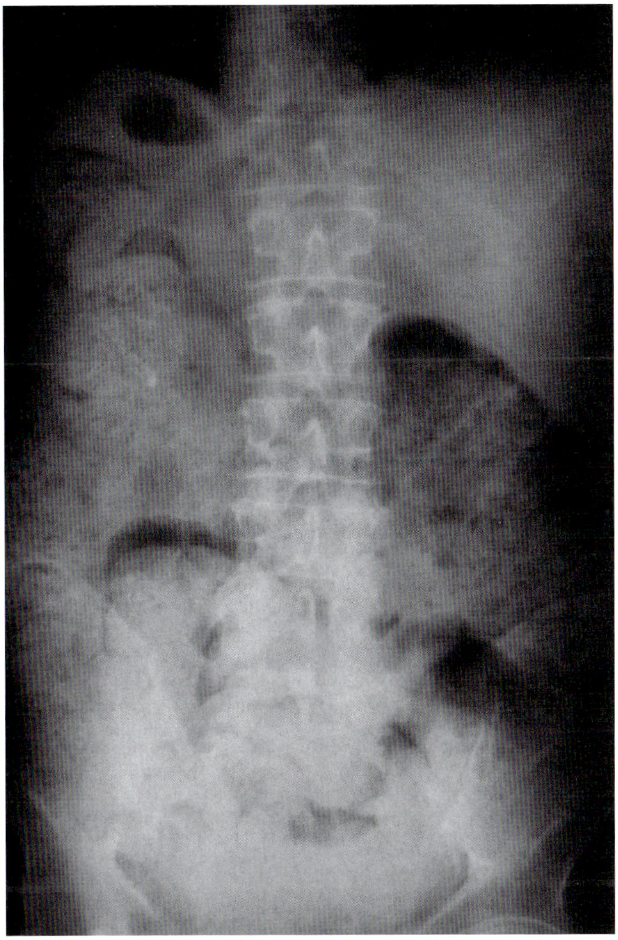

66-jähriger Patient mit Obstipation und zunehmenden abdominellen Schmerzen.

Massive Koprostase bei stenosierendem Rektumkarzinom

- **Befund:** In der Röntgenübersichtsaufnahme findet sich eine massive Dilatation des Kolonrahmens. Das Kolon ist mit einem partiell luftdurchsetzten Material ausgefüllt, das Stuhl entspricht.
- **Bemerkungen:** Bei einer solch massiven Koprostase muss immer an einen stenosierenden Prozess, beispielsweise auf dem Boden eines Malignoms gedacht werden. In unserem Fall lag ein stenosierendes Rektumkarzinom vor. Die Verteilung der Koprostase gibt Hinweise auf die Lokalisation des stenosierenden Prozesses.

Divertikulose des Colon sigmoideum

- **Befund:** Im Kolonkontrasteinlauf zeigen sich multiple kleine Ausstülpungen der Mukosa nach extraluminal. Diese Divertikel sind mit Barium beschlagen und mit Luft gefüllt. Nebenbefundlich deutlich degenerative Veränderungen beider Hüftgelenke.
- **Bemerkungen:** Eine Divertikulose ist mit einer ballaststoffarmen Diät und einer chronischen Obstipation assoziiert. Zu 80% finden sich die Divertikel im Bereich des Colon sigmoideum, da es hier zu der größten Druckentwicklung kommt.
  Histologisch handelt es sich um kleine Hernien von Mukosa und Muscularis mucosae durch die Muscularis propria hindurch; es finden sich innerhalb des Divertikels also Komponenten von Mukosa, Submukosa und Serosa.
  Im Kolonkontrasteinlauf zeigen sich multiple Ausstülpungen, die bis zu mehrere Zentimeter groß werden können. Sie sind mit Barium beschlagen und luftgefüllt. Selten kann es auch einmal zu einem Riesendivertikel kommen, wenn sich im Hals des Divertikels eine Art Ventilmechanismus ausbildet.

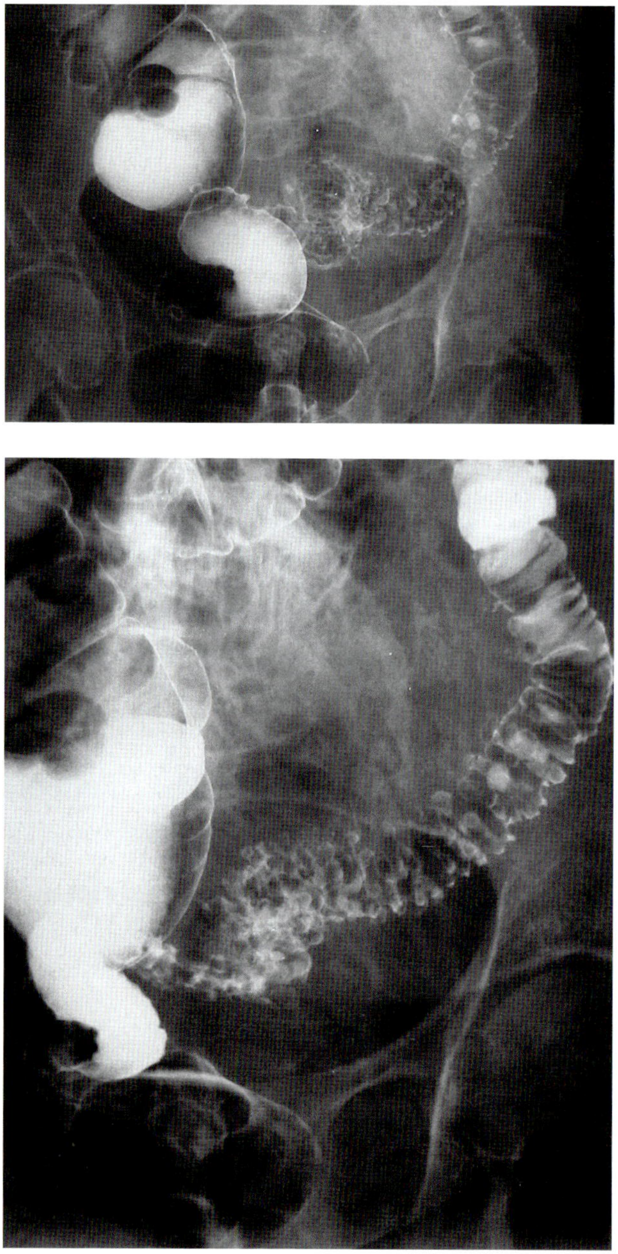

74-jährige Patientin mit chronischer Obstipation.

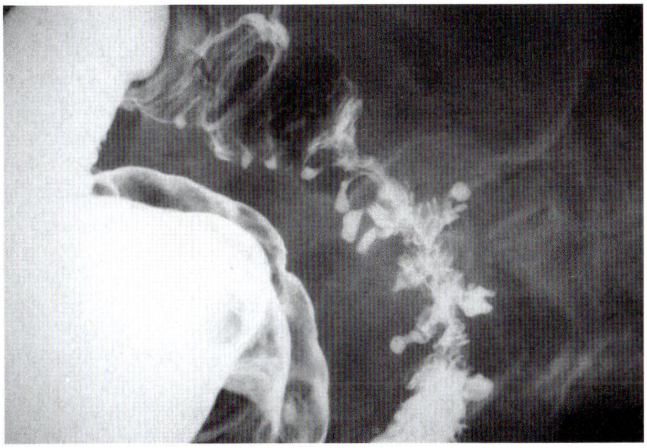

67-jährige Patientin mit akuten linksseitigen Unterbauchschmerzen.

Divertikulitis des Colon sigmoideum

- **Befund:** In der Doppelkontrastuntersuchung des Kolons zeigen sich multiple kleine Ausstülpungen der Mukosa nach extraluminal. Das Lumen des Colon sigmoideum erscheint eingeengt. Die Schleimhaut ist irregulär konfiguriert. Auch die Divertikel sind teilweise unregelmäßig begrenzt.
- **DD:** Kolonkarzinom, Morbus Crohn.
- **Bemerkungen:** Bei einer Divertikulitis kommt es im Rahmen einer Divertikulose zu einer entweder intramuralen oder aber fokal perikolischen Entzündung. Sie wird durch Schmerzen und Entzündungszeichen symptomatisch. In 95% der Fälle tritt sie im Bereich des Sigmoids auf; sie kann jedoch auch im Zäkum vorkommen.
  Im Kolonkontrasteinlauf zeigen sich eine fokale, unregelmäßig begrenzte Einengung des Lumens durch die Entzündung, eine Schleimhautverdickung und unregelmäßig konfigurierte Divertikel. Kommt es zu einer extraluminalen Kontrastmittelansammlung, so liegt bereits eine Peridivertikulitis vor. Dies kann zu einem Abszess oder zu einer Fistelbildung führen.
  Inzwischen wird die Divertikulitis meist mit der CT diagnostiziert.

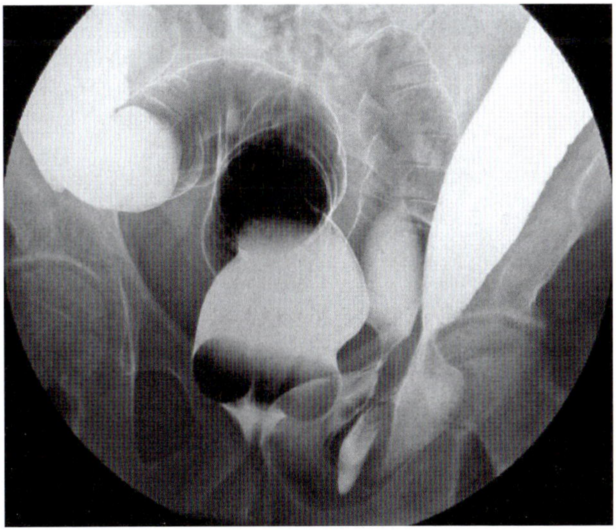

55-jähriger Patient mit einer tastbaren Vorwölbung inguinal.

Leistenhernie

- **Befund:** Im Kolonkontrasteinlauf zeigt sich inguinal eine Vorwölbung des kontrastmittelgefüllten Kolons. Im Bereich der Bruchpforte ist das Kolonlumen eingeengt.
- **Bemerkungen:** Im Bereich der Leiste kommen inguinale und femorale Hernien vor. Von einer direkten inguinalen Hernie spricht man, wenn die Bruchpforte medial der Vasa epigastricae inferiores liegt; es besteht ein Defekt im Hesselbach-Dreieck. Eine indirekte inguinale Hernie liegt vor, wenn die Bruchpforte lateral der Vasa epigastricae inferiores liegt. Eine femorale Hernie tritt medial der V. femoralis aus. Hier ist das Risiko einer Inkarzeration besonders hoch.

Quecksilber im Kolon nach Ruptur einer Miller-Abbott-Sonde

- **Befund:** In der Röntgenübersichtsaufnahme zeigen sich multiple, kleinfleckige Ansammlungen eines sehr dichten Materials in Projektion auf das Kolon.
- **Bemerkungen:** Miller-Abbott-Sonden wurden verwendet, um den Dickdarm zur Ileusprophylaxe zu schienen. Sie besaßen an ihrem distalen Ende einen mit Quecksilber gefüllten Ballon. Es sind in der Literatur mehrere Fälle bekannt geworden, in denen dieser Ballon – wie in unserem Fall – rupturiert ist und sich das Quecksilber im Kolon ausgebreitet hat. Hierbei verlief ein Fall tödlich. Andere, ebenfalls sehr seltene Ursachen für Quecksilberansammlungen im Verdauungstrakt sind ein Zerbrechen eines quecksilberhaltigen Fieberthermometers und ein Verschlucken von Knopfbatterien.

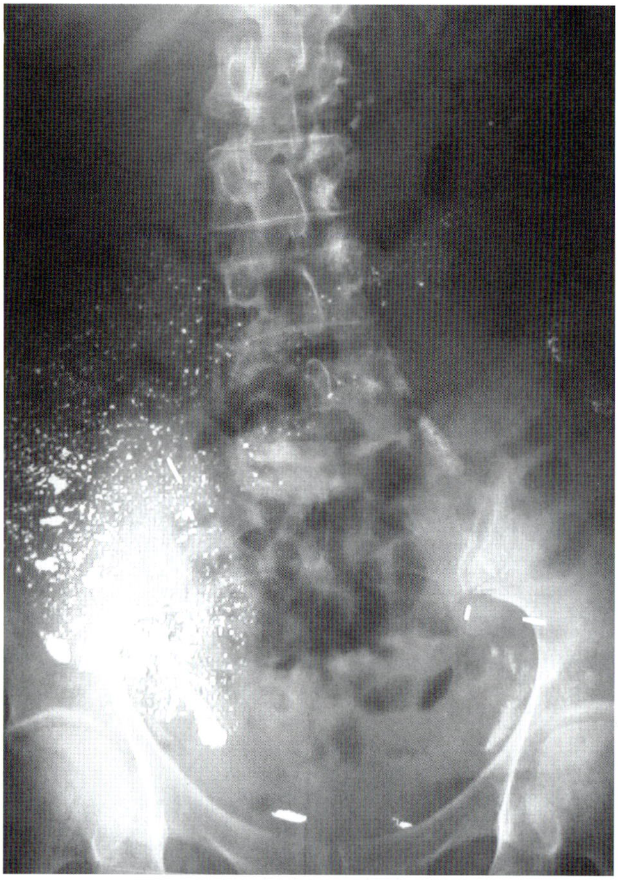

63-jähriger Patient mit Z. n. Ureterosigmoidostomie. Z. n. Anlage einer Miller-Abbott-Sonde.

5

Angiomyolipom der Niere

- **Befund:** In der abdominellen CT zeigen sich in der linken Niere deutliche Hypodensitäten mit einer raumfordernden Wirkung. Die Hounsfield-Einheiten innerhalb der Läsion liegen z. T. im negativen Bereich.
- **DD:** Lipom oder Liposarkom der Niere, Wilms-Tumor, Nierenzellkarzinom.
- **Bemerkungen:** Angiomyolipome kommen bei 80% der Patienten mit tuberöser Sklerose vor. Sie sind dann oft groß und multifokal und treten schon in jungen Jahren auf. Angiomyolipome treten jedoch auch sporadisch auf; sie sind dann meist solitär. In selteneren Fällen können sie auch mit einer Neurofibromatose oder mit der von-Hippel-Lindau-Erkrankung assoziiert sein. Der benigne Tumor besteht histologisch aus Fett, glatten Muskelzellen und dickwandigen Blutgefäßen. Er besitzt selbst keine Kapsel und reicht oft über die Nierenkapsel hinaus. Angiomyolipome bluten häufig ein. Kommt es aufgrund einer massiven Einblutung zum hämorrhagischen Schock, so spricht man von einem Wunderlich-Syndrom.

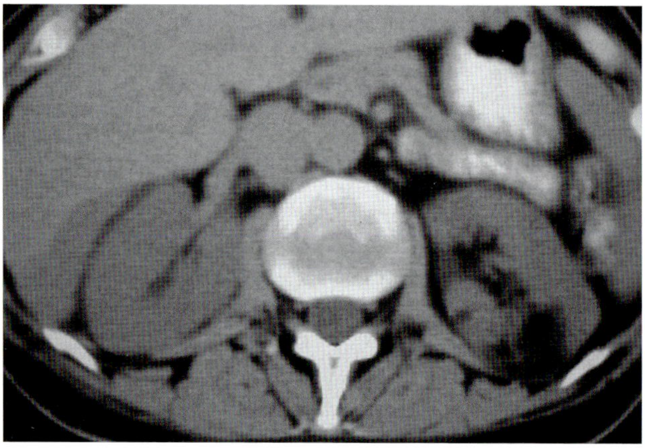

18-jähriger Patient mit bekannter tuberöser Sklerose.

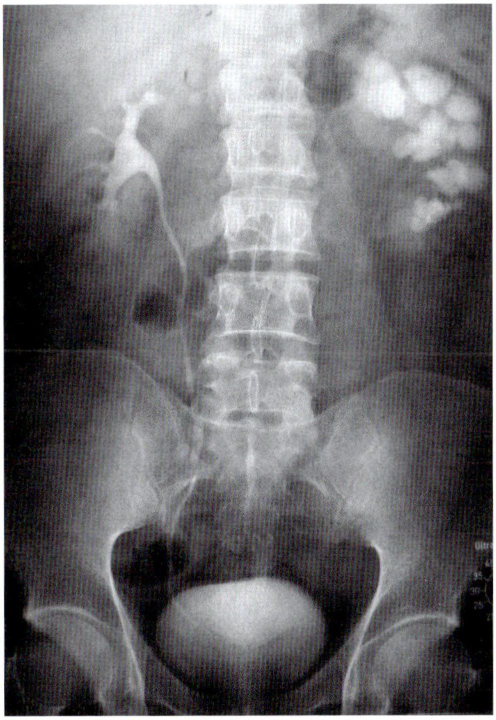

a

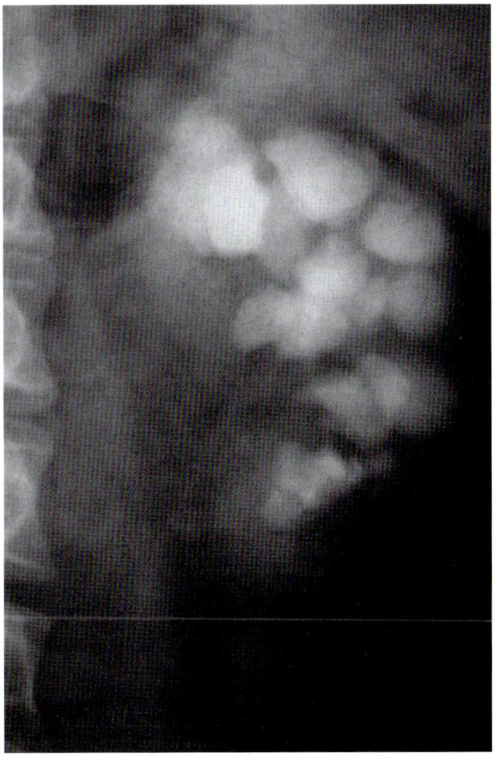

b

40-jähriger Patient mit Flankenschmerzen und rezidivierendem Fieber.

Chronische Pyelonephritis

- **Befund:** In der IUG zeigt sich eine ausgeprägte Dilatation des Kelchsystems links, wobei das Nierenbecken selbst schmal erscheint.
- **DD:** Hydronephrose.
- **Bemerkungen:** Bei einer chronischen Pyelonephritis kommt es typischerweise zu ausgedehnten Kelchhalsstenosen. Zusätzlich zerstört die Pyelonephritis das umliegende Nierenparenchym. Hierdurch erweitern sich die Nierenkelche, das Nierenbecken selbst ist – im Gegensatz zur Hydronephrose – enggestellt. Die Pyelonephritis kann auch nur einen Teil der Niere betreffen – gerade dann ist die Unterscheidung von renalen Tumoren schwierig. Im Rahmen der Infektion kann es zur Bildung von Konkrementen kommen – typisch sind hierfür große Nierenbeckenausgusssteine. Relativ häufig lässt sich eine durch eine chronische Pyelonephritis geschädigte Niere in der IUG gar nicht abgrenzen („stumme Niere"). Die Infektion kann sich in den perirenalen und pararenalen Raum ausdehnen.

Chronische Pyelonephritis in der Angiographie

- **Befund:** In der Angiographie zeigt sich eine Verdrängung der segmentalen und interlobären Arterien um ausgeprägt dilatierte, kontrastmittelgefüllte Kelche herum.
- **Bemerkungen:** Bei der Pyelonephritis findet sich in der früharteriellen Phase einer Angiographie typischerweise eine Verdrängung der segmentalen und interlobären Arterien um mehrere, avaskuläre Raumforderungen, die massiv dilatierten Kelchen entsprechen. In der spätarteriellen Phase kommt es zu einem vermehrten Blush im Randbereich dieser Raumforderungen, da sich hier vermehrt Granulationsgewebe findet. Schließlich füllen sich die dilatierten Kelche, wohingegen das Nierenbecken nicht oder nur sehr schmal zur Darstellung kommt.

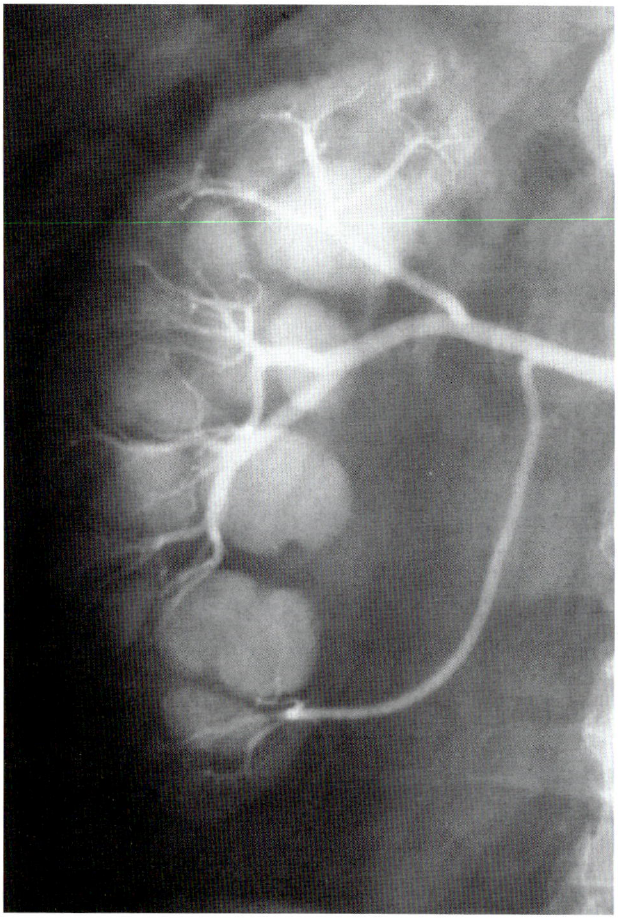

51-jähriger Patient mit Pyurie und rechtsseitigen Flankenschmerzen.

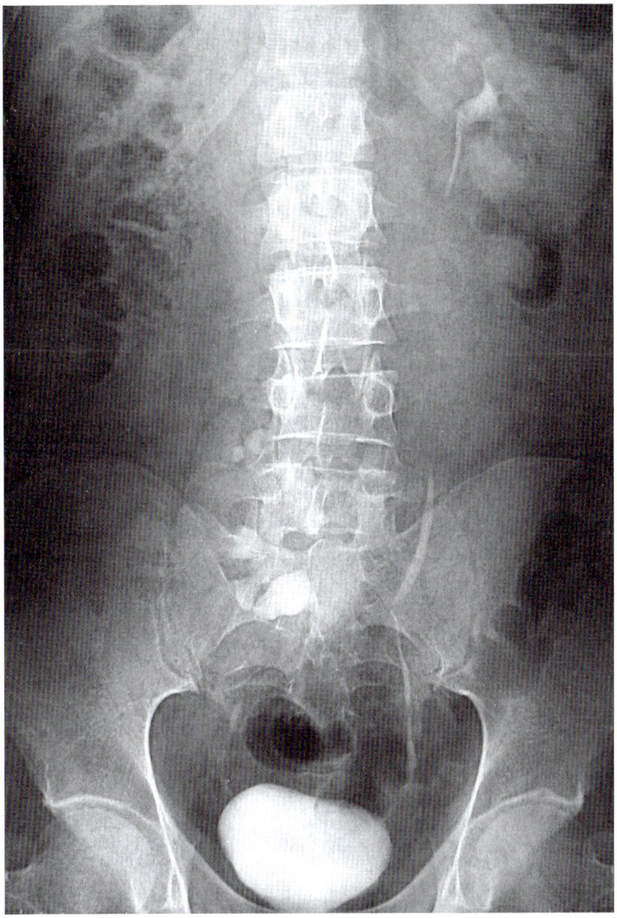

28-jähriger Patient mit bekanntem Harnstau rechts.

Beckenniere

- **Befund:** In der IUG zeigt sich rechtsseitig eine Beckenniere. Es besteht eine deutliche Hydronephrose mit Erweiterung des Nierenbeckenkelchsystems.
- **Bemerkungen:** Beckennieren sind ein relativ häufiger Befund (etwa 1 : 700 Geburten). Durch eine unverhältnismäßig hohe Insertion des Ureters am Nierenbecken kommt es oft zu einem Harnstau der betroffenen Niere. Eine Beckenniere kann auch mit einer Hypospadie oder mit einer Agenesie der kontralateralen Niere assoziiert sein. Die Blutversorgung kann aus der Aorta oder aus den Iliakalgefäßen erfolgen. Oft besteht eine Nonrotation der Beckenniere; das Nierenbecken ist dann nach anterior ausgerichtet.

Bauchaortenaneurysma als Zufallsbefund

- **Befund:** In der IUG zeigt sich eine Balkenblase mit deutlich hypertrophierten Trabekeln. Es besteht eine rechtsseitige Hydronephrose mit Erweiterung des Nierenbeckenkelchsystems. Im Bereich des linksseitigen Psoasschattens kommt eine feine lineare Kalzifizierung zur Darstellung.
- **Bemerkungen:** Der Grund für die Miktionsbeschwerden des Patienten liegt am ehesten an einer Prostatahypertrophie. Es besteht eine Balkenblase, die auf eine langfristige Druckerhöhung im Bereich der Blase hindeutet. Der weitaus bedeutsamere Befund für den Patienten ist jedoch der Zufallsbefund der linearen Verkalkung im Bereich des linken Psoasschattens. Diese entspricht der verkalkten Wand eines großen Bauchaortenaneurysmas, das dringend weiter abklärungs- und therapiebedürftig ist.

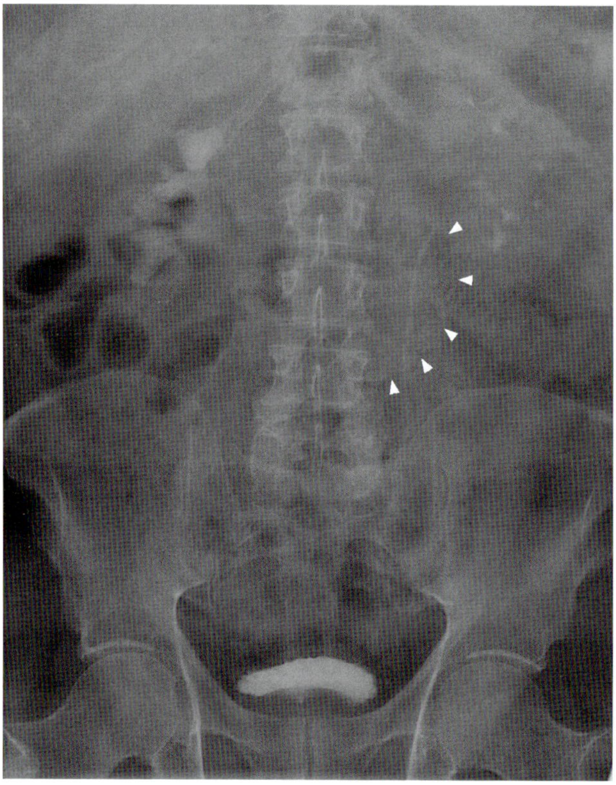

67-jähriger Patient mit Miktionsbeschwerden.

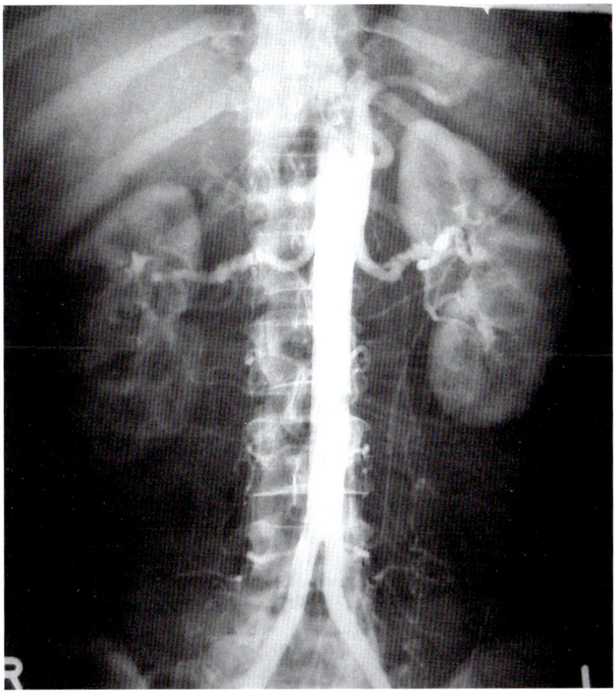

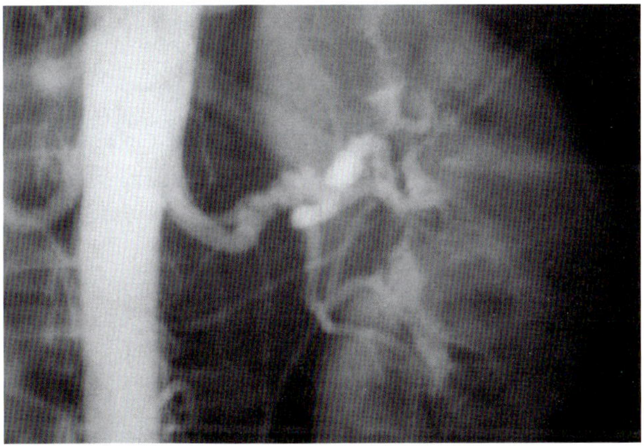

50-jährige Patientin mit Bluthochdruck.

Fibromuskuläre Dysplasie der Nierenarterien

- **Befund:** In der Angiographie zeigen sich bilateral deutliche Wandunregelmäßigkeiten der A. renalis mit abwechselnden Erweiterungen und Verjüngungen des Lumens im mittleren Abschnitt der Arterien.
- **Bemerkungen**: Etwa $^1/_3$ aller Nierenarterienstenosen beruht auf einer fibromuskulären Dysplasie (FMD). Gerade bei jüngeren Patienten ist sie eine häufige Ursache eines Bluthochdrucks, wobei Frauen häufiger betroffen sind. Die FMD kann zu einer progressiven Niereninsuffizienz führen. In etwa $^2/_3$ der Fälle tritt sie bilateral auf. Fast immer ist der proximale Anteil der Nierenarterien ausgespart. Als Komplikationen kann es zu einem Nierenarterienaneurysma oder zu einer AV-Fistel zwischen Nierenarterie und -vene kommen.
  Die Ballonangioplastie ist eine gute Therapieoption bei einer FMD, mit einer etwa 90%igen Erfolgsrate und niedrigen Restenosierungsraten.

Fornixruptur bei Hydronephrose

- **Befund:** In der IUG zeigt sich ein Harnstau mit Erweiterung des Nierenbeckenkelchsystems. Es besteht eine Extravasation des Kontrastmittels nach perirenal. Im Bereich des proximalen Ureters bricht die Kontrastmittelsäule in konkaver Form ab.
- **Bemerkungen:** Bei einer akuten Hydronephrose kommt es in 10 – 18 % der Fälle zu einer Fornixruptur. Es tritt Urin aus dem Nierenbecken in die perirenalen bzw. pararenalen Bereiche aus. Häufige Ursache einer akuten Hydronephrose ist – wie in unserem Fall – ein Harnleiterstein, der den Abfluss des Urins behindert. Aber auch Blutkoagel, Papillennekrosen, postoperative Veränderungen oder eine Schwangerschaft können Ursache einer Hydronephrose sein.

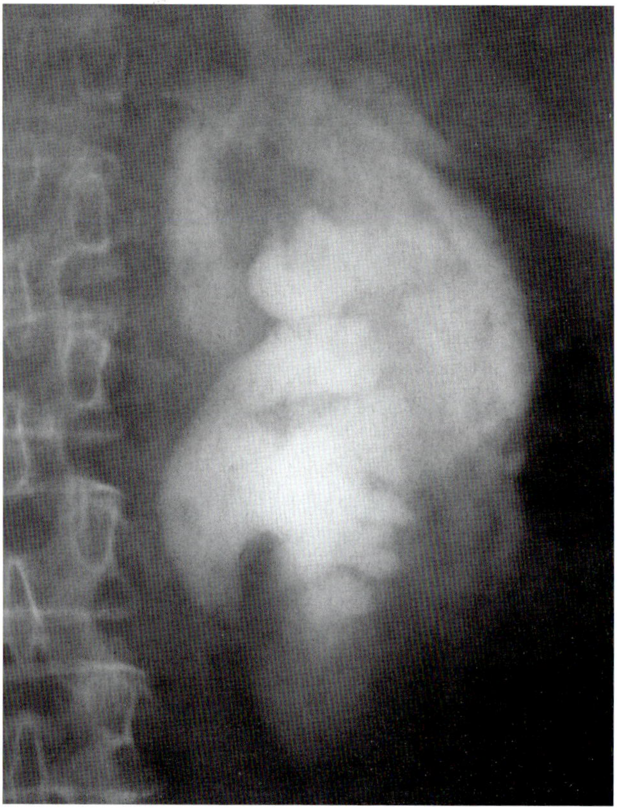

72-jährige Patientin mit akuten Flankenschmerzen links.

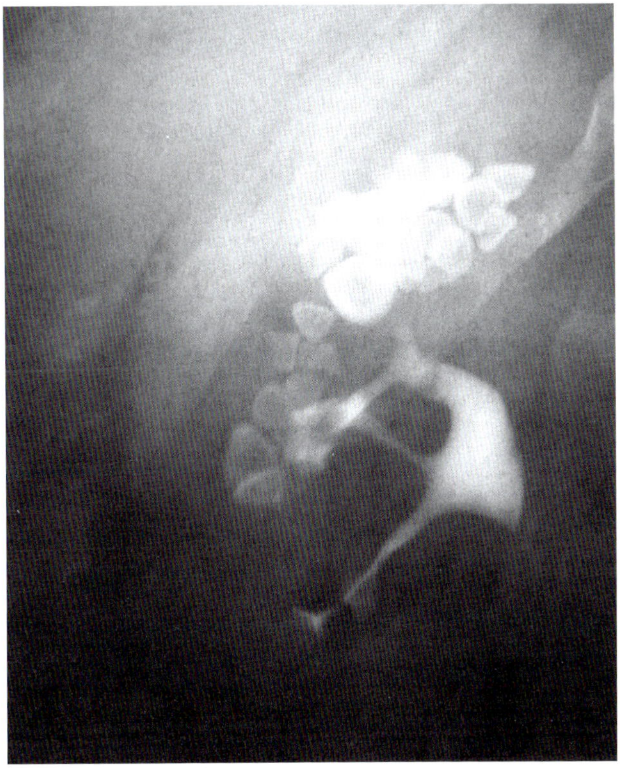

71-jährige Patientin mit rezidivierenden Flankenschmerzen rechts. Frage nach Harnleiterstein.

Gallensteine in der IUG

- **Befund:** In der IUG zeigt sich eine physiologische Konfiguration des rechten Nierenbeckenkelchsystems. Angrenzend an das rechte Nierenbecken kommen multiple, runde, röntgendichte Konkremente zur Darstellung.
- **Bemerkungen:** Gallensteine sind ein häufiger Zufallsbefund in Röntgenuntersuchungen des Abdomens; sie kommen bei etwa 10% der Bevölkerung vor, wobei ihre Inzidenz mit dem Alter zunimmt. Vor jeder IUG sollte immer eine „Leeraufnahme“, also eine Aufnahme vor Gabe des Kontrastmittels angefertigt werden, um abdominelle Konkremente adäquat beurteilen zu können.

Urolithiasis mit Hydronephrose

- **Befund:** In den frühen Aufnahmen der IUG (Abb. **a**) stellt sich die rechte Niere verzögert dar. Es besteht eine ausgeprägte Hydronephrose. Zudem zeigen sich rechts 2 Konkremente, wobei das untere etwa 1 cm kaudal des rechten ISG liegt. In den Spätaufnahmen (Abb. **b**) stellt sich der rechtsseitige Ureter kontrastiert dar, mit einem Kalibersprung und einer Kontrastmittelaussparung auf Höhe des unteren Konkrements.
- **DD**: Hydronephrose anderer Ursachen, z. B. bei Blutkoagel, Papillennekrose.
- **Bemerkungen**: Harnleitersteine stellen zu fast 80% Kalziumsteine dar (Calcium-Oxalat, Calcium-Oxalat-Phosphat oder Calcium-Phosphat). Zu etwa 15% sind es Struvit-Steine (Magnesium-Ammonium-Phosphat); diese sind mit Infekten assoziiert, v. a. mit dem Keim Proteus. Sowohl Calcium-Phosphat- als auch Struvit-Steine sind röntgendicht. In 5 – 10% der Fälle treten Harnsäuresteine auf, die nicht röntgendicht sind. Seltenere Konkremente sind Zystinsteine, Xanthinsteine und Mukopolysacharidsteine.

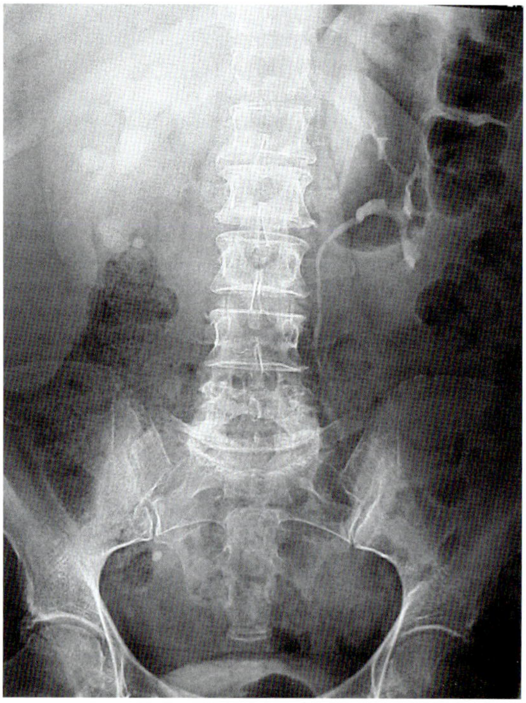

a

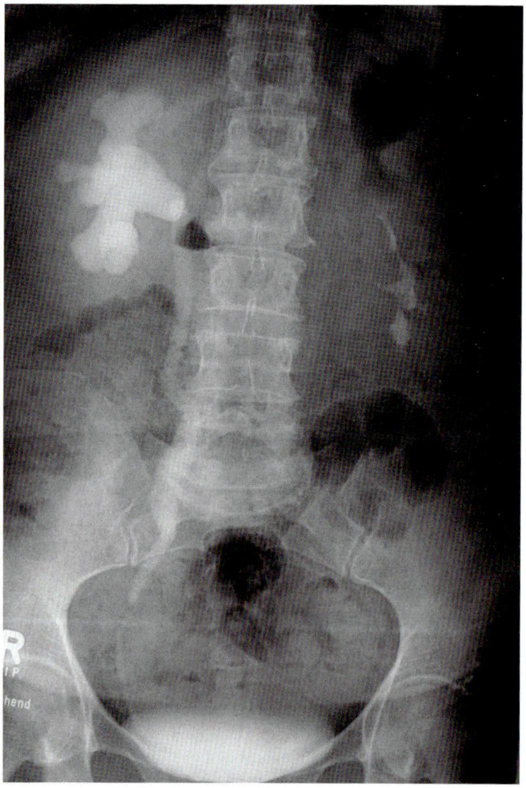

b

40-jährige Patientin mit Nierenkolik rechts.

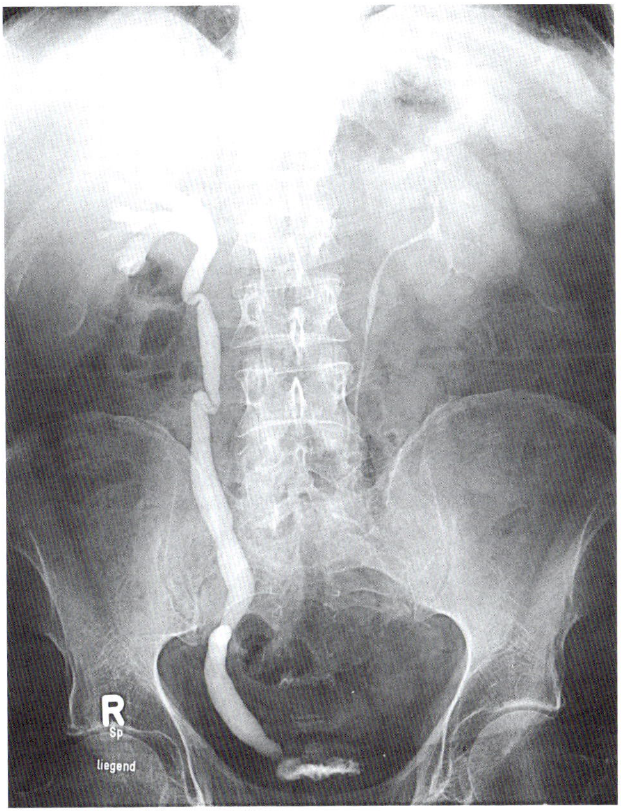

51-jähriger Patient mit Flankenschmerzen rechts.

Hydronephrose bei Urothelkarzinom

- **Befund:** In der IUG zeigen sich eine Hydronephrose rechts sowie eine Dilatation des rechten Ureters in nahezu seiner gesamten Länge. Direkt vor der Einmündung in die Blase stellt sich ein Kalibersprung dar. Dieser Patient hatte ein Urothelkarzinom, das direkt im Bereich der Einmündung des rechten Ureters lokalisiert war.
- **DD:** Andere Ursachen einer Hydronephrose z. B. Konkrement, Blutkoagel, Papillennekrose, Ureterpapillom.
- **Bemerkungen:** Ein Urothelkarzinom ist eine relativ seltene Ursache einer Hydronephrose; dennoch muss immer auch daran gedacht werden. Häufig besteht zugleich ein synchroner oder es entwickelt sich ein metachroner Zweittumor im Bereich der ableitenden Harnwege. 70% der Urothelkarzinome der Ureteren finden sich im unteren Drittel. Bei einem fortgeschrittenen Urothelkarzinom des Ureters mit einem entsprechenden Aufstau stellt sich der Ureter oft „champagnerglasartig" oder becherförmig dar, da sich der dilatierte Ureter durch die Peristaltik um die Raumforderung herum ausdehnen kann.

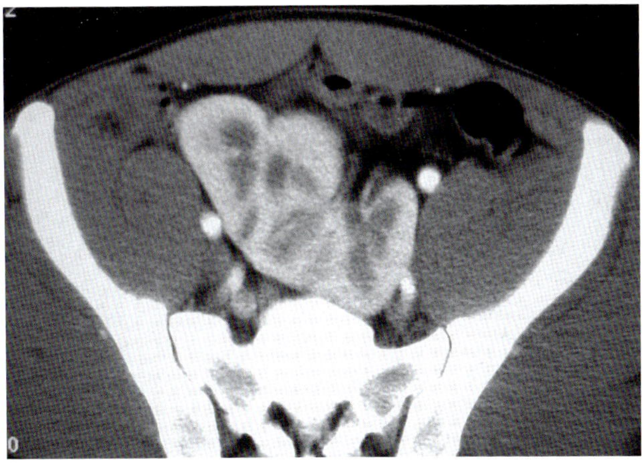

18-jähriger Patient mit auffälligem Palpationsbefund des Unterbauchs.

Hufeisenniere in Beckenlage

- **Befund:** In der kontrastverstärkten CT stellen sich an den Polen verbundene Nieren im Bereich des Beckens dar. Die Nierenbecken sind dabei nach anterior gerichtet.
- **Bemerkungen:** Bei einer Hufeisenniere sind 2 Nieren an ihren Polen über einen parenchymatösen oder bindegewebigen Isthmus verbunden. I. d. R. sind die Nieren an ihrem Unterpol verbunden. Die Nierenbecken und Ureteren sind nach anterior ausgerichtet. Der Isthmus liegt meist auf Höhe LWK 4/5. Bei Hufeisennieren kommt es gehäuft zu einem vesikoureteralen Reflux, aber auch zu einer Hydronephrose durch eine Stenosierung des ureteropelvinen Übergangs.

Nierentuberkulose („Kittniere")

- **Befund:** In der kontrastverstärkten CT zeigt sich eine unregelmäßige Aufweitung des Nierenbeckens. Das Kelchsystem ist kavitär umgewandelt. Die Papillen erscheinen zerstört, die Niere ist insgesamt vergrößert.
- **Bemerkungen:** Von einer Kittniere spricht man bei einer tuberkulösen Pyonephrose. Diese tritt auf, wenn der Ureterabgang im Rahmen einer Nierentuberkulose verengt ist. Das Nierenbecken ist dann mit käsigem Material gefüllt. Die Papillen werden durch ulzerokavernöse Prozesse destruiert.
  Nach der Lunge ist der Urogenitaltrakt am häufigsten von einer Tuberkulose betroffen. Meist ist hierbei die Niere zuerst befallen. Eine Nierentuberkulose entsteht bei etwa 5 – 10% der Patienten mit einer Lungentuberkulose. Allerdings lässt sich eine Lungentuberkulose nur bei weniger als der Hälfte der Patienten mit einer Nierentuberkulose nachweisen. Ein unauffälliger Befund im Röntgen-Thorax schließt also eine Nierentuberkulose nicht aus.

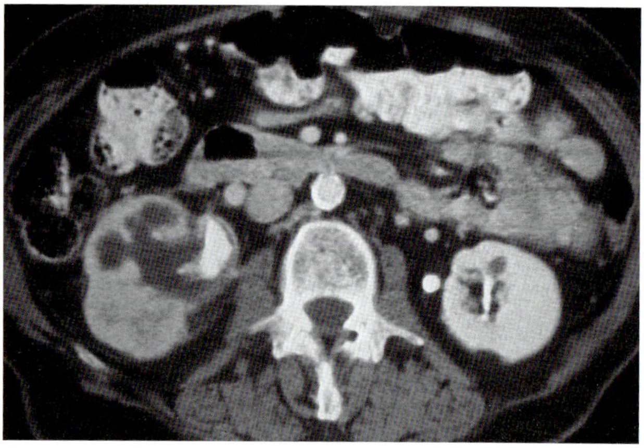

63-jähriger Patient mit steriler Pyurie.

a
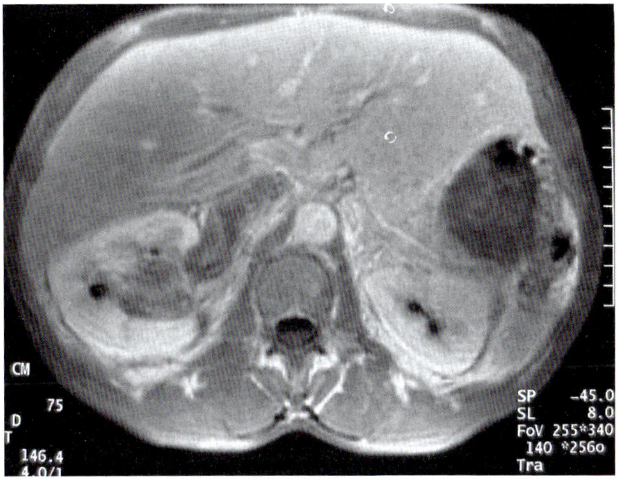

b
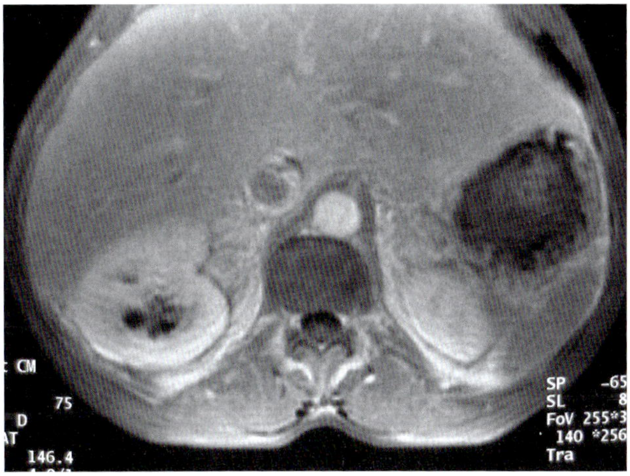

67-jähriger Patient mit Hämaturie.

Nierenzellkarzinom mit Kavazapfen (MRT)

- **Befund:** In der T1w, fettunterdrückten MRT nach Gd-Gabe zeigt sich eine ausgedehnte, inhomogen Kontrastmittel aufnehmende Raumforderung der rechten Niere, die sich in die V. renalis ausgedehnt hat (Abb. **a**). Auch die V. cava inferior (IVC) ist mit Tumormaterial gefüllt (Abb. **b**).
- **Bemerkungen**: Nierenzellkarzinome sind Adenokarzinome; sie werden auch als Hypernephrome bezeichnet. Meist sind die Tumoren relativ glatt begrenzt, es gibt aber auch einen diffus infiltrierenden Subtyp. In der T1w MRT zeigt sich i.d.R. eine niedrige Signalintensität, wobei hyperintense Areale Einblutungen entsprechen. In der T2w MRT besteht meist ein heterogenes Erscheinungsbild. Sind die V. renalis und/oder die IVC tumorinfiltriert, so liegt nach Robson ein Stadium IIIA vor. Nach der TNM-Klassifikation besteht ein Stadium T3 bei einer Ausbreitung des Tumors in das perinephrische Fettgewebe, wobei die Gerota-Faszie respektiert wird. Ein Stadium T3 b liegt vor, wenn die V. renalis, ein Stadium T3 c, wenn die infradiaphragmale IVC infiltriert ist.

Nierenzellkarzinom mit Kavazapfen (Angiographie)

- **Befund:** In der Angiographie (Abb. **a** und **b**) zeigt sich eine hypervaskuläre Raumvorderung mit pathologischen Gefäßen und einem Tumorblush. In der Kavographie (Abb. **c**) stellt sich ein Kavazapfen dar.
- **Bemerkungen:** Nierenzellkarzinome sind zu 95% hypervaskuläre Tumoren. In der Angiographie zeigt sich i.d.R. ein Tumorblush. Es können AV-Shunts und kleine Aneurysmen auftreten. Die pathologischen Tumorgefäße sind meist korkenzieherartig gewunden und nehmen in der Peripherie an Durchmesser kaum ab. Oft werden auch Äste aus den Nebennierenarterien oder aus lumbalen, subkostalen oder mesenterialen Arterien zur Tumorversorgung „rekrutiert". In der Kavographie stellt sich ein Tumorzapfen als Aussparung innerhalb des kontrastmittelgefüllten Lumens dar. Die V. cava inferior kann auch vollständig verschlossen sein – es bilden sich dann Kollateralkreisläufe.

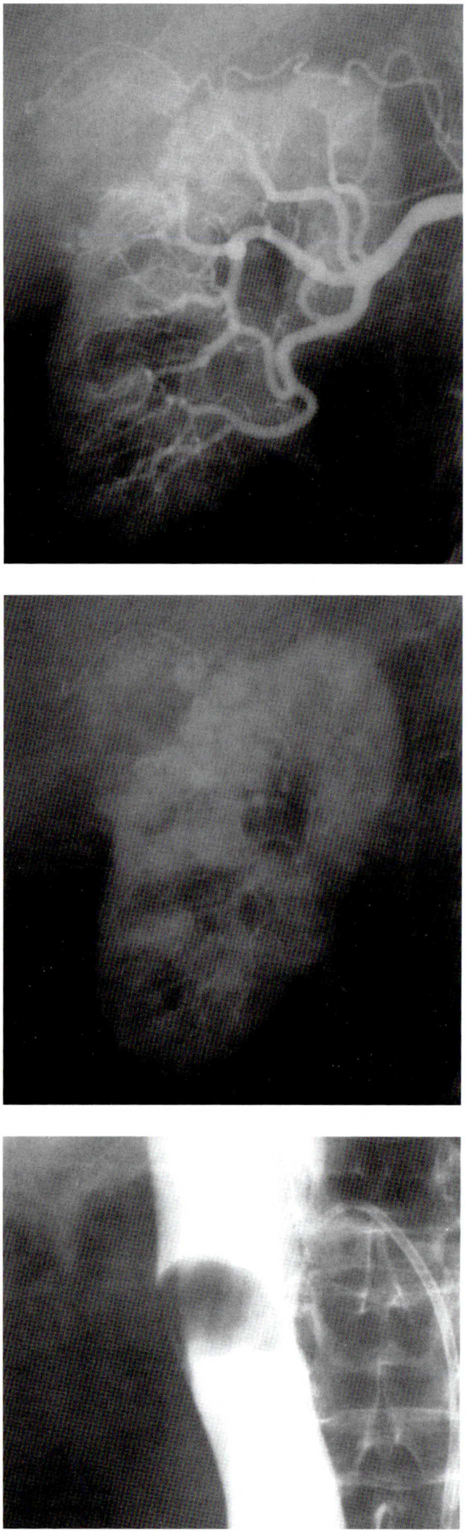

a

b

c

85-jähriger Patient mit Makrohämaturie und Gewichtsverlust.

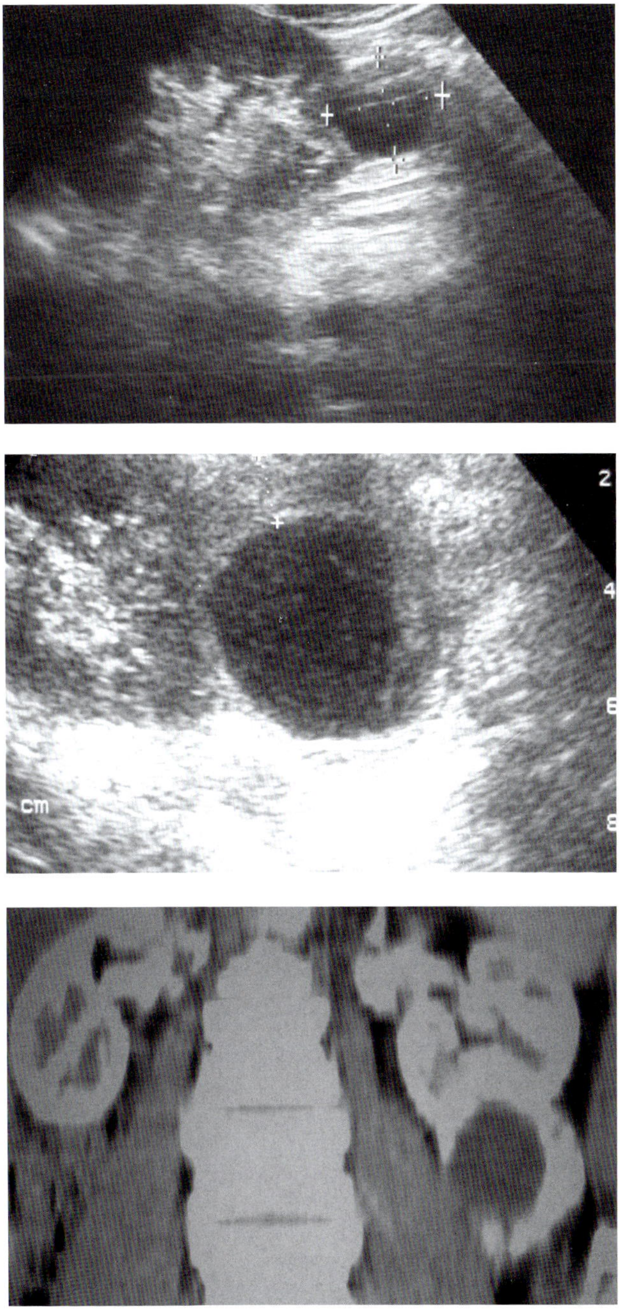

a b c

79-jähriger Patient mit Makrohämaturie und Gewichtsverlust.

Zystisches Nierenzellkarzinom

- **Befund:** In der initialen Sonographie (Abb. **a**) zeigt sich eine zystische Raumforderung am unteren Nierenpol. Hierbei ist die Zystenwand deutlich verdickt, so dass nicht von einer einfachen Zyste auszugehen ist. In der kurzfristigen Verlaufskontrolle (Abb. **b**) besteht eine Größenzunahme. In der CT (Abb. **c**) bestätigt sich der Befund eines zystischen Tumors.
- **DD:** Einfache Nierenzyste, Zystadenokarzinom.
- **Bemerkungen:** Nierenzellkarzinome können zystisch-nekrotisch zerfallen. Sie können jedoch auch in der Wand einer vorbestehenden Zyste entstehen. Alternativ ist auch ein Zystadenokarzinom in Erwägung zu ziehen, was jedoch deutlich seltener ist, als ein nekrotisches Nierenzellkarzinom. Jede Nierenzyste muss in der Sonographie und auch in der CT und MRT genau gemustert werden, damit nicht ein Malignom übersehen und als einfache Zyste eingestuft wird.

Interaortokavale Metastasen eines Nierenzellkarzinoms

- **Befund:** In T2w MRT zeigen sich ausgeprägt vergrößerte, pathologische interaortokavale Lymphknoten.
- **Bemerkungen:** Nierenzellkarzinome haben in etwa $^{1}/_{3}$ der Fälle zum Zeitpunkt ihrer Diagnosestellung bereits in Lymphknoten metastasiert. Nach Robson liegt dann ein Stadium IIIB vor. Interaortokavale Lymphknoten sind häufig befallene „Drainagestationen“ zahlreicher Tumoren. Auf sie sollte daher – gerade bei Staginguntersuchungen – ganz besonders geachtet werden.

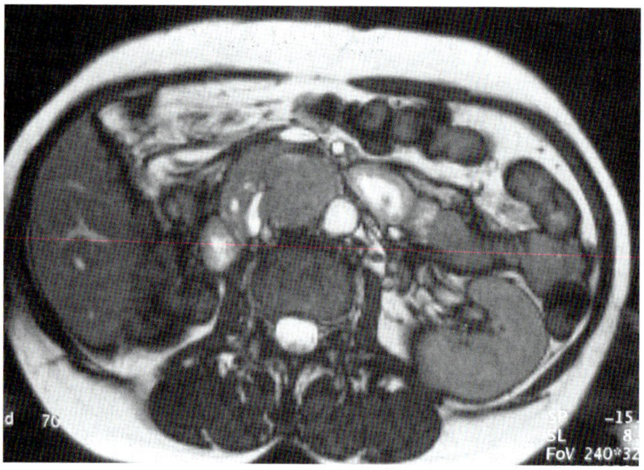

56-jähriger Patient mit Z. n. Nierenzellkarzinom. Staginguntersuchung.

Retroperitoneale Fibrose (Morbus Ormond)

- **Befund:** In der MR-Urographie zeigt sich eine Hydronephrose. Der Ureter ist im proximalen Abschnitt dilatiert. Im mittleren Abschnitt ist er nach medial verzogen und stenosiert.
- **DD:** Lymphom, retroperitoneale Lympadenopathie.
- **Bemerkungen:** Der Morbus Ormond ist eine chronische, retroperitoneale Fibrose. In etwa $^{2}/_{3}$ der Fälle tritt er primär – a.e. autoimmunbedingt – auf, in etwa $^{1}/_{3}$ ist er sekundär, z. B. paraneoplastisch bzw. medikamenten- oder strahleninduziert. In der Urographie ist der Ureter typischerweise oberhalb von LWK 4/5 erweitert. Im mittleren Abschnitt ist er hingegen nach medial verzogen. Hier verjüngt sich das Lumen graduell. In der CT oder MRT zeigt sich darüber hinaus meist eine diffuse retroperitoneale, v. a. periaortale Raumforderung, die dem fibrotischen Prozess entspricht.

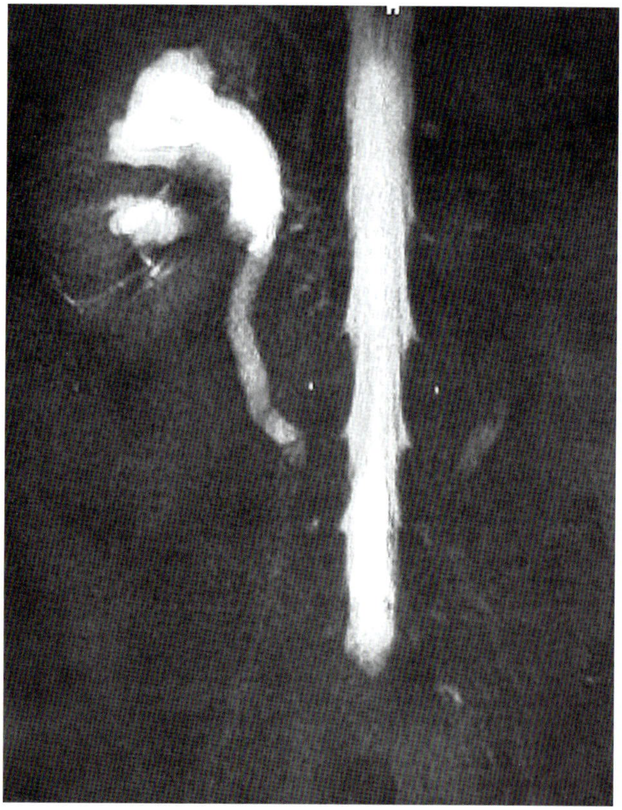

57-jähriger Patient mit dumpfen Flankenschmerzen und einer Verschlechterung der Nierenfunktionswerte.

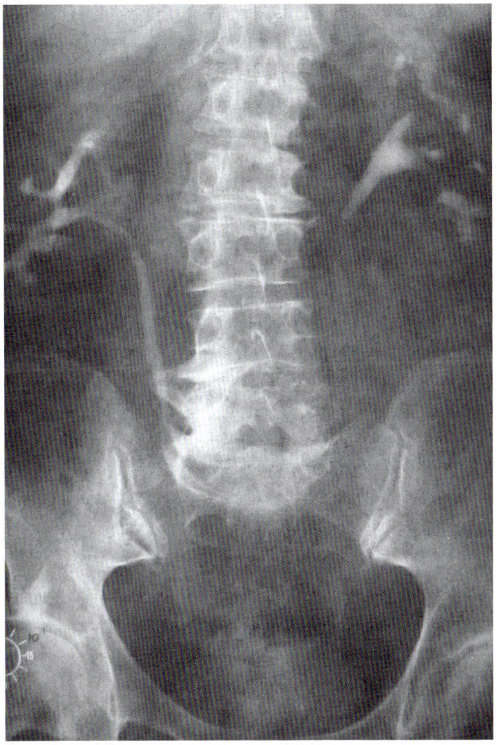

a

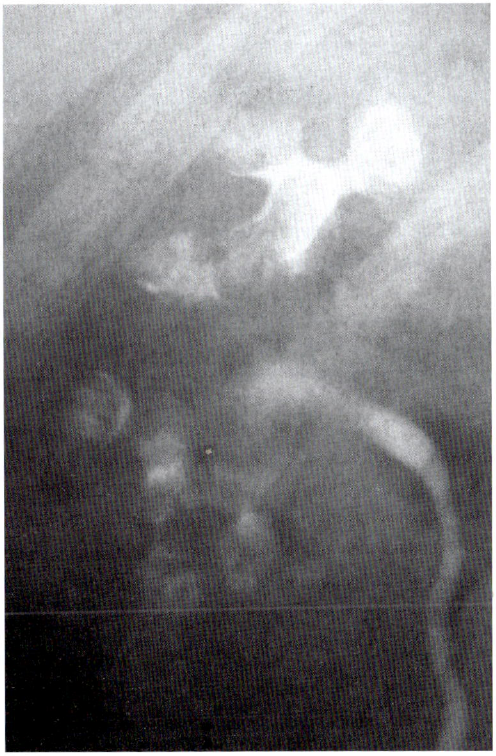

b

50-jährige Patientin mit Mikrohämaturie.

Markschwammniere

- **Befund:** In der IUG (Abb. **a**) zeigen sich beidseits dichte „Kontrastmittelstraßen", die sich von peripher in die Pyramiden ausdehnen (vgl. auch Tomographie Abb. **b**). Zudem besteht eine Nephrokalzinose.
- **DD:** Nierentuberkulose, Papillennekrosen.
- **Bemerkungen:** Bei einer Markschwammniere kommt es zu dysplastischen, zystischen Dilatationen der medullären und papillären Anteile der Sammelrohre. Sie ist oft asymptomatisch, kann aber auch zu Infektionen oder zu einer Hämaturie führen. In der IUG kommt es zu dichten, streifenförmigen Kontrastmittelansammlungen, die sich „blumenstraußartig" von den Pyramiden in die Peripherie ausdehnen. Häufig besteht zugleich eine medulläre Nephrokalzinose mit kleinen und kleinsten Verkalkungen im Bereich der Papillen. Eine Markschwammniere kann uni- oder bilateral auftreten oder auch nur einen Teil einer Niere involvieren.

Neurogene Blase bei Z. n. MMC-Korrektur

- **Befund:** In der IUG (Abb. **a**) zeigt sich beidseits eine deutliche Hydronephrose. Die Ureteren sind in ihrem gesamten Verlauf dilatiert, die Blase ist vergrößert und prall gefüllt. Bei genauer Betrachtung der Wirbelsäule (Abb. **b**) zeigt sich eine Bogenschlussanomalie von LWK 4/5.
- **Bemerkungen:** Eine MMC wird i.d.R. direkt nach der Geburt operativ versorgt, um das Infektionsrisiko der offenliegenden Meningen zu minimieren. Derzeit werden in einigen Zentren MMC bereits intrauterin versorgt; ob dies die Prognose der Kinder verbessert, ist derzeit noch offen, insbesondere da ein solcher Eingriff meist eine Frühgeburtlichkeit nach sich zieht. Postoperative Komplikationen sind ein Anheften des Myelons („tethered cord") sowie die Entstehung von Dermoiden bzw. Epidermoiden. Auch kommt es häufig zu einem Hydrozephalus und zu einer Syringohydromyelie. MMC sind mit einer Chiari-II-Malformation assoziiert.

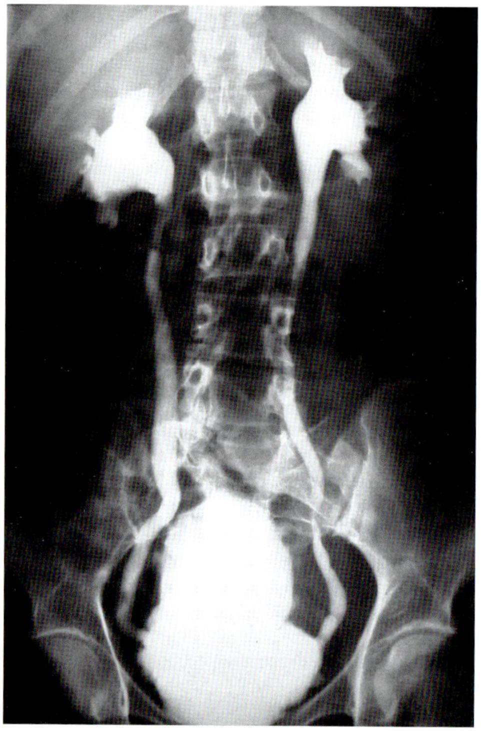
a

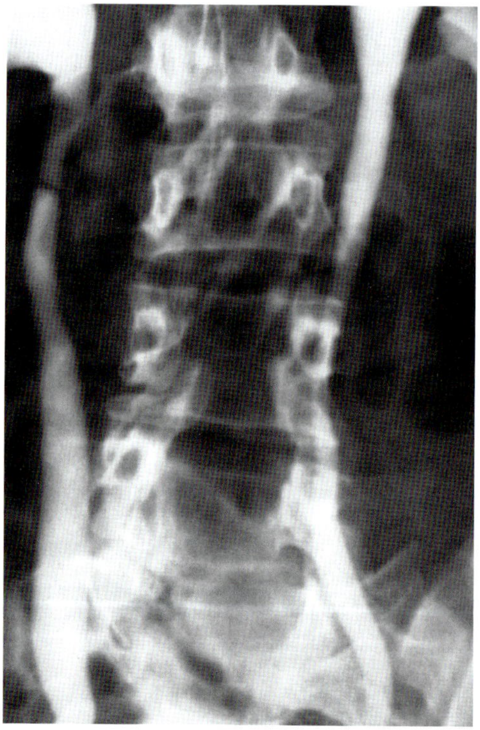
b

20-jährige Patientin mit einem Z. n. operativer Korrektur einer Meningomyelozele (MMC) direkt nach der Geburt. Jetzt Verschlechterung der Nierenfunktionswerte.

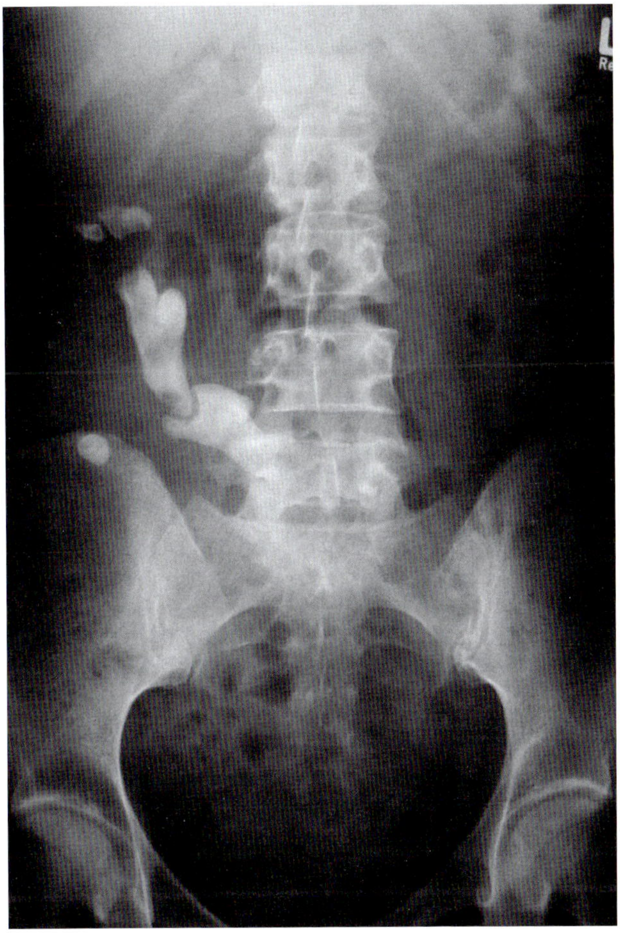

43-jähriger Patient mit rezidivierenden Harnwegsinfekten.

Nierenbeckenausgusssteine bei Hufeisenniere

- **Befund:** In der nativen Projektionsradiographie des Abdomens zeigen sich röntgendichte Konkremente in Form der Nierenbecken. Ihrer Lage nach sind es die Nierenbecken einer Hufeisenniere.
- **Bemerkungen:** Bei einer Hufeisenniere kommt es vermehrt zu einem vesikoureteralen Reflux. Hierdurch ist die Infektionsrate der Nierenbecken deutlich erhöht. Struvitsteine bestehen aus Magnesium-Ammonium-Phosphat. Sie bilden sich vor allem in der Gegenwart bestimmter Keime, wie Proteus-Spezies oder Ureaplasma urealyticum. Bei chronischen oder rezidivierenden Infekten können sich ausgedehnte Nierenbeckenausgusssteine entwickeln. Struvitsteine sind meist – wie in unserem Fall auch – röntgendicht.

Traumatische Nierenbeckenruptur

- **Befund:** In der IUG (Abb. **a**) zeigt sich ein Double-J-Katheter rechts in korrekter Lage. Im Bereich des rechten Nierenbeckens – am oberen Ende des Double-J-Katheters – findet sich eine Extravasation von kontrastiertem Material. In der Tomographie (Abb. **b**) kommt das Paravasat noch deutlicher zur Darstellung.
- **Bemerkungen:** Kommt es zu einer Nierenbeckenruptur, so entsteht zunächt ein Paravasat. Ohne Therapie organisiert sich im Lauf der folgenden Tage eine Höhle aus Fibroblasten und schließlich eine bindegewebige Höhle – ein Urinom entsteht. Die Ursache einer Nierenruptur kann – wie in unserem Fall – traumatisch sein, aber auch postoperative Ursachen oder eine Erosion durch ein Konkrement kommen infrage. Auch im Rahmen einer Obstruktion kann es zu einer Ruptur kommen, die dann meist im Fornixbereich liegt. Ein Urinom kann lokalisiert perirenal, diffus perirenal, subkapsulär oder intrarenal liegen.

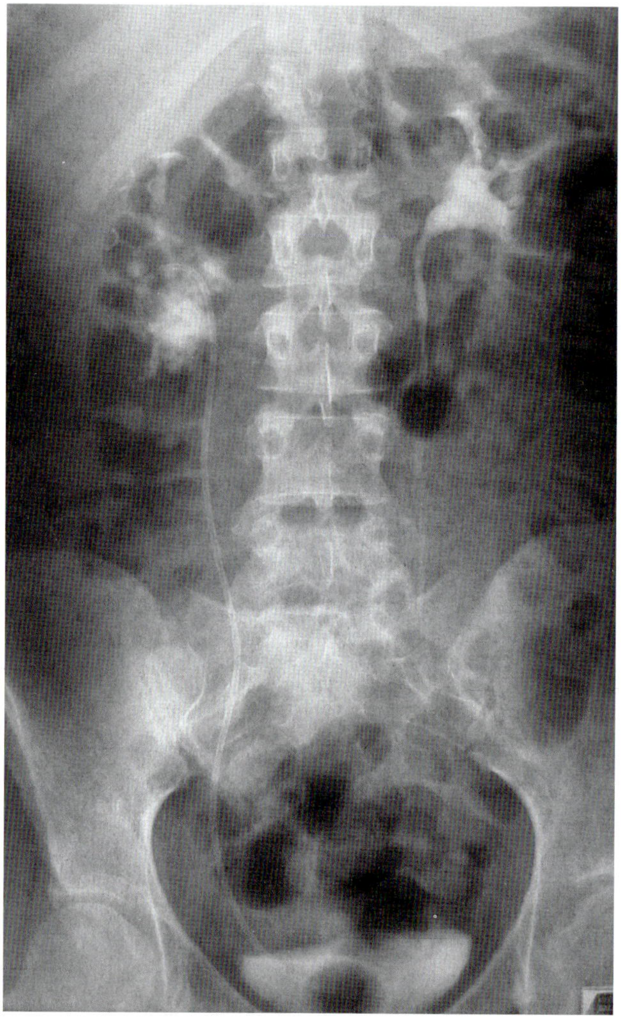

a

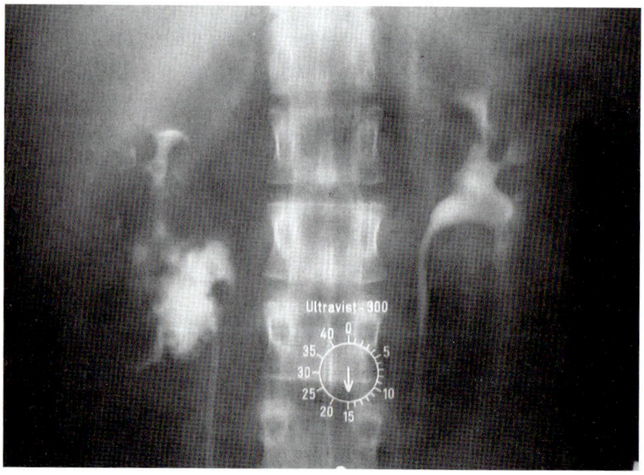

b

20-jährige Patientin mit Z. n. einem schweren Verkehrsunfall und Makrohämaturie.

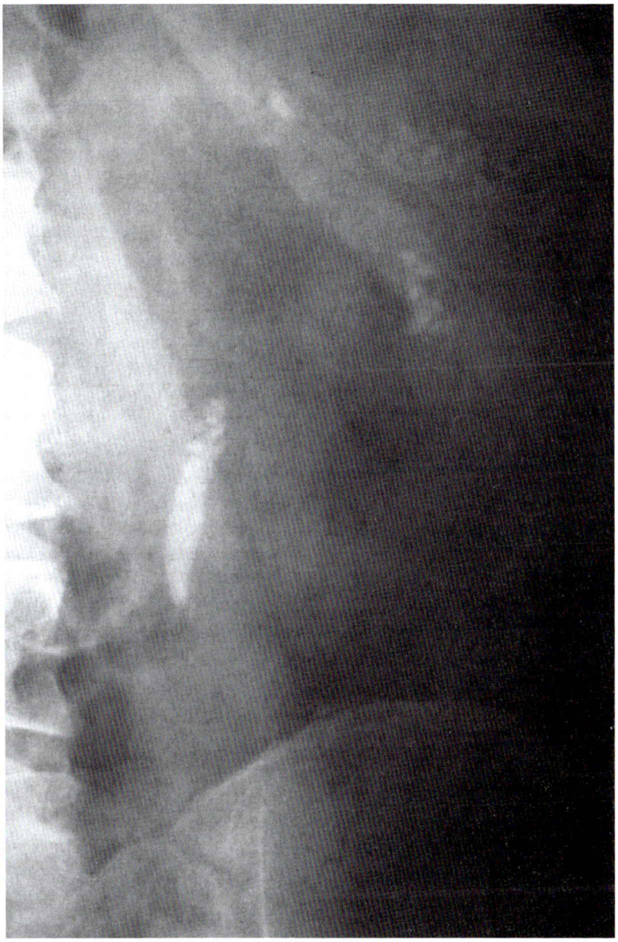

35-jährige Patientin mit Z. n. ESWL bei Nierenbeckenstein links.

Steinstraße nach ESWL

- **Befund:** In der nativen Projektionsradiographie zeigen sich multiple kleine Konkremente im Bereich des Nierenbeckens. Zudem findet sich eine „Steinstraße" im Bereich des proximalen Ureters.
- **Bemerkungen:** Bei der extrakorporalen Stoßwellenlithotripsie (ESWL) erfolgt eine nicht-invasive Zertrümmerung von Nierensteinen durch eine mehrfache Applikation von Stoßwellen, die durch Reflexion so gebündelt werden, dass ihr zweiter Brennpunkt auf das Konkrement fokussiert wird. Nach der Zertrümmerung kommt es zu einem Abgang der Steinfragmente über den Ureter. Es entsteht das typische Bild einer „Steinstraße", bei der multiple kleine Konkremente aneinandergereiht im Ureter liegen. Im Rahmen der Steinpassage kann es zu Nierenkoliken kommen. Der deutsche Begriff der „Steinstraße" hat in seiner Anschaulichkeit direkten Einzug in den angloamerikanischen Sprachgebrauch gehalten.

Subkapsuläres Hämatom nach ESWL

- **Befund:** In der kontrastverstärkten CT (nach Gabe von oralem und i.v. Kontrastmittel) zeigt sich eine ausgedehnte, im Vergleich zum kontrastierten Nierenparenchym hypodense, an sich aber gemischt hypo- und hyperdense Raumforderung in subkapsulärer Lage, die zu einer Kompression des Nierenparenchyms geführt hat. Die Kapsel selbst ist intakt.
- **Bemerkungen:** Ein subkapsuläres Hämatom ist eine mögliche Komplikation einer extrakorporalen Stoßwellenlithotripsie (ESWL). I. d. R. wird ein subkapsuläres Hämatom im Verlauf vollständig resorbiert; es kann sich auch eine Pseudokapsel bilden, die im Lauf der Zeit kalzifiziert. Ist das Hämatom sehr groß, so kann es durch die Druckwirkung auf das Nierenparenchym zu renalen Ischämien und zu hypertensiven Zuständen durch die Ausschüttung von Renin kommen.

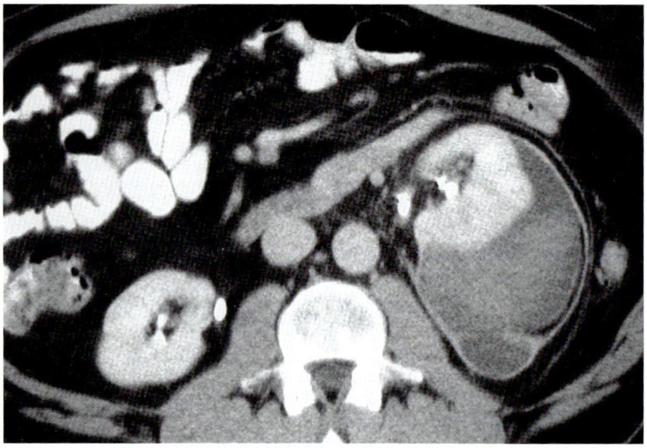

40-jähriger Patient mit Z. n. ESWL bei Nierenbeckenstein links.

Traumatische Nierenlazeration

- **Befund:** In der kontrastverstärkten CT zeigt sich eine schwere Lazeration und Fragmentation der Niere. Die Nierenkontur ist unterbrochen. Die Nierenloge ist aufgeweitet, die Gerota-Faszie verdrängt. Es besteht eine ausgedehnte perirenale, relativ hyperdense Flüssigkeitsansammlung. Das verbleibende Nierenparenchym ist perfundiert und nimmt Kontrastmittel auf.
- **Bemerkungen:** Nierenverletzungen sind bei polytraumatisierten Patienten häufig. Bei einer Verletzung Grad 1 liegt lediglich ein subkapsuläres Hämatom vor. Bei einem Trauma 2. Grades besteht eine oberflächliche Nierenlazeration mit einem perirenalen Hämatom. Bei einer Verletzung 3. Grades besteht eine tiefe Lazeration, die nicht in das Nierenbeckenkelchsystem (NBKS) reicht. Bei einem Trauma Grad 4 liegen eine tiefe Lazeration, die in das NBKS hineinzieht, oder ein Verschluss einer Segmentarterie vor. Bei einer Verletzung 5. Grades ist die Niere fragmentiert oder es besteht ein Abriss oder eine Thrombose der Nierenarterie.

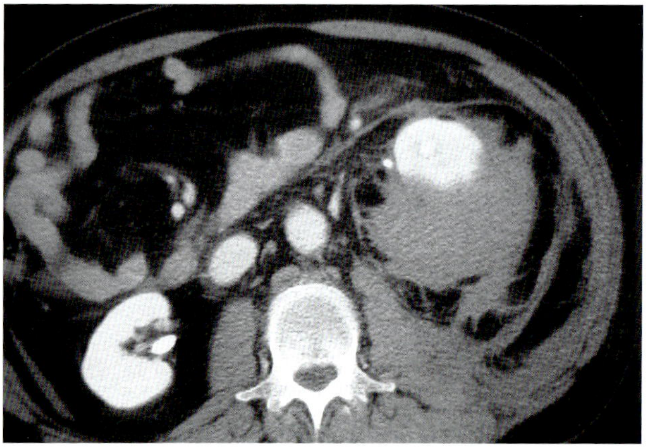

28-jähriger polytraumatisierter Patient nach Verkehrsunfall.

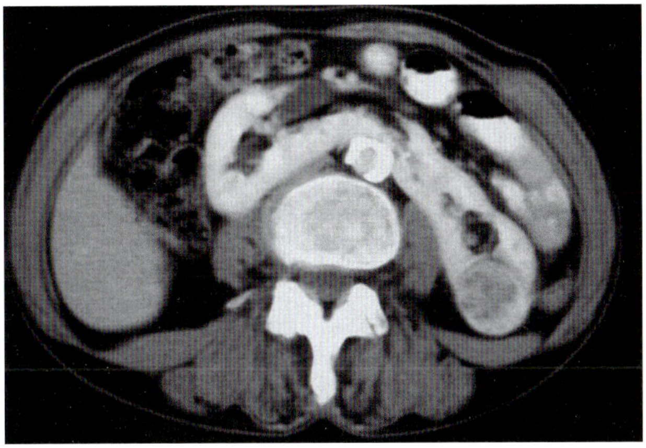

70-jährige Patientin mit Makrohämaturie.

Nierenzellkarzinom in Hufeisenniere

- **Befund:** In der kontrastverstärkten CT (nach i.v. und oraler Kontrastmittelgabe) zeigt sich eine Hufeisenniere in klassischer Lage. Im Bereich des linken Nierenanteils kommt eine glatt begrenzte Raumforderung zur Darstellung, die ein heterogenes Enhancement aufweist. Nebenbefundlich besteht eine ausgedehnte Aortensklerose.
- **Bemerkungen:** Selbstverständlich kann auch innerhalb einer Hufeisenniere ein Nierenzellkarzinom entstehen. Das Risiko ist bei Dialysepatienten, bei Patienten mit einem Nikotin- oder Phenacetinabusus und bei Patienten mit einer von-Hippel-Lindau-Erkrankung erhöht.
  Nierenzellkarzinome sind meist glatt begrenzt. Das heterogene Enhancement resultiert aus zystischen oder nekrotischen Anteilen.

Große retroperitoneale Epithelzyste

- **Befund:** In der IUG (Abb. **a**) stellen sich links 2 Nieren dar, jeweils mit einem eigenen Nierenbeckenkelchsystem. Es bietet sich jedoch nicht das typische Bild einer Doppelniere – der Ureter der „oberen" Niere kreuzt zur Gegenseite und mündet dort in die Blase. Rechts stellt sich keine Niere dar. In der CT (Abb. **b**) zeigt sich rechts retroperitoneal eine große, glatt begrenzte, flüssigkeitsisodense Raumforderung, die zu einer vollständigen Verlagerung der Niere nach kontralateral geführt hat.
- **DD:** Lymphangiom, Lipom.
- **Bemerkungen:** Eine Epithelzyste ist eine seltene Differenzialdiagnose für eine große retroperitoneale Raumforderung. Alternativ muss bei retroperitonealen Raumforderungen mit einer niedrigen Dichte, die nicht von der Niere oder Nebenniere ausgehen, immer auch an Lymphangiome, Lipome, Liposarkome, Fibrosarkome, Teratokarzinome, mesenchymale Sarkome oder Metastasen gedacht werden.

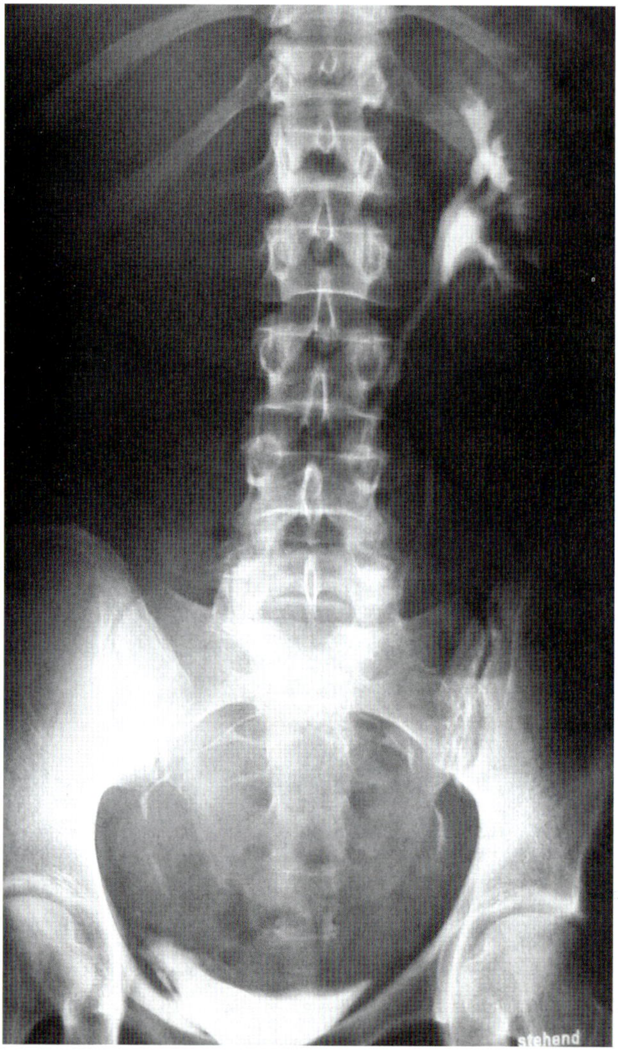

a

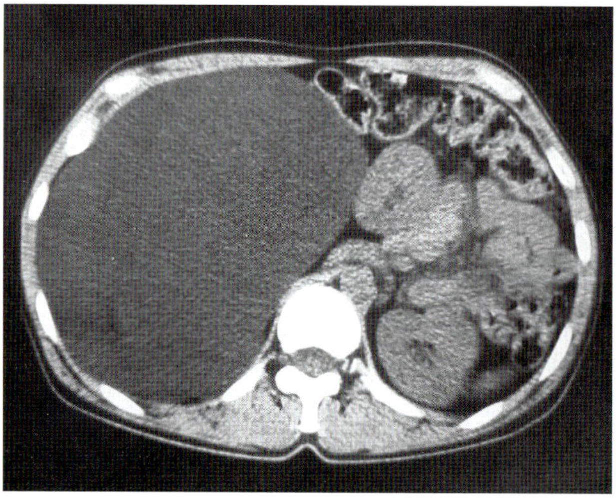
b

40-jährige Patientin zur IUG wegen rezidivierender Flankenschmerzen.

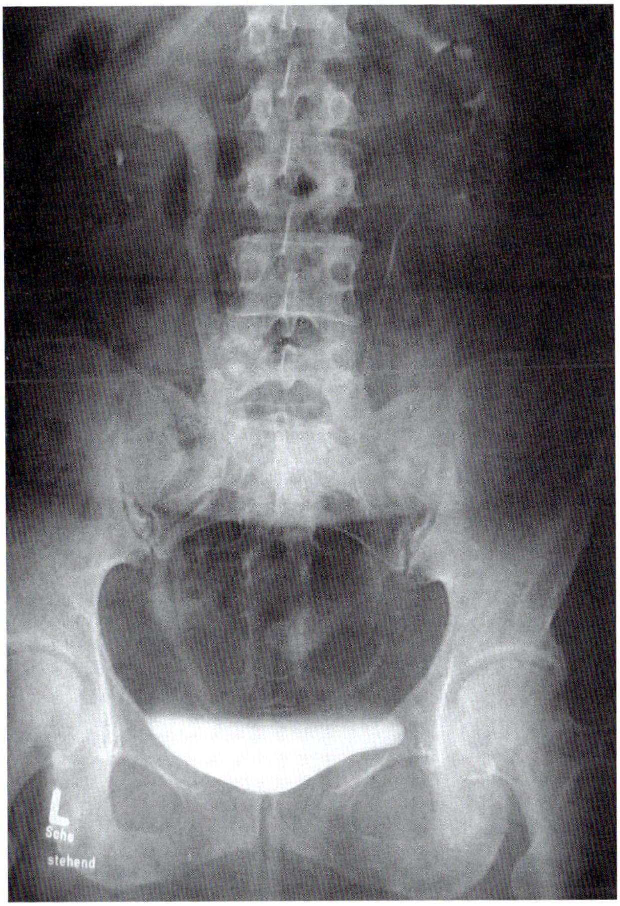

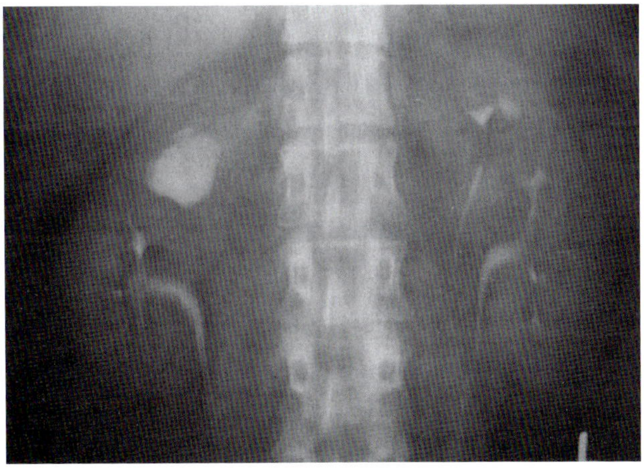

42-jährige Patientin mit Flankenschmerzen rechts.

Ureter duplex beidseits mit Hydronephrose

- **Befund:** In der IUG (Abb. **a**) zeigt sich eine beidseitige Doppelniere mit vollständiger Duplikation des Nierenbeckenkelchsystems und der Ureteren auf beiden Seiten. Im kranialen Nierenanteil rechts besteht eine Hydronephrose. Die konventionelle Tomographie (Abb. **b**) stellt die Veränderungen des Nierenbeckenkelchsystems noch besser dar.
- **Bemerkungen:** Nach der Weigert-Meyer-Regel inseriert der Ureter des oberen Pols der Niere weiter kaudal und medial als der Ureter der unteren Niere. Durch die ektope Mündung des Ureters des oberen Pols kommt es – wie in unserem Fall auf der rechten Seite – gehäuft zu einer Harnabflussstörung und hierdurch zu einer Hydronephrose.

Ureter fissus

- **Befund:** In der IUG zeigt sich eine Doppelniere links mit einer Duplikation des Nierenbeckenkelchsystems und einer unvollständigen Duplikation des Ureters. Im mittleren Anteil münden die beiden Ureteren in ein gemeinsames Lumen.
- **Bemerkungen:** Ein Ureter fissus stellt eine inkomplette Duplikation der ableitenden Harnwege dar. Es besteht eine vollständige Duplikation des Nierenbeckenkelchsystems und des kranialen Anteils des Ureters, wohingegen im unteren Anteil ein gemeinsames Lumen existiert. Hierdurch kann es zu einer „Jo-Jo-Peristaltik" kommen – der Urin fließt von dem einen Ureter i. S. eines Reflux in den anderen zurück. Es treten gehäuft Infekte der ableitenden Harnwege auf.

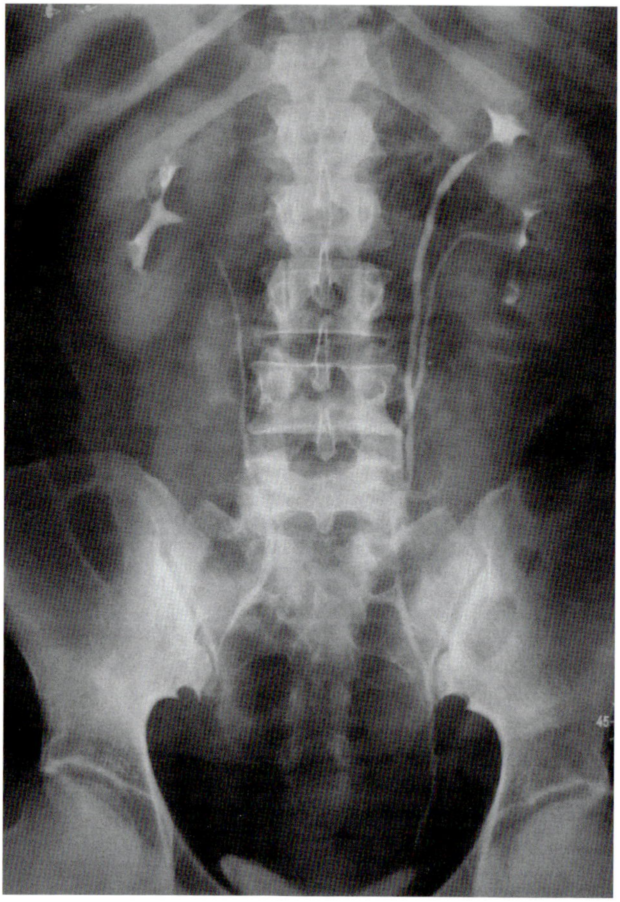

39-jährige Patientin mit rezidivierenden Flankenschmerzen.

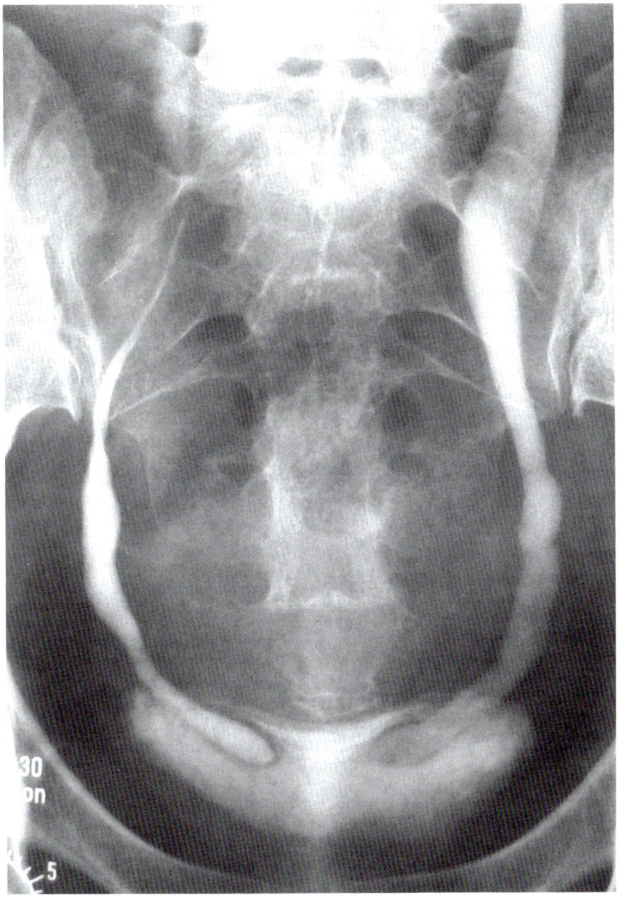

50-jährige Patientin mit rezidivierenden Flankenschmerzen.

Ureterozele beidseits

- **Befund:** In der IUG zeigt sich ein vermehrt strahlentransparenter Rand um eine „kobrakopfartig" konfigurierte Mündung der Ureteren in die Blase.
- **Bemerkungen:** Eine Ureterozele ist ein kongenitaler Prolaps des dilatierten Endes des distalen Ureters in die Blasenmündung. In etwa $^{1}/_{3}$ der Fälle kommt sie bilateral vor. Die Uretermündung ist hierdurch wie der Kopf einer Kobra konfiguriert. In der IUG zeigt sich typischerweise ein strahlentransparenter Rand um die Mündung herum, der den anliegenden Wänden von Ureter und Blase entspricht. Meist ist eine Ureterozele nur ein Zufallsbefund. Es kann jedoch zu einer Erweiterung des Nierenbeckenkelchsystems und selten einmal zu einer Obstruktion durch ein eingeklemmtes Konkrement kommen.
  Eine Ureterozele kann auch an einem ektopen Mündungsort vorkommen; dies tritt vor allem bei dem Ureter des oberen Nierenpols einer Doppelniere auf. Hierbei treten gehäuft Komplikationen auf.

Vollständiger Niereninfarkt

- **Befund:** In der kontrastverstärkten CT zeigt sich eine diffuse Dichteminderung der rechten Niere mit einem randständigen, Kontrastmittel aufnehmenden Saum. Z. n. Nephrektomie links mit frischen postoperativen Veränderungen.
- **Bemerkungen:** In diesem Fall ist es im Rahmen der linksseitigen Tumornephrektomie zu einer Lazeration der rechten Nierenarterie gekommen. Ein akuter Niereninfarkt manifestiert sich i.d.R. mit Flankenschmerzen. Es können auch Fieber sowie eine Hämaturie und Proteinurie auftreten. Die betroffene Niere hat meist ein normales oder vergrößertes Volumen. Das Nierenparenchym nimmt kein Kontrastmittel auf und ist hypodens. Typisch ist zudem ein Randenhancement der Niere, wie es in unserem Fall auch zu sehen ist.

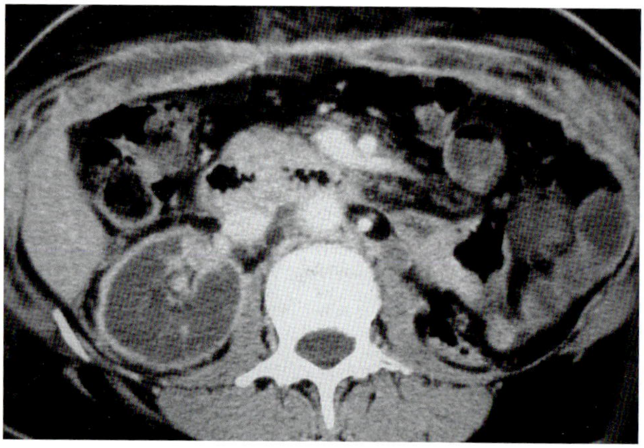

55-jähriger Patient mit Z. n. Tumornephrektomie links. Jetzt Anurie und steigende Retentionswerte.

Zystennieren und Leber- und Pankreaszysten

- **Befund:** In der axialen T2w MRT (Abb. **a**) und in der MR-Urographie (Abb. **b**) zeigen sich multiple, flüssigkeitsisointense Zysten beider Nieren. Zudem finden sich mehrere Leber- und Pankreaszysten.
- **DD:** Infantile polyzystische Nierenerkrankung, multiple einfache Zysten, von-Hippel-Lindau-Erkrankung.
- **Bemerkungen:** Die adulte Form der polyzystischen Nierenerkrankung wird – im Gegensatz zur infantilen, autosomal-rezessiven polyzystischen Nierenerkrankung mit meist mikroskopischen Zysten – autosomal-dominant vererbt (autosomal dominant polycystic kidney disease – ADPKD). Die Diagnose wird i. d. R. erst im Erwachsenenalter gestellt. Die Zysten sind groß und führen zur Niereninsuffizienz und häufig auch zu Bluthochdruck. Sie können akut einbluten und dann Flankenschmerzen verursachen. Häufig bestehen, wie in unserem Fall, zugleich Zysten der Leber. In etwa 10% der Fälle finden sich auch Zysten des Pankreas. Zystennieren sind mit einem deutlich höheren Risiko eines intrakraniellen Aneurysmas assoziiert (bis ca. 10%).

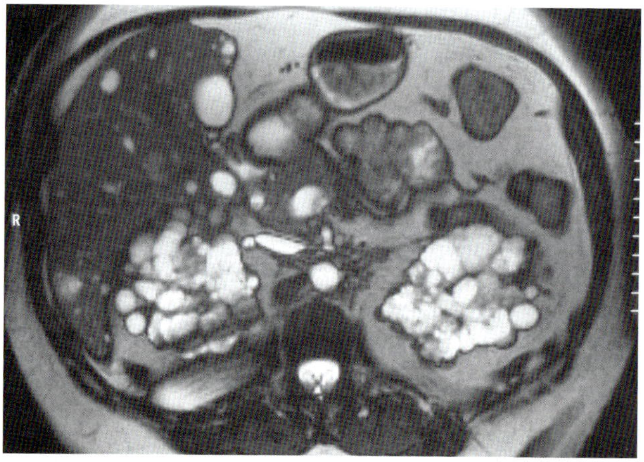

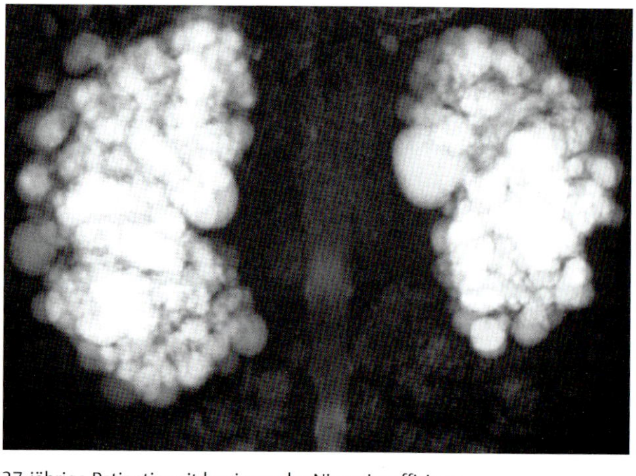

37-jährige Patientin mit beginnender Niereninsuffizienz.

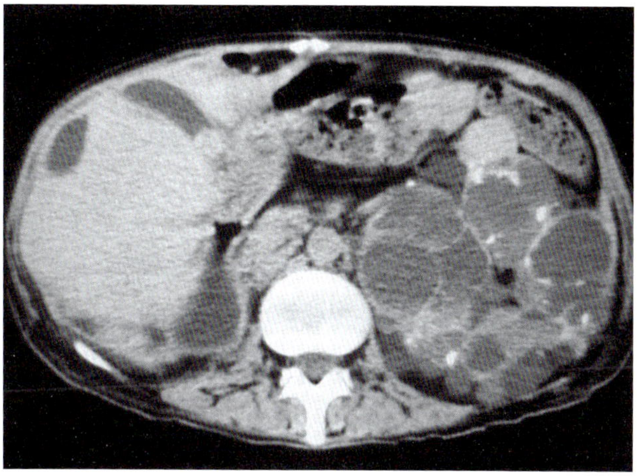

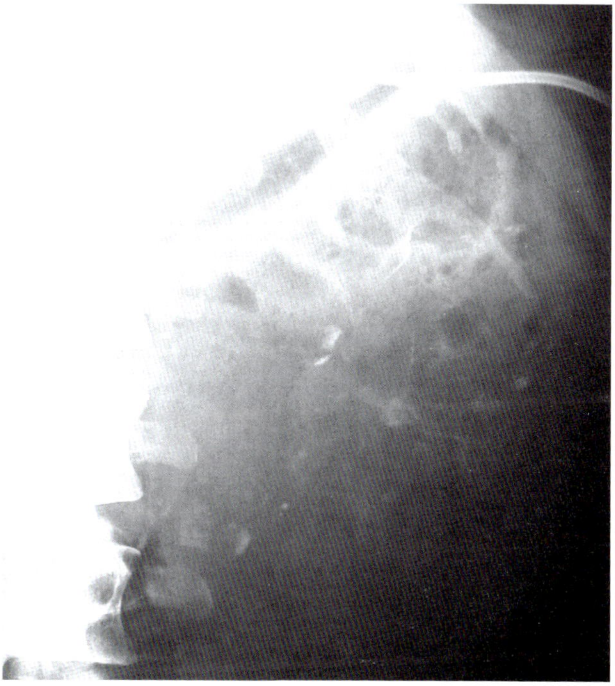

58-jähriger Patient mit Z. n. Resektion eines Nierenzellkarzinoms in einer Zystenniere. Jetzt Flankenschmerzen rechts und Fieber.

Zystenniere und subhepatischer Abszess

- **Befund:** In der kontrastverstärkten CT (Abb. **a**) zeigt sich eine partiell verkalkte Zystenniere links. Rechts liegt ein frischer postoperativer Z. n. Nephrektomie vor. Subhepatisch zeigt sich eine pathologische Flüssigkeitsansammlung. Die konventionelle Aufnahme (Abb. **b**) zeigt das typische Verkalkungsmuster von Zystennieren.
- **Bemerkungen:** Im Rahmen einer autosomal-dominanten polyzystischen Nierenerkrankung (ADPKD) kommt es gehäuft zur Entstehung eines Nierenzellkarzinoms. Das Risiko ist hierbei besonders erhöht, wenn es bereits zur Urämie gekommen ist. In unserem Fall wurde die rechte Zystenniere aufgrund einer Entartung entfernt. Es ist jedoch postoperativ ein subhepatischer Abszess entstanden.
  Die Zysten einer Zystenniere bei der ADPKD können ringförmig oder auch amorph verkalken. Diese Verkalkungen lassen sich dann meist bereits in der konventionellen Röntgenübersichtaufnahme in Projektion auf die Nierenloge erkennen.

Doppelniere mit Ureter duplex

- **Befund:** In der IUG zeigt sich eine vollständige Doppelung des Ureters und des Nierenbeckenkelchsystems auf der linken Seite. Aufgrund des Ovarialkarzinoms ist es zu einer Peritonealkarzinose gekommen mit einer pathologischen Darmgasverteilung.
- **Bemerkungen:** Bei einer Doppelniere mit vollständiger Doppelung von Ureter und Nierenbeckenkelchsystem gilt die Weigert-Meyer-Regel. Der untere Ureter wird in der Embryonalentwicklung zuerst in die Blase eingegliedert; er inseriert im Bereich des Blasentrigonums. Der obere Ureter – der den oberen Anteil der Niere drainiert – setzt hingegen ektopisch an der Blase an, und zwar inferior und medial des unteren Ureters. Die Ureteren kreuzen also in ihrem Verlauf. Hierbei tritt bei dem oberen Ureter häufig eine Obstruktion auf, bei dem unteren Ureter ein vesikoureteraler Reflux.

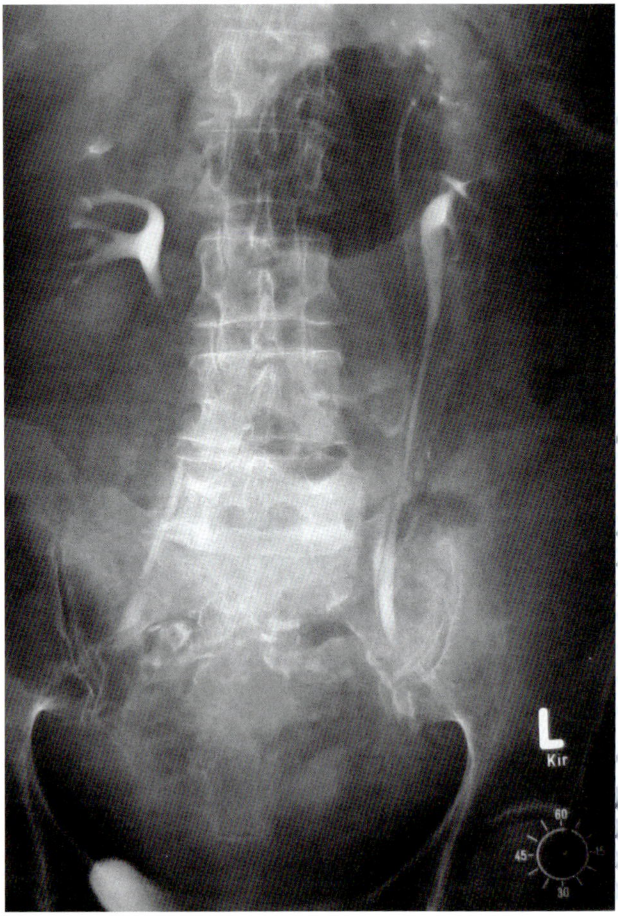

60-jährige Patientin mit ausgedehntem Ovarialkarzinom.

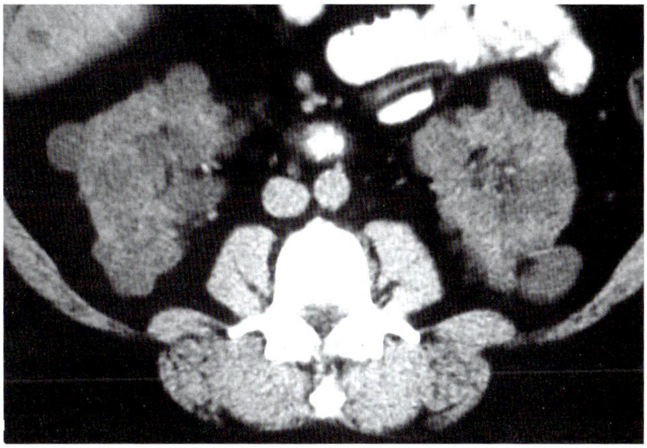

69-jähriger, seit längerem dialysepflichtiger Patient.

Nierenzysten bei Urämie

- **Befund:** In der kontrastverstärkten CT zeigen sich multiple Zysten in beiden Nieren. Das Nierenvolumen ist vermindert.
- **DD:** Autosomal-dominante polyzystische Nierenerkrankung.
- **Bemerkungen:** Bei Patienten mit einer längerfristigen Dialyse kommt es in bis zu 90% der Fälle zu zahlreichen Zysten in den Nieren. Das Risiko einer malignen Entartung ist bei diesen Patienten deutlich erhöht. In 3 – 6% der Fälle kommt es zur Entstehung eines Nierenzellkarzinoms. Zudem treten gehäuft Adenome der Niere auf. Die Zysten können darüber hinaus einbluten und so Flankenschmerzen verursachen, selten einmal auch rupturieren und zu einer retroperitonealen Blutung führen. Nach einer erfolgreichen Transplantation bilden sich in den eigenen Nieren zwar keine weiteren Zysten mehr aus; das Malignitätsrisiko bleibt jedoch weiterhin bestehen.

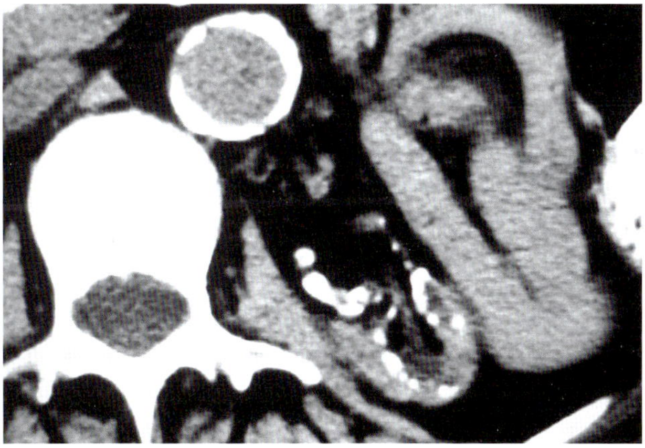

72-jährige, dialysepflichtige Patientin.

Schrumpfniere

- **Befund:** In der kontrastverstärkten CT kommt linksseitig eine Schrumpfniere zur Darstellung, die grobschollige Verkalkungen aufweist. Nebenbefundlich besteht eine deutliche Aortensklerose.
- **Bemerkungen:** Der Begriff der Schrumpfniere ist ein Sammelbegriff für alle Nierenveränderungen, bei denen es durch einen Untergang von Nephronen und durch die Entstehung von Narbengewebe zu einer Minderung des Parenchymvolumens kommt. Bei beidseitigen Schrumpfnieren besteht i. d. R. eine chronische Niereninsuffizienz. Es gibt zahlreiche Ursachen für Schrumpfnieren, beispielsweise eine chronische Pyelonephritis, verschiedene Autoimmunerkrankungen, eine Nierenarterienstenose, diabetische Veränderungen, eine abgelaufene Tuberkulose und viele andere. Die grobscholligen Verkalkungen lassen in unserem Fall an eine chronische Glomerulonephritis denken, wobei das Erscheinungsbild nicht spezifisch ist.
  Bei einer Niereninsuffizienz ist selbstverständlich immer Vorsicht mit einer i.v. Kontrastmittelgabe geboten.

Diffus wachsendes Blasenkarzinom mit Harnstau

- **Befund:** In der IUG zeigt sich eine rechtsseitige Hydronephrose mit Erweiterung des Nierenbeckenkelchsystems und des Ureters in seiner gesamten Länge. Die linke Niere stellt sich nicht dar. Das Blasenvolumen ist deutlich reduziert, die Blasenwand ist unscharf begrenzt und erscheint infiltriert.
- **DD:** Balkenblase, Lymphom, Rhabdomyosarkom, Leiomyosarkom.
- **Bemerkungen:** Blasentumoren sind am häufigsten epitheliale Tumoren. Hier stellen die Urothelkarzinome die größte Untergruppe dar (ca. 95%), gefolgt von Plattenepithelkarzinomen (ca. 4%) und Adenokarzinomen (ca. 1%). Leitsymptom ist die schmerzlose Hämaturie. Als Ursachen werden Anilinderivate und Nikotinabusus diskutiert. Plattenepithelkarzinome entstehen i.d.R. auf dem Boden chronischer Veränderungen, wie Strikturen, Infektionen oder auch auf dem Boden einer Schistosomiasis.

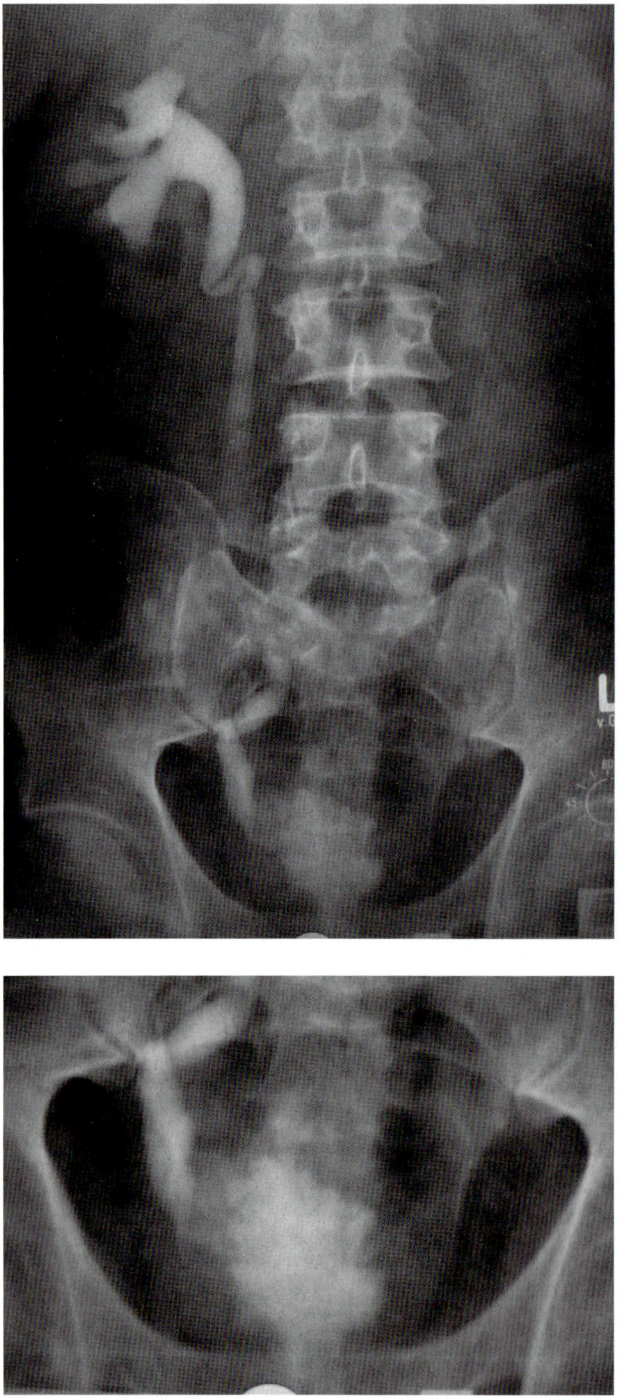

81-jähriger Patient mit Makrohämaturie.

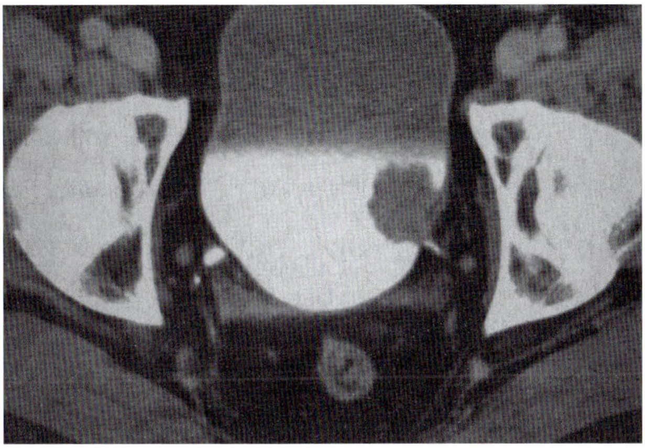

62-jähriger Patient mit Makrohämaturie.

Exophytisch wachsendes Blasenkarzinom

- **Befund:** In der kontrastverstärkten CT zeigt sich eine Raumforderung der Blase, die der Blasenwand breitbasig aufsitzt und die in das Blasenlumen protrudiert.
- **DD:** Papillom, Hämangiom, Leiomyom, Metastase.
- **Bemerkungen:** Blasenkarzinome können diffus oder fokal wachsen. Sie sind oft multizentrisch und bilden aufgrund des Urinflusses häufig synchrone oder metachrone Absiedelungen. Bei einer fokalen, exophytischen Raumforderung der Blase muss auch an andere Differenzialdiagnosen gedacht werden. Es kommen z. B. Leiomyome bzw. Leiomyosarkome, Rhabdomyome bzw. Rhabdomyosarkome, Lymphome, Hämangiome, Neurofibrome, Adenome, Phäochromozytome oder Endometriome infrage. Aber auch an Metastasen oder an eine Invasion durch Nachbarorgane muss bei einer fokalen Raumforderung der Blase gedacht werden.

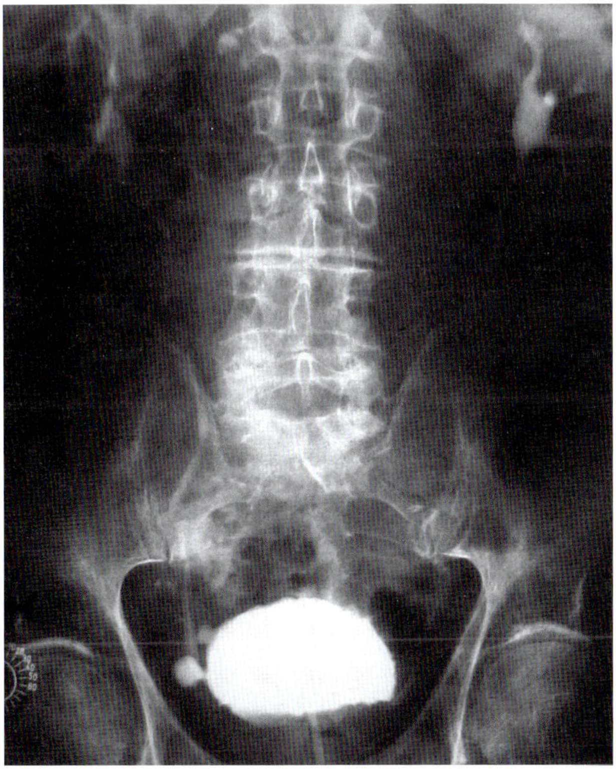

89-jährige Patientin mit Miktionsstörung und rezidivierenden Harnwegsinfekten.

Blasendivertikel und Balkenblase

- **Befund:** In der IUG kommen rechtsseitig Ausstülpungen des Blasenlumens nach extraluminal zur Darstellung, die kontrastmittelgefüllt sind. Zudem besteht eine vermehrte Trabekulierung der Blase.
- **DD:** Nekrotisiertes Blasenkarzinom.
- **Bemerkungen:** Blasendivertikel sind Ausstülpungen der Mukosa durch die Muskelschicht der Blase hindurch. Sie können angeboren sein oder sekundär vorkommen. Sekundäre Formen entstehen häufig postoperativ oder auf dem Boden einer Blasenentleerungsstörung. Differenzialdiagnostisch muss hierbei an neurogene Störungen, Strikturen oder Klappen der Urethra und an eine Prostatahypertrophie gedacht werden. Bei Kindern mit multiplen Divertikeln ist neben urethralen Klappen und neurogenen Störungen auch an ein Prune-Belly-Syndrom zu denken.

Vollständiger Prolaps der Blase

- **Befund:** In der – korrekt eingestellten – IUG kommt die Blase nicht zur Darstellung. Die Ureteren sind bis kaudal der Symphyse abgrenzbar. Erst in der Aufnahme des subpubischen Bereichs zeigt sich die Mündung der Ureteren in eine vollständig prolabierte Blase. Zudem besteht ein beidseitiger Harnstau mit Erweiterung der Ureteren und des Nierenbeckenkelchsystems.
- **Bemerkungen:** Hier handelt es sich um einen schweren Fall einer Beckenbodeninsuffizienz, bei der es zu einem vollständigen Prolaps der Blase gekommen ist. Risikofaktoren stellen eine Bindegewebsschwäche und ein Z. n. multiplen vaginalen Entbindungen dar. Im Rahmen einer solchen Beckenbodeninsuffizienz kommt es zunächst zu einem Deszensus des Uterus und der Vagina. Kommt es zu einem vollständigen Prolaps, so stülpt sich die Vagina nach außen. Da die Scheide mit der Blasenwand durch das perivesikuläre Gewebe verbunden ist, kommt es in einem solchen Fall immer auch zu einer Zystozele, also zu einer Senkung des Blasenbodens.

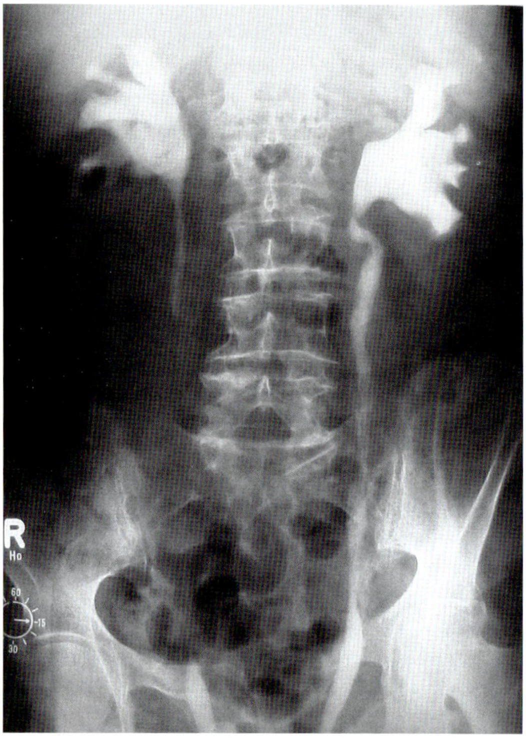

a

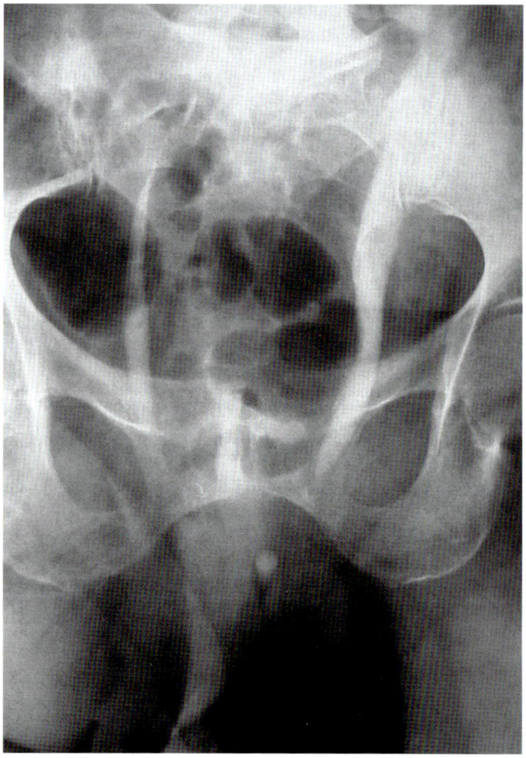

b

78-jährige Multipara mit Beckenbodeninsuffizienz.

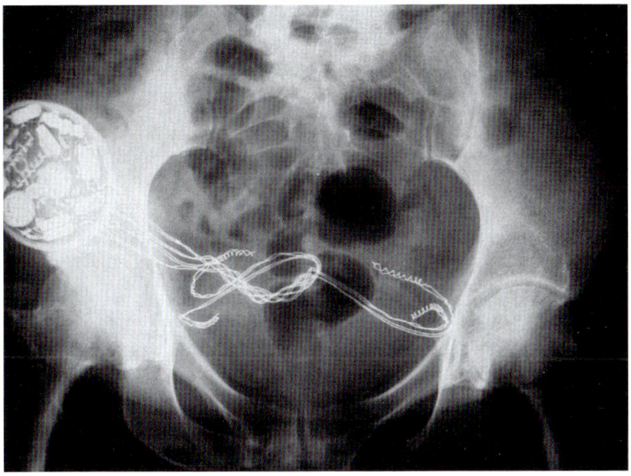

65-jährige Patientin mit einer neurogenen Blase aufgrund einer Rückenmarksverletzung.

Blasenschrittmacher

- **Befund:** In der Beckenübersichtsaufnahme zeigt sich ein Schrittmacher, dessen Elektroden sich auf die Blasenwand projizieren.
- **Bemerkungen:** Blasenschrittmacher können bei neurogenen Blasenstörungen angewandt werden, wenn sich die Blasenstörung nicht konservativ behandeln lässt und rezidivierend Infekte auftreten. Zur Blasenentleerung wird ein externer Transmitter auf den subkutan implantierten Stimulator (z. B. Brindley-Stimulator) aufgesetzt. Blasenschrittmacher werden inzwischen relativ selten implantiert; ihr Nutzen ist in der Literatur umstritten.

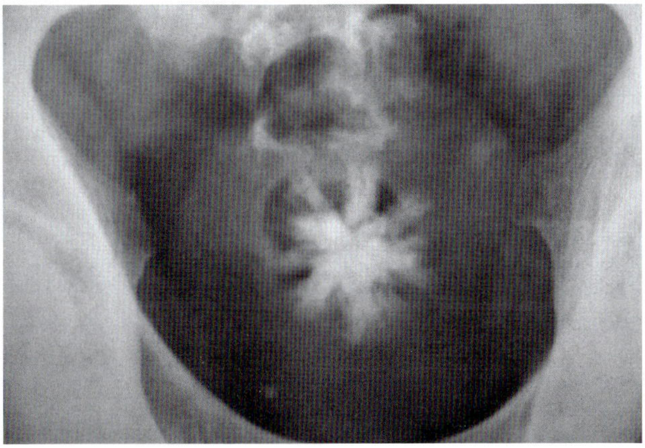

69-jähriger Patient mit Hämaturie.

Blasenkonkrement

- **Befund:** In der Beckenübersichtsaufnahme (Detail) zeigt sich ein großes, röntgendichtes Konkrement mit einer komplexen Binnenstruktur in Projektion auf die Blase.
- **Bemerkungen:** Blasenkonkremente führen relativ häufig zu einer Hämaturie. Auch kann es zu Miktionsbeschwerden und anderen Unterbauchsymptomen kommen. In etwa der Hälfte der Fälle bestehen die Konkremente aus Magnesium-Ammonium-Phosphat, in etwa $^{1}/_{3}$ der Fälle aus Calciumsalzen und in etwa 5 % der Fälle aus Harnsäurederivaten. Die Konkremente können solitär oder multipel auftreten. Sie können chirurgisch entfernt oder mit einer Lithotripsie behandelt werden – die Rezidivrate ist jedoch hoch.

Multiple Blasenkonkremente

- **Befund:** In der BÜS bei voller Blase (Abb. **a**) zeigen sich multiple röntgendichte Konkremente mit einer geschichteten Binnenstruktur. Ein Konkrement projiziert sich relativ weit nach rechts lateral; bei genauem Betrachten zeigt sich jedoch, dass es noch innerhalb des (gefüllten) Blasenlumens liegt. Eine Aufnahme nach Miktion (Abb. **b**) bestätigt die intraluminale Lage des Konkrements.
- **DD:** Phlebolith, Konkrement innerhalb eines Divertikels.
- **Bemerkungen:** Blasenkonkremente entstehen meist auf dem Boden einer Stase, beispielsweise bei einer Prostatahypertrophie oder einer neurogenen Blase. Sie können auch innerhalb eines Divertikels entstehen. Blasenkonkremente sind insbesondere mit gramnegativen Harnwegsinfekten assoziiert, v. a. mit dem Keim Proteus. Andererseits können Steine innerhalb der Blase auch aus den Nieren bzw. den Ureteren in das Blasenlumen gewandert sein. Auch bei einem Vorliegen von Fremdkörpern innerhalb der Blase (z. B. im Rahmen von Kathetern) kommt es gehäuft zur Bildung von Konkrementen.

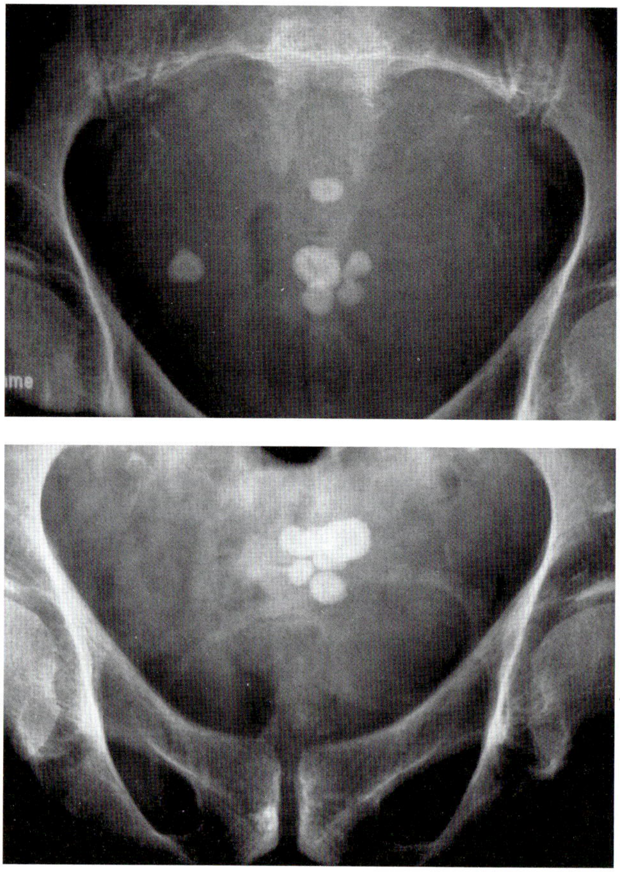

81-jähriger Patient mit Mikrohämaturie.

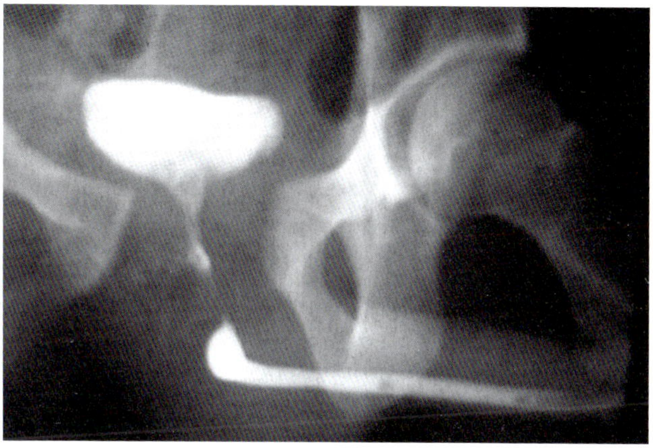

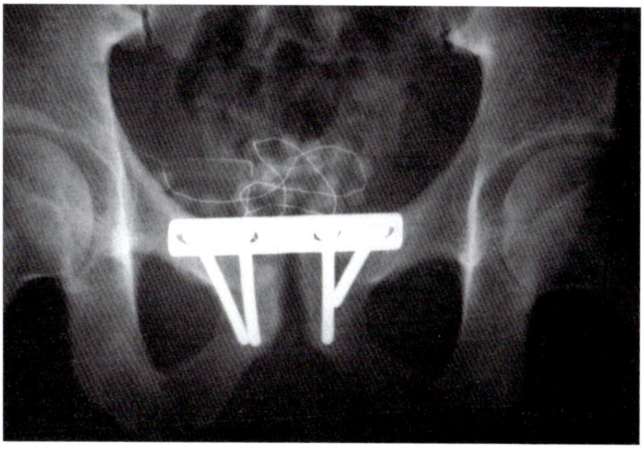

25-jähriger Patient nach Reitunfall.

Open-Book-Verletzung mit Urethralazeration

- **Befund:** In der initialen retrograden Darstellung der Urethra (Abb. **a**) zeigt sich eine Lazeration mit einem Kontrastmittelaustritt auf Höhe der Symphyse. Die Symphyse ist vollständig gesprengt. Es liegt eine Open-Book-Verletzung des Beckens vor. In der Kontrollradiographie (Abb. **b**) ist die Open-Book-Verletzung im Bereich der Symphyse osteosynthetisch versorgt worden; es wurden zudem Antibiotikaketten eingebracht.
- **Bemerkungen:** Vor allem bei Männern führen Beckentraumen – besonders im Rahmen von Beckenringfrakturen – nicht selten zu Verletzungen der Urethra. Im Verlauf kommt es sehr oft zu Strikturen. Auch eine Impotenz und/oder eine Inkontinenz treten nach einem solchen Trauma häufig auf.

Dorsale Zystozele

- **Befund:** In der Defäkographie mit Kontrastmittelmarkierung der Blase, Urethra und Vagina zeigt sich ein Tiefertreten des dorsalen Anteils der Blase im Sinne einer dorsalen Zystozele.
- **Bemerkungen:** Eine Defäkographie wird heutzutage nur noch selten durchgeführt. Die Möglichkeiten der modernen MRT mit ultraschnellen Single-Shot-Sequenzen, die im Cine-Modus betrachtet werden können, haben diese Untersuchung weitestgehend verdrängt. Nach Kontrastierung von Blase, Vagina und Rektum wurde in der Defäkographie der Entleerungsvorgang – i. d. R. auf einer Campingtoilette – projektionsradiographisch dokumentiert. Hierbei konnten sowohl Rektozelen als auch Zystozelen v. a. präoperativ beurteilt werden. In der MRT erfolgt die Kontrastierung von Vagina und Rektum in der Regel mit einer wässrigen Substanz, z. B. mit Sonographiegel, um in der T2w eine Hyperintensität zu erzielen. Eine Kontrastierung der Blase ist hier nicht notwendig.

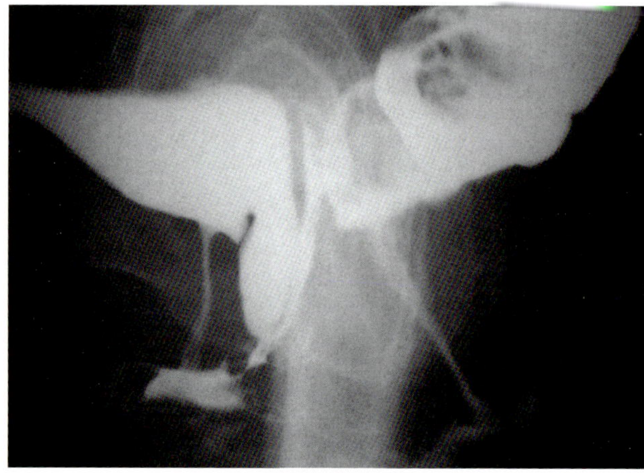

80-jährige Patientin mit Beckenbodeninsuffizienz und Inkontinenz.

Adenomyosis uteri, Myom, Retroversio und Retroflexio uteri

- **Befund:** In der T2w MRT ist der Uterus nach dorsal flektiert. Innerhalb des Myometriums finden sich multiple Hypointensitäten. Die Junktionalzone ist verbreitert. Zudem zeigt sich eine rundliche, fokale, glatt begrenzte Hypointensität.
- **DD:** Endometriumkarzinom, Myomatosis uteri.
- **Bemerkungen:** Die Adenomyosis uteri (Endometriosis interna) entspricht einer Invasion des Myometriums durch endometriale Anteile. Bei der diffusen Form kommt es zu einer Verdickung der Junktionalzone, die dann über 10 mm misst. I. d. R. stellt sich die Adenomyosis in der T2w hypointens dar, es können jedoch vereinzelt hyperintense Anteile vorkommen. Liegt eine fokale Form vor, so spricht man auch von „Adenomyomen". Sie sind meist oval und weisen eine unscharfe Begrenzung auf.
  In unserem Fall liegt zusätzlich noch ein partiell verkalktes Leiomyom vor. Im Gegensatz zu fokalen „Adenomyomen" sind Leiomyome meist rundlich konfiguriert; sie weisen eine glatte Begrenzung auf und verkalken oft.

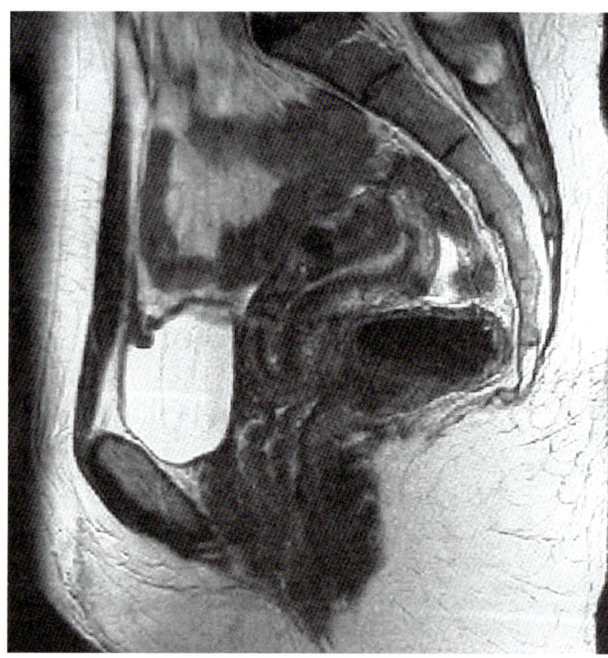

38-jährige Patientin mit rezidivierenden Unterbauchbeschwerden.

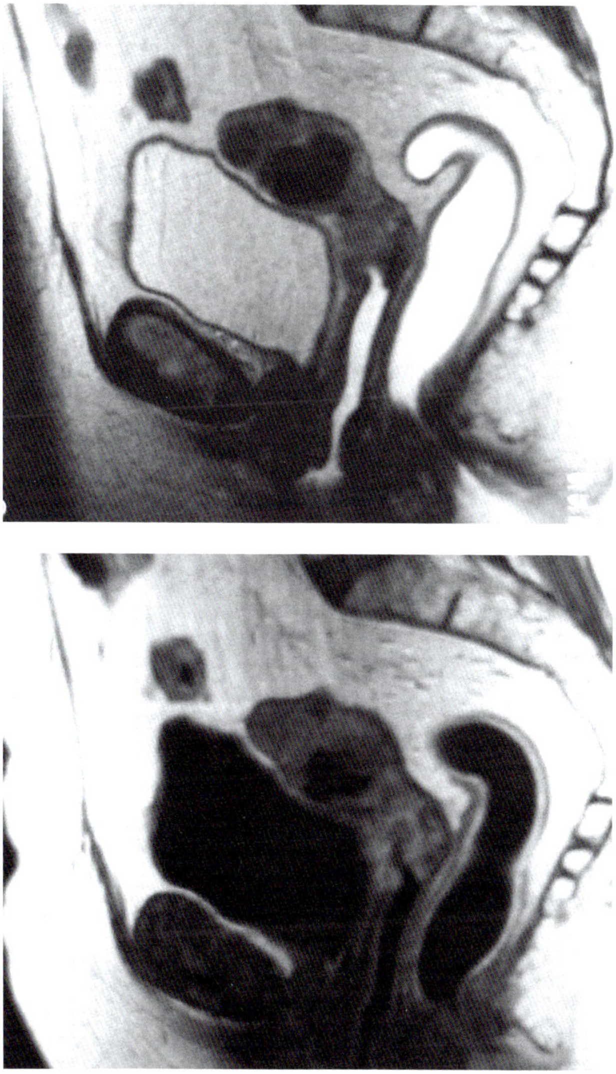

43-jährige Patientin mit postkoitalen Blutungen.

Zervixkarzinom und Uterus myomatosus

- **Befund:** In der sagittalen T2w MRT (Abb. **a**) zeigen sich multiple, glatt umschriebene Hypointensitäten innerhalb des Myometriums. Im Bereich der Zervix findet sich eine unscharf begrenzte Hypointensität, die in der T1w mit Kontrastmittelgabe (Abb. **b**) ein Randenhancement aufweist. Zur besseren Kontrastierung wurden Vagina und Rektum mit Ultraschallgel gefüllt.
- **DD:** Endometriumkarzinom, submuköses Myom.
- **Bemerkungen:** Zervixkarzinome sind zu 95 % Plattenepithelkarzinome, zu etwa 5 % Adenokarzinome. Bei einem Stadium I (nach FIGO) ist der Tumor auf die Zervix begrenzt – bei einem Stadium Ia mit einer Mikroinvasion des Stromas (< 5 mm), bei einem Stadium Ib mit einer Makroinvasion > 5 mm, die jedoch auf die Zervix begrenzt ist. Bei einem Stadium II dehnt sich der Tumor über die Zervix hinaus aus, hat jedoch weder die Beckenwand noch das untere Drittel der Vagina infiltriert. Hierbei liegt bei einem Stadium IIa eine Invasion der oberen Vagina, bei einem Stadium IIb eine Invasion der Parametrien vor, wobei die Beckenwand ausgespart bleibt.

Zervixkarzinom mit Infiltration der Parametrien

- **Befund:** In der sagittalen (Abb. **a**) und axialen (Abb. **b**) T2w MRT zeigt sich eine ausgedehnte Raumforderung der Zervixregion, die den Uterus überschreitet. Die Parametrien sind infiltriert.
- **DD:** Endometriumkarzinom.
- **Bemerkungen:** Bereits bei einem Stadium IIb (nach FIGO) eines Zervixkarzinoms sind die Parametrien infiltriert. Bei einem Stadium IIIa dehnt sich der Tumor bis in das untere Drittel der Vagina aus, bei einem Stadium IIIb ist die Beckenwand infiltriert und es besteht eine Hydronephrose. Bei einem Stadium IVa sind die Blase und/oder die Mukosa des Rektums mitbetroffen, bei einem Stadium IVb findet sich eine Ausdehnung in Organe außerhalb des Beckens bzw. peritoneale Metastasen oder extrapelvine Lymphknotenmetastasen.

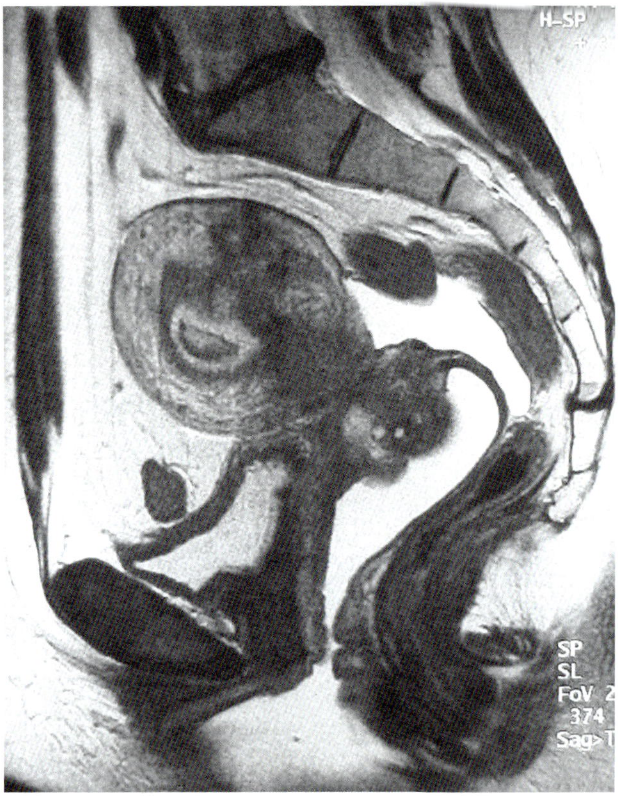

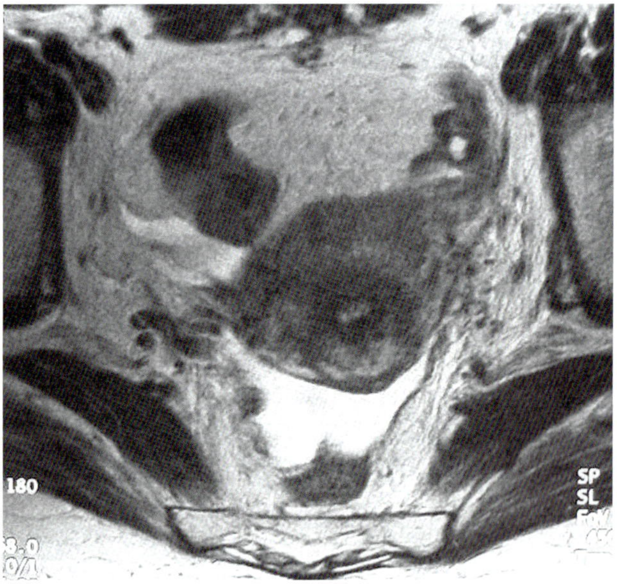

59-jährige Patientin mit auffälligem Abstrich in der Vorsorgeuntersuchung.

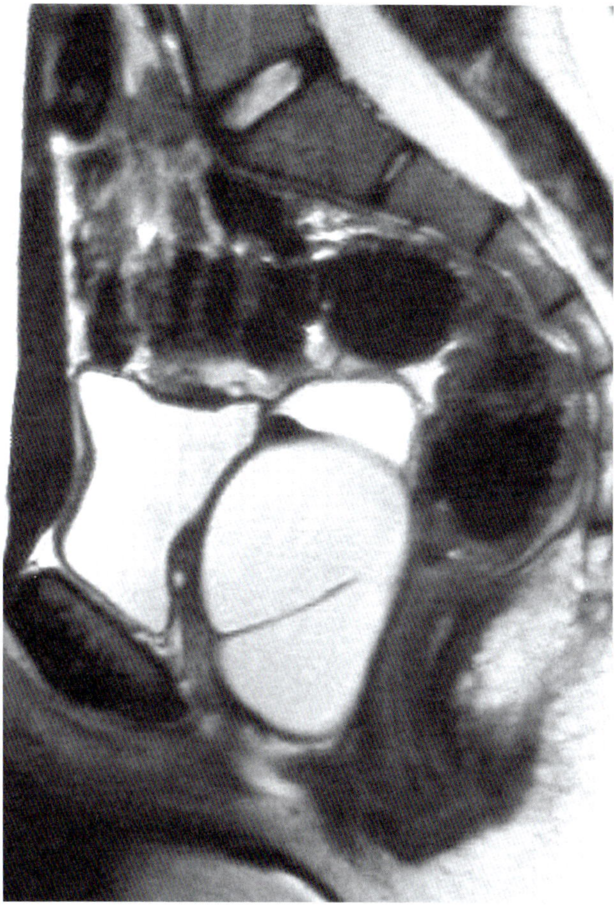

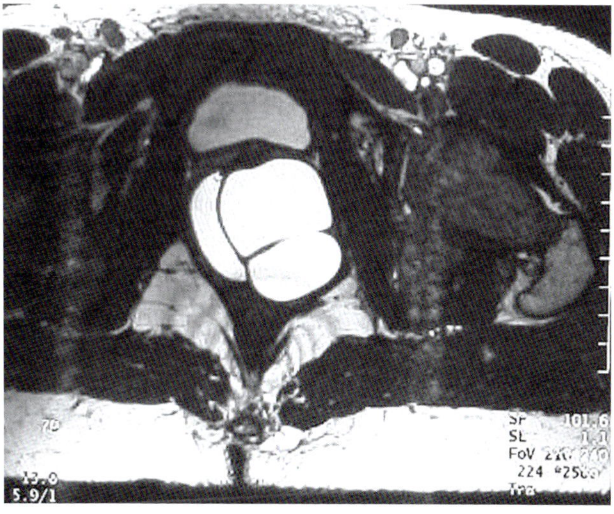

23-jährige Patientin mit einer Dyspareunie.

Gartner-Gang-Zyste

- **Befund:** In der T2w MRT zeigt sich eine zystische Raumforderung, die vom proximalen Anteil der Vagina ausgeht und sich in die Fossa ischiorectalis ausdehnt.
- **Bemerkungen:** Gartner-Gang-Zysten sind Relikte des vaginalen Anteils des mesonephrischen Gangs, der sich in der Embryonalentwicklung unvollständig zurückgebildet hat. Es kommt zu einer persistierenden Sekretion der Drüsen. Gartner-Gang-Zysten stellen sich in der MRT glatt begrenzt und flüssigkeitsisointens dar. Sie gehen i.d.R. vom proximalen Anteil der Vagina aus und erstrecken sich in die Fossa ischiorectalis. Meist sind sie asymptomatisch. Sie können jedoch auch zu einer Dyspareunie führen oder ein Geburtshindernis darstellen. Selten kann auch ein ektoper Ureter in der Gartner-Gang-Zyste inserieren. Eine Assoziation mit einer einseitigen renalen Agenesie ist möglich.

Descensus uteri mit Totalprolaps

- **Befund:** In der sagittalen T2w MRT zeigt sich ein massives Tiefertreten von Vagina, Uterus, Blase und Rektum. Die Organe liegen unterhalb der Beckenbodenebene.
- **Bemerkungen:** Ein Descensus uteri entsteht im Rahmen einer Beckenbodeninsuffizienz. Durch das Auseinanderweichen der Muskelplatte des Beckenbodens kommt es zu einem sukzessiven Tiefertreten der Organe des kleinen Beckens. Im Extremfall stülpt sich die Vagina nach außen und der Uterus prolabiert durch den Introitus. Da die Blase mit der Vagina verbunden ist, wird auch sie nach kaudal verzogen, es kommt zu einer Zystozele und zu einer Inkontinenz. Auch Analkanal und Rektum verlagern sich nach kaudal.

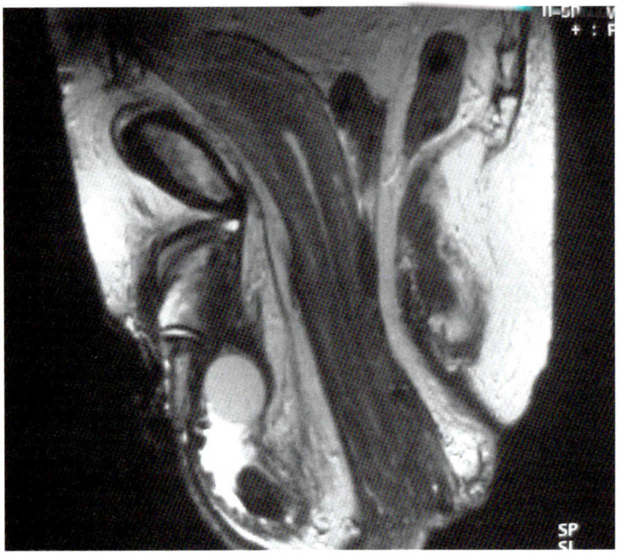

74-jährige Patientin mit Inkontinenz.

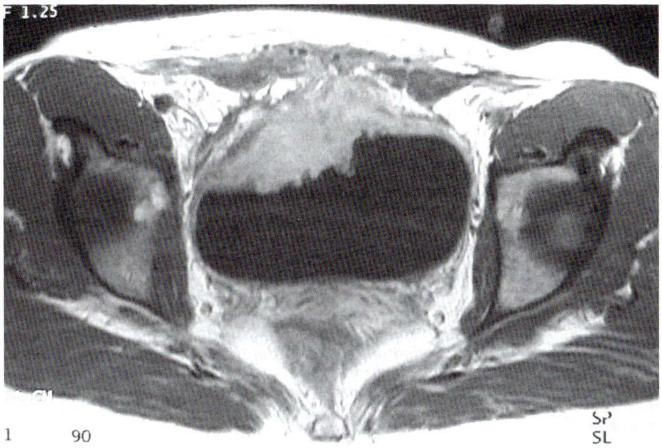

a

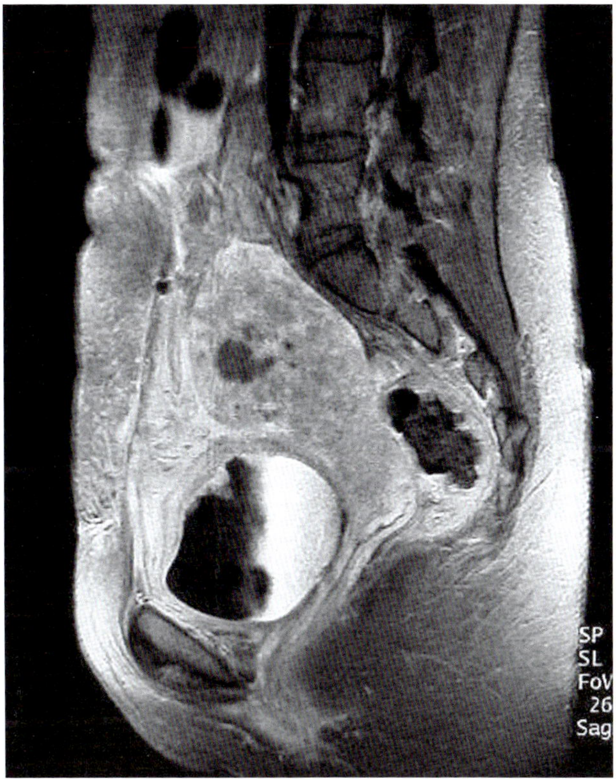

b

48-jährige Patientin mit Hämaturie.

Leiomyosarkom des Uterus mit Invasion des Blasendaches

- **Befund:** In der axialen T1w (Abb. **a**) und in der sagittalen T1w Fatsat-Aufnahme (Abb. **b**), beide nach i. v. Kontrastmittelgabe, findet sich ein ausgedehnter Tumor des Uterus, der das Blasendach infiltriert hat.
- **DD:** Rhabdomyosarkom, Urothelkarzinom, Fibrosarkom, Endometriumkarzinom.
- **Bemerkungen:** Leiomyosarkome des Uterus entstehen meist unabhängig von Uterusmyomen. Eine sarkomatöse Entartung eines vorbestehenden Myoms ist möglich, aber sehr selten. Leiomyosarkome sind i. d. R. aggressiv mit einem infiltrativen Wachstumsmuster. Ihre Darstellung in der MRT ist nicht spezifisch.

Uterus bicornis

- **Befund:** In der Hysterosalpingographie zeigt sich eine Doppelung des Uterus im oberen Anteil.
- **DD:** Uterus didelphys, Uterus septatus.
- **Bemerkungen:** Der Uterus bicornis gehört zu den Fusionsanomalien der Müller-Gänge (MDA – Müllerian Duct Anomalies). Hierbei ist der Corpus uteri nicht fusioniert. Man unterteilt die Störung in 2 Gruppen – den Uterus bicornis bicollis, bei dem die Teilung vollständig bis zum Zervix ist, und den Uterus bicornis unicollis, bei dem lediglich eine partielle Teilung vorliegt. Die äußere Kontur des Uterus ist herzförmig. Der Winkel, den die beiden „Hörner" einschließen, misst i.d.R. 75 – 105°. Das Gewebe zwischen den beiden „Hörnern" besteht aus Myometrium oder Bindegewebe. Patientinnen mit einem Uterus bicornis haben oft gehäuft Fehlgeburten. Es ist möglich, die Störung operativ anzugehen mit einem Zusammenführen der beiden „Hörner" des Uterus.

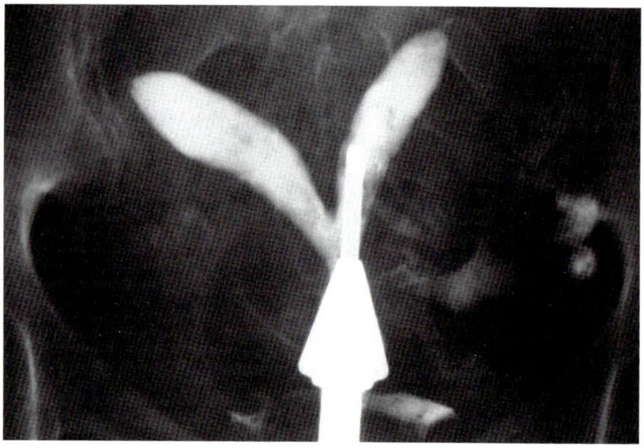

28-jährige Patientin mit rezidivierenden Fehlgeburten.

Uterus didelphys

- **Befund:** Zur besseren Kontrastierung wurde die Vagina mit Sonographiegel gefüllt. In der T2w MRT zeigt sich eine vollständige Unterteilung der Vagina im Sinne einer Doppelung. Im transvers mit angeschnittenen Uterus stellen sich Kavum und Endometrium gedoppelt dar.
- **DD:** Uterus bicornis bicollis, Uterus septatus.
- **Bemerkungen:** Bei einem Uterus didelphys liegt eine vollständige Fusionsanomalie der Müller-Gänge vor. Im Gegensatz zu anderen Störungen der Müller-Gänge, wie dem Uterus bicornis, ist hier nicht nur der Uterus gedoppelt, sondern auch die Vagina. Zervix und Uterus sind ebenfalls vollständig gedoppelt.
  Eine Vagina kann ein horizontales Septum aufweisen; es kommt dann zu einem unilateralen Hämatokolpos. In einem solchen Fall liegt oft auch eine ipsilaterale Nierenagenesie vor. Meist ist ein Uterus didelphys jedoch asymptomatisch und eine Therapie ist nicht notwendig.

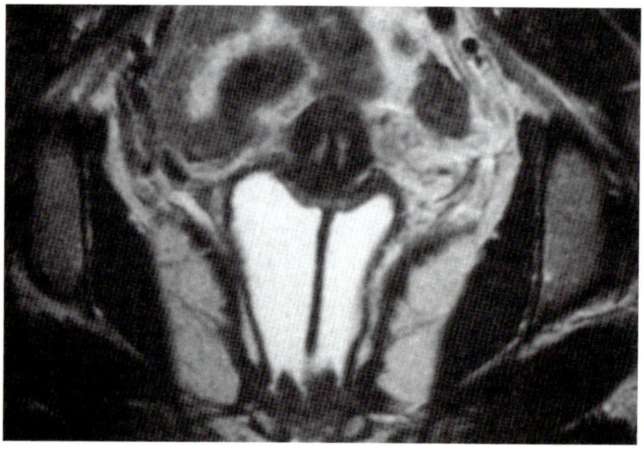

18-jährige Patientin mit auffälligem Befund in der Vorsorgeuntersuchung.

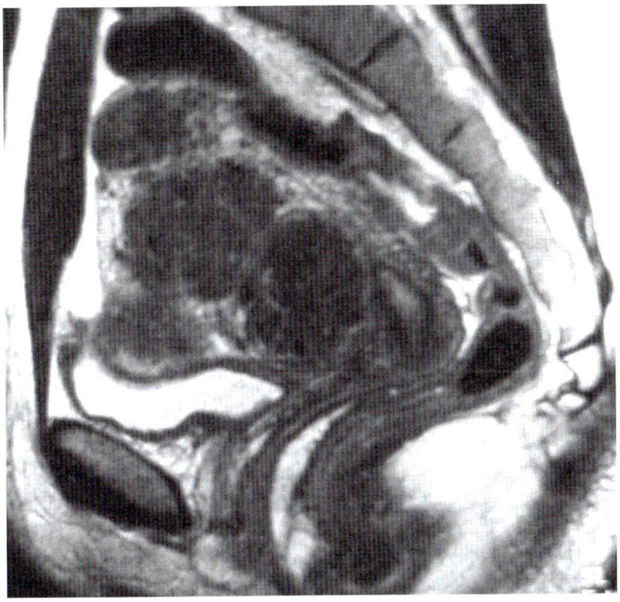

30-jährige Patientin mit Kinderwunsch.

Uterus myomatosus

- **Befund:** In der T2w MRT stellen sich multiple, hypointense Raumforderungen des Myometriums dar, die glatt begrenzt sind. Der Uterus ist insgesamt deutlich vergrößert.
- **Bemerkungen:** Myome des Uterus sind häufig asymptomatisch. Sie können jedoch zu einer Infertilität und zu Komplikationen in der Schwangerschaft führen. Bei großen Myomen ist auch eine Hydronephrose durch eine Kompression des Ureters möglich. Histologisch bestehen Myome aus einer Proliferation glatter Muskelzellen; sie sind also eigentlich Leiomyome. Meist liegen Myome intramural, also innerhalb des Myometriums. Es gibt jedoch auch einen submukösen Wachstumstyp – hier kommt es gehäuft zu Dysmenorrhö, Infertilität und frühen Spontanaborten. Auch eine subseröse Lage ist möglich – hierbei kann es gelegentlich zu Infarkten durch eine Torsion kommen.

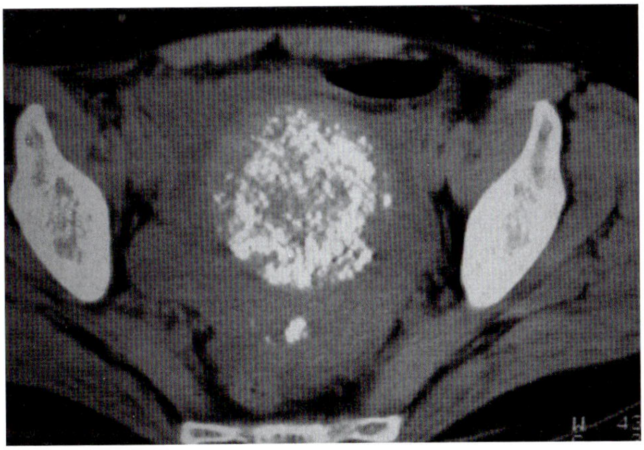

48-jährige Patientin; die CT wurde mit der Frage nach einer Beckenringfraktur nach Trauma durchgeführt.

Verkalktes Uterusmyom

- **Befund:** In der nativen CT zeigt sich eine Raumforderung des Uterus. Innerhalb der Raumforderung bestehen ausgedehnte, fleckige Kalzifikationen.
- **Bemerkungen:** Myome des Uterus können degenerieren und verkalken. Diese Verkalkungen sind oft „popcornartig“, können jedoch auch fleckig oder ringförmig sein. Verkalkte Uterusmyome fallen nicht selten als Zufallsbefunde auf der nativen Röntgenübersichtsaufnahme auf.

Subseröses Uterusmyom in der Schwangerschaft

- **Befund:** In der T2w MRT zeigt sich eine ausgedehnte subseröse Raumforderung des Uterus mit einer zentralen Degeneration. Diese liegt an der Seite der Anheftung der Plazenta. Der Fetus stellt sich regelrecht altersentsprechend dar.
- **Bemerkungen:** Die glatten Muskelzellen, die im Rahmen eines Myoms des Uterus proliferieren, besitzen zahlreiche Östrogenrezeptoren. Hierdurch kommt es in der Schwangerschaft i. d. R. zu einem Größenwachstum des Myoms. Dieses Wachstum findet vor allem im 1. Trimenon der Schwangerschaft statt, danach ist meist kein Größenwachstum mehr zu verzeichnen. Im Puerperium ist die Größe i. d. R. wieder regredient. Leiomyome können in der Schwangerschaft zu Komplikationen führen. Insbesondere submuköse Myome führen oft zu frühen Fehlgeburten. Myome können auch ein Geburtshindernis darstellen, zu einer frühzeitigen Wehentätigkeit und zu einer Abruptio placentae führen.

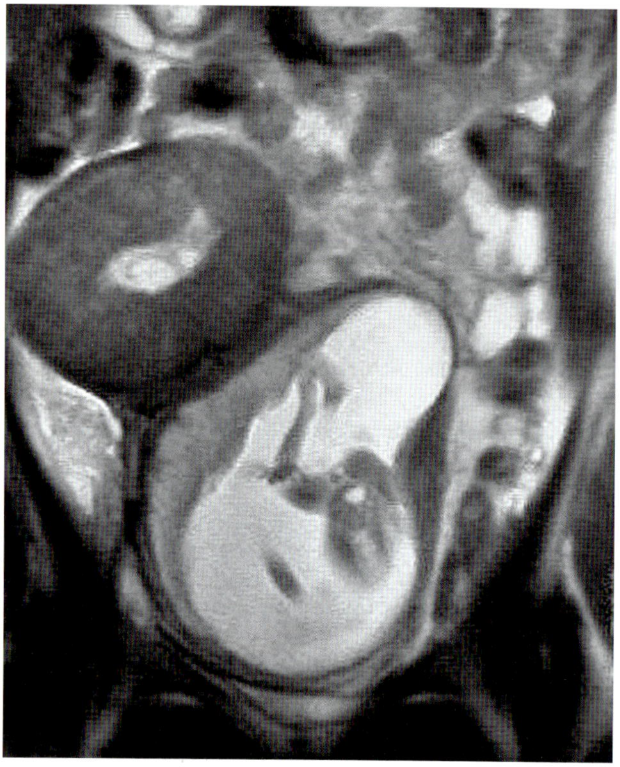

27-jährige Patientin in der 17. Schwangerschaftswoche.

Uterussarkom mit Infiltration des Kolons

- **Befund:** In der Kolondoppelkontrastuntersuchung zeigt sich eine unregelmäßige Kontur des Colon sigmoideum. Die Wand erscheint infiltriert, das Lumen ist partiell eingeengt.
- **DD:** Adenokarzinom des Kolons, infiltrativ wachsendes Zervixkarzinom.
- **Bemerkungen:** Leiomyosarkome des Uterus sind meist sehr aggressiv und wachsen infiltrativ. Nachbarorgane wie die Blase und das Kolon sind häufig mitbetroffen. Die Darstellung des infiltrativen Prozesses in der Kolondoppelkontrastuntersuchung ist selbstverständlich nicht spezifisch. Hier kommen differenzialdiagnostisch auch ein Primärtumor des Kolons und andere infiltrativ wachsende Raumforderungen wie beispielsweise ein Zervixkarzinom infrage.

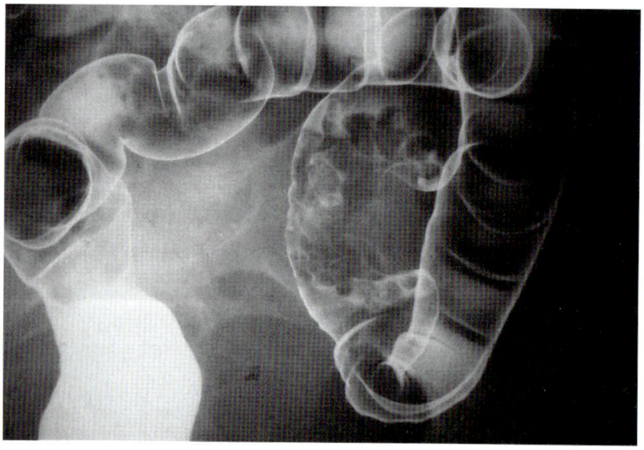

52-jährige Patientin mit bekanntem Uterusleiomyosarkom und Blut im Stuhl.

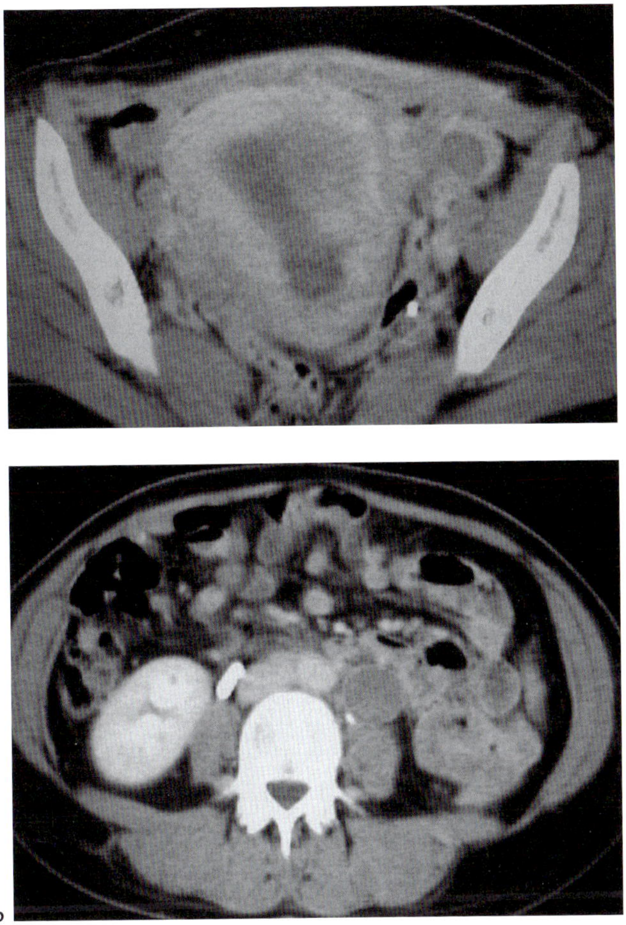

32-jährige Patientin 3 Tage nach Sectio mit linksseitigen Unterbauchschmerzen und Fieber.

Vena-ovarica-Thrombose nach Sectio

- **Befund:** In der kontrastverstärkten CT zeigt sich ein postpartal vergrößerter Uterus mit Flüssigkeit innerhalb des Kavums. Die linke V. ovarica ist massiv erweitert und weist ein hypodenses Zentrum mit einem Randenhancement auf.
- **DD:** Appendizitis, Tuboovarialabszess.
- **Bemerkungen:** Thrombosen der V. ovarica treten gehäuft postpartal auf. Sie können aber auch postoperativ, bei Malignomen und bei entzündlichen Erkrankungen des Beckens vorkommen. Die rechte V. ovarica ist häufiger betroffen. In der CT stellt sich typischerweise eine tubuläre Struktur mit einem hypodensen Zentrum und einem Randenhancement dar. Eine V.-ovarica-Thrombose muss prompt mit Antibiose und Antikoagulation behandelt werden. Tritt keine Besserung auf, so muss die Vene proximal der Thrombose ligiert werden. Komplikationen sind Lungenembolien, Sepsis und eine Abszessbildung. Die Mortalität liegt bei 5%.

Glutäale Weichteilmetastasen eines Zervixkarzinoms

- **Befund:** In der kontrastverstärkten CT zeigen sich glutäal multiple Raumforderungen innerhalb des Muskelgewebes, die ringförmig Kontrastmittel aufnehmen.
- **Bemerkungen:** Metastasen entstehen nicht selten auch in den Weichteilgeweben, wie in unserem Fall in der glutäalen Muskulatur. Es ist daher wichtig, gerade auch bei Staginguntersuchungen des Abdomens immer auf das mitdargestellte, außerhalb des Bauchraums gelegene Weichteilgewebe zu achten. Jede Abdomenuntersuchung sollte zudem auch einmal im „Knochenfenster", also in einer Window- und Leveleinstellung, die eine Beurteilung des Knochens erlaubt, durchgesehen werden, damit Knochenmetastasen nicht übersehen werden.

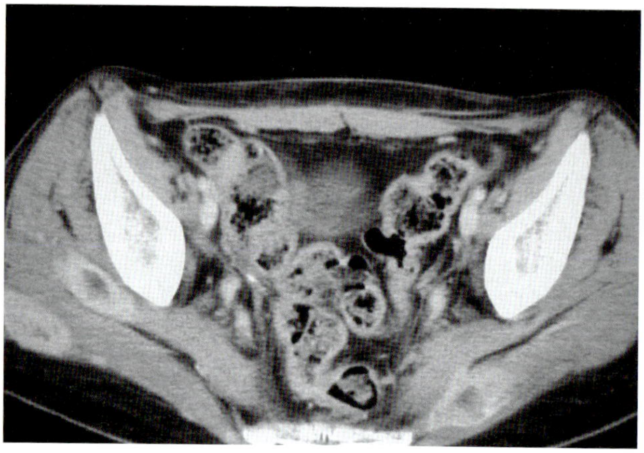

47-jährige Patientin mit Z. n. Zervixkarzinom. Staginguntersuchung.

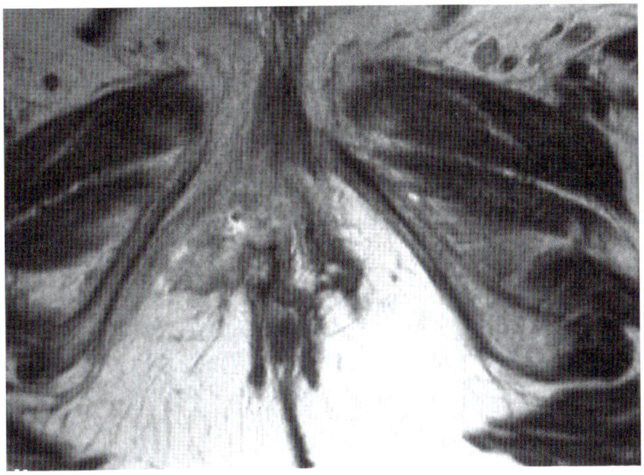
a

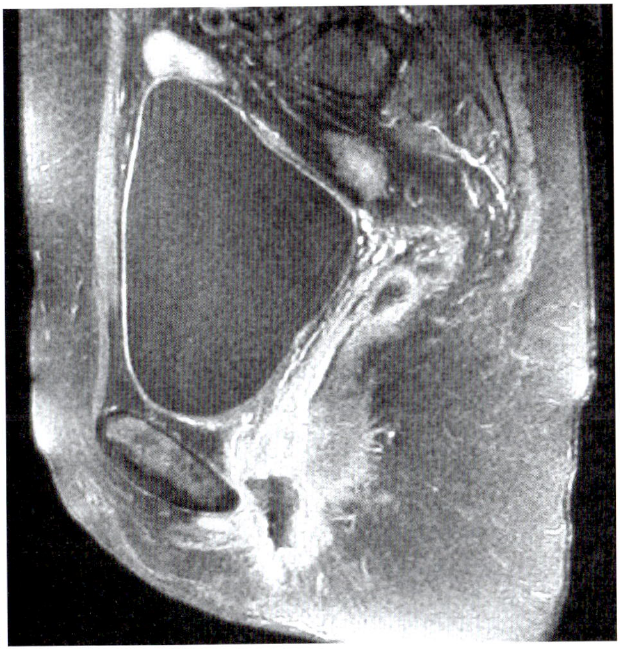
b

72-jährige Patientin mit vaginalem Pruritus und blutigem Sekret.

Vulvakarzinom

- **Befund:** In der T2w axialen (Abb. **a**) und in der T1w sagittalen, fettgesättigten MRT nach Kontrastmittelgabe (Abb. **b**) zeigt sich eine infiltrative, unscharf begrenzte Raumforderung des Introitus vaginae, die deutlich Kontrastmittel aufnimmt.
- **DD:** Adenoidzystisches Karzinom der Bartholini-Drüsen.
- **Bemerkungen:** Primäre Vaginalkarzinome sind in den meisten Fällen Plattenepithelkarzinome. Selten liegen histologisch auch Adenokarzinome vor. Andere primäre Raumforderungen der Vagina sind Rhabdomyosarkome, adenoidzystische Karzinome der Bartholini-Drüsen und kavernöse Hämangiome. Deutlich häufiger als die primären Raumforderungen der Vagina sind jedoch sekundäre Malignome, die durch eine Invasion der Vagina durch Karzinome der Zervix, der Blase oder des Rektums entstehen.

Rektovaginale Fistel

- **Befund:** In der T2w sagittalen MRT zeigt sich eine Verbindung zwischen Rektum und Vagina. Sowohl Rektum als auch Vagina wurden zur besseren Kontrastierung mit Sonographiegel gefüllt.
- **DD:** Rektovaginale Fistel anderer Ursache, z. B. radiogen.
- **Bemerkungen:** Fistelbildungen sind ein typisches Kennzeichen eines floriden Morbus Crohn. Im Rahmen der Entzündung kann es auch zu enterovaginalen Fisteln kommen. Häufiger entstehen anovaginale Fisteln; in unserem Fall ist es zu einer rektovaginalen Fistel gekommen. Rektovaginale Fisteln können auch peripartal oder im Rahmen einer Strahlentherapie entstehen. Kolovaginale Fisteln können Folge einer Divertikulitis sein.

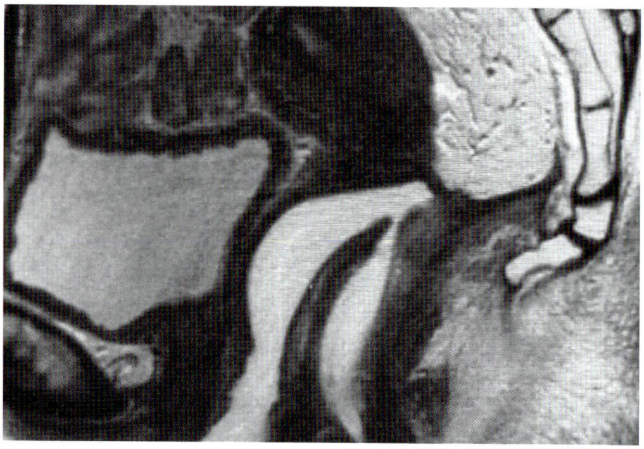

28-jährige Patientin mit bekanntem Morbus Crohn.

Bilateraler Tubenverschluss in der HSG

- **Befund:** In der Hysterosalpingographie zeigt sich ein bilateraler Verschluss der Tuba uterina.
- **Bemerkungen:** Die Hysterosalpingographie ist eine röntgenologische Darstellung des Zervikalkanals, des Uteruskavums und der Tuben mit Röntgenkontrastmittel. Bei durchgängigen Eileitern verteilt sich das Kontrastmittel durch die Tuben bis in den Bauchraum – es findet sich dann eine geringe Menge des Kontrastmittels in der Bauchhöhle, nahe der Ovarien.
  Ein Eileiterverschluss ist eine relativ häufige Ursache für eine Infertilität. Es können abgelaufene Salpingitiden, eine Endometriose, ein Z. n. einer Eileiterschwangerschaft, Tumoren oder auch kongenitale Störungen zugrunde liegen.

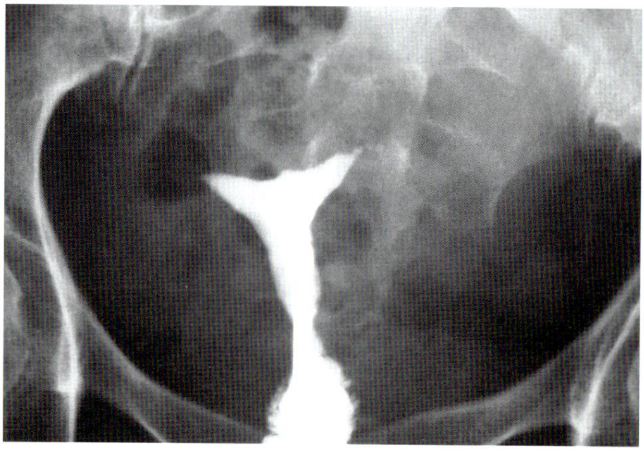

40-jährige Patientin aus der Infertilitätssprechstunde.

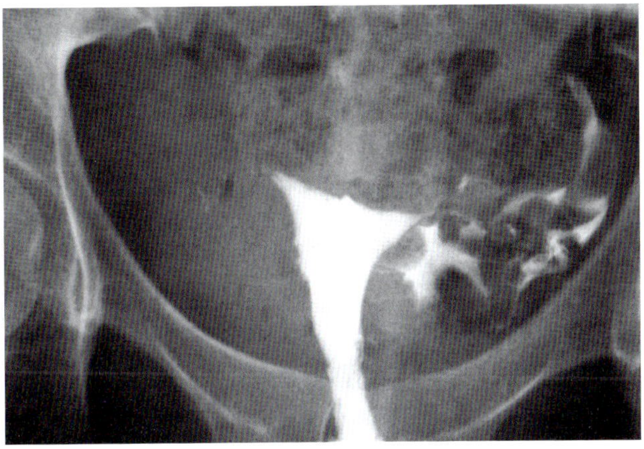

37-jährige Patientin mit Kinderwunsch.

Einseitiger Tubenverschluss

- **Befund:** In der Hysterosalpingographie zeigt sich ein einseitiger Verschluss der rechten Tuba uterina im mittleren Drittel. Der rechte Eileiter ist hingegen durchgängig.
- **Bemerkungen:** Dieser Fall demonstriert auf der linken Seite die physiologische Situation eines durchgängigen Eileiters. Das Kontrastmittel stellt sich im Bereich des gesamten Verlaufs der Tube dar und verteilt sich schließlich im Bereich des Peritoneums. Das Verteilungsmuster entspricht hierbei der Lage der Darmschlingen. Auf der linken Seite hingegen ist die Tube verschlossen. Häufige Ursachen hierfür sind abgelaufene Salpingitiden oder ein Z. n. extrauteriner Gravidität.

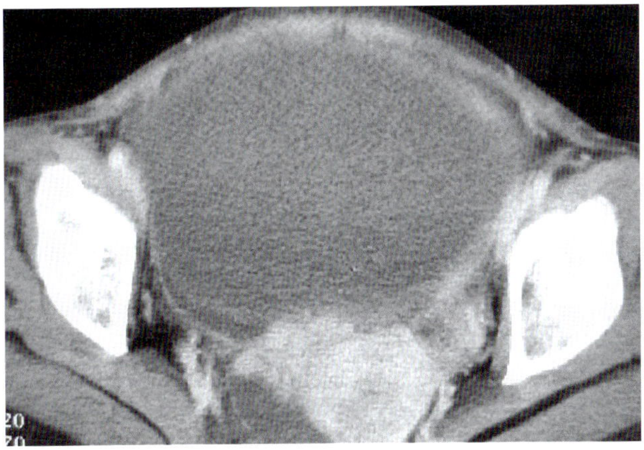

58-jährige Patientin mit Z. n. Magenkarzinom. Nun Raumforderung im Becken.

Krukenberg-Tumor des Ovars

- **Befund:** In der CT zeigt sich eine ausgedehnte, zystische Raumforderung, die vom Ovar auszugehen scheint.
- **DD:** Andere zystische Raumforderungen des Ovars, z. B. muzinöses Zystadenom.
- **Bemerkungen:** Von einem Krukenberg-Tumor spricht man, wenn ein Malignom des Gastrointestinaltrakts in das Ovar metastasiert. Dies ist bei etwa 2% der Frauen mit gastrointestinalen Malignomen der Fall. In etwa $^1/_5$ der Fälle wird die Raumforderung des Ovars vor dem Primärtumor entdeckt. Krukenberg-Tumoren sind häufig bilateral. I. d. R. sind sie zystisch degeneriert; die Dichte des Zysteninhalts ist variabel.

Peritonealkarzinose mit Verkalkungen bei Ovarialkarzinom

- **Befund:** In der Röntgenübersichtaufnahme des Abdomens (Abb. **a**) zeigen sich multiple intraabdominelle Verkalkungen in verschiedenen Konfigurationen. Im linken unteren Quadranten finden sich Operationsclips. Auch in der CT (Abb. **b**) stellen sich multiple, grobschollige Verkalkungen und Verdichtungen im Bereich des Peritoneums dar.
- **Bemerkungen:** Eine Peritonealkarzinose tritt bei Ovarialkarzinomen, aber auch bei Magen- und Kolonkarzinomen häufig auf. Es finden sich zahlreiche Absiedelungen im Bereich des Peritoneums. Die Dichte des mesenterialen Fettgewebes ist in der CT i. d. R. streifig erhöht. Insbesondere bei serösen Zystadenokarzinomen des Ovars treten häufig verkalkte Peritonealmetastasen auf, die sich dann bereits auf der Röntgenübersichtaufnahme erkennen lassen.

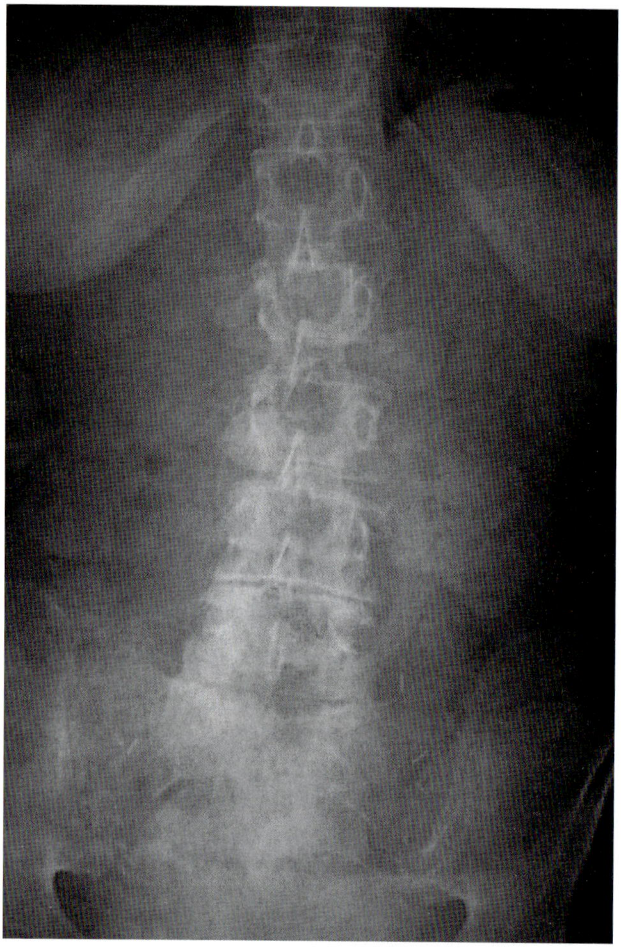

a

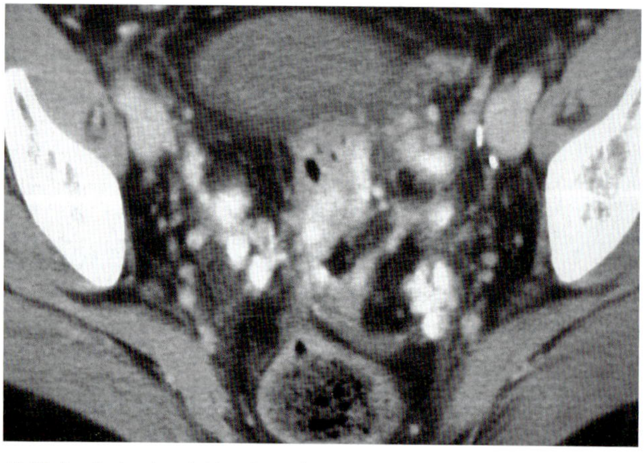

b

45-jährige Patientin mit Z. n. Ovarialkarzinom.

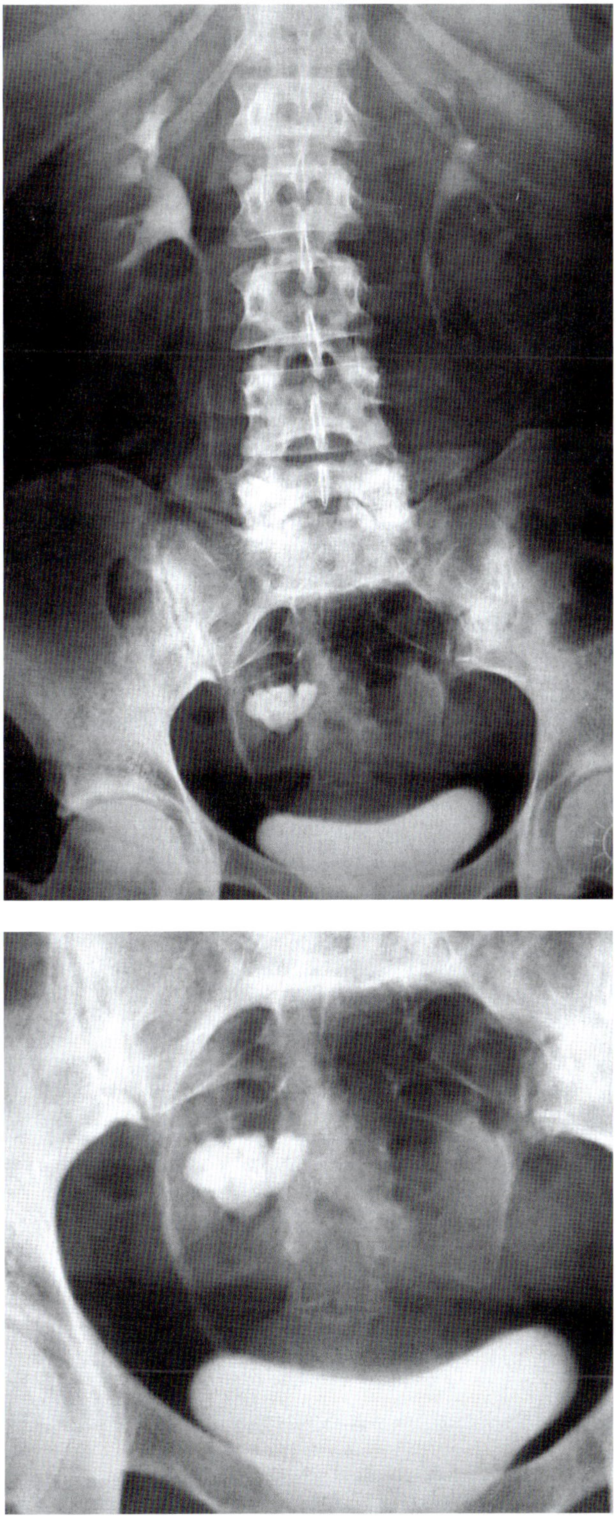

a

b

40-jährige Patientin zur IUG wegen Nierenkolik.

Reifes Teratom des Ovars

- **Befund:** In der IUG zeigt sich eine röntgendichte Veränderung im rechten kleinen Becken. Bei genauer Betrachtung lassen sich Zähne abgrenzen.
- **Bemerkungen:** Ein Teratom besitzt – im Gegensatz zu Dermoiden und Epidermoiden – Abteile aller 3 Keimblätter. Teratome enthalten sowohl fettige als auch kalzifizierte Anteile. Sie sind in ihrer Struktur i. d. R. heterogen. Reife Teratome sind gut differenziert und können – wie in unserem Fall – Zähne enthalten, die dann bereits auf der Röntgenübersichtaufnahme zu erkennen sind. Ein reifes Teratom ist eine benigne Raumforderung. Es gibt jedoch auch entdifferenzierte, maligne Teratokarzinome. Teratome kommen in den Gonaden und entlang der Keimbahn vor – sie können beispielsweise auch im Mediastinum und im ZNS auftreten.

Struma ovarii

- **Befund:** In der CT zeigt sich im Bereich des kleinen Beckens eine große, heterogene Raumforderung, die Anteile mit einer verhältnismäßig hohen Dichte aufweist.
- **Bemerkungen:** Eine Struma ovarii entspricht einem Teratom des Ovars, das Schilddrüsengewebe enthält. Hierdurch kann es zu einer Autonomie und zu einer exzessiven Produktion von Schilddrüsenhormonen kommen – die Patientin leidet dann an den Symptomen einer Hyperthyreose. Schilddrüsengewebe enthält hohe Anteile an Iod, das auch als kontrastgebender Bestandteil von Röntgenkontrastmitteln verwendet wird. Eine Struma ovarii weist daher charakteristischerweise relativ hohe Dichtewerte auf.

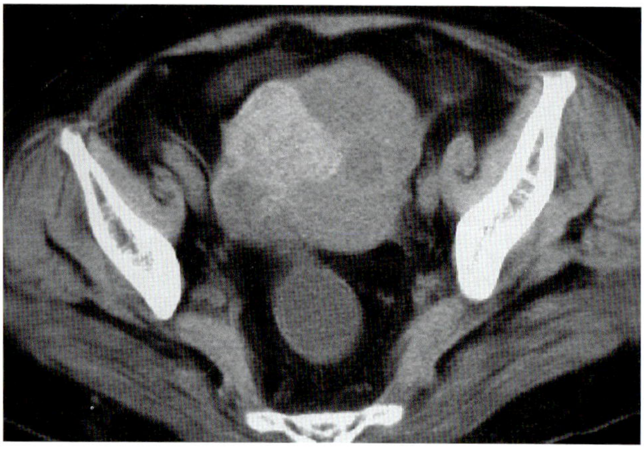

48-jährige Patientin mit Zeichen einer Hyperthyreose.

Tuboovarialabszess

- **Befund:** In der kontrastverstärkten CT zeigt sich eine heterogene Raumforderung. Innerhalb der Raumforderung finden sich zystische Anteile mit unregelmäßigen, dickwandigen Begrenzungen. Die Raumforderung nimmt deutlich Kontrastmittel auf.
- **DD:** Endometriom, Ovarialtumor, infizierte Ovarialzyste.
- **Bemerkungen:** Ein Tuboovarialabszess kann im Rahmen einer sexuell übertragenen Infektion entstehen. Bei Patientinnen mit einer Spirale ist das Risiko erhöht. Gelegentlich kann es jedoch auch durch die Fortleitung einer anderen Infektion, z. B. einer Appendizitis oder einer Divertikulitis, oder auch postoperativ zu einem Tuboovarialabszess kommen. Ein Tuboovarialabszess stellt sich i. d. R. gekammert dar, wobei die Begrenzungen und Septen dickwandig und unregelmäßig sind und deutlich Kontrastmittel aufnehmen. Gelegentlich lassen sich auch Gaseinschlüsse finden.

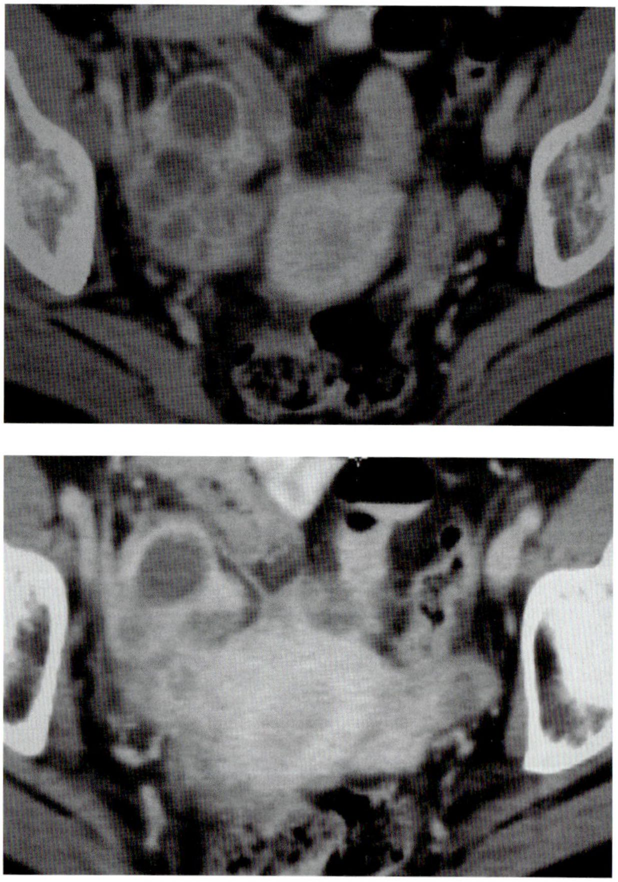

a

b

28-jährige Patientin mit rechtsseitigen Unterbauchschmerzen und Fieber.

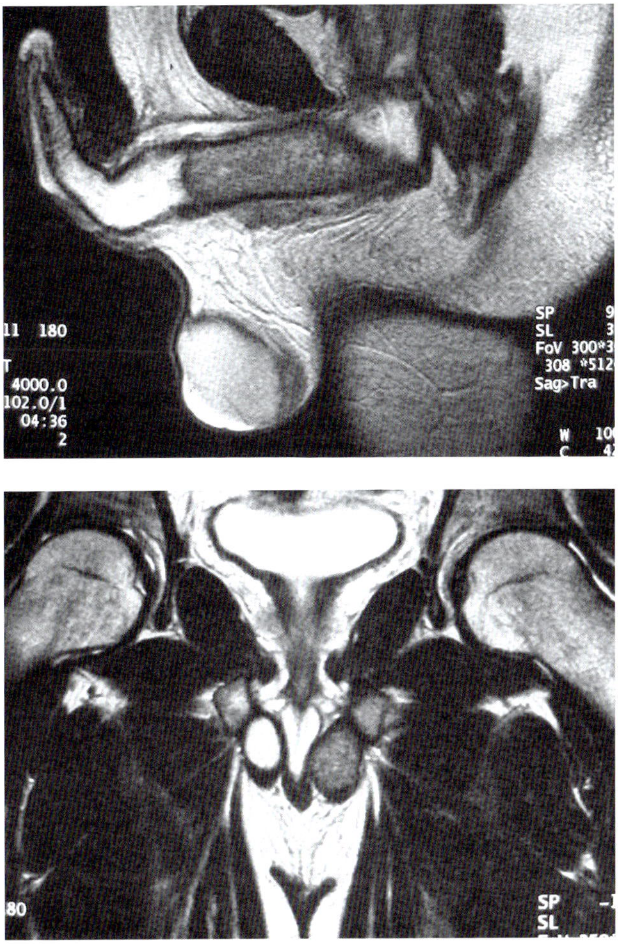

a

b

22-jähriger Patient mit partiellem Priapismus.

Thrombose des Corpus cavernosus bei Membran

- **Befund:** In der sagittalen (Abb. **a**) und koronaren (Abb. **b**) T2w MRT zeigt sich eine Thrombose des dorsalen Anteils des linken Schwellkörpers. Diese endet ventral abrupt an einer glatten Begrenzung, die einer Membran entspricht.
- **DD:** Kavernosusthrombose aufgrund von Gerinnungsstörungen.
- **Bemerkungen:** Eine Membran ist eine seltene Ursache einer Kavernosusthrombose. Häufiger liegen ihr Gerinnungsstörungen, z. B. auch im Rahmen hämatologischer Erkrankungen, zugrunde. Eine Kavernosusthrombose mit Priapismus muss sofort notfallmäßig behandelt werden. Trotz Therapie kommt es in bis zu 50% der Fälle zur Impotenz.

Lymphknotenmetastasen eines Seminoms

- **Befund:** In der Lymphographie zeigt sich eine ausgeprägte Vergrößerung der retroperitonealen Lymphknoten.
- **Bemerkungen:** Bei einem Seminom kommt es häufig zu einem Befall der drainierenden Lymphknoten im Sinne einer retroperitonealen Lymphadenopathie. Die Prognose eines Seminoms ist insgesamt relativ gut mit einer 10-Jahres-Überlebensrate von ca. 80%. Seminome sprechen sehr gut auf Radio-Chemotherapie an. Etwa 20% entwickeln Lungenmetastasen. Lymphographien werden heutzutage für diese Indikation nicht mehr angefertigt. Sie wurden durch moderne Schnittbildverfahren ersetzt. Dieser Fall demonstriert jedoch eindrücklich die retroperitonealen Drainagestationen.

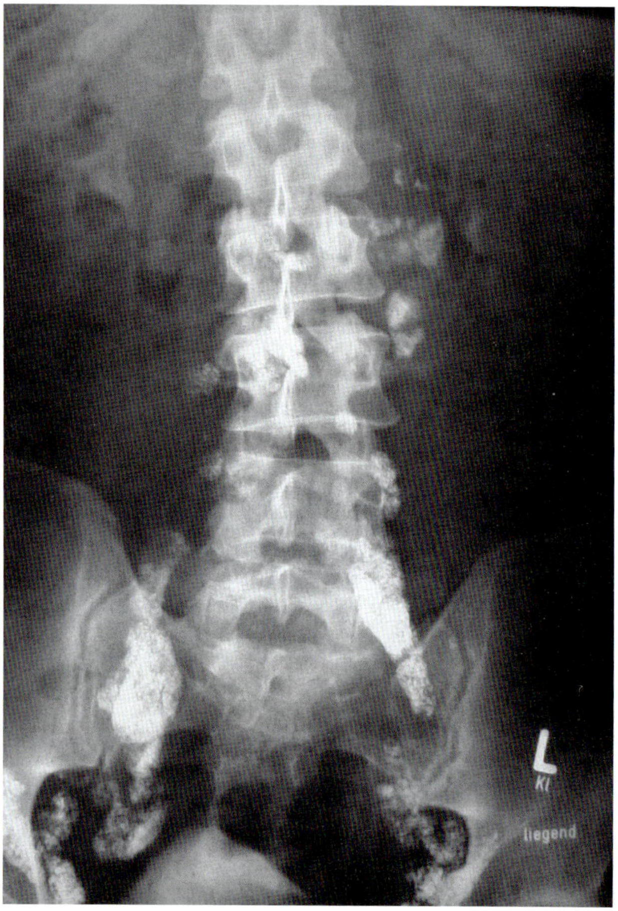

27-jährige Patientin mit Seminom. Staging.

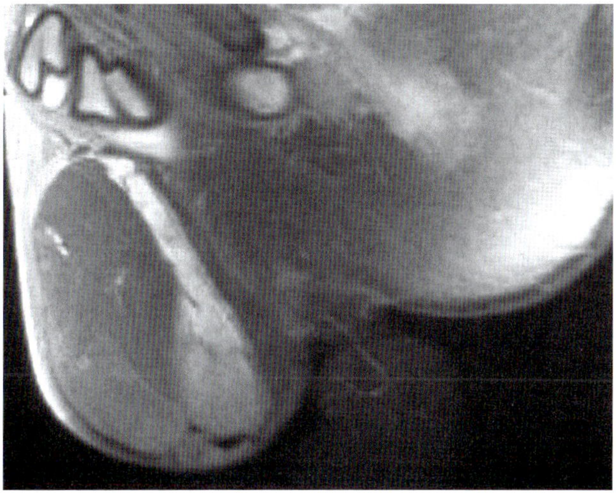

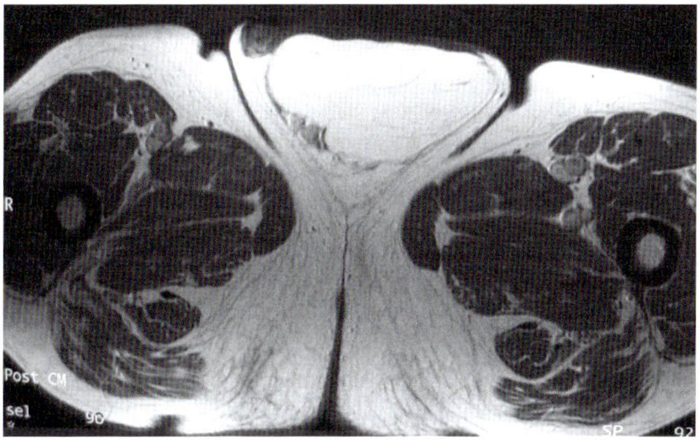

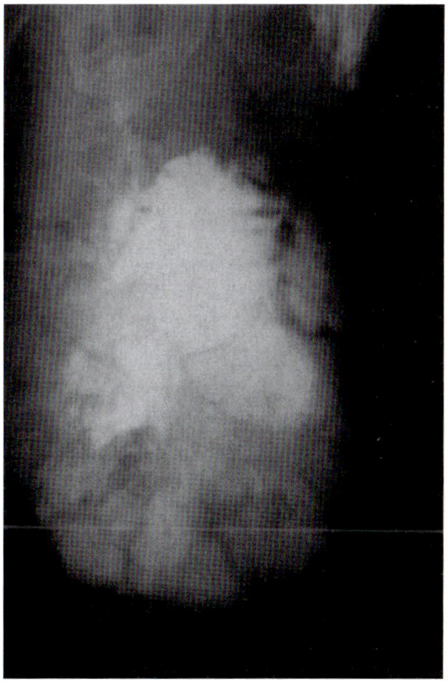

c

76-jähriger Patient mit einer tastbaren Schwellung des Skrotums.

Skrotalhernie

- **Befund:** In der T1w MR mit (Abb. **a**) und ohne (Abb. **b**) Fettsättigungsimpuls zeigt sich eine Aufweitung des Skrotums; es finden sich überwiegend Fettanteile innerhalb des Hodensacks. Abb. **c** zeigt eine Maximalvariante eines Hodenbruchs bei einem anderen, 63-jährigen Patienten – hier zeigen sich ausgedehnte Dünndarmanteile innerhalb des riesigen Bruchsacks.
- **Bemerkungen:** Im Rahmen eines Hodenbruchs stülpt sich das parietale Peritoneum mit Fett- und ggf. auch Darmanteilen durch eine Bruchpforte in das Skrotum. Hierbei liegt die Bruchpforte einer indirekten Leistenhernie lateral der epigastrischen Gefäße; der Bruchverlauf folgt dem Samenstrang. Eine direkte Leistenhernie tritt medial der epigastrischen Gefäße durch eine Schwäche im Hesselbach-Dreieck, das durch das Leistenband, die A. epigastrica inferior und den Aponeurosen der schrägen Bauchmuskulatur begrenzt wird.

Sachverzeichnis

A

B

I

J

K

L

M

N

O

P

Q

R

S

T